# Trail Guide to the Body

# 推拿按摩的
## 解剖学基础

## 第 6 版

［美］Andrew Biel　著

丁自海　　张露青　主译

山东科学技术出版社
·济南·

版权登记号：图字 15-2021-33

**图书在版编目（CIP）数据**

推拿按摩的解剖学基础：第 6 版 /（美）安德鲁·比尔（Andrew Biel）著；丁自海，张露青主译 . -- 济南：山东科学技术出版社，2024.1（2024.9 重印）
ISBN 978-7-5723-1871-9

Ⅰ . ①推…  Ⅱ . ①安…  ②丁…  ③张…  Ⅲ . ①推拿 - 图解  ②按摩 - 图解  ③人体解剖 - 图解  Ⅳ . ① R244.13-64  ② R322-64

中国国家版本馆 CIP 数据核字 (2023) 第 231691 号

**推拿按摩的解剖学基础（第 6 版）**
TUINA ANMO DE JIEPOUXUE JICHU (DI 6 BAN)

责任编辑：冯 悦
装帧设计：李晨溪

主管单位：山东出版传媒股份有限公司
出 版 者：山东科学技术出版社
　　　　　地址：济南市市中区舜耕路 517 号
　　　　　邮编：250003　电话：（0531）82098088
　　　　　网址：www.lkj.com.cn
　　　　　电子邮件：sdkj@sdcbcm.com
发 行 者：山东科学技术出版社
　　　　　地址：济南市市中区舜耕路 517 号
　　　　　邮编：250003　电话：（0531）82098067
印 刷 者：济南新先锋彩印有限公司
　　　　　地址：济南市工业北路 188-6 号
　　　　　邮编：250101　电话：（0531）88615699

规格：16 开（210mm×285mm）
印张：27.25　字数：769 千
版次：2024 年 1 月第 1 版　印次：2024 年 9 月第 3 次印刷
定价：238.00 元

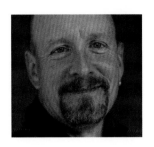

Andrew Biel 先生是畅销教材《推拿按摩的解剖学基础》和《运动机能训练彩色图解》的作者。他曾任教于美国博尔德按摩疗法学院和西雅图按摩学院，并在美国巴斯帝尔大学自然疗法学院为按摩治疗师教授人体解剖学。他与妻子 Lyn、女儿 Grace 和儿子 Elias 居住在华盛顿州波特敦郊外。

Robin Dorn 女士是医学插图师和执业按摩师，她在《推拿按摩的解剖学基础》教材创作中展现出生动细致的解剖绘图的独特能力。她的艺术作品长期在美国西海岸和法国等地展出。

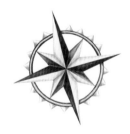

**主　译**　丁自海　张露青

**副主译**　刘玉新

**译　者**（以姓氏笔画为序）

丁自海　南方医科大学

邓雪飞　安徽医科大学

史本超　南方医科大学珠江医院

付　饶　中山大学医学院

吕叶辉　上海健康医学院

刘玉新　宁波卫生职业技术学院

李筱贺　内蒙古医科大学

杨光宇　武汉铁路职业技术学院

张露青　南京大学医学院

郑雪峰　暨南大学基础医学与公共卫生学院

赵庆豪　南方医科大学第三附属医院

# 前　言

我们将不断地探索，最后回到我们开始的地方，明白我们第一次所在的位置。

T. S. Eliot，《四个四重奏》

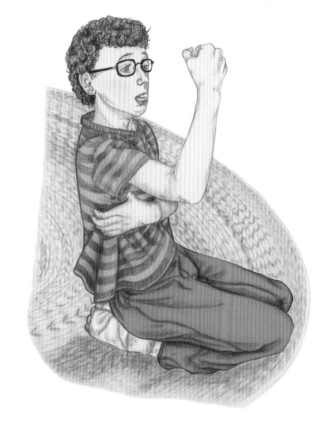

多年之前，我还是一个瘦骨嶙峋的 10 岁小孩，记得我在按捏腋窝时，无意中发现一块肌肉。当我以一定方式运动臂部时，肌肉会变硬，并在我的手指下滑动。"哇"，我自言自语道，"没想到我有如此肌肉！"

我把这一发现告诉了父母，他们建议我去查阅百科全书，弄明白我发现的是什么肌肉。拉丁名词难住了我。但是在以后的岁月里，我仍不断地给大家展示我发现的那块肌肉。

我继续着迷于身体每个部位的肌肉及其毗邻关系，它们似乎是通过协作产生了运动、呼吸，甚至生命本身。在我参加按摩师的人体结构培训中，才知道在我腋下的那块神秘的肌肉是背阔肌。我很快就学会了如何判断整个身体各个部位的肌肉以及各种肌腱和骨骼。我也真正认识到触诊对功能评估、安全操作和提高诊疗技术的重要性。

后来，作为一名人体结构和触诊解剖学的讲师，我开始熟悉很多描述人体结构和人体解剖学图谱的书籍。然而，我发现很少有如何用手法体表定位人体结构和探索相关结构形态的教科书。《推拿按摩的解剖学基础（第 6 版）》正是这样设计的：让您了解人体结构地图、操作导航和获得您的"方位感"。

在任何旅程的准备中，如果你知道旅行地的地形是有帮助的。对于每一位保健医生来说，透彻地理解人体各结构的位置和毗邻关系是必不可少的。然而，作为一个"动手"的医生，不仅要像导游一样观察人体的"景物"，而且能"听到"身体各部结构令人惊讶的特性。两个人的结构不会完全相同，你必须撸起袖子，依靠自己双手的感觉去感受最具挑战性和最有趣味的人体结构。

所以，我希望在你即将踏上的职业征程中，这本书会成为你一生可信赖的学习指南和操作向导。

# 中文版前言

Andrew Biel 先生，这位美国著名的按摩治疗师，将其对人体解剖学的深邃理解、对按摩治疗原理和技能的精湛把握，融入《推拿按摩的解剖学基础》这一系列专著。这部译著从临床触诊和推拿按摩的角度，为读者描绘了全身几乎所有的骨性和肌性标志以及重要的血管神经投影。图文并茂、绘图精准、解说精炼，可称得上是此类著作中的佼佼者。第5版出版后，重印多次，受到了按摩治疗师、康复医师、物理治疗师、临床骨科医师、运动健身教练以及解剖学教师的一致好评。

目前该译著修订再版，第6版除了保持前几版的优点外，新增了两大特色：一是叠加图片。这一版呈现了200多张叠加在人体模型上的图片，让读者直观感受皮肤下的体表标志的情况，并将皮下的解剖结构形象化。二是触诊视频。这一版新增了配套触诊视频，让读者跟随作者 Andrew Biel 的一步步讲解，明确如何定位和触诊全身91个人体结构。这些内容对按摩治疗和人体表面解剖结构的学习非常实用和有效。相信《推拿按摩的解剖学基础（第6版）》的出版，会为康复治疗相关专业人士带来更多的帮助。我们也希望更多的从事推拿按摩、康复治疗的临床医师在疾病诊断和治疗时从中受益。

衷心感谢各位专家对本译著倾注的大量心血！由于学术水平、编写能力和时间的限制，本书如存在疏漏和不足之处，敬请广大读者提出宝贵意见。

丁自海　张露青
2023年冬于广州

# 致 谢

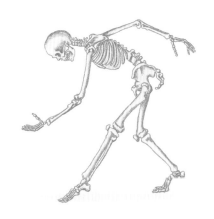

在漫长而曲折的前进道路上，常常布满荆棘，缺少明确的方向。幸运的是，我的道路上的荆棘被这个领域的很多专家用他们锋利的解剖刀和娴熟的技能所清除。

很高兴与具有坚定意志的天才艺术家 Robin Dorn 在一起工作。对 Lyn Gregory 的鼓励、耐心和建议发自内心的感激。

我非常幸运的是有一个完美团队的支持：感谢 Jessica Xavier 的设计概念，始终如一关注细节的 Dana Ecklund，还有 Melinda Helmick 的不懈努力。以及为该书做出贡献的员工 Rhoni Hirst 和 Tim Herbert。感谢卓越团队 BOD 的 Linda Lee，Allison Lusby，Louisa McGarty，Tracy McDermott，Eva Sissener，Danielle Schroeder Kraft，Jack Leapoldt，Kate D'ItaliaLouisa McGarty，Rebecca Campbell 和 Julia McGarey。感谢 Brenda Hadenfeldt，Roger Williams 对书稿编辑给予的巨大支持。

感谢 Adrienne Asta，Lurana Bain，Tawney Chamberlain，Margo Creicar，Suzanne Higgins，Mari Knettle，Whitney Lowe，Arlene Moskowitz，Nate Short，Bob Stow，Tracy Sullivan。

感谢 Paul Ekman 对面部表情肌提出的见解和建议。感谢 Joan E，Ryan，Aaron Adams，Cara Barbee，Ashley Bechel，Natalie Glonka，Katy Klutznick，Miranda Legge，Christine Malles，Gene Martinez，Mindy Morton，Lori Olcott 和 Alicia Pouarz 的校对和编辑。

还要感谢 Paul，Aileen Biel，Jennifer Booksh，Kate Bromley，Clint Chandler，Claire Gipson，Lauriann Greene，Robert Karman，Chris Maisto，Jackie Phillips，Marty Ryan，Anthony Sayre，Diana Thompson，Summer Westfall 给予的帮助。

我非常荣幸能在 Leon Chaitow，Sandy Fritz，Darlene Hertling，John White，Sharon Babcock，Cynthia Christy，Ann Ekes，Barb Frye，Daniel Gebo，Jim Holland，George C. Kent，Don Kelley，Lee Haines，Mary Marzke，Susan Parke，John Zurhourek 的研究、经验和鼓励的基础上完成本书。

感谢 Robert Baker，Charlie Chilson，Jason Glunt，Alex Gregory，Kennedy Hirst，Johanna Kasten，Nathan Musselman，Matt Samet，Jennifer Spinelli 对本书在人体造型和摄影中的卓越贡献。

感谢 Paul，Aileen Biel，Jennifer Booksh，Kate Bromley，Clint Chandler，Robert Karman，Chris Maisto，Jackie Phillips，Marty Ryan，Anthony Sayre，Diana Thompson 的贡献。

同样也感谢：Adam Bailey，Jessica Basamanowicz，Nancy Benerofe，Alexis Brereton，Deb Brockman，Mary Bryan，Patrick Bufi，Sylvia Burns，Kendra Busby，Kirk Butler，Sean Castor，Thomas Crown，Kathryn Dean，Kathy Eike，Jessica Elliott，Jean Marie Fay，Vicky Fosie，Dawn Fosse，Joanne Fowler，Gaye Franklin，Joanna Gardner，Christina Goehrig，Steve Goldstein，Laura Goularte，Alyce Green-Davis，Leslie Grounds，Joanne Guidici，Petra Guyer，Nicholas Hammersley，Debra Harrison，Anne Hartshorn，Meghan Heath，Carrie Henderson，Ian Hubner，Melissa Iverson，Mary Lynn Jackson，Leslie Jowett，Alison Kim，Erica King，Kimberly Kiriaki，Elinore Knutson，Beth Langston，Dave Lawrence，Kate McConnell，Becky Masters，Audra Meador，Chris Meier，Sandy Merrell，Steve Miller，Elizabeth Milliken，Debra Nelli，Eric Newberg，Rama Newton，Sally Nurney，Dave Oder，Jillian Orton，Anita Quinton，Dee Reeder，Coleen Renee，Obie Roe，Penny Rosen，Thea Satrom，Janice Schwartz，Sare Selko，Gerald Sexton，Joy Shaw，Penelope Thompson，Jaime Tousignant，Danny Tseng，Zdenka Vargas，Brian Weyand，Damon Williams，Ashley Wilson，Cynthia Wold，Pantelis Zafiriou。

谨以此书第 6 版献给 Lyn，Grace 和 Elias。

# 目　录

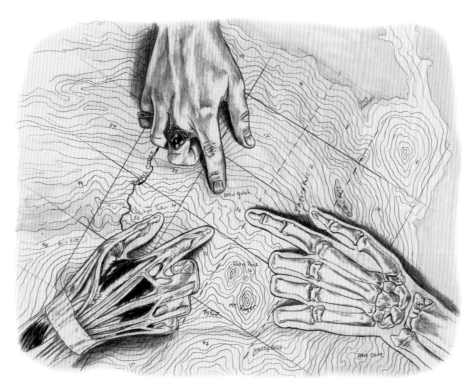

# 绪　论

"我对它就像对自己的手背那么熟悉。"这就是你希望在读完这本书时对肌肉骨骼系统的认识。既然我们已经翻开了这段奇妙旅程的第一页，那么就请认真考虑一个有趣的问题："我们真的了解自己的手吗？"

首先，仔细探索一下我们的左手，细细体会位于皮肤之下的每一块构造。你可能觉得这举动有点傻，或者认为与我们共伴一生的双手还有觉得陌生的地方吗？但看似简单的手其实好比一部精密仪器，内部蕴藏着大量"零件"，每一块摸起来都有着独特的感觉：坚硬的结构是骨，柔软的区域是肌，节状的部位是关节，以及由筋膜形成的手的大致形态。当然，作为器官的手还被覆皮肤，内镶嵌着血管、肌腱、韧带等。在学习触诊中你会发现，这些结构遍及全身各个部位。

只有当我们真正了解手的时候，才会进一步感叹它所具有的巨大潜能：人们编织花式鞋带、轻轻抚触襁褓中的婴孩、大力劈开实心木桩、准确无误地实施精巧的脑外科手术，无一不是通过这一独有的工具来实现的，用"伟大"来形容它真不为过，它带给我们的是对世间万物的感知。

◆请你轻抚手上皮肤，哪里最薄，哪里最厚？有没有想过为什么手掌与手背的触感如此不同？

◆你能触及手上多少块骨？能摸出每一块骨的全长吗？需要用多大的力量才能感受到上述结构？这一点对于本书读者的后续学习至关重要。

◆你注意到拇指根部的肌肉垫（鱼际）了吗？是否想过这里为什么这么厚实？你能区分出这里的每一块肌肉吗？信不信由你，这里藏着多达5组肌肉！

# 如何使用这本书

本书共有七章，其中六章侧重于介绍身体的不同部位。每一章都会先以表面解剖开始，勾勒出人体在皮肤表面看到的外观轮廓，以及教你如何从探查皮肤和筋膜来练习。接下来讲述的是骨与骨性标志（如位于骨上的隆起、凹陷和边缘）。骨性标志可以作为一种"体表标记"。我们可以通过它们来定位肌和肌腱的起止点。章节的最后环节将讲述位于肌肉骨骼周围的韧带、神经、动脉和淋巴结等结构。

一个区域内的分散的骨性标志可串在一起形成一整条路径标记（图1）。这些标记能帮助你了解结构之间的联系。就像在户外远行，如果没有正确的路标可循，旅行者将迷失在丛林中，不知所踪。而在路标指引的帮助下，你会最终沿小径到达目的地，这会使我们的旅程变得更加愉快和有价值。

由于身体各个部位大小和形状各不相同，因此想用一个标记图对照各种体型的想法似乎是不切实际的。就像"远足"的每座山脉地形皆不相同，否则相同的山脉地图也就索然无味啦！对于人体而言，尽管每个人的表面轮廓、形状和比例都看似唯一，但身体各部的组成和结构实际上都是有差异的，因此这个差异在推拿工作中仅仅在于：我们很容易在身材苗条的身体上识别出众多结构，而相同的手法要在肌肉发达或身材肥硕（图2）的身体上找到这些结构则变得具有挑战性。

本书为读者提供以下场景：你可按照本书的文字来进行实操，例如，对趴在理疗床或坐在椅子上的受检者进行手法按摩。如果你是初学者，建议你循序渐进，反复练习，并在此过程中探查和熟悉身体；如果你是富有经验的按摩师，就依照你的治疗计划进行操作。

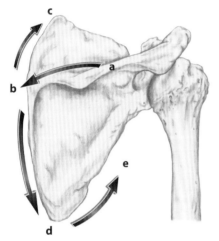

图1 肩胛骨骨性标志提供的按摩轨迹

**a** 肩胛冈
**b** 内侧缘
**c** 上角
**d** 下角
**e** 外侧缘

本书所描述的操作都很温和，且极少引起不适感，但请切记在没有严重健康状况的人体上练习。请受检者尽可能穿着宽松、轻薄的衣服，或者脱去衣衫盖上床单来配合操作，这让你更容易进行推拿与按摩。

有时你需要受检者躺平或坐在治疗床上，有时需要受检者按指令来移动肢体、弯曲关节或收缩一组肌。这些动作指引都可按照文本的具体说明进行，以使你能够彻底探查该区域。

学会在诊疗前与受检者交流，以便让他/她了解自己的角色。此外，需要事先告知受检者，你在操作中将触碰身体的哪个部位，这是十分必要的，可以让患者预先了解诊疗程序。

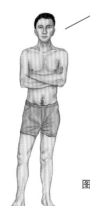

每个人有不同的体型

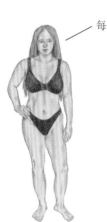
每个人有不同的体质

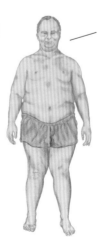
每个人都有本书中描述的骨骼、肌肉和其他结构

图2 不同的体型

# 关键词

**结构名称**
▶ 扫描二维码可以观看教学视频。

**介绍** 描述该结构的功能、深度以及与周围结构的毗邻关系。

此列表囊括该结构的运动（A）、起点（O）、止点（I）及神经支配（N）的描述。其中主要的神经以粗体显示。

**O** 插图显示
**I** 起点和止点

👋 用手掌示意对该结构进行触诊的步骤

☑ "检查一下"将以问题的形式与你确认：触及位置或结构的准确性。可能会询问与附近结构相关的位置，或让你或受检者做相关动作来证明。除特别说明外，每个问题的答案都是肯定的。

🔄 供选择的触诊的路径

## 胸锁乳突肌

胸锁乳突肌位于颈部前外侧部。它宽大的肌腹具有"两头"：扁平的锁骨头和细长的胸骨头（图 5.33）。两个头会合后止于耳后的乳突。颈动脉穿过胸锁乳突肌的深处和内侧部，颈部血管走行于该肌内侧的深处，而颈外静脉走行于肌的表面。

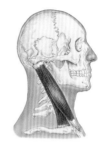

图 5.33 胸锁乳突肌位置

### 胸锁乳突肌

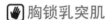

**A** 单侧：
头和颈屈向同侧
面转向对侧
双侧：
伸颈（头后仰）
屈颈，在吸气过程中协助胸廓提高

**O** 胸骨头：胸骨柄上部
锁骨头：锁骨内侧 1/3 处

**I** 颞骨乳突和枕骨上项线外侧部

**N** 副神经，C2，C3

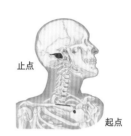

图 5.34 起止点

### 👋 胸锁乳突肌

1. 嘱受检者仰卧在治疗床上，小心触及颞骨乳突、锁骨内侧端和胸骨上端。

2. 在这些骨性标记之间画一条线来描绘胸锁乳突肌的位置，请注意两侧胸锁乳突肌在颈前呈 "V" 字形。

3. 嘱受检者将头稍微抬离床表面，此时注意观察触及的胸锁乳突肌会明显因收缩而隆起。

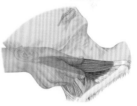

图 5.35 受检者仰卧位

嗨！

☑ 当受检者放松时，你能勾勒出手指间胸锁乳突肌的轮廓和形状吗？

---

小方框内显示你和受检者在操作中的位置关系。

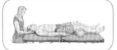

在方框中可找出推拿按摩小技巧、比较解剖学或其他一些相关问题的解答。

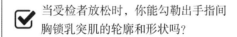

本书描述的技巧和手法都是极其有帮助的。第一次操作时，最佳的方式就是按照具体说明进行操作。当定位好涉及的结构，强烈建议你熟悉一种操作后，再尝试其他方法，以发现最适合你的方法。该指引尽可能为你提供多种判断身体不同部位状况的方法。类似旅行一样，改变路线去探索其他地区往往会有美妙的发现。

## 触诊提示

触诊字面含义是指"通过触摸、叩击身体的器官或区域来检查其状况，用于辅助诊断"。它实则是一门艺术和技能，针对一个人体器官：①判断其位置；②了解其特性；③评估状况，以便有助你思考下一步的治疗方案。

触诊最为重要的两个方面是定位和觉察结构的异常。这实则需要大量的功能解剖和丰富的实操经验，这些都需通过细心且手法实践的积累而获得。这是本书关注的要点。评估是触诊的第三个方面，这是一个庞杂的知识体系，其本身就需要一整部书去诠释。

作为一种汇集全身感官信息的体验，触诊本身不仅仅需要灵活而敏感的手，还需要我们眼观六路、耳听八方、平静呼吸和头脑清醒。当你在探索和感受身体每一寸肌肤的纹理时，别忘了一定要用上所有的感官。

## 建立联系

让你的手与手指灵活灵敏。一双放松、耐心的手会使受检者身体的轮廓、温度和结构特征更容易进入你的意识。

为了获得更高的灵敏度和稳定性，请尝试将一只手放在另一只手上，位于上面的手施加一定的压力，同时下面的手保持自然放松（图3）。这种手法将会使下面的手在上面的手的按压下，仔细灵敏地感受身体的反馈。

对较小结构可以使用1~2个手指指尖（图4）辅助定位，而探查较大结构时最好用整只手来触诊。通过描绘所触及结构的侧面和边缘，全手接触有助于感知一个区域或结构的完整形状，还可以更好地理解结构之间的毗邻关系（图5）。触诊时，时而闭上眼睛（图6）可进一步增强知觉敏感性。

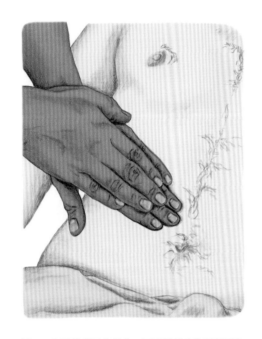

图3 上面的手用来发力，下面的手动作尽量柔和

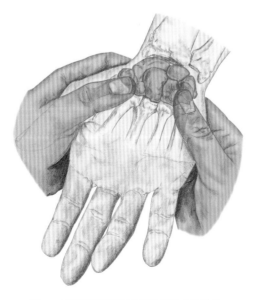

图4 双手拇指指腹探查手掌部较小的腕骨

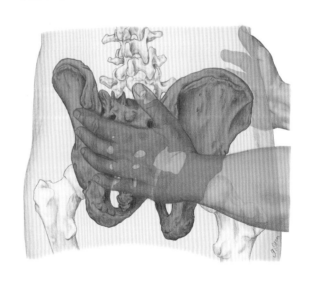

图5 用整个手掌探查骨盆和骶骨

## 吃力做功与巧妙工作

寻找某物（无论是一块肌还是一串车钥匙）过程中常处于兴奋状态，注意力过度集中会致身心意识减弱。挫败感油然而生，会伴随呼吸不顺畅，双手也逐渐变得不那么灵巧和灵敏。这时你已经进入了吃力做功阶段。为了避免吃力做功，你可以通过在推拿前阅读相关结构的解剖学知识而使吃力变得有巧劲。此外，当你触诊时，想象着将要接触的结构，并向受检者表达你此时的感受。

巧妙工作，即首先通过在自己身体上找到希望触及的部位，然后在受检者的身上进行探查。自我触诊使你对受检者触诊的部位有更好的理解和感受。同时，请大声读出书本中的文字。在阅读书本时听到的语言将极大地提高你对文字信息的理解和记忆。

最后，请对你的学习过程富有耐心。允许自己在身体上"迷失方向"。有追求，机会才会接近你。通过感受人体的标志，你会找到想要的结构和位置。

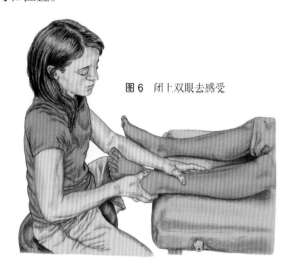

图 6　闭上双眼去感受

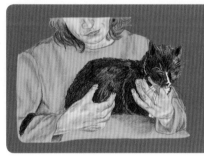

狗、猫、马和其他动物都为通过触诊来比较肌肉骨骼解剖特征提供了绝佳实践机会。例如，下次你抚摸邻居的猫时，请花点时间定位它的肩胛骨。将肩胛骨的形状、位置和周围组织与人类或狗的肩胛骨进行比较。解剖学上的差异可能会让你感到惊奇，但相似之处也会让你感到惊讶。

## 以简胜繁，以柔克刚

当你开始操作时，可能无法轻松地找到你所期望的结构。一个常见的反应是用手或手指用力地向深处按压。切记不要强调将手指过分地插入肌肉和组织，而是尝试将手自然接触肌肉和其他组织，这就是以简胜繁，以少胜多。温柔的接触会让你的手变得敏感，而过度推压只会令手指麻木，并给受检者带来极不舒服的体验（图 7）。

即使是较深的结构，也要用温和的力道进入。越是随着手指的按压深陷身体，你的指法就越要缓慢且柔和。归根结底，在成功为身体不同层次结构进行推拿按摩时，取胜的因素不在于所用的力道，关键是意图。具备明确的意图将使你触诊各种结构时拥有更轻松、更顺畅的"旅程"。

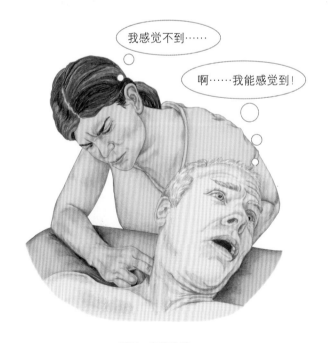

我感觉不到……

啊……我能感觉到！

图 7　以简胜繁

## 滚动和弹拨

在用手体会骨的形状或边缘时，请尝试用手指在骨表面滚动滑过，而不是用手在其表面按压，这就类似刀刃滑过手指以检查其锋利程度。对那些粘连的肌组织，我们就该用像轻抚刀刃一样的手法，就像用手指弹拨吉他的琴弦一般。这种方法有助于你确定肌纤维的方向和紧张状态（图8）。

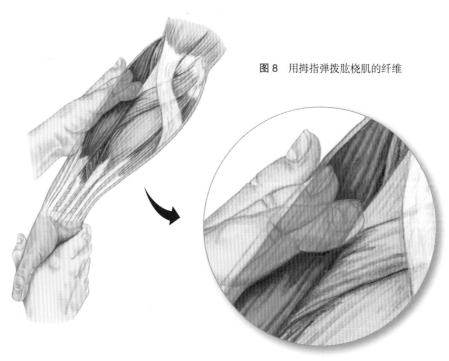

**图8** 用拇指弹拨肱桡肌的纤维

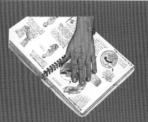

这里为你提供一个简单的练习方法，可提高触觉灵敏度和触诊技巧。将一根头发放在这本教科书的一页纸下面，闭上你的眼睛，通过对纸张的触摸来感知头发的存在。

当你感觉到头发后，重新定位并增加一页。以此类推，继续添加页数，直到你无法再感觉到头发的位置。看你隔着多少页纸还能触及发丝？

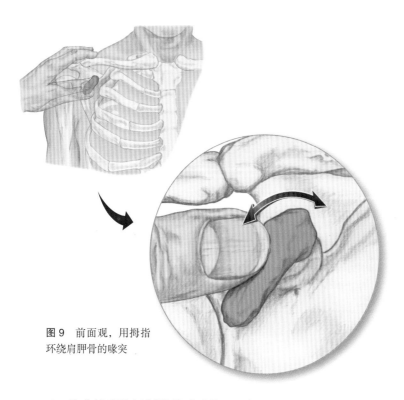

**图9** 前面观，用拇指环绕肩胛骨的喙突

## 动和静

如果将报纸的质地与粗糙的砂纸进行比较，你自然会想到用手指摩擦它们的表面。相反，当你把手放在孕妇的腹部，希望能感觉到胎动的时候，手自然会保持静止不动。同样，当你想要确定肌纤维的方向或感知骨的形状时，一定要沿着其表面移动手指（图9）。但是，当你想要感受肌肉收缩或骨移动时，请保持双手静止并跟随运动。简而言之，如果触摸的结构是静止的，请移动你的手；如果它在活动，就保持静止。

## 把关节运动作为学习触诊的工具

本书将要求你在有人或无人辅助情况下，在受检者的身体上完成某些特定动作。这些动作有助于验证所触结构的位置以及在组织中发生的何种变化。

主动运动由受检者来完成。你可在受检者移动身体的过程中，完成触摸或观察运动。例如，文中可能会说"请你在接触受检者时让他的肱二头肌屈曲肘关节"。请嘱咐受检者缓慢且平稳地完成指令，因为在快速急促的运动中很难跟踪到组织的变化（图10）。

有时你可能会让受检者收缩和放松肌。例如，书中会说，"为了感受臂屈肌的力量，请将手放在受检者的前臂上，让他交替屈曲和放松腕关节"。反复交替完成这些动作，不仅可以帮助你定位肌和肌腱，还可以借此来感受和对比组织在收缩和舒张时的差异。

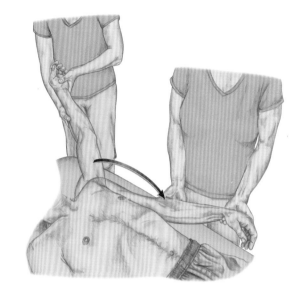

图11 肩关节的被动屈伸

被动运动与主动运动相反，是由你来移动他的肢体或躯干，而受检者处于放松状态。例如，文中说"被动外展和内收肩关节"，是指由你来移动受检者的手臂，而受检者被动服从做这些运动（图11）。

抵抗运动则需要你和受检者共同完成，是指受检者对你温和的动作采取相反的拮抗动作。例如"要感觉到肘部屈肌收缩，请让受检者抵抗你施加给他的屈肘力量"（图12）。当他遇到你手上适当的阻力时，受检者的肘部不会发生任何运动。在本文中，抵抗运动主要用于区分和比较不同肌腹和肌腱的长度、形状和范围。

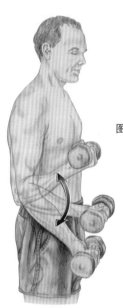

图10 肘关节的主动屈伸

一个成年人皮肤上有超过60万个感受器。位于皮肤的神经末梢数量比身体任何其他部位的感受器数量都多。其中指尖是最敏感的部位之一，每平方厘米有多达8 000个神经末梢。指尖的单个触觉传感器可以感受不足0.03 g的重量压力——相当于一只普通果蝇的重量。

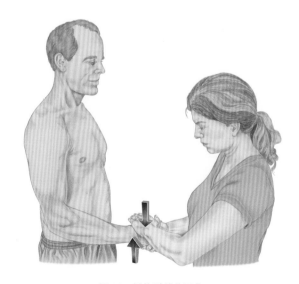

图12 抵抗肘关节屈曲

达·芬奇（1452—1519）曾在夜间秘密进行尸体解剖，成为第一位描述他解剖学发现的人。他在 750 多幅素描中展示了解剖学插图，不仅详细准确，而且还揭示了许多结构的多样性。绘图中所展示的结构变异并没有影响这位艺术家的科学家气质。毫无疑问，作为一位真正的文艺复兴者，他毫无保留地把他看到的所有人体标本画了出来。

人体的结构并非是符合标准的解剖模型。据记载，几乎人体所有的肌肉、骨骼、主要血管和器官都有结构差异。本书的描述可能并不总是与每一个个体完全一致，注意到这一点，将有助于防止误解和失误发生。

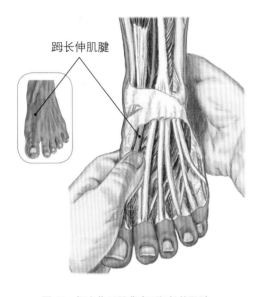

蹈长伸肌腱

图 13 探查位于足背表面细长的肌腱

## 当有疑惑时，别忘了请教人体

在触诊身体时，你可能会对身体的某些肌肉及其最终的走行去向感到费解。如有疑问，请教你所触诊的人体，将会获得最好的答案。例如，你可能想知道"那些沿着足背根走行的是什么肌腱？"我的最佳建议是你摸到这个肌腱，分别沿上下两个方向去探查，看看它究竟引导你去向哪里。如果它从蹈趾延伸到踝关节，并在蹈趾伸展时变得紧张，那就是蹈长伸肌腱（图 13）。永远记住你在学习的道路上并不孤单，身体是最好的老师，随时会帮助你。

本书中概述的所有人体结构，以及它们所具有的独特形态与位置关系，其实都同样位于你和受检者的体内。这些结构已恭候多时，等着你去发现。请相信自己一定能找到它们。

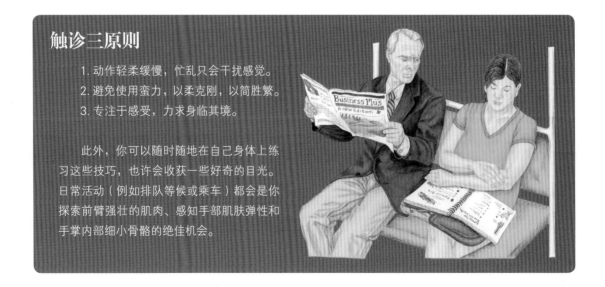

## 触诊三原则

1. 动作轻柔缓慢，忙乱只会干扰感觉。
2. 避免使用蛮力，以柔克刚，以简胜繁。
3. 专注于感受，力求身临其境。

此外，你可以随时随地在自己身体上练习这些技巧，也许会收获一些好奇的目光。日常活动（例如排队等候或乘车）都会是你探索前臂强壮的肌肉、感知手部肌肤弹性和手掌内部细小骨骼的绝佳机会。

## 创建你的触诊日记

还记得你曾经看过的第一部电影吗？或还记得第一次品尝最喜欢的食物的感觉吗？这些经历很可能刻骨铭心、印象深刻。你一定可以回忆起某些电影的细节或佳肴的美味，但随着岁月流逝，你可能不会对第二次相同经历有那么深刻的印象了。

其实，触诊手法的学习也不例外。通常最初的实践和体验会对未来的学习和经历产生持久的影响。例如，第一次探查三角肌的形状、密度和纤维方向绝对是难以忘怀的。但随着你对更多肌越来越熟悉时，再也不会对这些机体结构的形态与性状感到惊讶了。

因此在学习一项新技能时，例如武术、舞蹈，或是推拿技术，都需要我们反复练习，用心感知。其实，学习是一段艰难和漫长的过程。因此，通过创建一本日记可以大大增强我们对这一宝贵旅程的回忆。其实，日积月累的笔记就是我们实践经验的"编年史"。尽管我们可以把任何感动的瞬间印在脑海中，但我们相信将它们记录成文字装在日记本或电脑上会更有效。

最初，你的日记内容可能是繁杂且随意的，如"三角肌很紧""小腿肌很结实"，但随着你触诊技巧的提升，以及对身体细微差别的感知力越来越强，你的记录内容也一定会越来越丰富且具体。

"胸前区的筋膜可向下方推动，但不能横向推动。""左髂胫束与大腿外侧肌不易分离，高紧张性评分可以评为8分。"

你的笔记本还应该包括印象、观念、问题和相关性联系。例如，"本周我触诊了几位患者的腓肠肌，发现其中有4块特别柔软，活动受限。那么这是常见现象还是巧合？"或者"67岁男性的小腿筋膜摸起来感觉就像被泡沫包裹，我在另外两位老人身上也注意到了这一点"。

记好日记是一个基本功，触诊的最高境界是心手相应。你可能会完全放弃文字写作，而使用彩色笔来描绘你的经历，或将你的发现录音或录像。随着时间的推移，无论你是触诊过20人还是200人，你的日记都会载满你的想法和发现。彼时，你的工作日记将变成一本可以回顾你所探索的"人体丛林"的回忆录。

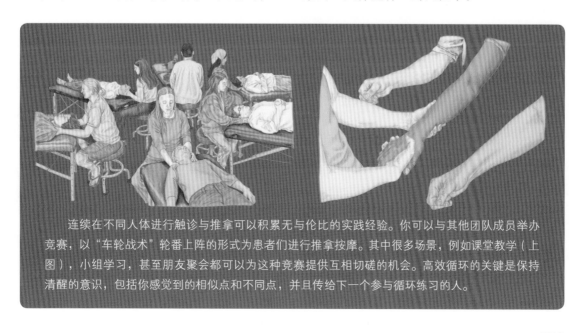

连续在不同人体进行触诊与推拿可以积累无与伦比的实践经验。你可以与其他团队成员举办竞赛，以"车轮战术"轮番上阵的形式为患者们进行推拿按摩。其中很多场景，例如课堂教学（上图），小组学习，甚至朋友聚会都可以为这种竞赛提供互相切磋的机会。高效循环的关键是保持清醒的意识，包括你感觉到的相似点和不同点，并且传给下一个参与循环练习的人。

# 探查人体结构的触感差异

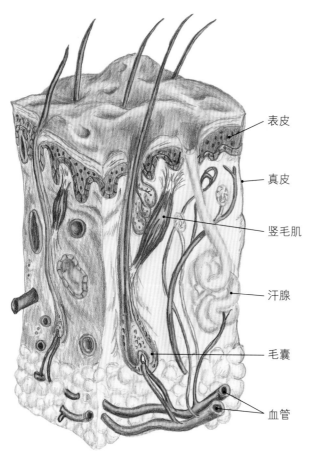

表皮

真皮

竖毛肌

汗腺

毛囊

血管

图 14　皮肤的横断面示意图。"如果你不喜欢你的这层皮肤，就请等上 1 个月"。成年人平均每小时脱落约 60 万个上皮细胞，相当于每年 800 g 皮肤。一般来讲，表层皮肤大约每 27 天更新 1 次，加起来人的一生中总共可以更新 1 000 次新皮肤

大多数解剖学教室都会挂有一具人体骨骼，但其材质很可能是塑料的，因为现在很难找到真正的人体骨架。但无论真实与否，它都不失为用眼睛去观察、用手去触摸的良好学习工具。这是为什么呢？因为触摸在很大程度上和感官是密不可分的。

因此，请不要辜负每一个与你相伴共度美好时光的骨骼先生。有趣的是，通过检查骨盆特征，你可能会发现这位骨骼先生竟然是一位女士！

这部分内容旨在帮助你识别和比较体内各种结构和组织的物理特征。了解结构之间的差异，将帮助你在实操训练中确定将何种手法与技术应用于特定的身体部位。

以下文字是对处于"正常"、健康状态的各种人体结构的描述。尽管每一个个体组成皮肤的基本结构是相同的，但每位受检者的皮肤物理特征及手感具有很大的个体差异性。例如，长跑运动员的肌组织结实发达，久坐不动缺乏锻炼的人的肌肉质感就大不相同。

## 皮　肤

人们通常认为皮肤仅仅是身体的表层覆盖结构，殊不知，皮肤实际上是身体最大的器官（图 14）。一位成年男性的皮肤可以覆盖约 1.9 m² 的表面积，约占体重的 10%。皮肤的平均厚度为 1 mm，其中眼睑的皮肤最薄，不到 0.05 mm。皮肤通过浅筋膜与深层组织紧密相连，其质地、厚度和柔韧性在全身各个部位都不相同。

### 🖐 皮肤

触摸手背的皮肤，请注意此处皮肤具有薄、细腻和柔软的特点；接着翻过来摸摸手掌，这里的皮肤厚而坚韧。

## 骨

骨和骨性标志（骨上的突起、凹陷和棘）很容易与其他组织区分开，其中坚实的质地在所有器官中"独树一帜"。当然，在运动过程中骨骼会随着它们周围的结构而移动。

但请注意有时其他人体结构摸起来也会像骨。例如，当肌发生抵抗阻力收缩时，它的腹部和肌腱会变得非常坚硬；有时韧带也表现出一种不同的坚韧感。骨及骨性标志的形状和坚硬程度是恒定的。而肌却不同，它可以从软转变为硬的状态，并且过程可逆。

# 肌 肉

骨骼肌是移动骨骼的收缩组织，由若干肌细胞（纤维）组成，外面附着结缔组织（筋膜），内部有着众多神经和血管穿行。

肌肉的基本结构形状类似于橘子：一整块果皮包被着果肉，而位于深部的筋膜层将橘子分成一瓣瓣"楔形"。最后，一层薄薄的组织包裹每个微小的"橘子瓣"（图15）。

如果我们再将这个比喻应用于肌肉，一层筋膜（肌外膜）包裹着肌"腹部"，深层的筋膜将长梭形的肌纤维包裹成束，最后，每条微观肌纤维都被束缚在筋膜中（肌内膜）（图16）。

然而，与橘子不同的是，肌肉的结缔组织层在肌的任一端合并，形成强大的肌腱。肌腱将肌连接到骨上。

肌组织具有3个物理特征，有助于将其与其他组织区分开来。

首先，肌组织具有条纹结构——类似于未经打磨的木板。这与肌腱不同，肌腱感觉更光滑。一块肌的肌腹纤维的特性是由沿着一定方向走行的肌纤维束决定的。

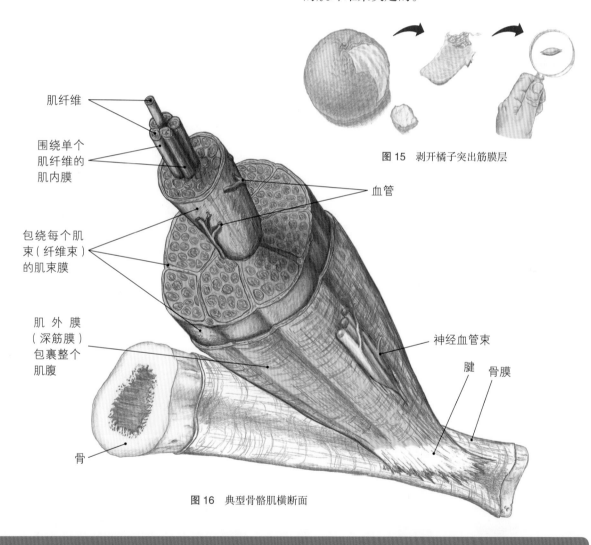

图15　剥开橘子突出筋膜层

肌纤维

围绕单个肌纤维的肌内膜

包绕每个肌束（纤维束）的肌束膜

肌 外 膜（深筋膜）包裹整个肌腹

骨

血管

神经血管束

腱　骨膜

图16　典型骨骼肌横断面

为了完成特定的运动，肌肉必须发挥独特的作用。执行动作的一块肌（或一组肌）称为主动肌。支持主动肌的肌称为协同肌，执行与主动肌相反动作的肌称为拮抗肌。因此，当你背屈踝关节时，原动肌是胫骨前肌，趾长伸肌和踇长伸肌则是两块协同肌。

然而小腿后方的腓肠肌和比目鱼肌对胫骨前肌起拮抗作用。当你跖屈踝关节时，作用就相反了：原动肌是腓肠肌和比目鱼肌，协同肌是踝关节的其他屈肌，拮抗肌是胫骨前肌、趾长伸肌和踇长伸肌。

其次，肌纤维的方向可用于确定你触诊的特定肌。根据肌的形状和结构（见下框），其纤维的方向可能是平行的、汇聚的或呈对角线分布。例如，竖脊肌具有与脊柱平行延伸的垂直纤维。鉴别它们的纤维方向可以帮助你将竖脊肌与其他背部肌的斜向和水平纤维区分开来。

最后，肌组织是独一无二的，因为它可以处于收缩或放松状态。当肌肉放松时，它通常具有柔软、可塑性的感觉；收缩时，它变得坚硬，有固体样的质地。随着肌组织张力的变化，肌腱和筋膜等周围组织也会发生变化，或紧张或松弛。

你如何触摸那些深层肌呢？在某些区域，原本位于浅层的肌可以被推至侧面；有时，你可以使用不同的肌肉质地和纤维方向作为指引，将指尖从浅表肌慢慢嵌入深层肌中，这就类似于透过毛衣、衬衫和皮肤触摸前臂肌。

✋肌

通过触摸肱二头肌——臂前区的肌肉（图17），掌握肌组织的3个显著特征。保持手臂放松，感受肱二头肌的绳状纤维。请注意它的肌纤维的走行方向是如何向臂部远端延伸的，然后收缩和放松肱二头肌，感受它是如何收缩成坚实的团块状，而放松时变得柔软的。

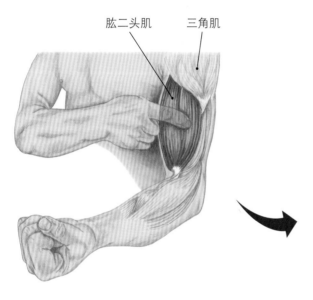
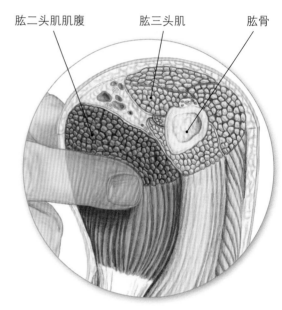

图 17　触摸你自己的肱二头肌肌腹，右侧为横断面特写

肌腹有多种类型和形状。平行肌，顾名思义，具有与肌长轴平行的长肌纤维。羽状肌有较短的纤维，倾斜于肌腱。

有关肌设计的完整列表，请参阅本书第 2 章中关于"肌的形状和分布"的讲解。

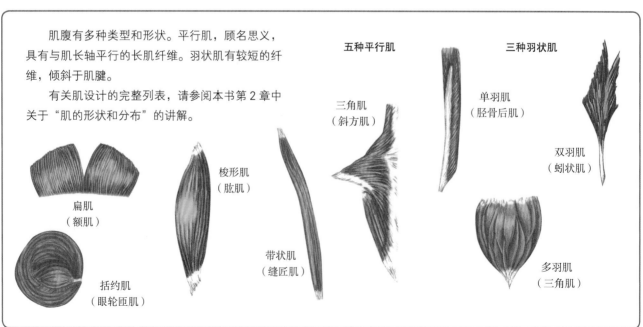

# 肌 腱

肌腱的作用是将肌附着于骨面上。更准确地说，是将肌连接到骨膜上（包裹着骨的一层结缔组织膜）。肌腱由致密的结缔组织组成，形成平行的胶原纤维束。肌的每一端都有一个或多个肌腱。

肌腱形状多样，大小不同。有些短而宽，如臀部的臀大肌。有些则长而细，如手腕部的肌腱。宽大而平坦的肌腱称为腱膜，如背阔肌腱膜，或帽状腱膜，可延伸至颅骨顶部。无论其形状如何，所有肌腱都光滑而坚韧，富有弹性。

✋ 肌腱

通过屈曲肘关节（图18）来定位肱二头肌远端的肌腱。首先，定位肱二头肌的肌腹，然后将手指沿着它向远端肘部内侧滑动。随着手指移动，你将体会到肌腹变细，在肘部屈侧内面，它会变成一个光滑、条索状的肌腱。此时摸起来的感觉像是一根绷紧的电缆。

# 韧 带

韧带将骨连结在一起，共同参与关节组成，是关节的辅助结构，具有加强和稳定关节的作用。与肌腱一样，韧带由致密的结缔组织构成。然而与肌腱整齐排列特点不同的是，韧带的纤维分布并不均匀。

韧带的形状与长度各不相同。有些韧带跨过关节并与深层的关节囊融合，如踝关节的三角韧带（图19）。而有些韧带则可跨越数块骨，如背部的棘上韧带。

韧带摸起来通常给人以致密紧张的感觉。有时它们的纤维走行方向能用手感知到。如果你想区分肌腱和韧带，可以通过其连结和紧张度变化的特点来分开。肌腱连接在肌腹与骨之间，韧带连接在骨与骨之间。肌腱会变得紧张或松弛，这取决于肌腹是收缩还是舒张。不论什么运动状态，韧带变化不大。

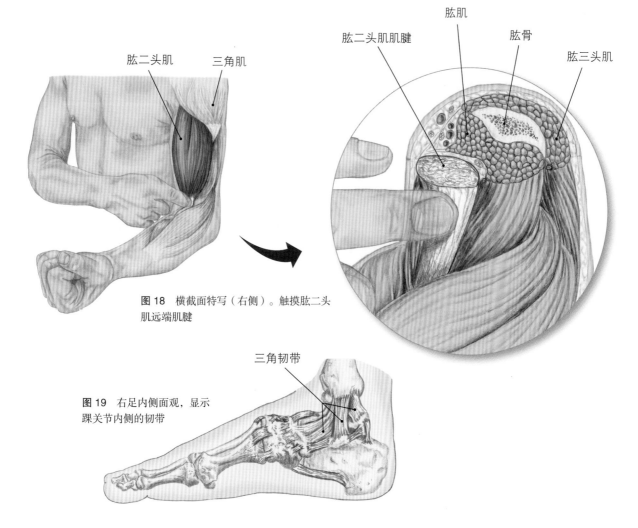

图18 横截面特写（右侧）。触摸肱二头肌远端肌腱

图19 右足内侧面观，显示踝关节内侧的韧带

# 筋　膜

与肌腱和韧带一样，筋膜由致密结缔组织构成。它是一层连续的纤维膜性结构，衬附于皮肤深面，包裹肌和器官。人体的筋膜组织像一个三维的结缔组织网，从头到足附着于全身各处。

筋膜可分为浅筋膜和深筋膜。浅筋膜位于皮肤深面，遍布于全身。浅筋膜通常理解为一层薄膜，实际上它充满脂肪组织，内部走行着神经、血管、淋巴管以及结缔组织（图 20）。各部的浅筋膜密度各不相同，例如手背部的很薄，而脚底则非常厚。

深筋膜形态和构造颇为复杂。它包裹着肌腹，将其约束在一起；深入相邻肌之间，将其按功能分群。深筋膜填充在肌间隙，像浅筋膜一样容纳血管和神经。深筋膜的一部分潜入肌腹内包裹每一个细小的肌纤维。

由于筋膜系统无处不在，其形态没有特异性，需要经验丰富、触觉灵敏的功底才能进行精确触诊。下一页提供 3 个简单的操作练习，帮助你了解筋膜与其他结构的关系。

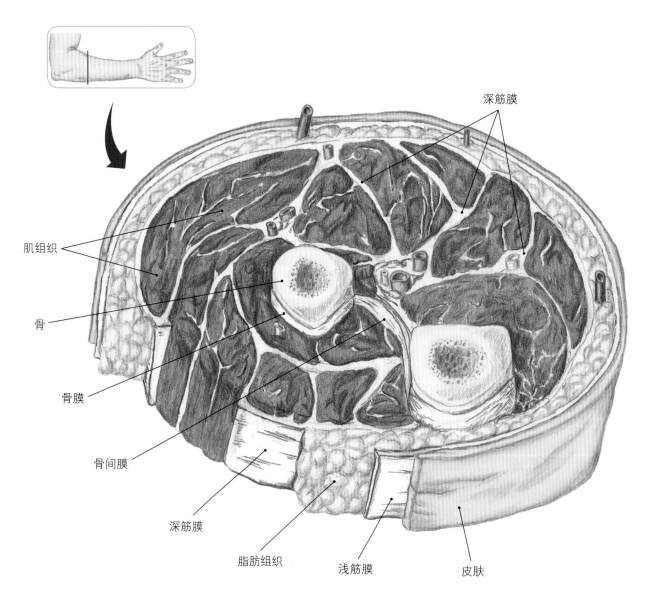

深筋膜

肌组织

骨

骨膜

骨间膜

深筋膜

脂肪组织

浅筋膜

皮肤

图 20　前臂横截面，显示骨、肌和筋膜的排列关系

### 探查筋膜

请捏起手背的皮肤（图21）。注意皮肤其实并不会完全被捏起，感觉上就像我们将宽松的衬衫从身体上拉开一样。这是因为浅筋膜在深面牵拉住皮肤。你可以尝试在膝盖及其他部位重复此操作，并注意感知哪些区域的皮肤和浅筋膜分离较容易，哪些区域的皮肤和浅筋膜的关系更紧密（图22）。

这是一个体现筋膜无处不在的性质的练习。将乳胶手套戴在受检者的手上，然后戴上棉手套。你探查受检者的手时，可立即感知棉手套的质地和厚度以及手的大致形状。然而，如果要察觉乳胶手套（代表筋膜）可能就不那么容易了。

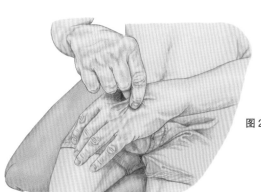

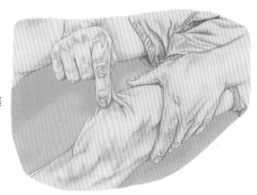

图21、22 探查左手背部的筋膜

### 筋膜的连续性

该练习旨在让你了解全身筋膜分布的连续性，以及拉动筋膜的一部分将对其他部分产生哪些影响。请试着在前臂上画一个小"X"。将指腹放在距"X"大约 5 cm 的地方。用指腹轻轻按压，缓慢牵拉手臂皮肤，以观察皮肤在各个方向远离标记的程度（图23）。

请注意，"X"会在你向某个方向拉动时更容易拉伸，但朝另一个方向拉动时可能不会那么容易移动。

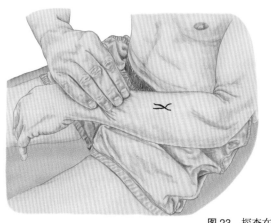

图23 探查在前臂画有"X"处的浅筋膜

## 支持带

支持带是一种将器官或组织维持在原位的结构。相对于肌肉的结缔组织，支持带是深筋膜的横向增厚部分，它将肌腱固定在特定的位置。如踝关节的支持带稳定了越过踝部屈侧锐角弯曲的肌腱（图24）。

大多数支持带表浅，易于触及。支持带可以通过其不同的纤维方向与其深部的肌腱区分开来。支持带横向纤维的走行与深部的肌腱方向是垂直的。

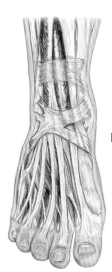

图24 踝部支持带

## 动脉和静脉

触摸动脉和静脉，你会感觉到不同的特征。例如，按压动脉时可以感觉到脉搏，但静脉没有。动脉通常位于肢体的安全侧，并深埋在肌组织中。一些静脉可以在表面触及，在手和足的背面很容易看到。

触诊时不仅要确认动脉搏动，更重要的是注意其毗邻结构。例如，在按摩颈部的胸锁乳突肌时，要特别注意颈总动脉的位置，颈总动脉是头部和颈部的主要血供来源，因此应避免重力按压。如果在触诊中按压动脉时间过长，血管远端相应部位将出现痛觉或感觉麻木。

### ✋ 血管

保持你的手臂悬垂在身旁一分钟，让血液充满手部和前臂的浅静脉。静脉会随着压力的增加而充盈。要获得更显著的效果，可用另一只手轻轻挤压前臂或使用止血带束缚前臂（图 25）。

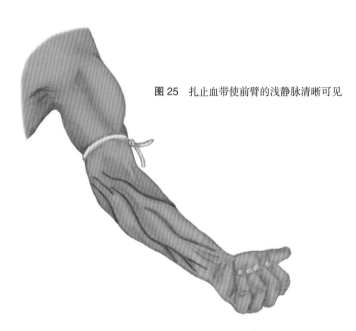

图 25  扎止血带使前臂的浅静脉清晰可见

## 滑膜囊

滑膜囊为一体积较小、充满液体的囊状结构，具有减少两个结构之间摩擦的作用（图 26）。身体大约拥有 600 个滑膜囊，大部分位于关节周围，填充在骨与肌腱之间、两组肌之间、肌腱与韧带之间，或肌和韧带之间等，主要作用是缓冲毗邻结构活动时的相互摩擦。

滑膜炎为滑膜囊的炎症，是一种常见的疾病，伴有该区域的压痛和关节捻发音。在正常情况下，滑膜囊通常不能触及。当发炎时，浅表滑膜囊很容易触及，有时甚至可见肿块。

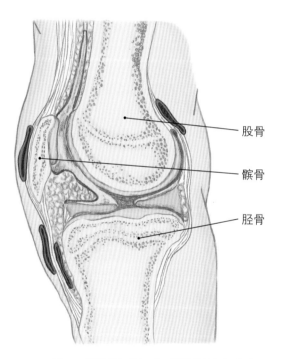

股骨

髌骨

胫骨

图 26  膝关节矢状切面，滑膜囊以红色显示

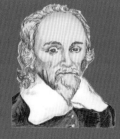

威廉·哈维（1578—1657）被认为是第一位发现血液在全身循环的科学家。他除了详细描述心血管系统构造外，还阐明了静脉中的防止血液反流的瓣膜装置。为了证明自己的理论，哈维在一名助手的手臂上绑了止血带，让血液在远端静脉中蓄积。

他观察到静脉稍膨胀处是瓣膜。哈维压住一个瓣膜，把血液从静脉中挤出，输送到下一个瓣膜上，使之保持空虚状。当他把手指放在远端瓣膜上时，近端瓣膜阻止血液回流，该段静脉依旧保持空虚状。

# 神　经

神经为一种柔软可移动的束状纤维结构（图27）。尽管我们在触诊操作时部分神经和神经丛可在体表触摸到，但应尽力避免。因为神经在受压时可能会在局部或相应的支配范围产生不适或疼痛感。

# 淋巴结

淋巴结通过淋巴管收集淋巴，其形态如同豆状，体积呈豌豆至杏仁大小。淋巴结遍布全身，在身体的皱褶处成群分布，例如在腹股沟、腋窝和颈部等身体屈侧都可触及（图28）。健康人的淋巴结呈圆形，可轻微移动且无压痛。请注意将淋巴结与腺体区分，腺体通常体积更大，形状不规则，表面凹凸不平。

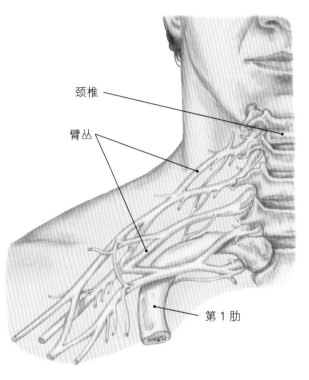

颈椎

臂丛

第 1 肋

图 27　臂丛前面观。神经冲动沿着神经纤维以每小时约 340 千米的速度传导

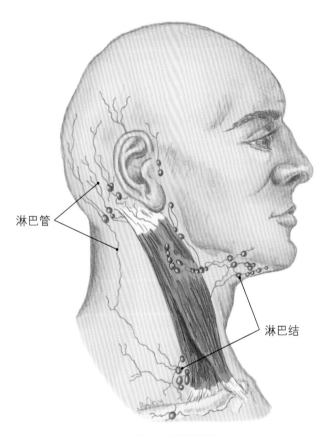

淋巴管

淋巴结

图 28　颈部淋巴结

脂肪组织是结缔组织的一种。它分布于身体的不同部位，包括长骨的骨髓、肾周围、关节周围和眼球后面。不用说，其中一些领域超出了本文的范围。脂肪组织最容易积聚的位置是浅筋膜。浅筋膜内这层脂肪在全身各处的厚度各不相同，并且具有不同的质地。

脂肪质地通常似凝胶状（果冻状），因此很容易将手指伸入并触及更深的结构。站起来挤压自己的臀部组织，感受脂肪组织的存在。然后收紧你的臀肌，感受脂肪和深层肌的结构差异。

# 学习目标

你为什么阅读这本书？是为了提高推拿按摩技能而储备强大的解剖学知识，还是导师直接推荐你来阅读它？好吧，无论哪种情况，这都是一本值得仔细阅读的书，它为读者在学习推拿按摩实操技能时设定了循序渐进的学习目标。下面列出贯穿于本书1~8章的11个学习目标。

《推拿按摩的解剖学基础》将有助于你增长的技能：

1. 能观察人体表面解剖结构，自信而准确地探究人体的皮肤与筋膜结构。

2. 能正确触摸人体每个区域内的骨骼和骨性标志，探查它们与软组织之间的联系。

3. 能正确触摸每一块肌肉的起止点，感受并描述其位置、形态、边界和纤维走行方向。

4. 能正确触摸主要关节的结构，包括韧带和滑膜囊，因为这些结构病变或损伤常引发局部疼痛。

5. 能触摸人体各部深层的神经、血管和淋巴结的位置和体表定位，在进行推拿治疗时需格外谨慎。

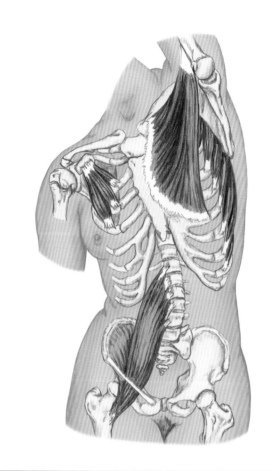

作为一名推拿理疗师，你必须掌握三种触诊解剖语言。第一，专业的文字素养，这样就可以准确地记录你的推拿治疗手法，并与其他医疗专业人员进行有效沟通。第二，敏锐的视觉素养，因此你可以观察受检者的皮肤、体态和身体状况。第三，熟练的触诊素养，由此你可以自信地评估受检者的组织健康程度，为实施安全有效的推拿治疗提供保障。

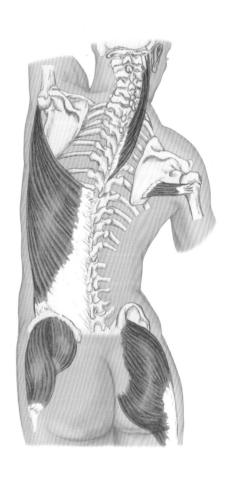

阅读《推拿按摩的解剖学基础》会让你增长专业知识，驾驭如下操作：

1. 识别人体某部位表面轮廓以及与深部的肌肉骨骼的关系，知道不同部位的皮肤和筋膜结构的质地、厚度和活动性。

2. 命名并定位人体每个区域的骨、骨性标志和关节，并描述它们与局部软组织之间的联系。

3. 不同部位肌肉的名称和起止点。

4. 列举并演示每一块肌肉的作用。

5. 重要关节的结构命名和位置，包括韧带和滑膜囊，它们是该局部常见的疼痛和损伤部位。

6. 触诊必须注意重要神经、血管和淋巴结的名称和位置。

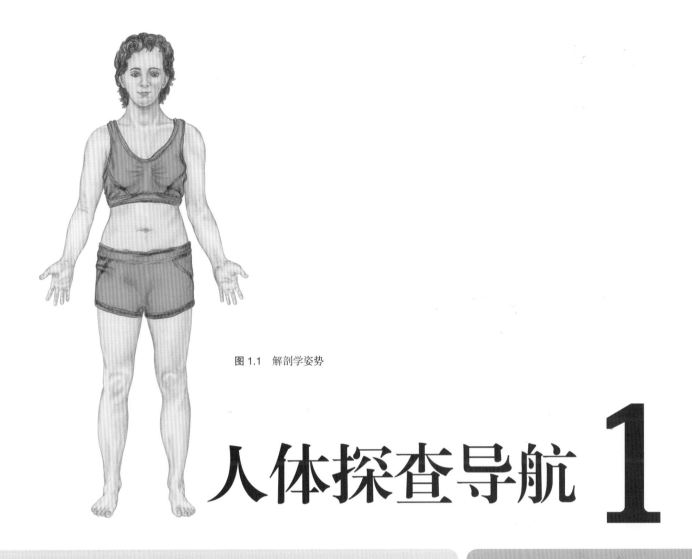

图 1.1　解剖学姿势

# 人体探查导航 1

每一幅地图都有自己的语言。箭头表示南北，而线条表示道路和纬度。这些图标为用户提供了导航世界的指南。

同样，本章将为你提供一个导航人体的指南。我们用头（顶部／头部）和足（底部／尾部）代替北和南。这里没有路，但有许多动脉和静脉。我们追踪的标志是结节和突起。当探查指南带你去某个方位时，这些术语会帮助你了解该走哪条路。

◆ 在你翻开这一页之前，花点时间"绘制"一下自己的身体。低头看看你的足趾。注意到你的颈部怎么移动了吗？如果你摆动足趾，它们会和你的颈在同一平面运动吗？现在把腿向前踢，你还在同一平面上移动足趾吗？

◆ 说到摆动，你的所有足趾能朝同一个方向移动吗？把它们伸到天花板上。现在把它们向下弯曲。你的关节是什么样的形状才能做这种运动？

◆ 当你向下看的时候，想想你的心和足之间的距离。这些器官之间的"道路"是漫长的，有数百个曲折和转弯。你们复习第40~41页时，追踪血液从主动脉流向毛细血管，然后再回到腔静脉。其中动脉和静脉的名称有什么相似之处吗？

# 人体概况

## 人体分部

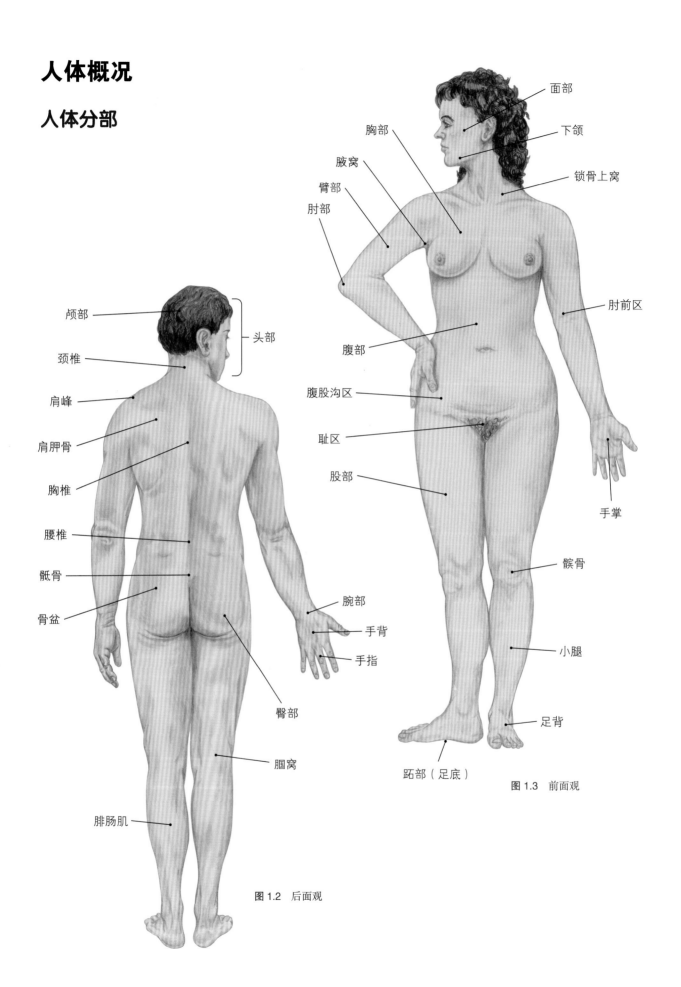

颅部

颈椎

肩峰

肩胛骨

胸椎

腰椎

骶骨

骨盆

头部

腕部

手背

手指

臀部

腘窝

腓肠肌

图 1.2 后面观

面部

下颌

锁骨上窝

肘前区

手掌

髌骨

小腿

足背

胸部

腋窝

臂部

肘部

腹部

腹股沟区

耻区

股部

跖部（足底）

图 1.3 前面观

## 运动平面

当人体处在标准解剖学姿势时，直立位手掌向前，将人体划分为3个假想平面（图1.4），这些平面有助于你对运动的理解。

矢状面是将人体分为左右两部分的平面，与内侧、外侧术语相关，屈伸运动沿着这个面进行。正中矢状面向下穿过人体重心，将人体分为左右对称的两部分。

冠状面（或额状面）是将人体分为前后两部分的平面，与前、后术语有关，收与展的运动发生在这个平面。

水平面是将人体分为上下两部分的平面，与上、下术语有关，旋转发生在该平面。

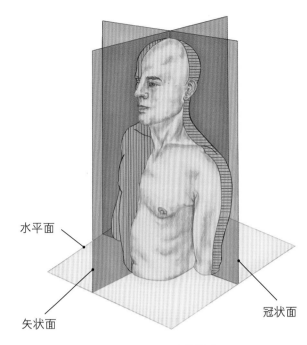

水平面

矢状面

冠状面

图1.4 人体的面

## 方向和位置

方位术语用来帮助说明身体结构的方向和位置。这些术语取代一些通俗的表达方式，如"那里的上方"或"这里的北面"，使表述更精确避免混淆。并且每组方位术语是成对且互补的。

上，近颅者为上。下，近足者为下。如肩在膝的上方，膝在肩的下方（图1.5）。

颅侧与尾侧用于躯干结构的描述（图1.6）。例如，脐在锁骨的尾侧，锁骨在脐的颅侧。

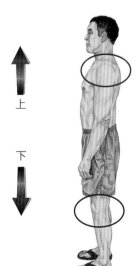

上

下

图1.5 上与下

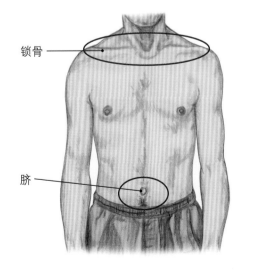

锁骨

脐

颅侧

尾侧

图1.6 颅侧与尾侧

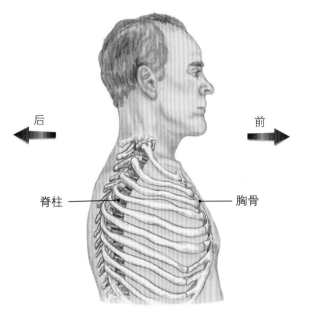

图 1.7　前与后

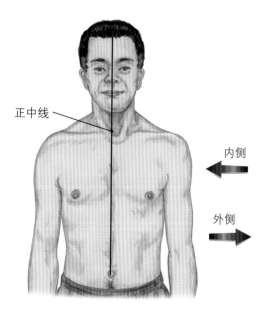

图 1.8　内侧与外侧

后，靠近背侧者为后。前，靠近腹侧者为前。如胸骨在脊柱的前面（图 1.7）。前、后也被称为腹侧（前）和背侧（后）。

内侧，靠近人体正中线的位置。外侧，远离人体正中线的位置。如鼻在耳的内侧，耳在鼻的外侧（图 1.8）。

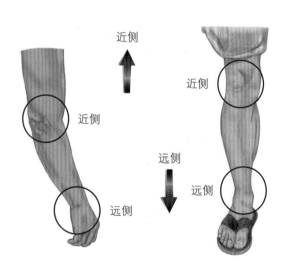

图 1.9　近侧与远侧

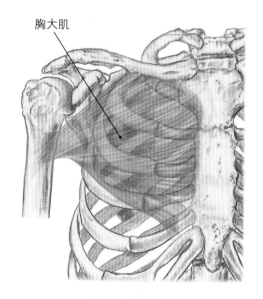

图 1.10　浅与深

远侧，远离人体躯干或正中线的位置。近侧，靠近人体躯干或正中线的位置。这两个方向术语仅用于对四肢的描述。如肘关节在腕关节的近侧，踝关节在膝关节的远侧（图 1.9）。

浅，指一个结构靠近人体表面。深，指一个结构在人体较深的部位。如胸大肌在肋的浅面，肋在胸大肌的深面（图 1.10）。

## 运动术语

人体的运动发生在关节或骨与骨相连的部位。虽然运动影响骨的位置，但运动术语通常都是指关节。如膝关节的弯曲称为"屈膝"，具体关节的运动见第26~31页。

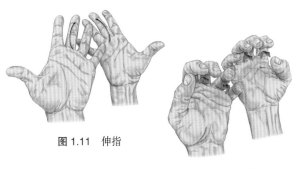

图 1.11　伸指

图 1.12　屈指

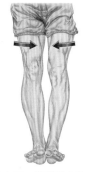

图 1.13　髋关节内收

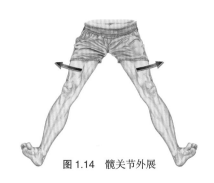

图 1.14　髋关节外展

伸（图 1.11）是指使一个关节变直或打开运动，在解剖学姿势中大多数关节是伸的状态。当一个关节伸的角度超过了正常范围时称为过伸。屈（图 1.12）是指关节屈曲或使两骨相互靠近的运动。胎儿体位时（图 1.17），大多数关节是屈位的。屈、伸是沿着矢状面进行的。

内收（图 1.13）指使肢体靠近人体正中线的运动，外展（图 1.14）指肢体远离人体正中线的运动。内收、外展发生在冠状面上，只涉及四肢的运动。对于手指和足趾的收展，则相互靠拢称为收，分开为展。

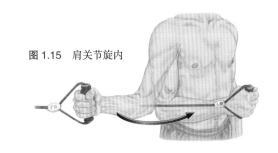

图 1.15　肩关节旋内

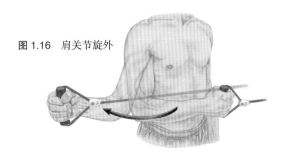

图 1.16　肩关节旋外

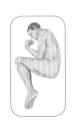

图 1.17　胎儿体位时，大多数关节是屈的状态

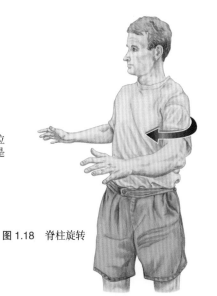

图 1.18　脊柱旋转

旋内（图 1.15）和旋外（图 1.16）发生在肩关节和髋关节。旋内是指肢体转向正中线，旋外则是旋转肢体远离正中线。

旋转（图 1.18）只适用于中轴骨（第32页），尤其是头和脊柱。当驾驶员转过头观察后面相邻车道上是否有车过来时，头颈部便发生旋转运动。旋内、旋外和旋转运动发生在水平面上。

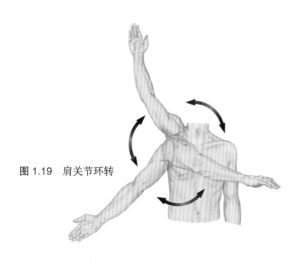

图 1.19　肩关节环转

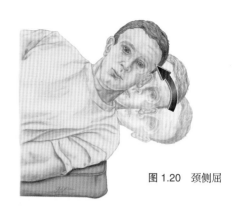

图 1.20　颈侧屈

环转运动（图 1.19）可能只发生在肩关节和髋关节。它实际上是屈、伸、收、展的联合运动，这些运动共同产生一个锥形运动。如仰泳时需要肩关节环转运动。

侧屈（图 1.20）只发生在中轴骨，如颈或脊柱侧弯到一侧。

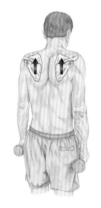

图 1.21　肩胛骨上提

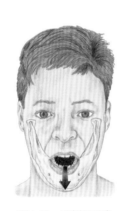

图 1.22　下颌骨下降

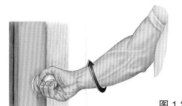

图 1.23　前臂旋后

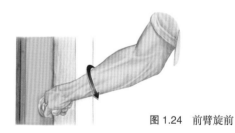

图 1.24　前臂旋前

上提（图 1.21）和下降（图 1.22），指肩胛骨和下颌骨的运动，上提指向上运动，下降指向下运动。

旋前（图 1.23）和旋后（图 1.24）是描述前臂的旋转动作。旋后（手端一碗水的动作）发生在桡骨与尺骨相互平行时；旋前发生在桡骨跨过尺骨上方时，手掌转向下。旋前和旋后同时也会出现在足部运动中。

许多骨、骨性标志和肌的名字可能最初看起来都比较陌生。这些解剖学名词大多数是拉丁语或希腊语词汇。然而，背后的故事有助于弄清楚它们的意义。比如短语"肩胛骨冈下窝"。"肩胛骨"是肩部的一块扁骨，在拉丁语中，肩胛骨意味着"肩部的叶片"，"窝"翻译为"洼地"。"冈下"是一个方位术语（就像北和南），意思是肩胛冈的下面。把这些结合在一起，"肩胛骨冈下窝"意思是肩胛冈下方的浅凹陷。

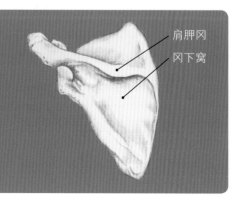

肩胛冈
冈下窝

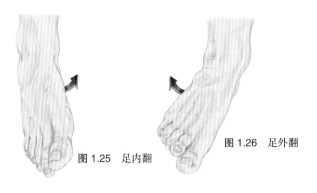

图 1.25 足内翻    图 1.26 足外翻

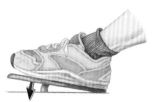

图 1.27 跖屈

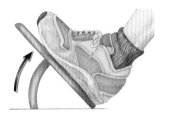

图 1.28 背屈

足内翻（图 1.25）和足外翻（图 1.26）为足部几个关节的联合运动。足内翻为足的内侧抬起，将足底转向内侧。足外翻为足的外侧抬起，将足底转向外侧。

跖屈（图 1.27）和背屈（图 1.28）专指踝关节的运动。跖屈是通过运动踝关节使足尖下垂指向地面，如你开车时踩油门的动作。背屈则是相反的动作，如开车时上抬足尖松开油门踏板的动作。

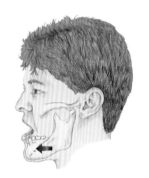

图 1.29 前进

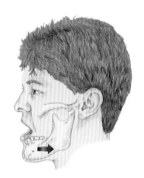

图 1.30 后退

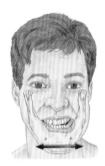

图 1.31 侧移

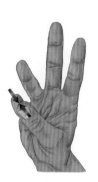

图 1.32 对掌运动

前进（图 1.29）和后退（图 1.30）运动适用于肩胛骨、锁骨、头部和下颌骨。前进（前伸）是指某一结构向前运动，后退是指向后运动。

侧移（图 1.31）是指侧方运动，发生在讲话或咀嚼时下颌骨的运动。

对掌运动（图 1.32）只出现在拇指的腕掌关节，发生在拇指的掌面跨越掌心与小指掌面相接触时。

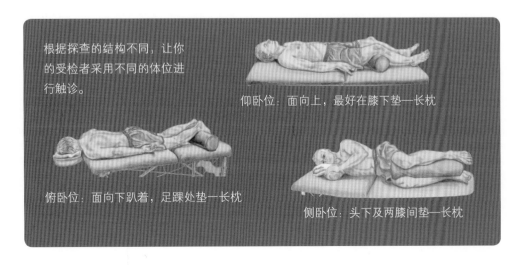

根据探查的结构不同，让你的受检者采用不同的体位进行触诊。

仰卧位：面向上，最好在膝下垫一长枕

俯卧位：面向下趴着，足踝处垫一长枕

侧卧位：头下及两膝间垫一长枕

# 人体运动
## 脊椎和胸部
（胸椎）

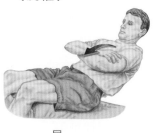

屈

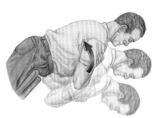

伸

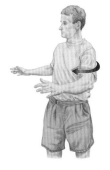

旋转

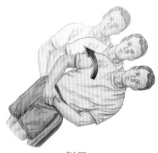

侧屈

## 颈　部
（颈椎）

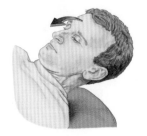

屈

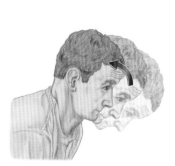

伸

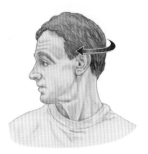

旋转

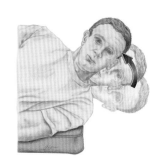

侧屈

## 肋骨 / 胸廓

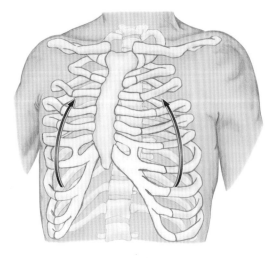

上升 / 扩张（吸气）

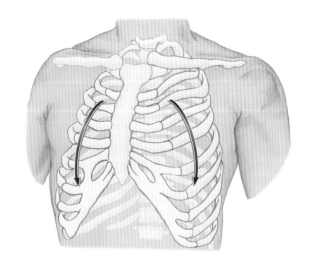

下降 / 回缩（呼气）

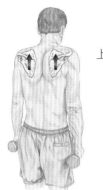

上提

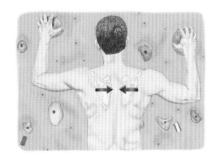

内收

# 肩胛骨
## （肩胛胸关节）

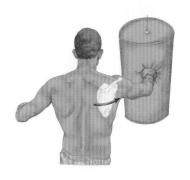

外展

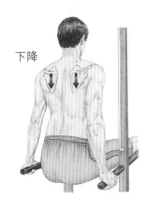

下降

上旋
（左侧肩胛骨）

下旋
（右侧肩胛骨）

肩胛骨也可以前倾或后倾。对于前倾，喙突移向前方而肩胛下角移向后方。后倾则发生相反的运动。

# 肩
## （盂肱关节）

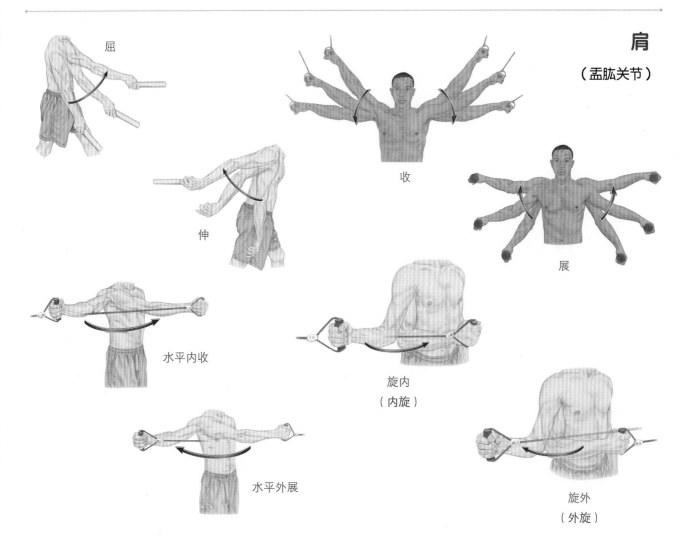

屈

收

伸

展

水平内收

旋内
（内旋）

水平外展

旋外
（外旋）

## 肘和前臂

（肘部的肱尺关节和肱桡关节，前臂的桡尺近侧和远侧关节）

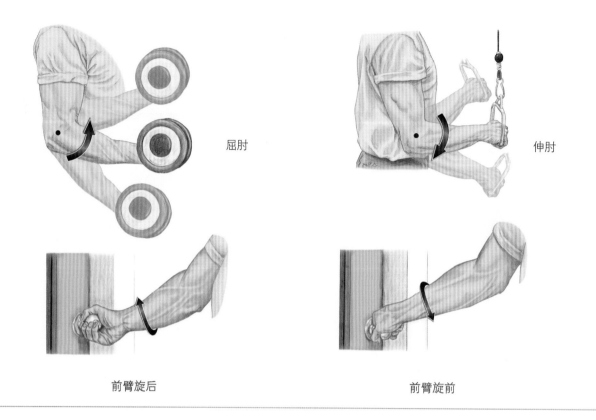

屈肘

伸肘

前臂旋后

前臂旋前

## 腕

（桡腕关节）

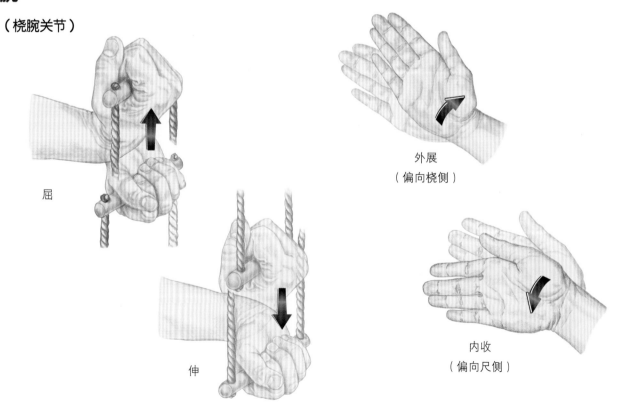

屈

伸

外展
（偏向桡侧）

内收
（偏向尺侧）

# 拇　指

（第1腕掌关节和第1掌指关节）

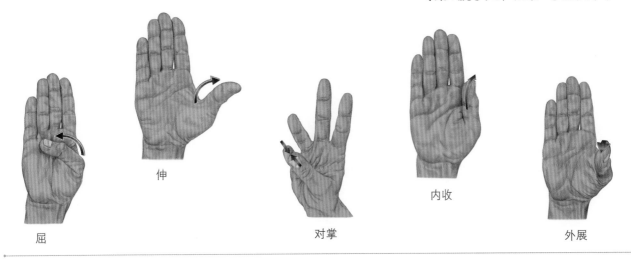

屈　　　　　伸　　　　　对掌　　　　　内收　　　　　外展

# 指

（掌指关节、远近指骨间关节）

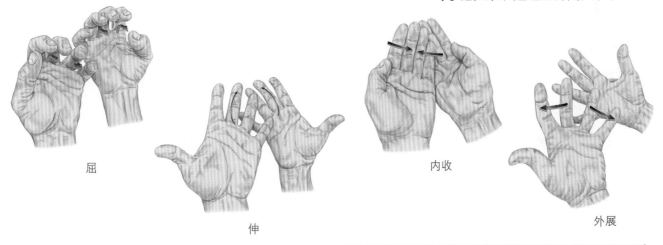

屈　　　　　伸　　　　　内收　　　　　外展

# 下　颌

（颞下颌关节）

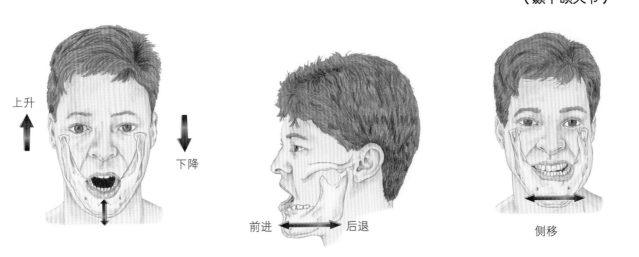

上升　　　　　下降　　　　　前进　　后退　　　　　侧移

## 骨　盆

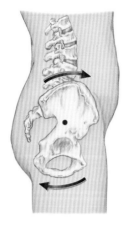

前倾
（下旋）

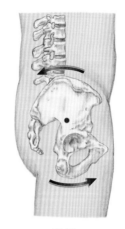

后倾
（上旋）

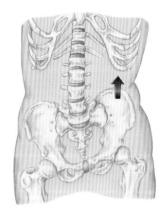

侧倾
（上提）

## 臀

（髋关节）

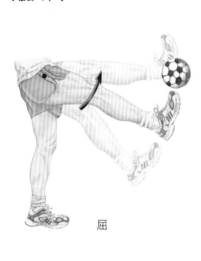

屈

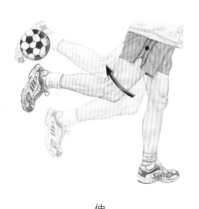

伸

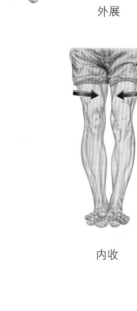

外展

内收

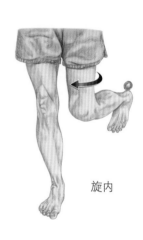

旋内

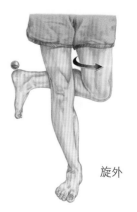

旋外

# 膝

## （胫股关节）

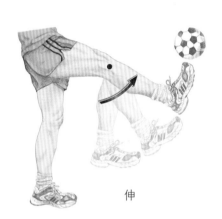

屈

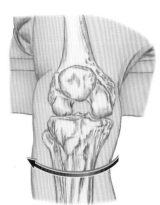

屈膝外旋
（右膝）

伸

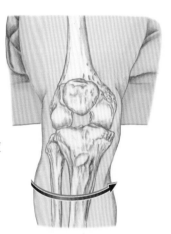

屈膝内旋
（右膝）

# 踝、足和足趾

（距小腿关节、跗骨间关节、跗跖关节、跖趾关节和趾骨间关节）

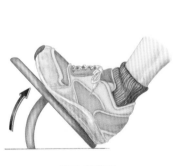

踝关节背屈

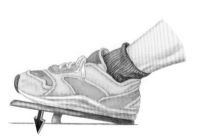

踝关节跖屈

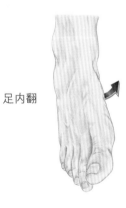

足内翻

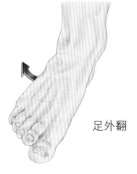

足外翻

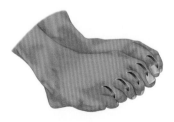

趾屈

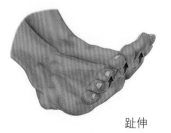

趾伸

# 人体系统

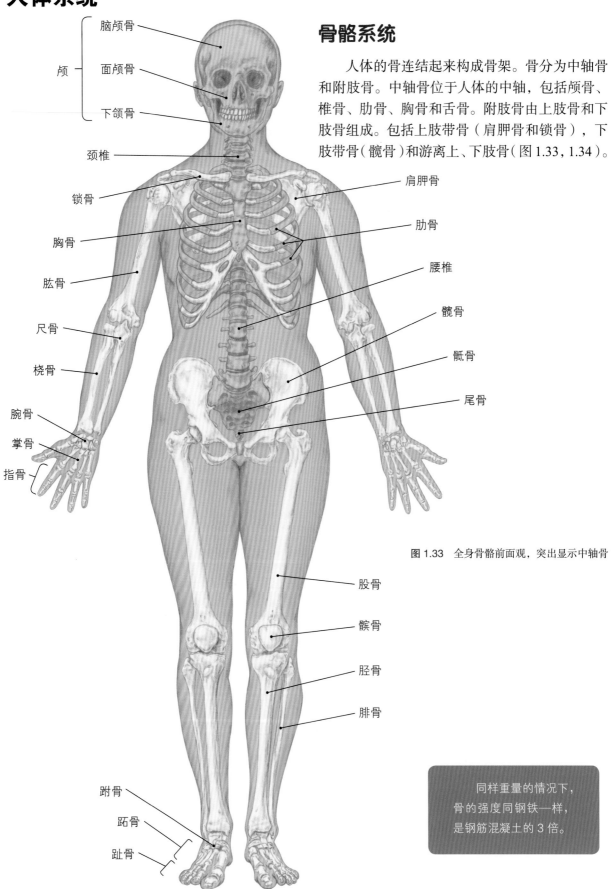

脑颅骨
面颅骨
颅
下颌骨

颈椎
锁骨
胸骨
肱骨
尺骨
桡骨
腕骨
掌骨
指骨

肩胛骨
肋骨
腰椎
髋骨
骶骨
尾骨

股骨
髌骨
胫骨
腓骨

跗骨
跖骨
趾骨

## 骨骼系统

人体的骨连结起来构成骨架。骨分为中轴骨和附肢骨。中轴骨位于人体的中轴，包括颅骨、椎骨、肋骨、胸骨和舌骨。附肢骨由上肢骨和下肢骨组成。包括上肢带骨（肩胛骨和锁骨），下肢带骨（髋骨）和游离上、下肢骨（图 1.33, 1.34）。

图 1.33　全身骨骼前面观，突出显示中轴骨

同样重量的情况下，骨的强度同钢铁一样，是钢筋混凝土的 3 倍。

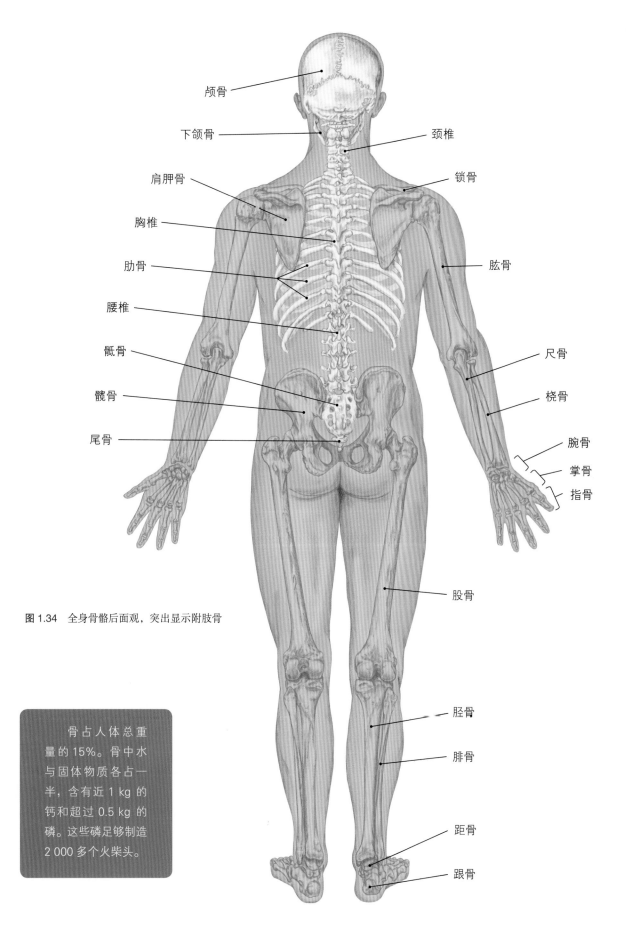

颅骨

下颌骨

颈椎

肩胛骨

锁骨

胸椎

肋骨

肱骨

腰椎

骶骨

尺骨

髋骨

桡骨

尾骨

腕骨

掌骨

指骨

股骨

胫骨

腓骨

距骨

跟骨

图 1.34　全身骨骼后面观，突出显示附肢骨

骨占人体总重量的 15%。骨中水与固体物质各占一半，含有近 1 kg 的钙和超过 0.5 kg 的磷。这些磷足够制造 2 000 多个火柴头。

## 关节类型

关节是两骨之间的连结装置。关节的结构决定其功能。所有关节都有纤维、软骨或滑膜结构。由于结构不同，纤维和软骨连结的关节通常不动或是微动，而滑膜关节因具有关节腔所以会产生活动。尽管滑膜关节都有着相同的基本结构，但是它们却有不同的运动形式。滑膜关节有6种类型：球窝关节，椭圆关节，屈戌关节，鞍状关节，车轴关节和平面关节（图1.35~1.40）。

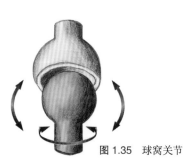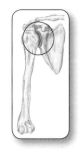

图 1.35　球窝关节

球窝关节，不言而喻，为一个骨的球形表面进入另一骨呈碟形的凹面。这样的关节能在每个平面上运动，如肩关节就是一个可以行环转运动的关节（图1.35）。

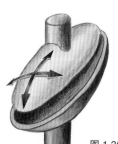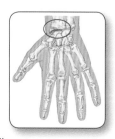

图 1.36　椭圆关节

椭圆关节由一个骨端的椭圆形凸起与另一个骨端椭圆形的凹面连结在一起构成，能完成屈、伸、收、展运动，如腕关节（图1.36）。

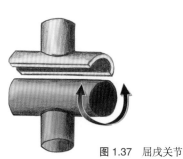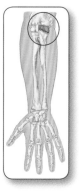

图 1.37　屈戌关节

屈戌关节只能完成屈伸运动，类似门上的合页一样的运动，如肘（肱尺）关节（图1.37）。

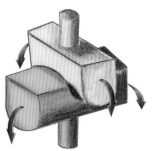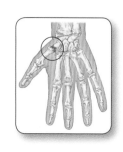

图 1.38　鞍状关节

鞍状关节是一种改良的椭圆关节，两骨的关节面像两个马鞍，关节面互为关节头的关节窝。如大多角骨与第1掌骨间的关节（即第1腕掌关节）（图1.38）。

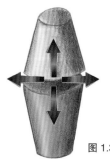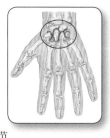

图 1.39　平面关节

平面关节通常由两个平坦的骨面构成，是所有滑膜关节中运动幅度最小的关节，如腕骨间关节或跗骨间关节（图1.39）。

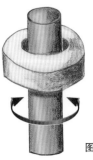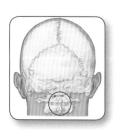

图 1.40　车轴关节

车轴关节为一个骨面围绕另一骨面旋转，如头部的转动依赖于寰椎和枢椎构成的寰枢关节（图1.40）。

# 骨骼肌系统

骨骼肌的命名可以提示肌肉的特点，反映肌肉的形状（菱形肌）、位置（颞肌）、纤维走行（外斜肌）、功能（收肌）或起止点（喙肱肌）（图1.41~1.43）。

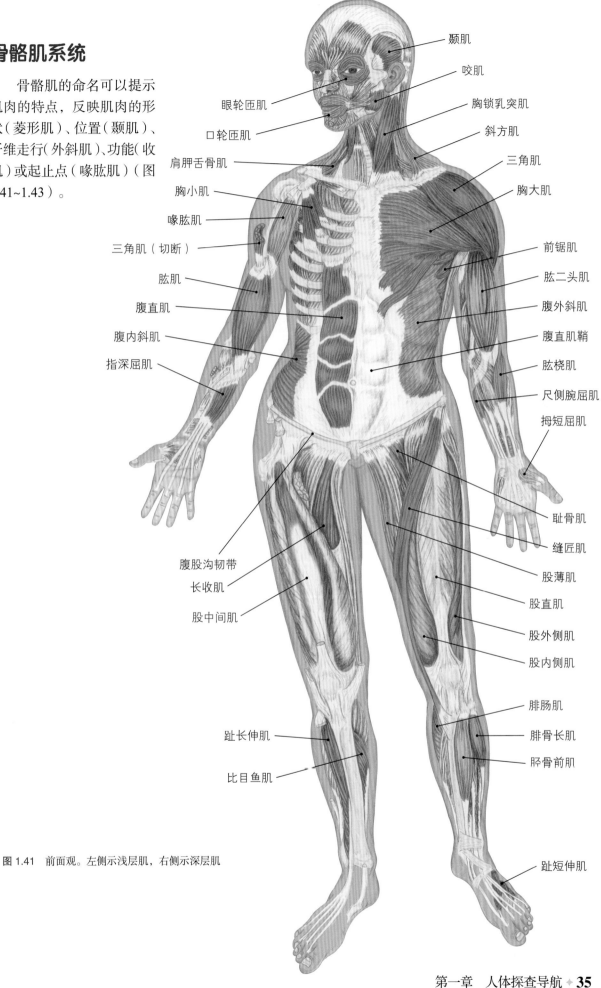

颞肌
咬肌
胸锁乳突肌
斜方肌
三角肌
胸大肌
眼轮匝肌
口轮匝肌
肩胛舌骨肌
胸小肌
喙肱肌
三角肌（切断）
肱肌
腹直肌
腹内斜肌
指深屈肌
前锯肌
肱二头肌
腹外斜肌
腹直肌鞘
肱桡肌
尺侧腕屈肌
拇短屈肌
耻骨肌
缝匠肌
股薄肌
股直肌
股外侧肌
股内侧肌
腓肠肌
腓骨长肌
胫骨前肌
腹股沟韧带
长收肌
股中间肌
趾长伸肌
比目鱼肌
趾短伸肌

图1.41　前面观。左侧示浅层肌，右侧示深层肌

肌的两端有肌腱，它将肌固定到骨面上。每块肌均有起点和止点。起点附着在相对固定的骨上，而止点则是附着在相对移动的骨上。

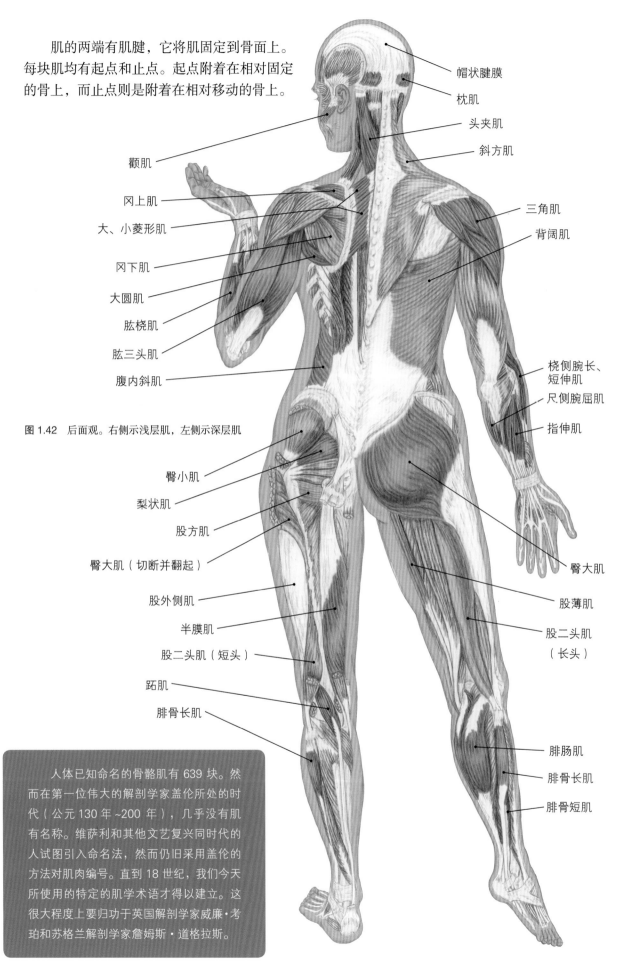

帽状腱膜
枕肌
头夹肌
斜方肌
三角肌
背阔肌
桡侧腕长、短伸肌
尺侧腕屈肌
指伸肌
臀大肌
股薄肌
股二头肌（长头）
腓肠肌
腓骨长肌
腓骨短肌

颧肌
冈上肌
大、小菱形肌
冈下肌
大圆肌
肱桡肌
肱三头肌
腹内斜肌

图 1.42　后面观。右侧示浅层肌，左侧示深层肌

臀小肌
梨状肌
股方肌
臀大肌（切断并翻起）
股外侧肌
半膜肌
股二头肌（短头）
跖肌
腓骨长肌

人体已知命名的骨骼肌有 639 块。然而在第一位伟大的解剖学家盖伦所处的时代（公元 130 年~200 年），几乎没有肌有名称。维萨利和其他文艺复兴同时代的人试图引入命名法，然而仍旧采用盖伦的方法对肌肉编号。直到 18 世纪，我们今天所使用的特定的肌学术语才得以建立。这很大程度上要归功于英国解剖学家威廉·考珀和苏格兰解剖学家詹姆斯·道格拉斯。

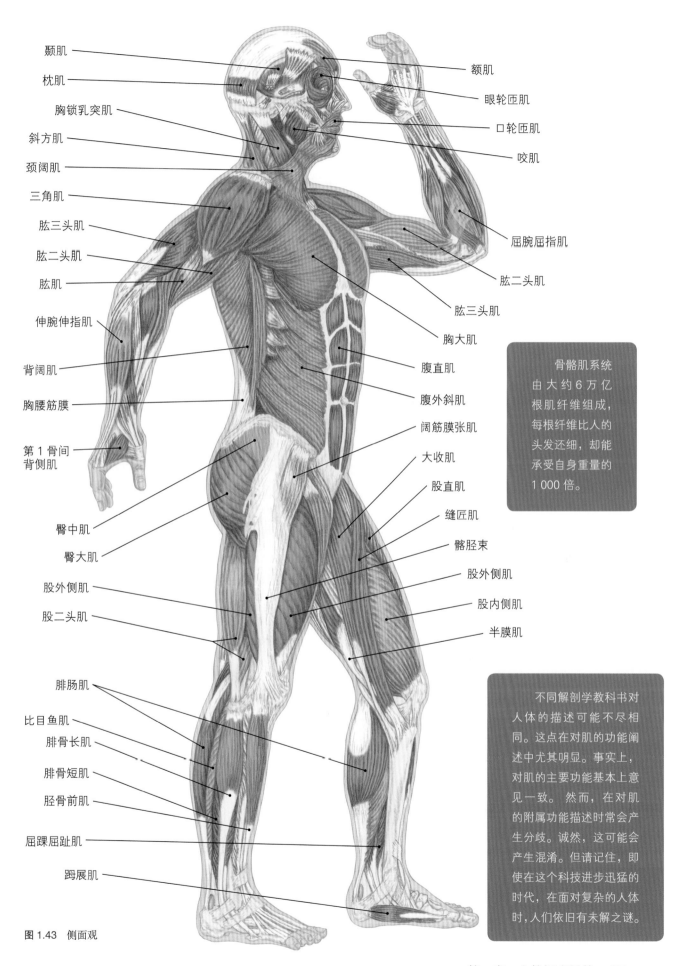

颞肌

枕肌

胸锁乳突肌

斜方肌

颈阔肌

三角肌

肱三头肌

肱二头肌

肱肌

伸腕伸指肌

背阔肌

胸腰筋膜

第 1 骨间
背侧肌

臀中肌

臀大肌

股外侧肌

股二头肌

腓肠肌

比目鱼肌

腓骨长肌

腓骨短肌

胫骨前肌

屈踝屈趾肌

踇展肌

额肌

眼轮匝肌

口轮匝肌

咬肌

屈腕屈指肌

肱二头肌

肱三头肌

胸大肌

腹直肌

腹外斜肌

阔筋膜张肌

大收肌

股直肌

缝匠肌

髂胫束

股外侧肌

股内侧肌

半膜肌

骨骼肌系统
由大约 6 万亿
根肌纤维组成，
每根纤维比人的
头发还细，却能
承受自身重量的
1 000 倍。

不同解剖学教科书对
人体的描述可能不尽相
同。这点在对肌的功能阐
述中尤其明显。事实上，
对肌的主要功能基本上意
见一致。然而，在对肌
的附属功能描述时常会产
生分歧。诚然，这可能会
产生混淆。但请记住，即
使在这个科技进步迅猛的
时代，在面对复杂的人体
时，人们依旧有未解之谜。

图 1.43 侧面观

## 筋膜系统

下列插图从局部和断面显示筋膜的位置和形态（图 1.44~1.52）。

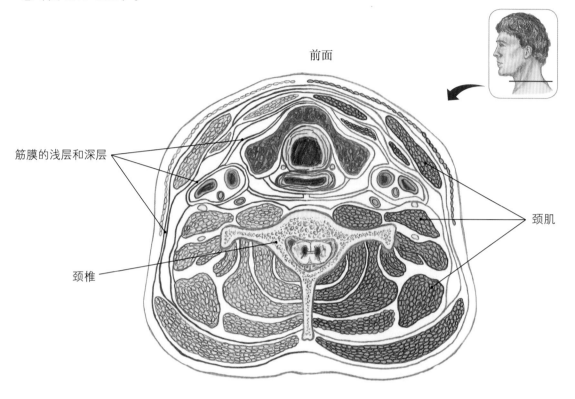

图 1.44 颈部横断面，筋膜（左）和颈肌（右）

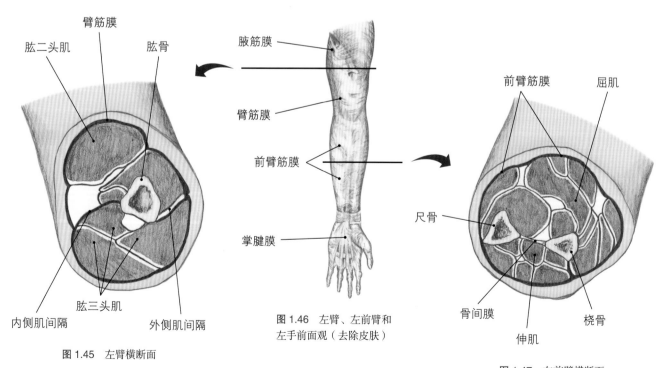

图 1.45 左臂横断面

图 1.46 左臂、左前臂和左手前面观（去除皮肤）

图 1.47 左前臂横断面

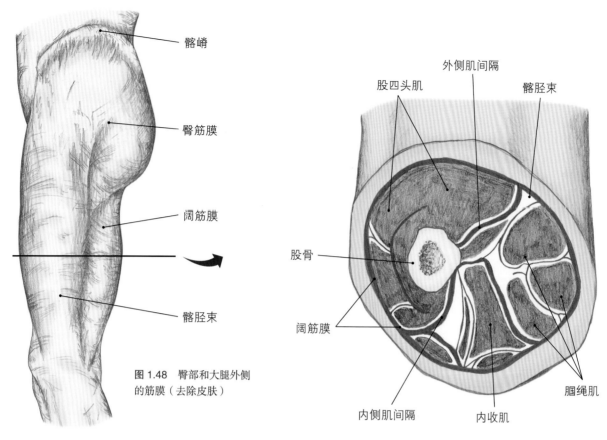

髂嵴

臀筋膜

阔筋膜

髂胫束

图 1.48　臀部和大腿外侧的筋膜（去除皮肤）

股四头肌

外侧肌间隔

髂胫束

股骨

阔筋膜

内侧肌间隔

内收肌

腘绳肌

图 1.49　左侧大腿横断面

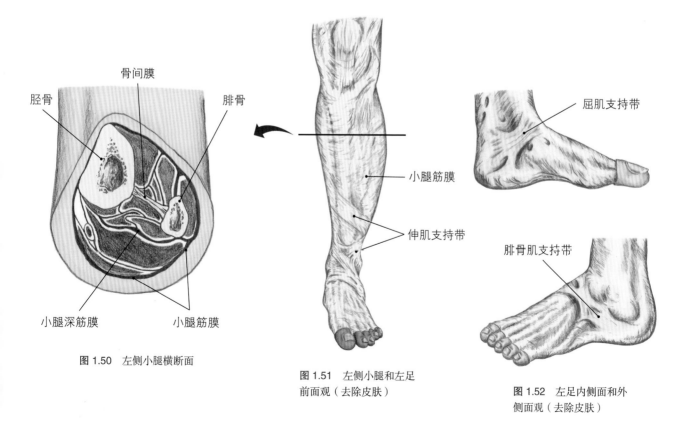

骨间膜

胫骨

腓骨

小腿深筋膜

小腿筋膜

图 1.50　左侧小腿横断面

小腿筋膜

伸肌支持带

图 1.51　左侧小腿和左足前面观（去除皮肤）

屈肌支持带

腓骨肌支持带

图 1.52　左足内侧面和外侧面观（去除皮肤）

## 心血管系统

动脉和静脉是心血管系统中的血管。它们形成一个神奇的网络系统，通过它运送心脏的血液到全身的组织，再将全身组织的血液运回心脏（图1.53，1.54）。

动脉是运送血液离心的管道，在远离心脏的过程中，不断分支，越分越细，最后移行为毛细血管。毛细血管壁是组织与血液之间进行物质交换的场所。毛细血管向后汇合构成了小静脉，小静脉再逐渐汇合，形成运送血液回心的大静脉。

## 动　脉

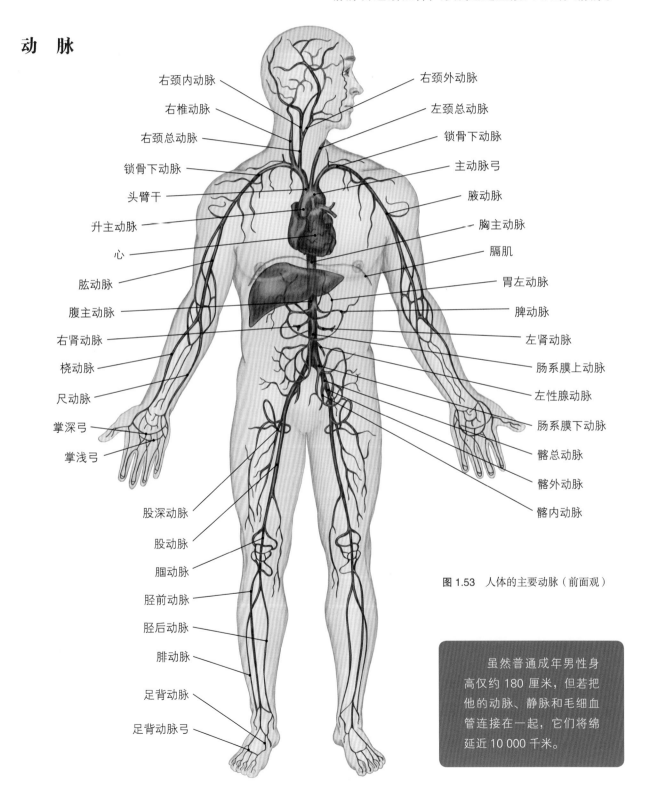

右颈内动脉
右椎动脉
右颈总动脉
锁骨下动脉
头臂干
升主动脉
心
肱动脉
腹主动脉
右肾动脉
桡动脉
尺动脉
掌深弓
掌浅弓
股深动脉
股动脉
腘动脉
胫前动脉
胫后动脉
腓动脉
足背动脉
足背动脉弓

右颈外动脉
左颈总动脉
锁骨下动脉
主动脉弓
腋动脉
胸主动脉
膈肌
胃左动脉
脾动脉
左肾动脉
肠系膜上动脉
左性腺动脉
肠系膜下动脉
髂总动脉
髂外动脉
髂内动脉

图 1.53　人体的主要动脉（前面观）

虽然普通成年男性身高仅约 180 厘米，但若把他的动脉、静脉和毛细血管连接在一起，它们将绵延近 10 000 千米。

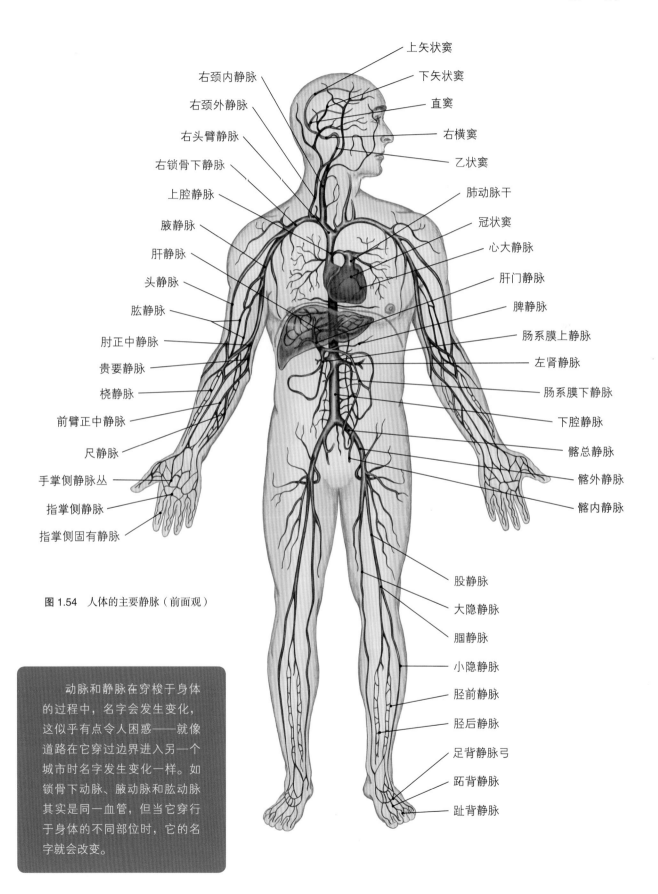

右颈内静脉
右颈外静脉
右头臂静脉
右锁骨下静脉
上腔静脉
腋静脉
肝静脉
头静脉
肱静脉
肘正中静脉
贵要静脉
桡静脉
前臂正中静脉
尺静脉
手掌侧静脉丛
指掌侧静脉
指掌侧固有静脉

上矢状窦
下矢状窦
直窦
右横窦
乙状窦
肺动脉干
冠状窦
心大静脉
肝门静脉
脾静脉
肠系膜上静脉
左肾静脉
肠系膜下静脉
下腔静脉
髂总静脉
髂外静脉
髂内静脉

股静脉
大隐静脉
腘静脉
小隐静脉
胫前静脉
胫后静脉
足背静脉弓
跖背静脉
趾背静脉

图 1.54　人体的主要静脉（前面观）

动脉和静脉在穿梭于身体的过程中，名字会发生变化，这似乎有点令人困惑——就像道路在它穿过边界进入另一个城市时名字发生变化一样。如锁骨下动脉、腋动脉和肱动脉其实是同一血管，但当它穿行于身体的不同部位时，它的名字就会改变。

## 神经系统

神经系统是人体的司令部，维持人体的意识、理解、反应的动态平衡。脑和脊髓构成中枢神经系统。从脑和脊髓发出的神经束，分布到身体各部，称为周围神经系统。从脊髓发出的神经束，经椎间孔穿出后，再重新组合形成神经丛。主要的神经丛有颈丛、臂丛、腰丛和骶丛。这些神经丛再发出分支分布于它们相应的支配区域（图 1.55）。

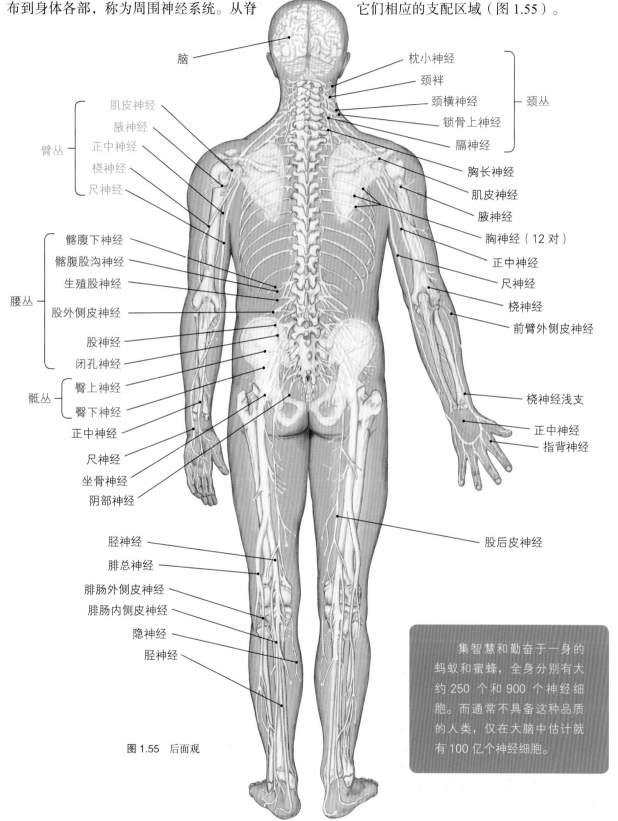

脑

臂丛 — 肌皮神经 / 腋神经 / 正中神经 / 桡神经 / 尺神经

腰丛 — 髂腹下神经 / 髂腹股沟神经 / 生殖股神经 / 股外侧皮神经 / 股神经 / 闭孔神经

骶丛 — 臀上神经 / 臀下神经

正中神经
尺神经
坐骨神经
阴部神经

胫神经
腓总神经
腓肠外侧皮神经
腓肠内侧皮神经
隐神经
胫神经

枕小神经
颈袢
颈横神经
锁骨上神经
膈神经
— 颈丛

胸长神经
肌皮神经
腋神经
胸神经（12 对）
正中神经
尺神经
桡神经
前臂外侧皮神经

桡神经浅支
正中神经
指背神经

股后皮神经

图 1.55 后面观

集智慧和勤奋于一身的蚂蚁和蜜蜂，全身分别有大约 250 个和 900 个神经细胞。而通常不具备这种品质的人类，仅在大脑中估计就有 100 亿个神经细胞。

# 淋巴系统

淋巴系统由淋巴器官、淋巴管、淋巴组织构成，在体内执行很多功能（图 1.56）。例如，能够将毛细血管不能回收的组织液运回到心脏，淋巴管将小肠内脂肪运送到血液中。淋巴组织还协助免疫系统抵御外来细胞、微生物和肿瘤细胞的入侵。

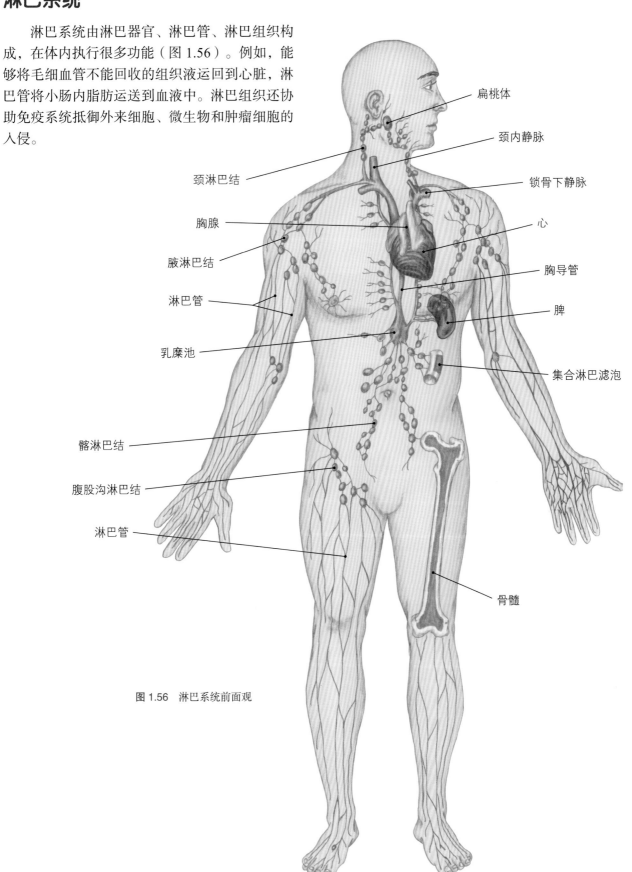

扁桃体

颈内静脉

锁骨下静脉

颈淋巴结

胸腺

腋淋巴结

心

胸导管

淋巴管

脾

乳糜池

集合淋巴滤泡

髂淋巴结

腹股沟淋巴结

淋巴管

骨髓

图 1.56　淋巴系统前面观

# 读书笔记

你知道有多少块肌
肉附着在肩胛骨上吗?

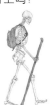

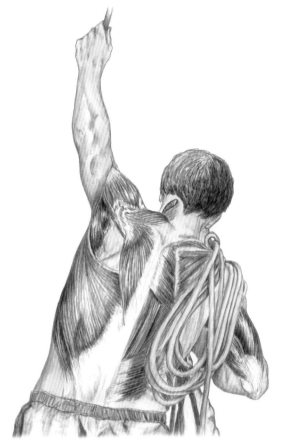

# 肩和臂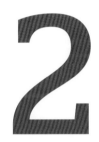

我们掌握了身体触诊技能后，就可以开始去探索肩部和臂部区域了。选择从这里开始，是因为这些区域对你和受检者来说是最舒适和最不必担心的。

当我们触摸各种组织（皮肤、筋膜、骨、骨性标志、肌等）时，可能会发现自己并没有关注每块肌产生的运动、起止点和神经支配等信息。

然而，我们有很多知识需要学习。能利用的工具有很多，但最重要的是利用自己的身体。尽量记住书中的每块骨、肌、神经和结缔组织结构。我们在每堂课、每个实验、每个章节和每场考试中都会遇到这些知识点。

◆为了证明这一点，仲山你的左于抓挠头顶。你认为肩部有多少个关节参与了这个动作？这些关节可能产生什么运动？

◆现在想象自己在做引体向上。肩部和臂部的哪两块肌参与身体的拉升？除在健身房外，我们还能在哪里做这种运动？

◆最后，上网观看棒球投手投球的慢动作视频。投手投球时肩关节会产生什么运动？在投掷阶段，哪些肌充当了主动肌？

# 表面解剖

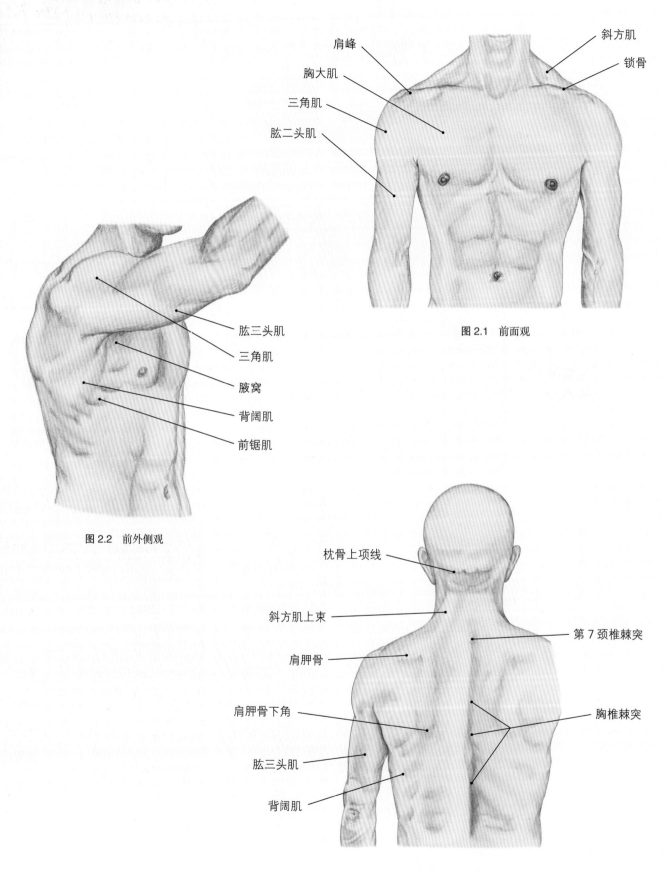

斜方肌

锁骨

肩峰

胸大肌

三角肌

肱二头肌

图 2.1　前面观

肱三头肌

三角肌

腋窝

背阔肌

前锯肌

图 2.2　前外侧观

枕骨上项线

斜方肌上束

肩胛骨

第 7 颈椎棘突

肩胛骨下角

胸椎棘突

肱三头肌

背阔肌

图 2.3　后面观

# 皮肤和筋膜探查

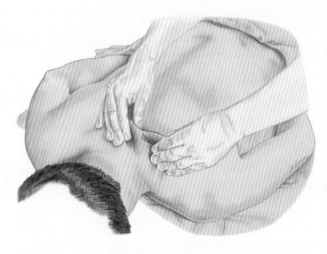

图 2.4　俯卧位

## ✋ 探查背部

1. 俯卧位。轻柔地捏起背上部的皮肤和筋膜。当你从深层、较厚的肌组织上捏起时，可用手指来回提拉组织（图 2.4）。探查肩上部、臂部和胸上部组织时，注意比较其变化。

2. 尤其注意组织厚度和弹性的变化，如肩胛骨表面的皮肤和筋膜致密而粗糙，但在肩部上方的组织却薄而活动度大。

## ✋ 探查胸部

1. 仰卧位。将手指缓慢伸入胸上部的皮肤，然后轻柔地来回移动组织（图 2.5）。尝试在不同方向上移动，感觉它的活动度、阻力和温度。

2. 比较此处与肩和臂其他区域组织的区别，包括腋窝和锁骨周围区域。

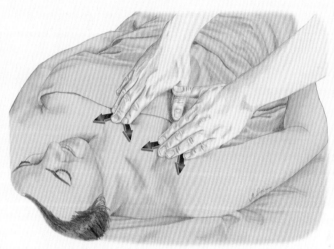

图 2.5　仰卧位

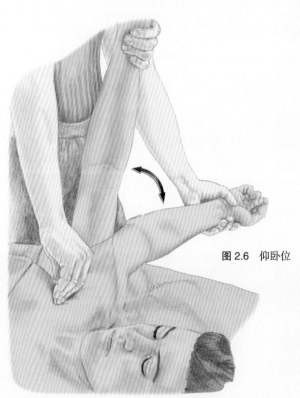

图 2.6　仰卧位

## ✋ 探查运动的胸部

1. 仰卧位。握住手腕，轻柔抓捏胸上部的组织，感觉皮肤和筋膜的收缩或伸展。

2. 受检者的手臂被动上下活动时（水平内收和外展），应鼓励其放松臂部。注意感觉组织变化。

3. 捏住锁骨、胸骨或背阔肌周围的组织，尝试相同的活动。探查肩关节在做不同运动时，胸上部、肩和臂部的皮肤是如何适应变化的，即使是一个简单的动作（图 2.6）。

# 肩和臂的骨

肩部由3块骨组成：锁骨、肩胛骨和肱骨（图2.7）。锁骨表浅，水平走行于颈根和胸廓顶部。外侧端与肩胛骨的肩峰相关节（肩锁关节），内侧端与胸骨相关节（胸锁关节）。两个关节都是滑膜关节。胸锁关节是上肢带骨和中轴骨之间唯一的连结。

肩胛骨是背上部的一块三角形骨。它和锁骨一起对臂的稳定和运动发挥重要的作用。

肩胛骨有多个窝、角和嵴，是17块肌的附着点。肩胛骨在胸廓的后面滑动与之形成肩胛胸关节。然而，这个关节不具备关节的构造，被认为是假关节。

肱骨是臂部的骨。肱骨近端与肩胛骨的关节盂形成肩关节（盂肱关节）。该关节是一个滑膜球窝关节，活动范围广泛。三角肌和多个肌腱包绕肱骨近端和肩关节。

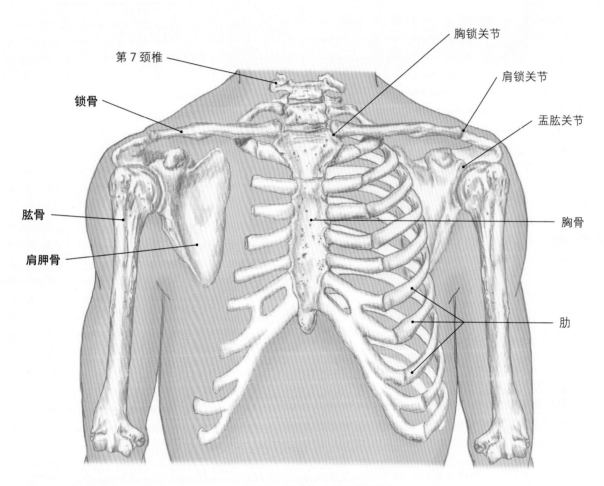

图2.7 前面观（切除右侧肋骨）

锁骨是人类胎儿最早骨化（硬化）的骨。然而，直到十几岁或二十几岁，它才最后一个完成发育。这个特点和它的表浅位置可以解释为什么锁骨是人体中最容易骨折的骨之一。

但是，四足动物如狗或猫却不用担心锁骨骨折。因为四足动物的肩胛骨位于躯干外侧面（相对于人类，肩胛骨位于躯干后面），它的锁骨在肩关节的运动中不重要。事实上，猫的锁骨是一个细的薄骨片，而狗的是一小块软骨。

鸟类的两侧锁骨融合形成叉形骨，叉形骨整体起着支架作用。鸟在飞行时为胸大肌提供更强的稳定性。

# 肩和臂的骨性标志

## 肩胛骨

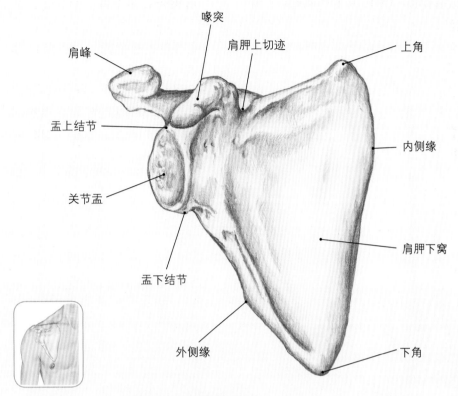

喙突
肩胛上切迹
肩峰
上角
盂上结节
内侧缘
关节盂
肩胛下窝
盂下结节
外侧缘
下角

图 2.8 右侧肩胛骨前面观

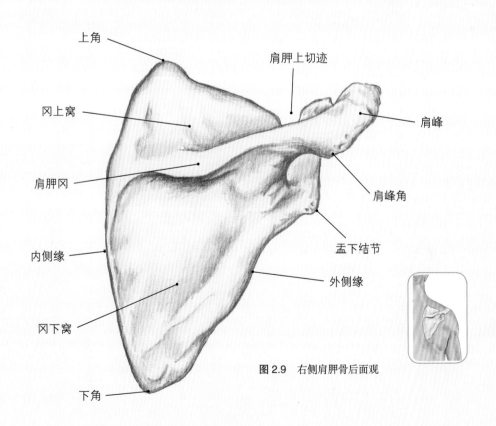

上角
肩胛上切迹
冈上窝
肩峰
肩胛冈
肩峰角
盂下结节
内侧缘
外侧缘
冈下窝
下角

图 2.9 右侧肩胛骨后面观

# 肱骨和锁骨

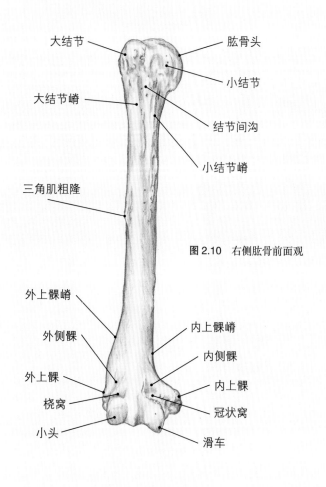

大结节
肱骨头
小结节
大结节嵴
结节间沟
小结节嵴
三角肌粗隆

图 2.10　右侧肱骨前面观

外上髁嵴
内上髁嵴
外侧髁
内侧髁
外上髁
内上髁
桡窝
冠状窝
小头
滑车

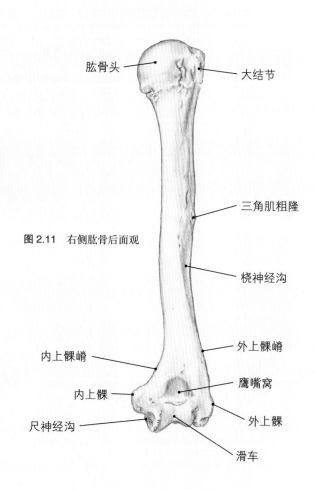

肱骨头
大结节
三角肌粗隆
桡神经沟
内上髁嵴
外上髁嵴
内上髁
鹰嘴窝
尺神经沟
外上髁
滑车

图 2.11　右侧肱骨后面观

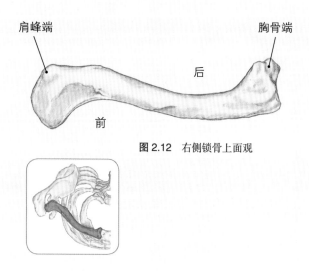

肩峰端
胸骨端
后
前

图 2.12　右侧锁骨上面观

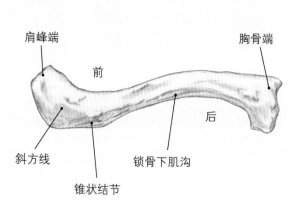

肩峰端
胸骨端
前
后
斜方线
锁骨下肌沟
锥状结节

图 2.13　右侧锁骨下面观

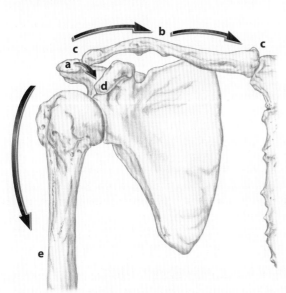

**探查 1**　"沿着边缘"探查肩胛骨后方的缘和角

**a** 肩胛冈
**b** 内侧缘
**c** 下角
**d** 上角
**e** 外侧缘
**f** 盂下结节

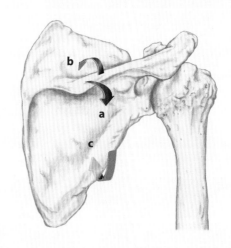

**探查 2**　"在壕沟里"跳过肩胛冈，探查肩胛骨的 3 个窝

**a** 冈下窝
**b** 冈上窝
**c** 肩胛下窝

**探查 3**　"跳板平台"以肩胛骨肩峰为起点，探查肩关节前方周围结构的踪迹

**a** 肩峰
**b** 锁骨
**c** 肩锁关节和胸锁关节
**d** 喙突
**e** 三角肌粗隆

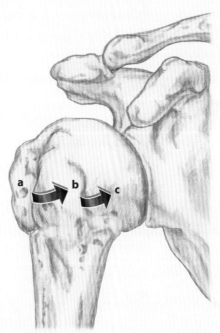

**探查 4**　"两座小山和一个山谷"重点探查肱骨近端前方排列的 3 个标志

**a** 大结节
**b** 结节间沟
**c** 小结节

# 探查 1 "沿着边缘"

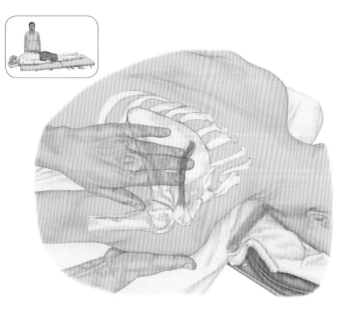

图 2.14 俯卧位，定位肩胛冈

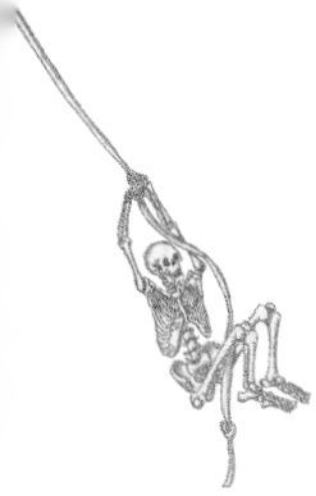

肩胛冈处于中心位置，是定位周围其他结构的标志。如果在触摸肩胛骨时感到迷惑或混淆，那就回到肩胛冈的位置。

## 肩胛冈

肩胛冈为表浅的骨嵴，位于肩关节顶部稍下方，走行角度稍倾斜，横跨于肩峰和内侧缘之间。它是三角肌后部肌束和斜方肌中下部肌束的附着点。

### ✋ 肩胛冈

1. 俯卧位。将手放在背上部，向下滑动指尖直至越过表浅的肩胛冈（图 2.14）。

2. 垂直下压手指，触摸其宽度和边缘。也可以向外侧触摸肩峰和向内侧触摸脊柱来探查它的全长。

☑ 当你在肩胛冈上触摸时，你是否感觉到其上、下方有软组织沟？如果让受检者缓慢上抬他的肩胛骨，肩胛冈是否也一起上移？

## 内侧缘

内侧缘是肩胛骨的长缘，与脊柱平行。根据体形不同，它的长度为 12~17 cm。内侧缘位于斜方肌深面，是菱形肌和前锯肌的附着点。

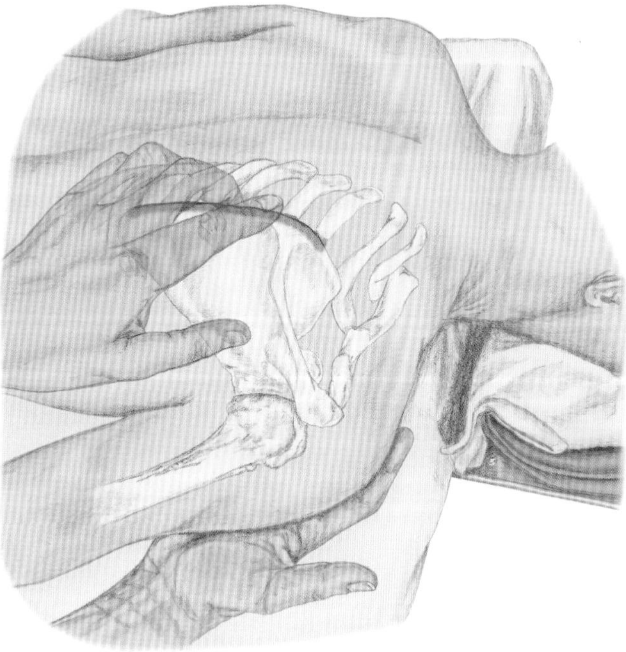

### ✋ 内侧缘

1. 受检者俯卧位。将受检者的手放在自己的腰背部，使内侧缘抬离肋骨。为了更好地显露，可用一手托住并抬高受检者肩部。

2. 定位肩胛冈，向内侧滑动指尖，顺着肩胛冈到达内侧缘（图 2.15）。

3. 沿内侧缘向下、向上触摸；注意其向肩胛冈下方延伸多，向上方延伸少。

☑ 你所感觉的边缘是垂直走行的吗？

图 2.15 定位内侧缘

# 下　角

肩胛骨有 2 个角，内侧缘的两端各有 1 个。下角表浅，位于内侧缘下端。

## 下角

1. 俯卧位。将受检者的手放在他的腰背部。沿内侧缘向下滑动手指。

2. 在内侧缘末端，肩胛骨的边缘绕过一个角而向外上方走行。这个角就是下角（图 2.16）。

☑ 你能触摸到下角并用拇指和示指捏住它吗？

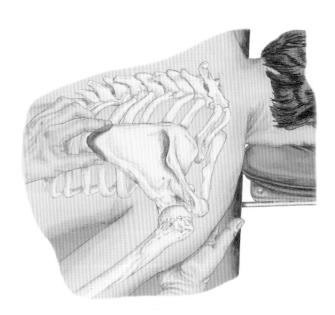

图 2.16　俯卧位，捏住下角

"翼状肩"这一术语是指内侧缘脱离胸廓，向后方明显突起的一种姿势状态。翼状肩常提示前锯肌无力，但也可能涉及牵拉肩带向前的肌，如胸大肌和胸小肌。

事实上，当肩胛骨外展时，正常人也会出现翼状肩。例如，当拳击手出拳（肩胛骨完全外展）时，关节盂是面向前方的。为了做到这个动作，内侧缘必须向后移动离开胸廓。如果这种翼状肩状态不能发生，关节盂就不能向前移动，拳击手将在第一回合被击倒在地。

# 上　角

上角位于内侧缘上端。它是肩胛提肌的附着点。因为上角位于斜方肌的深面，所以它不像下角那样容易分辨。

## 上角

1. 俯卧位。用手托起受检者肩部，使其表面肌肉松弛。

2. 找到内侧缘，沿着边缘向上滑动指尖寻找上角（图 2.17）。

3. 你可能需要向肩胛冈上方移动 2.5 cm 才能触摸到上角。

☑ 找到上角，注意它是否是内侧缘的延伸。找到上、下角，轻柔地上、下移动肩胛骨，注意它们之间的距离。

↻ 受检者侧卧位，将肩胛骨向耳郭方向推动，当肩胛骨远离胸廓时，上角将易于触摸。

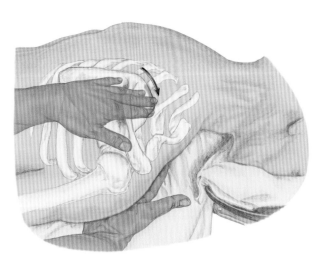

图 2.17　分辨上角

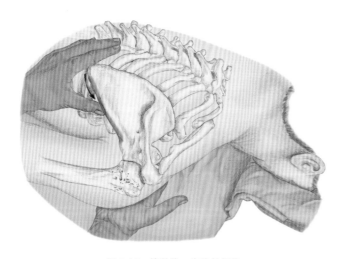

图 2.18　俯卧位，定位外侧缘

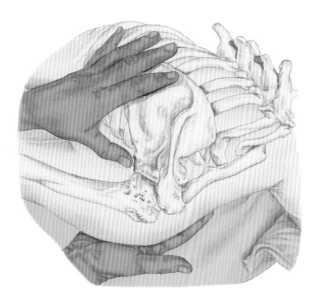

图 2.19　俯卧位，触摸盂下结节

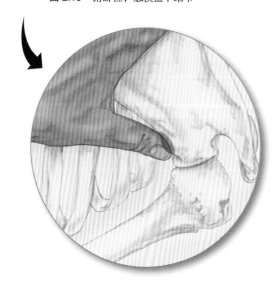

## 外侧缘

外侧缘自下角向外上方延伸至腋窝。它是大圆肌和小圆肌的附着点，因为这些肌较厚，外侧缘不像内侧缘那样能清晰辨认。

✋ 外侧缘

1. 俯卧位。将受检者的手臂下垂到检查床边。自下角沿外侧缘向上移动拇指。

2. 沿外侧缘朝腋窝方向触摸。如果肌肉太厚而不易触摸，可尝试在这些肌的下方屈曲拇指（图 2.18）。这是触摸盂下结节最有效的方法（图 2.19）。

☑ 你沿着肩胛骨外侧缘触摸到下角了吗？当你沿着外侧缘向上移动，它是否引导你到达腋窝？

🔄 将受检者的手放在其腰背部，尝试上述方法。

## 盂下结节

盂下结节位于外侧缘最上端。这个结节不是一个明显的点，而是一个小隆起，作为肱三头肌长头的附着点，位于小圆肌和三角肌的深面。

探查盂下结节常会诱发其周围组织的疼痛。使用拇指指腹可更准确地触诊而不引起疼痛。

✋ 盂下结节

1. 俯卧位，定位外侧缘。

2. 沿外侧缘滑至其最上部（图 2.19）。为了直接触及骨性标志，可对表面的肌肉加压或在肌肉下方屈曲拇指。

☑ 你的手指触摸到外侧缘的边缘了吗？是在腋窝后壁吗？

# 冈下窝

肩胛骨有 3 个窝或者凹陷：冈下窝、冈上窝和肩胛下窝。每个窝都容纳一块肌肉的肌腹和肌腱。冈下窝是肩胛冈下方的三角形区域，容纳冈下肌。

✋ 冈下窝

1. 俯卧位。触摸肩胛冈、内侧缘和外侧缘，定位冈下窝。

2. 用拇指和示指夹住下角，示指在肩胛骨内侧缘，拇指在外侧缘（图 2.20）。

3. 将另一只手的示指放置于肩胛冈，这样手指围成的三角形就是冈下窝。

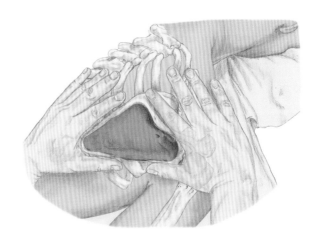

图 2.20 俯卧位，定位冈下窝

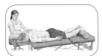

# 冈上窝

冈上窝位于肩胛冈上方。它的范围很小，但却较深。因为冈上肌充填于冈上窝内，所以冈上窝难以触及。

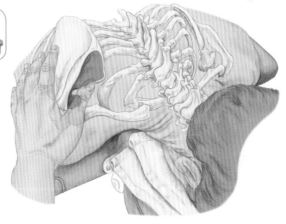

图 2.21 俯卧位

✋ 冈上窝

1. 俯卧位：将拇指指腹放到上角处，向外下方按压至冈上窝，或将拇指放于肩胛冈，向上移动至冈上窝。

2. 虽然冈上窝被斜方肌和冈上肌覆盖，但尽可能去探查它的范围和形状（图 2.21）。

3. 向外侧滑动拇指，注意冈上窝是如何变浅的，最终消失在肩峰和锁骨的连结处。然而冈上窝会延伸至肩峰下方，你就触摸不到了。

☑️ 你的手指放在肩胛冈上方吗？如果移动手指，你能触摸到水平走行至肩峰的冈上肌纤维吗？

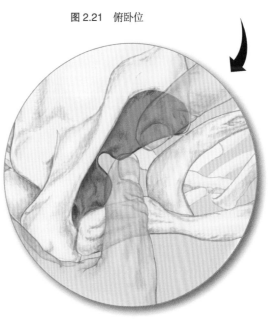

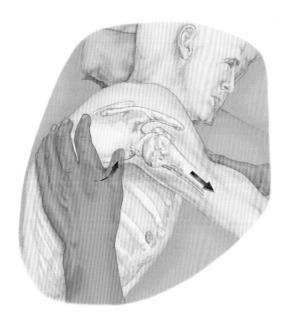

图 2.22　侧卧位，触摸肩胛下窝外侧缘。触摸该窝可能会引起疼痛，因此要在受检者的配合下缓慢进行

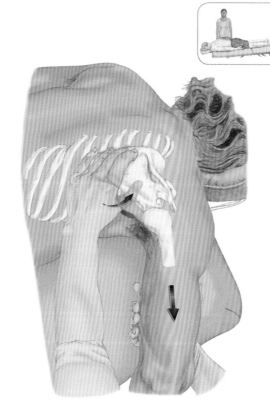

图 2.23　俯卧位，触摸肩胛下窝外侧缘

## 肩胛下窝

肩胛下窝位于肩胛骨前面，靠近胸廓。它是肩胛下肌和前锯肌的附着点。触摸这个窝具有挑战性，因为肩胛骨紧邻胸廓，周围有许多肌肉充填。

✋肩胛下窝

1. 侧卧位。这个体位可使肩胛骨离开胸廓而更易于触及（图 2.22）。

2. 将拇指放在外侧缘中点。确定拇指沿着外侧缘且位于大块肌的前方。

3. 缓慢按压和屈曲拇指指腹至肩胛下窝表面。用另一只手控制受检者的臂部，让肩胛骨保持一个最佳位置，使拇指能压入组织中。注意手指也许仅能压入窝内 2 cm。

☑ 你能感觉到拇指两侧的胸廓和肩胛骨的表面吗？在受检者俯卧位时尝试同样的操作（图 2.23）。

↪

这是触摸肩胛下窝内侧面的方法。这个窝能否被触及，要看组织的弹性。

1. 侧卧位。使受检者的肩关节前倾，将指尖置于肩胛骨内侧缘。用另一只手向后移动肩胛骨（将内侧缘从肋骨上脱离）（图 2.24）。

2. 缓慢弯曲手指，透过菱形肌和斜方肌，到达肩胛骨下方触摸肩胛下窝的表面。

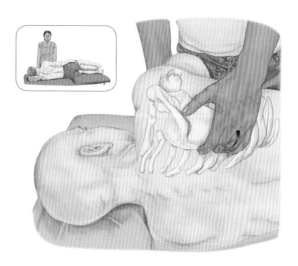

图 2.24　侧卧位，触摸肩胛下窝内侧缘

# 肩 峰

肩峰是肩胛冈的外侧端，位于肩关节顶部。它表面扁平，与锁骨的外侧端形成关节。肩峰是三角肌和斜方肌的附着点。

肩峰角是个小角，沿肩峰的后外侧面可感觉到。

👆 肩峰

1. 坐位或仰卧位。定位肩胛冈。

2. 沿肩胛冈向外上方触摸至肩关节顶部。用指腹探查肩峰的扁平表面（图 2.25）。

3. 探查和定位肩峰各面，观察其与锁骨的联系。

☑ 你触摸到肩关节顶部表浅骨面了吗？你在肩峰后缘感觉到肩峰角了吗？

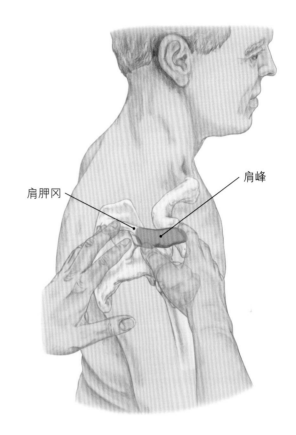

图 2.25　坐位

# 锁 骨

锁骨表浅、水平横架于胸上部，呈轻度"S"形。它是多个肌的附着点。锁骨两端均表浅、易触及。外侧端相对扁平，略高于肩峰。内侧端呈圆形，与胸骨相关节。

👆 锁骨

1. 坐位。定位肩峰，沿着锁骨表面向内侧移动手指。

2. 用拇指和手指抓住锁骨圆柱形的骨干，在肩峰和胸骨之间探查它的长度。观察肩峰端如何向上抬高，而胸骨端是如何向下弯曲的（图 2.26）。

☑ 让受检者肩部向前移动，锁骨就会明显突出。你能触摸到锁骨的内侧端和外侧端吗？

🔄

将手指放在锁骨的两端，让受检者抬高和压低、内收和外展肩胛骨。当肩胛骨运动时，观察锁骨两端的位置如何变化。

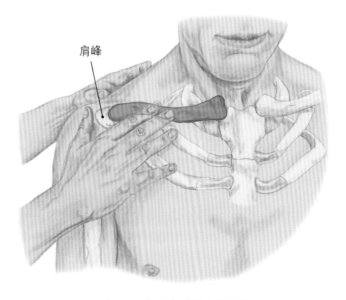

图 2.26　前面观，锁骨突出显示

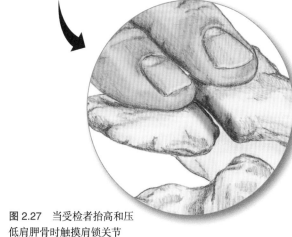

## 肩锁关节和胸锁关节

肩锁关节是肩胛骨肩峰和锁骨肩峰端之间的小关节。这个细缝的前面和上面均可直接触及。

胸锁关节是锁骨胸骨端和胸骨之间的关节。胸锁关节不像肩锁关节那样纤细、扁平，而是呈楔形，包含一个不能被触及的小纤维盘。休息时，胸骨端只有下部与胸骨相接触。当锁骨上提时，胸骨端在胸骨上旋转。

### ✋ 肩锁关节

1. 坐位或仰卧位。定位肩峰。

2. 在锁骨表面向内侧滑动。手指沿着锁骨表面上升。

3. 手指向肩峰端滑动后退，能感受到肩锁关节的缝隙。

☑ 锁骨肩峰端略高于肩峰吗？将手指放在肩锁关节，让受检者缓慢抬高和压低他的肩胛骨（图 2.27）。当肩胛骨抬高时，你能感觉到关节间隙轻度增宽吗？当肩胛骨压低时，关节间隙减小了吗？

图 2.27 当受检者抬高和压低肩胛骨时触摸肩锁关节

### ✋ 胸锁关节

1. 坐位或仰卧位。沿锁骨干向内侧滑动手指。

2. 就在躯干中线的外侧，锁骨干加宽，形成球形的胸骨端。

3. 将手指滑向胸骨端定位胸锁关节。被动上提、下降和外展肩胛骨。然后探查胸锁关节相应的变化。

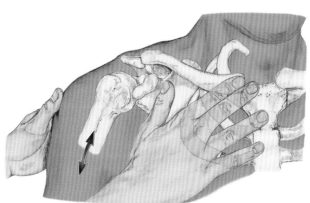

☑ 将手指放在胸锁关节处，让受检者缓慢上提和下降肩胛骨（图 2.28）。你能感觉到关节间隙增宽和减小吗？

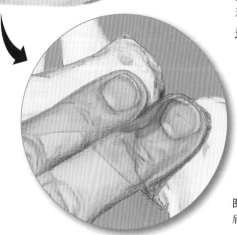

图 2.28 当受检者上提和下降肩胛骨时触摸胸锁关节

# 喙 突

喙突
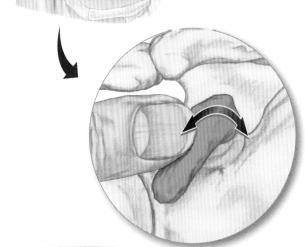
图 2.29 右侧肩部前面观

肩胛骨的喙突是锁骨干下方的鸟嘴样突起。根据肩胛骨的位置,它常位于三角肌和胸大肌纤维之间的三角肌胸大肌间沟内。触摸喙突会有疼痛,因此检查时应小心。

✋ 探查喙突

1. 坐位或仰卧位。拇指沿锁骨干放置。

2. 向锁骨下方最多滑动 4 cm。在皮肤上按压指腹以定位喙突尖部(图 2.29)。

3. 当喙突变得明显时,围绕它的边缘触摸,以更清晰地感受它的形状和范围。

☑ 你的手放在锁骨干下方吗?用你的另一只手推动肩胛骨,感觉喙突相应的运动。

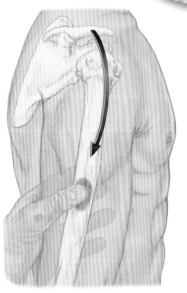

# 三角肌粗隆

三角肌粗隆位于肱骨干中点的外侧面。它是小而低的突起,是三角肌会聚纤维的附着点。

✋ 探查三角肌粗隆

1. 坐位或仰卧位。定位肩峰。

2. 手指从肩峰下滑至臂外侧面(图 2.30)。

3. 当手指到达肩和肘的中点时,会在臂外侧面触及一个小丘状突起。

☑ 如果受检者外展肩关节,你是否触摸到三角肌纤维会聚的部位?

图 2.30 侧面观,触摸三角肌粗隆

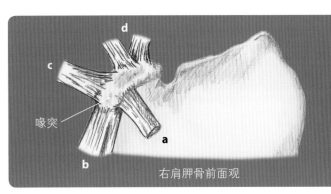
右肩胛骨前面观

喙突是多条肌腱和韧带的附着点。在右侧肩胛骨上,这些结构呈顺时针排列:胸小肌肌腱(a)位于 4 点钟方向,喙肱肌和肱二头肌肌腱(b)位于 7 点钟方向。喙肩韧带(c)连接于 10 点钟的位置,而喙锁韧带(d)连接于喙突更靠后的位置,在 11 点和 12 点钟方向。

# 探查4 "两座小山和一个山谷"

## 肱骨大、小结节和结节间沟

　　这三个标志位于肱骨近端、三角肌深面。大结节位于肩峰外下方。它的形状更像低丘而不是小山峰。大结节是肩袖4块肌中的3块——冈上肌、冈下肌和小圆肌的附着点。

　　小结节小于大结节，是第4块肩袖肌——肩胛下肌的附着点。结节间沟介于大、小结节之间，直径约是一根铅笔的宽度。肱二头肌长头腱位于沟内，触摸时会有疼痛，因此在这个区域要轻柔触诊。

### 🖐 肱骨大结节

　　1.坐位或仰卧位。握住受检者的手，定位肩峰。

　　2.手指自肩峰向外下方滑动约 2.5 cm（图2.31）。

　　3.三角肌深面的坚硬表面就是大结节。你能在肩峰和大结节之间感觉到一个小凹陷。

### 🖐 结节间沟和小结节

　　1.将拇指放在大结节上（图 2.32a）。

　　2.外旋臂部。当肱骨旋转时，大结节（a）会从拇指下移走，而被结节间沟（b）的浅沟所代替。

　　3.当你继续外旋臂部时，拇指会从结节间沟抬升至小结节（c）。

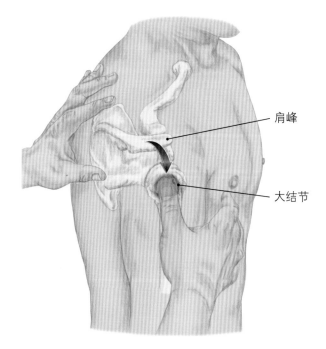

图 2.31　右肩侧面观，自肩峰滑向大结节

　　肩峰

　　大结节

　　✅ 将拇指放在大结节上，被动内旋、外旋臂部。当3个标志在你的拇指下滑过，你依次感觉到"突起—凹陷—突起"了吗？你的拇指与喙突在同一个水平吗？

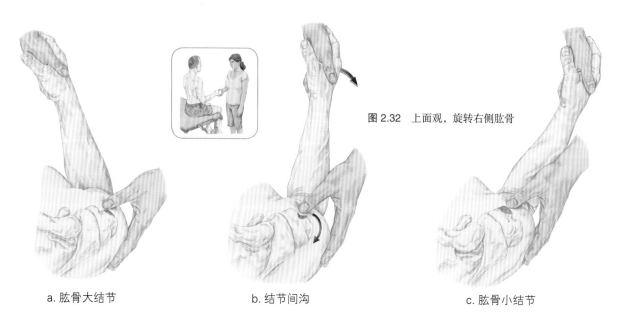

图 2.32　上面观，旋转右侧肱骨

a. 肱骨大结节　　　　　　　b. 结节间沟　　　　　　　c. 肱骨小结节

# 概述：**肩和臂的肌**

肩臂部的肌具有多样化的组合。其中一些肌横跨背部和胸廓，一些与颅骨相连，而另一些则向下延伸至肘部。所有这些肌共同产生肩部复合体（由肩胛骨、锁骨和肱骨组成）的运动。一些肌也能上提肋骨、伸展头颈或屈曲肘关节（图2.33~2.35）。

首先阐述肩背浅层肌，然后是背深层肌，最后是臂肌。一些肌放在一起阐述能够更好地理解它们作为一个整体如何发挥作用。

虽然在每块肌或肌群的说明中指定了受检者的特定体位（俯卧位、仰卧位或坐位），但应鼓励采用多种体位探查，因为这样可更好地理解这些肌及其周围的结构。

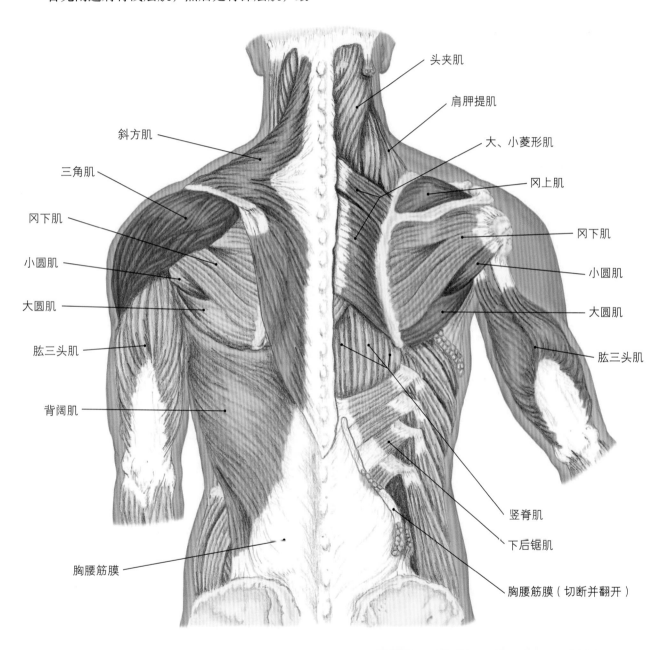

斜方肌
三角肌
冈下肌
小圆肌
大圆肌
肱三头肌
背阔肌
胸腰筋膜

头夹肌
肩胛提肌
大、小菱形肌
冈上肌
冈下肌
小圆肌
大圆肌
肱三头肌
竖脊肌
下后锯肌
胸腰筋膜（切断并翻开）

图 2.33 肩和背的后面观。右侧背阔肌、斜方肌和三角肌已切除

斜方肌的命名来自英国解剖学家威廉·柯珀（公元 1700年）。以前称为肌帽，因为两块斜方肌合在一起像僧侣的帽子。

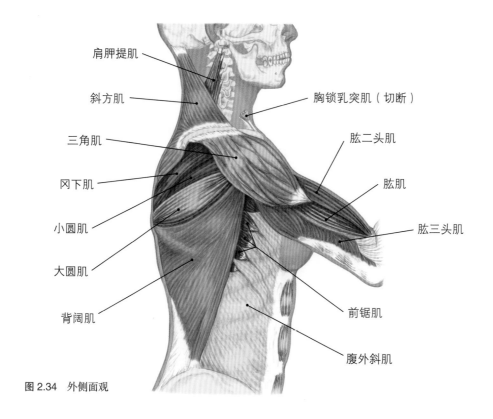

肩胛提肌

斜方肌

三角肌

冈下肌

小圆肌

大圆肌

背阔肌

胸锁乳突肌（切断）

肱二头肌

肱肌

肱三头肌

前锯肌

腹外斜肌

图 2.34　外侧面观

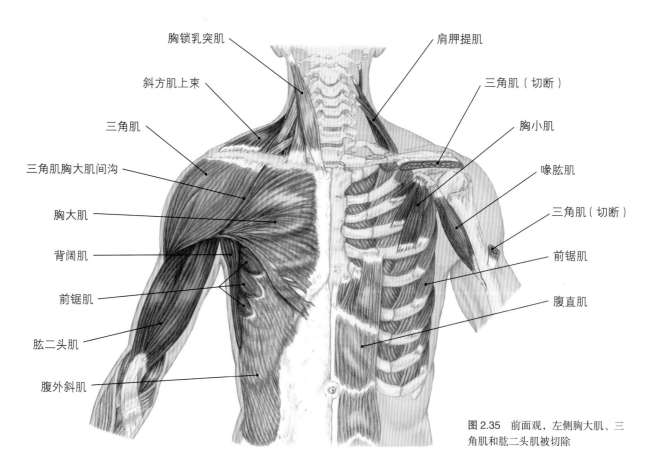

胸锁乳突肌

斜方肌上束

三角肌

三角肌胸大肌间沟

胸大肌

背阔肌

前锯肌

肱二头肌

腹外斜肌

肩胛提肌

三角肌（切断）

胸小肌

喙肱肌

三角肌（切断）

前锯肌

腹直肌

图 2.35　前面观，左侧胸大肌、三角肌和肱二头肌被切除

# 协同肌

按照运动功能依次列出诸肌。星号代表该肌未在图中显示。

## 肩关节

（盂肱关节）

**屈**
（伸的拮抗肌）
三角肌（前部肌束）
胸大肌（锁骨部）
肱二头肌
喙肱肌 *

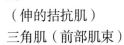

右臂前内侧观

**伸**
（屈的拮抗肌）
三角肌（后部肌束）
背阔肌
大圆肌
胸大肌（胸肋部）
肱三头肌（长头）

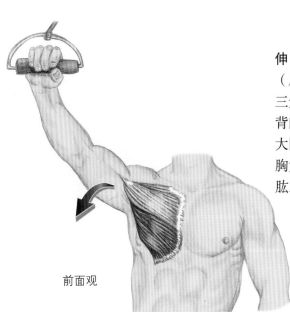

前面观

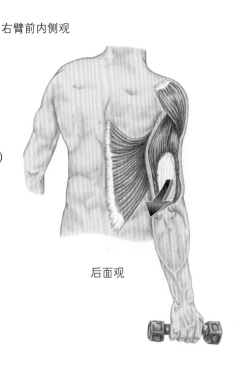

后面观

**水平外展**
（水平内收的拮抗肌）
三角肌（后部肌束）

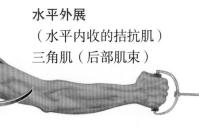

右臂后外侧观

**水平内收**
（水平外展的拮抗肌）
三角肌（前部肌束）
胸大肌（锁骨部）

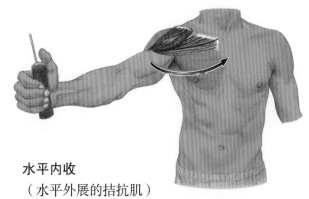

前面观

第二章　肩和臂 ✦ **63**

# 肩关节

## （盂肱关节）

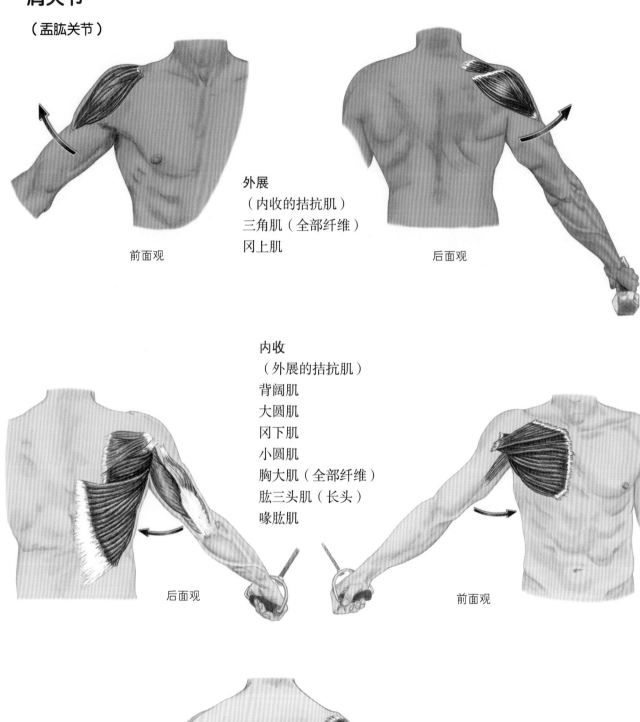

外展
（内收的拮抗肌）
三角肌（全部纤维）
冈上肌

前面观

后面观

内收
（外展的拮抗肌）
背阔肌
大圆肌
冈下肌
小圆肌
胸大肌（全部纤维）
肱三头肌（长头）
喙肱肌

后面观

前面观

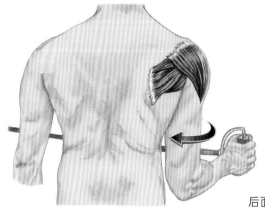

旋外
（旋内的拮抗肌）
三角肌（后部肌束）
冈下肌
小圆肌

后面观

# 肩关节
（盂肱关节）

旋内
（旋外的拮抗肌）
三角肌（前部肌束）
背阔肌
大圆肌
肩胛下肌
胸大肌

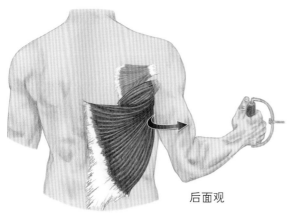

后面观

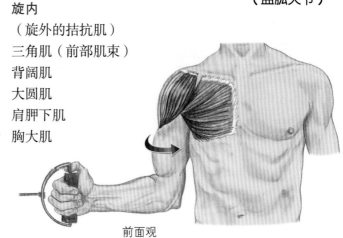

前面观

# 肩胛骨
（肩胛胸关节）

上提
（下降的拮抗肌）
斜方肌（上部肌束）
大菱形肌
小菱形肌
肩胛提肌

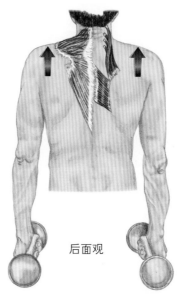

后面观

下降
（上提的拮抗肌）
斜方肌（下部肌束）
前锯肌（起点固定）
胸小肌

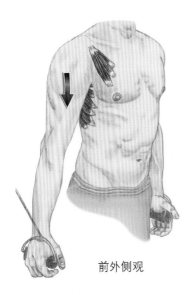

前外侧观

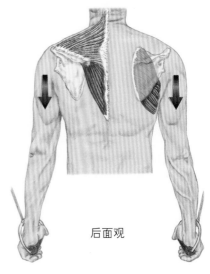

后面观

# 肩胛骨

## （肩胛胸关节）

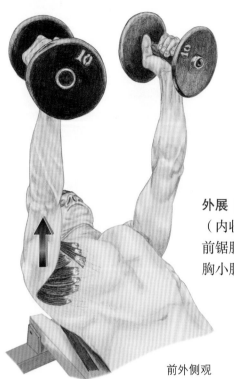

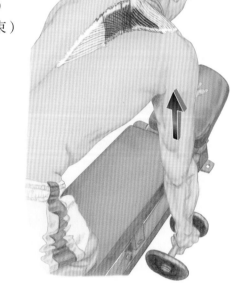

内收（后缩）
（外展的拮抗肌）
斜方肌（中部肌束）
大菱形肌
小菱形肌

外展（前伸）
（内收的拮抗肌）
前锯肌（起点固定）
胸小肌

后外侧观

前外侧观

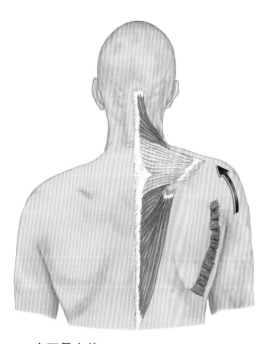

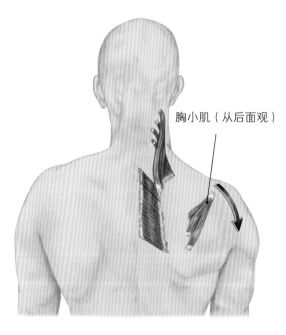

胸小肌（从后面观）

后面观

肩胛骨上旋
（下旋的拮抗肌）
斜方肌（上部和下部肌束）
前锯肌（起点固定）

肩胛骨下旋
（上旋的拮抗肌）
大菱形肌
小菱形肌
肩胛提肌
胸小肌

# 三角肌

三角形的三角肌覆盖肩关节。它的起点与斜方肌的止点相同，围绕肩胛冈和锁骨呈"V"形。三角肌纤维自这个宽大的起点向下会聚至臂部，附着于三角肌粗隆（图2.36）。

三角肌纤维分为前、中、后三部。所有这三部都参与肱骨外展，但是前部和后部肌束在肩关节屈伸、旋内和旋外时是互为拮抗的。

## 三角肌

| | |
|---|---|
| **A** | 所有肌束： |
| | 外展肩关节（盂肱关节） |
| | 前部肌束： |
| | 前屈肩关节（盂肱关节） |
| | 内旋肩关节（盂肱关节） |
| | 水平内收肩关节（盂肱关节） |
| | 后部肌束： |
| | 后伸肩关节（盂肱关节） |
| | 外旋肩关节（盂肱关节） |
| | 水平外展肩关节（盂肱关节） |
| **O** | 锁骨外侧1/3、肩峰和肩胛冈 |
| **I** | 三角肌粗隆 |
| **N** | 腋神经 C5，C6 |

✋ **三角肌肌腹**

1. 坐位。定位肩胛冈、肩峰和锁骨外侧1/3部分。注意这些标志形成"V"形。

2. 定位三角肌粗隆。

3. 在这些标志之间触摸以分辨表浅、会聚的三角肌纤维。务必探查到三角肌的最前面和最后面。

☑ 你感觉到纤维表浅吗？它们向三角肌粗隆会聚吗？如果受检者交替外展和放松，你感觉到这些纤维收缩和放松吗（图2.38）？

---

### 何时使用三角肌？

· 几乎所有涉及肩部的运动
· 将手臂伸入夹克
· 耙、铲、锯的动作
· 划小艇

肩和臂

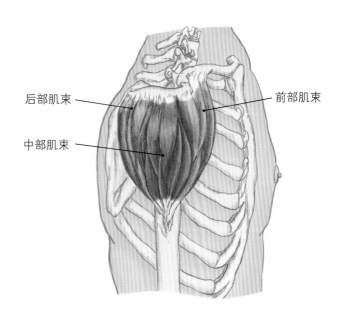

图2.36 外侧面观，显示三角肌的三个部分

后部肌束　前部肌束　中部肌束

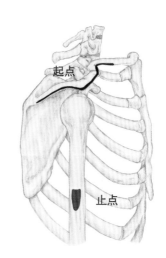

起点　止点

图2.37 三角肌的起止点

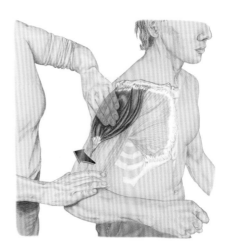

图2.38 前外侧面观

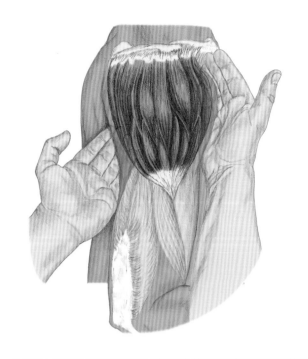

图 2.39　右肩外侧面观。用双手触摸三角肌的边缘并向下至三角肌粗隆

## ✋三角肌自身的拮抗作用

感受三角肌前部和后部肌束的拮抗能力：

1. 握住受检者的手，将你的另一只手放在三角肌上。

2. 将受检者肘部固定在躯体侧面，让他内旋和外旋臂部，与你进行对抗。你能感觉到三角肌前部肌束在向内旋转时收缩，在向外旋转时放松，而后部肌束则相反吗？

## 斜方肌

斜方肌表浅，位于背上部和颈部。它宽而薄的纤维覆盖肩部，附着于枕骨、锁骨外侧、肩胛骨和胸椎棘突（图 2.40~2.42）。

斜方肌的纤维可分为 3 部分：上部（降部）、中部和下部（升部）肌束。上部和下部肌束分别在上提和下降肩胛骨时互为拮抗肌。斜方肌的所有纤维都易于触及。

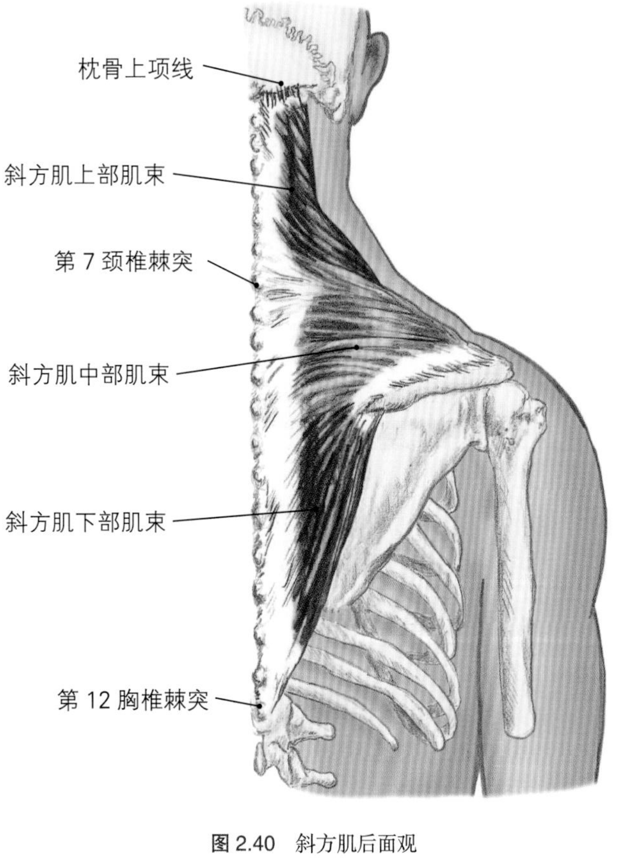

枕骨上项线
斜方肌上部肌束
第 7 颈椎棘突
斜方肌中部肌束
斜方肌下部肌束
第 12 胸椎棘突

图 2.40　斜方肌后面观

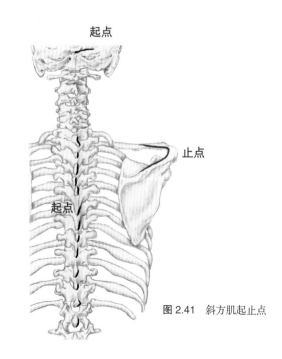

起点
止点
起点

图 2.41　斜方肌起止点

## 斜方肌

**A** 上部肌束：

双侧

后伸头和颈

单侧

侧屈头和颈至相同的方向

旋转头和颈至相反的方向

上提肩胛骨（肩胛胸关节）

上旋肩胛骨（肩胛胸关节）

中部肌束：

内收肩胛骨（肩胛胸关节）

稳定肩胛骨（肩胛胸关节）

下部肌束：

下降肩胛骨（肩胛胸关节）

上旋肩胛骨（肩胛胸关节）

**O** 枕外隆凸、枕骨上项线的内侧半、项韧带和第 7 颈椎 ~ 第 12 胸椎棘突

**I** 锁骨外侧 1/3、肩峰和肩胛冈

**N** 副神经脊髓根和第 2~4 颈神经前支

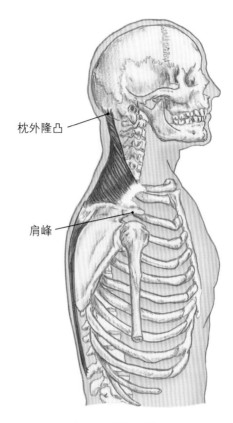

图 2.42　斜方肌外侧面观

枕外隆凸

肩峰

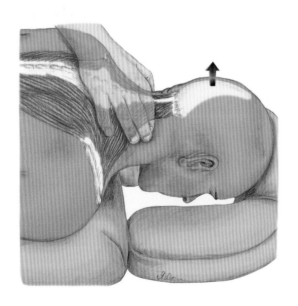

图 2.43　受检者俯卧位

当受检者后仰头部时，你可能看到两条平行的"减速带"状隆起走行于项部。这些隆起主要由深部的头半棘肌形成，而斜方肌覆盖其表面。

👋 **斜方肌上部肌束**

1. 俯卧位。这些覆盖于肩上部的肌纤维形成易于触及的肌束，它们在项部相当窄细，每侧仅有 2.5 cm 宽。

2. 抓捏肩顶部的表浅组织，感受斜方肌的上部肌束。注意它们纤细的质地（图 2.43）。

3. 沿着这些纤维至颅底的枕骨。为了感觉这些纤维在项部的收缩，站在桌旁，让受检者后仰头，抬高数厘米。然后沿着这些纤维向下至锁骨外侧。

✅ 你所抓捏的肌薄弱而表浅吗？抓捏住肩顶部的肌纤维，让受检者朝耳郭方向上提他的肩胛骨，这些肌纤维紧张了吗？

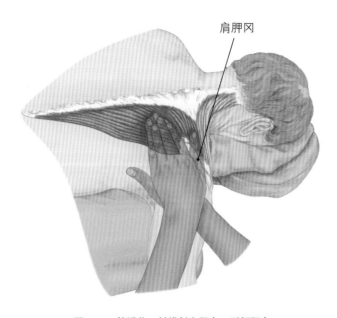

肩胛冈

图 2.44 俯卧位，触摸斜方肌中、下部肌束

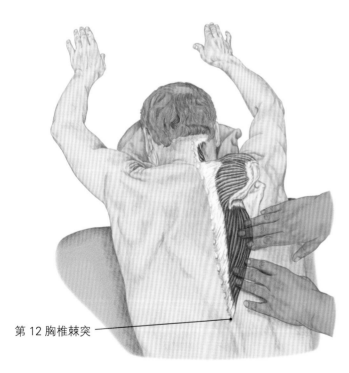

第 12 胸椎棘突

图 2.45 俯卧位，将双臂向前方伸直

✋ **探查斜方肌中部肌束**

1. 定位肩胛冈。

2. 自肩胛冈向内侧，沿其纤维横移手指，滑动至斜方肌（图 2.44）。斜方肌浅而薄，要在浅层探查，不要深入菱形肌或竖脊肌。

☑️ 触摸中部肌束，让受检者内收肩胛骨，让他将肩部抬离桌子。你感觉到这些纤维收缩了吗？

✋ **探查斜方肌下部肌束**

1. 在肩胛冈和第 12 胸椎棘突之间画线，以定位下部肌束的边缘。

2. 沿此线触摸，将手指推至下部肌束的边缘。让受检者向前方伸直双臂，感觉斜方肌的表浅纤维（图 2.45）。

3. 尝试用你的手指抬起下部纤维，将其从下方肌肉组织上抬离。

☑️ 另一种感觉下部肌束收缩的方法是让受检者下降他的肩部。下部肌束是不是以一个很小的角度朝肩胛骨走行（而不是像竖脊肌那样平行于脊柱）？

**何时使用斜方肌？**

· 环法自行车赛时，骑手将脖子伸到自行车车把上时
· 将智能手机夹在肩膀和耳朵之间
· 用肩扛捆绑物品（行李、背包）
· 立军姿时向后牵拉肩部

# 背阔肌和大圆肌

　　背阔肌是背部最宽大的肌，纤维浅而薄，起于腰部，沿躯干侧面向外上走行，在腋窝会聚成一厚肌束（图2.46）。背阔肌的两端都难以分辨；但它的中部邻近肩胛骨外侧缘处易于触及。

　　大圆肌被称为"背阔肌的小助手"，因为它完全是背阔肌的协同肌（图2.47）。它位置表浅，在背阔肌和小圆肌之间沿肩胛骨外侧缘分布。虽然大圆肌和小圆肌名称相似，但是它们旋转臂部的方向相反——大圆肌内旋，小圆肌外旋。

　　背阔肌和大圆肌有时被称为"手铐肌"，因为它们共同作用使手臂成"被捕"姿势！

## 背阔肌

| | |
|---|---|
| **A** | 后伸肩关节（盂肱关节）<br>内收肩关节（盂肱关节）<br>内旋肩关节（盂肱关节） |
| **O** | 肩胛骨下角、下6位胸椎棘突、下3对或4对肋骨、胸腰筋膜和髂嵴后部 |
| **I** | 肱骨结节间沟 |
| **N** | 胸背神经 C6~C8 |

## 大圆肌

| | |
|---|---|
| **A** | 后伸肩关节（盂肱关节）<br>内收肩关节（盂肱关节）<br>内旋肩关节（盂肱关节） |
| **O** | 肩胛骨下角和外侧缘下 1/3 |
| **I** | 肱骨小结节嵴 |
| **N** | 肩胛下神经 C5~C7 |

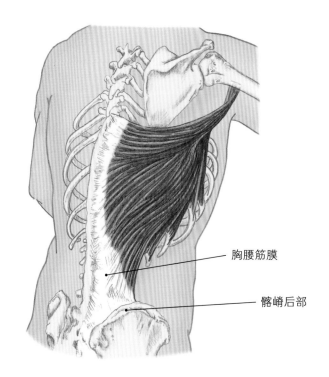

胸腰筋膜

髂嵴后部

图 2.46　背阔肌后外侧观

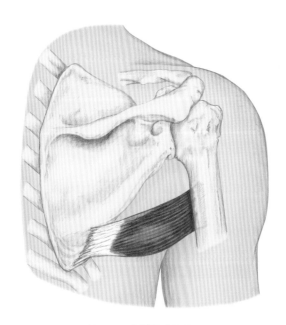

图 2.47　大圆肌后面观

　　因为背阔肌起点广泛，所以它不仅能移动臂部，而且能影响躯干和脊柱。左侧背阔肌收缩可辅助躯体向左侧屈。如果臂部固定，例如悬挂在横杠上，背阔肌能辅助脊柱后伸和骨盆向前外侧倾斜。

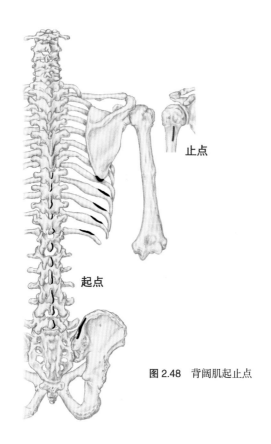

止点

起点

**图 2.48** 背阔肌起止点

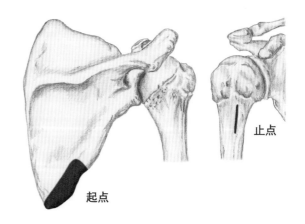

止点

起点

**图 2.49** 大圆肌起止点

**何时使用背阔肌和大圆肌？**

· 在皮划艇上划桨

· 拉开裙子背面拉链

· 拄着拐杖走路

· 强攻城堡时沿绳子向上攀爬

✋背阔肌

1.俯卧位，手臂垂下床边。定位肩胛骨外侧缘。

2.用手指抓住肌肉隆起，这就是背阔肌（可能有一部分是大圆肌）。注意该肌是如何在躯体侧面消失的。

3.让受检者抵抗阻力内旋肩关节，嘱"将你的手向髋部摆动"（图 2.50），以此来感触背阔肌的收缩。当做这个动作时，沿背阔肌向上触摸至腋窝，向下至肋骨。

☑ 为确保你不只是提起皮肤，抓住软组织，让它在你的指间缓慢滑落。你感觉到的是肌纤维质地还是皮肤胶冻样的质地？

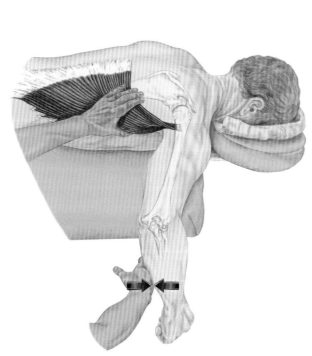

**图 2.50** 俯卧位，内旋肩关节

**⤴ 背阔肌**

1. 仰卧位，托住受检者屈曲位的手臂。然后在外侧缘旁抓捏背阔肌。

2. 让受检者抵抗阻力后伸肩关节，嘱"将你的肘部压向髋部"，这个动作使背阔肌收缩（图2.51）。

**✋ 大圆肌**

1. 俯卧位，手臂垂下检查床边。用手指定位，抓住背阔肌纤维。

2. 向内侧移动手指至肩胛骨外侧缘。位于背阔肌内侧，附着于外侧缘的肌肉纤维就是大圆肌。

3. 沿着这些纤维至腋窝，大圆肌与背阔肌混合。

**☑** 将拇指放在肩胛骨外侧缘下部，让受检者内旋肩关节以区分大圆肌和背阔肌（图2.52）。两块肌的纤维都将收缩。那些直接附着于外侧缘的纤维属于大圆肌；更外侧的纤维属于背阔肌。

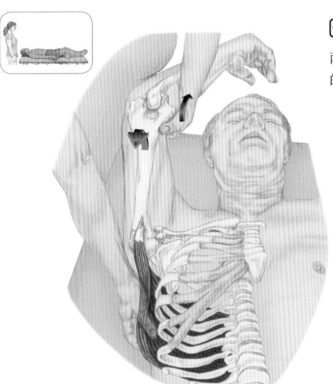

图2.51 仰卧位，让受检者肘部抵抗阻力压向髋部

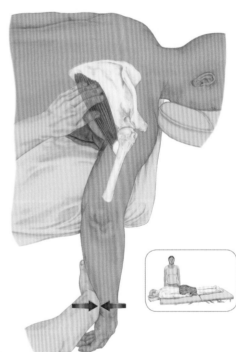

图2.52 俯卧位，内旋肩关节

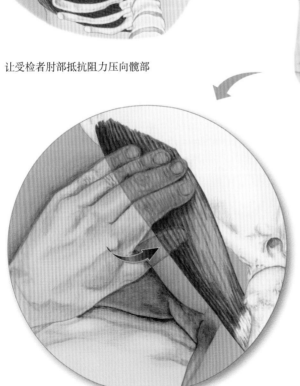

## 肩袖肌

### 冈上肌
### 冈下肌
### 小圆肌
### 肩胛下肌

冈上肌、冈下肌、小圆肌和肩胛下肌构成肩袖。它们汇合在一起包绕肩关节，具有稳定肩关节的作用。所有的肩袖肌都可触及，包括它们附着于肱骨头的肌腱。

冈上肌短粗，位于冈上窝，斜方肌上部肌束深面，肌腹走行于肩峰下方，附着于肱骨大结节（图2.53）。冈上肌辅助三角肌外展肩关节，是肩袖中唯一不参与肩关节旋转的肌。

冈下肌扁平，位于冈下窝。大部分肌腹表浅，内侧部位于斜方肌深面，外侧部位于三角肌下面，在肱骨大结节的附着点紧邻冈上肌后方（图2.54），是小圆肌外旋肩关节的协同肌。冈下肌特有的致密质地，是因为它的多羽肌纤维和厚而表浅的筋膜。

小圆肌是夹在冈下肌和大圆肌之间的一块小肌。它位于腋窝顶部，不易触摸（图2.55）。小圆肌和大圆肌在旋转肱骨时，互为拮抗肌。

肩胛下肌（图2.56）位于肩胛骨前面，夹在肩胛下窝和前锯肌之间。它仅有一小部分肌腹可触及，是肩袖中唯一附着于肱骨小结节的肌，可使肩关节内旋。

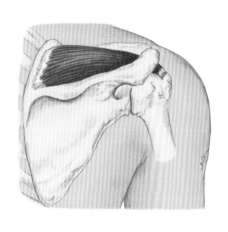

图 2.53　冈上肌

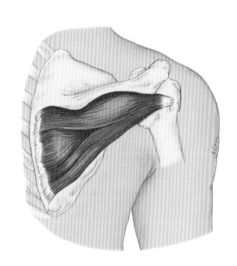

图 2.54　冈下肌

右肩后面观

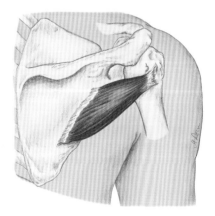

图 2.55　小圆肌

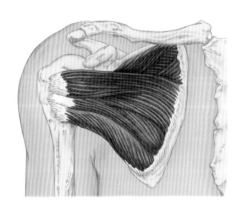

肩胛下肌

图 2.56　右肩前面观（肋骨已切除）

## 冈上肌

**A** 外展肩关节（盂肱关节）
稳定关节盂内的肱骨头

**O** 肩胛骨冈上窝

**I** 肱骨大结节

**N** 肩胛上神经 C4~C6

## 冈下肌

**A** 外旋肩关节（盂肱关节）
内收肩关节（盂肱关节）
稳定关节盂内的肱骨头

**O** 肩胛骨冈下窝

**I** 肱骨大结节

**N** 肩胛上神经 C4~C6

## 小圆肌

**A** 外旋肩关节（盂肱关节）
内收肩关节（盂肱关节）
稳定关节盂内的肱骨头

**O** 肩胛骨外侧缘上 2/3

**I** 肱骨大结节

**N** 腋神经 C5，C6

## 肩胛下肌

**A** 内旋肩关节（盂肱关节）
稳定关节盂内的肱骨头

**O** 肩胛下窝

**I** 肱骨小结节

**N** 肩胛上、下神经 C5~C7

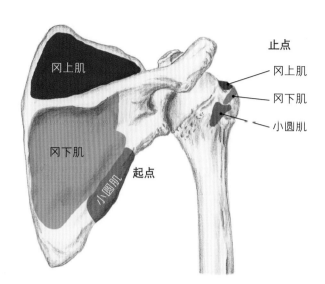

图 2.57 右肩后面观。显示冈上肌、冈下肌和小圆肌的起止点

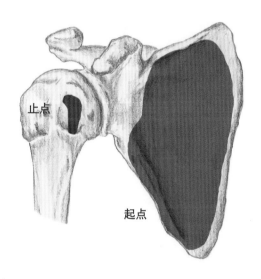

图 2.58 右肩前面观。显示肩胛下肌的起止点

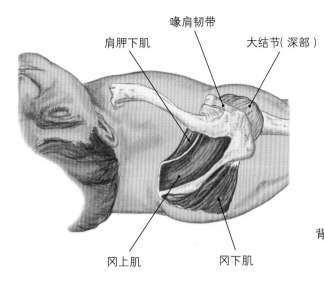

喙肩韧带

肩胛下肌

大结节(深部)

冈上肌    冈下肌

图 2.59　右肩上面观

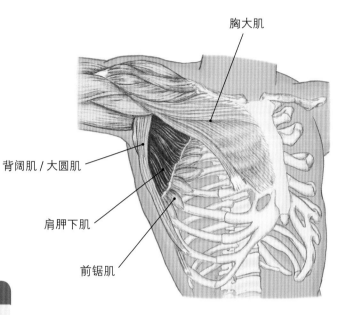

胸大肌

背阔肌 / 大圆肌

肩胛下肌

前锯肌

图 2.60　腋窝外、下侧面观

## 何时使用肩袖?

冈上肌

· 指挥管弦乐队

· 安装天花板吊顶

冈下肌 / 小圆肌

· 启动拉线割草机

· 在烟雾弥漫的房间里扇动手臂

肩胛下肌

· 伸手挠背

· 将书本捂在胸口

冈上肌

　　1. 受检者俯卧位。定位肩胛冈。将手指向上滑入冈上窝。

　　2. 通过斜方肌触摸冈上肌纤维。触摸时，注意这些纤维是如何平行于肩胛冈走行的。

　　3. 沿肌腹向外触摸，进入肩峰下方。

　　你能区分斜方肌和深部的冈上肌吗? 将手臂靠在身旁，让受检者交替轻度外展和内收肩关节（图 2.61）。你能感觉到冈上肌在不活动的斜方肌下方收紧和松弛吗?

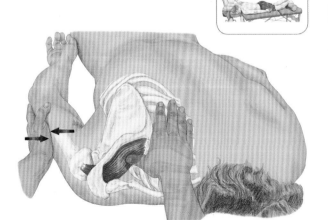

图 2.61　俯卧位，交替外展和内收肩关节以感受冈上肌的收缩

### 🖐冈下肌

1. 受检者俯卧位，前臂放于床两侧的下方。定位肩胛冈、肩胛骨内侧缘和外侧缘。

2. 手指触摸上述 3 个骨性标志，感受围成的冈下肌三角。

3. 触摸冈下肌三角和冈下肌纤维，冈下肌在三角肌下方会聚，附着在肱骨上。

☑️ 嘱受检者前臂离开床面，肘关节向天花板方向反复抬升 2.5 cm 后放松（图 2.62）。你是否感受到冈下肌的收缩和紧张？

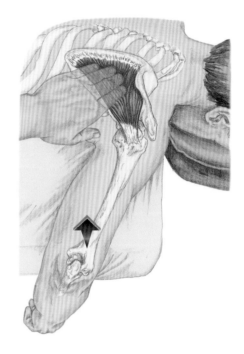

图 2.62 俯卧位，抬起受检者肘关节，触摸冈下肌

### 🖐小圆肌

1. 受检者俯卧位，前臂放于床两侧。定位肩胛骨外侧缘，尤其是上半部分。沿着肩胛骨外侧缘向外滑动手指到小圆肌表面。

2. 手指加压触摸小圆肌管状肌腹。向下移动手指，比较小圆肌与大圆肌的大小。此外，将拇指向上伸入腋窝，像抓三明治一样抓住小圆肌的肌腹（图 2.63）。

3. 嘱受检者外旋肩关节。将手向头的方向摆动，并将肘关节向天花板方向移动，使小圆肌收缩。

☑️ 你触摸的肌是否沿着肩胛骨外侧缘的上半部分附着？

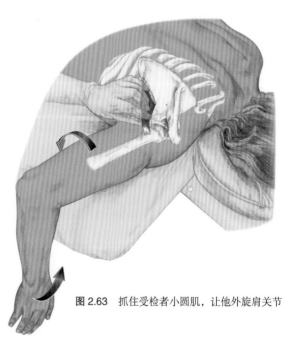

图 2.63 抓住受检者小圆肌，让他外旋肩关节

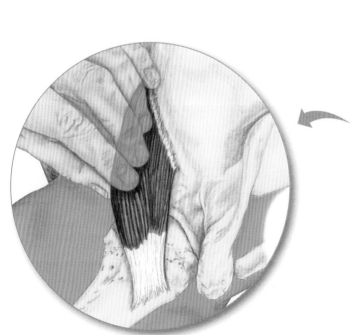

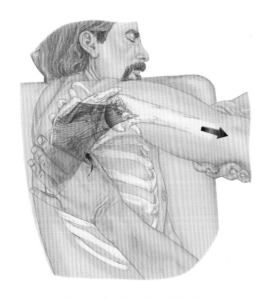

图 2.64 侧卧位，探查肩胛下肌

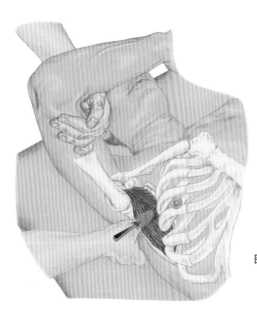

图 2.65 仰卧位，探查肩胛下肌

✋ 肩胛下肌

1. 受检者侧卧位。屈曲肩关节，并尽可能向前拉手臂，以便容易触及肩胛骨的前面。

2. 用一只手握住受检者手臂，而另一只手的拇指定位肩胛骨外侧缘。注意：拇指在背阔肌和大圆肌下方滑动，而不是伸入它们之间（图 2.64）。

3. 缓慢而轻柔地将拇指伸入肩胛下窝。你可能不会立即感觉到肩胛下肌的纤维，但当拇指放在肩胛骨的前表面，就会触及一部分肌纤维。

☑️ 让受检者缓慢地内旋肩关节。你能感觉到拇指下的肩胛下肌纤维收缩吗？通过向上或向下移动拇指来探索肩胛下肌。

↩️

受检者仰卧位，将其手臂屈曲，定位肩胛骨外侧缘。拇指指腹缓慢地触摸肩胛下窝，随着拇指的伸入而调整受检者手臂和肩胛骨的位置（图 2.65）。

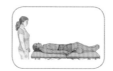

✋ 这是体验大圆肌和小圆肌反向旋转能力的有趣方式。受检者俯卧位，将你的手放在大圆肌和小圆肌表面。嘱受检者交替内旋和外旋手臂（确保受检者没有抬起肘部，否则它们都会收缩）。

☑️ 当小圆肌内旋变软时，你能感觉到大圆肌收缩吗？反之亦然。

## 肩袖肌腱

肩袖肌的肌腱在解剖学姿势时很难触及（图2.66）。冈上肌和冈下肌肌腱位于肩峰深面，而肩胛下肌和小圆肌肌腱位于三角肌肌腹的深面。

这个难题是可以解决的，将手放置在肱骨表面显示的位置上，隔离单个肌腱。因为肩袖肌腱位于肱骨大、小结节表面，无法从肱骨上分离出来。

### ✋ 冈上肌肌腱

1.肌腱的附着点位于肩峰远端的肱骨大结节。

2. 仰卧位或坐位，双手置于身体两侧。定位肩峰，从肩峰滑向下方的大结节表面（图2.67）。在这两个骨性标志之间可以触摸到肌腱。

3. 将拇指尖伸入三角肌纤维。稍用力按压，将拇指滑动到冈上肌肌腱的附着点。

☑ 你是在肱骨大结节表面还是在三角肌表面触摸呢？

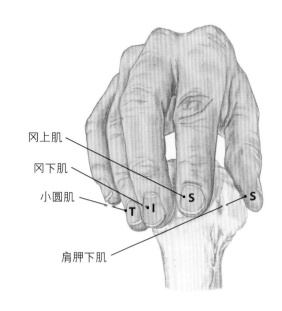

图 2.66　前外侧观，触摸肩袖肌腱附着点

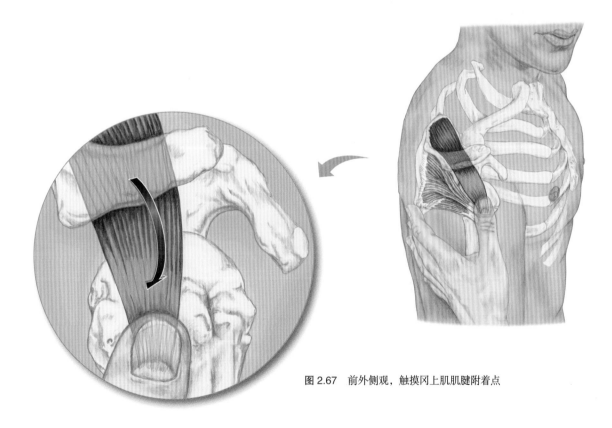

图 2.67　前外侧观，触摸冈上肌肌腱附着点

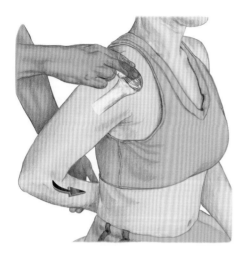

图 2.68　坐位，前臂放在背后，触摸冈上肌肌腱

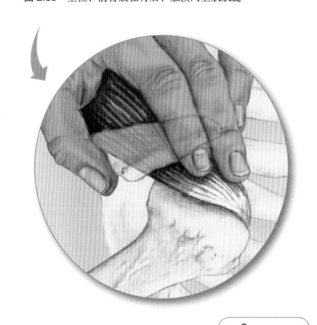

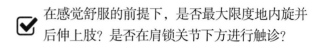冈上肌肌腱

1. 坐位，将其上肢置于背后，使肱骨内旋并后伸。

2. 在感觉舒服的前提下，最大限度地被动后伸受检者的上肢（图 2.68）。这个位置可使冈上肌肌腱从肩峰下方出来，恰好在肩锁关节的前下方。

✓ 在感觉舒服的前提下，是否最大限度地内旋并后伸上肢？是否在肩锁关节下方进行触诊？

> 长期以来，冈上肌被认为是肩关节外展的启动肌，只是在三角肌外展运动启动之前发挥作用。但研究表明，冈上肌收缩贯穿于肩关节外展的整个过程，而单独收缩可使肩关节外展 90°。

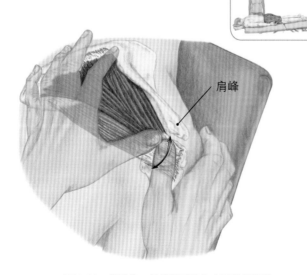

肩峰

图 2.69　俯卧位，触摸冈下肌和小圆肌的肌腱

冈下肌和小圆肌肌腱

1. 俯卧位（双上肢放于床两侧），定位冈下肌和小圆肌肌腹位置。

2. 手指沿着两肌向外侧滑动至肩峰下方，触摸三角肌，在大结节（图 2.69）处按压冈下肌和小圆肌细长的肌腱。

3. 仰卧位，找到冈上肌的肌腱附着点。沿着大结节向后移动，感受冈下肌和小圆肌的肌腱附着点。

✓ 你是否触及三角肌深处？是否感觉到手指下方的大结节？

🔁 冈下肌和小圆肌肌腱

1. 受检者仰卧位或坐位。屈曲肩关节 90°。水平方向内收，并轻微外旋 10°~20°。

2. 虽然冈下肌肌腱位于三角肌后束的深面，但这个体位可使冈下肌肌腱移到肩峰下方，易于触摸（图 2.70）。

3. 定位肩峰角，从此角下降，探查该区域。

☑️ 肩关节是否屈曲、内收并外旋？是否感觉到在手指下方的肱骨大结节？将手臂恢复到中立位，并注意肱骨后部如何滑回肩峰下方。

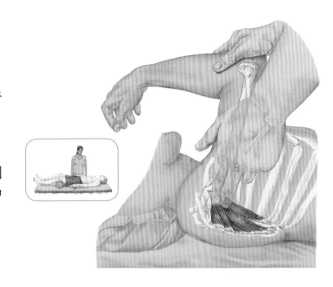

图 2.70　右肩外侧观，触摸冈下肌和小圆肌肌腱

✋ 肩胛下肌肌腱

1. 受检者仰卧位或坐位。将手臂放在躯干两侧的解剖学姿势。

2. 定位肩胛骨喙突。手指从喙突向下外侧滑动 2.5 cm，可到达肱二头肌两头之间。

3. 触摸三角肌纤维，探查位于肱骨小结节的深层组织（图 2.71）。这就是肩胛下肌腱的位置。将肱骨小结节内移，以暴露更多的肩胛下肌肌腱。

☑️ 上肢是否靠近躯干？是否在三角肌深面进行触摸？能否感受到肱骨小结节的坚实骨面？

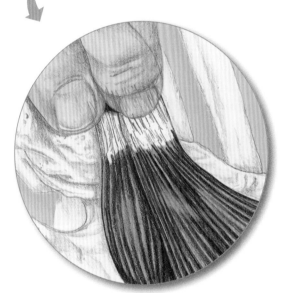

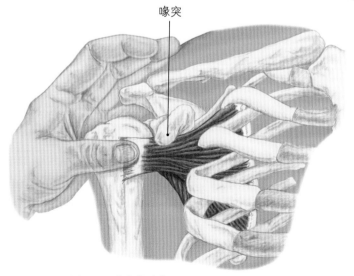

喙突

图 2.71　右肩前面观

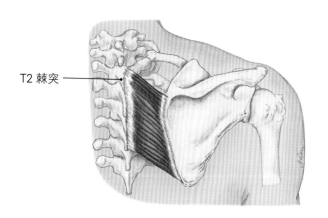

T2 棘突 ——

图 2.72　大菱形肌后面观

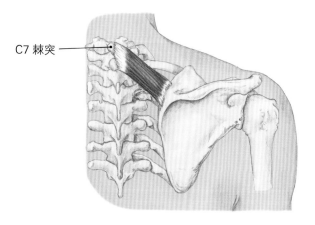

C7 棘突 ——

图 2.73　小菱形肌后面观

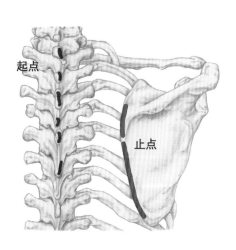

起点

止点

图 2.74　右肩后面观，显示菱形肌的起止点

## 大菱形肌和小菱形肌

　　菱形肌位于肩胛骨和脊柱之间。以其几何形状命名，大菱形肌（图 2.72）比小菱形肌（图 2.73）稍大，二者不易区分。菲薄的肌纤维位于斜方肌深面和竖脊肌表面。

### 大菱形肌和小菱形肌

| | |
|---|---|
| **A** | 肩胛骨内收（肩胛胸关节）<br>上提肩胛骨（肩胛胸关节）<br>向下旋转肩胛骨（肩胛胸关节） |
| **O** | 大菱形肌：第 2~5 胸椎棘突<br>小菱形肌：第 7 颈椎和第 1 胸椎棘突 |
| **I** | 大菱形肌：肩胛冈与肩胛骨下角之间的肩胛骨内侧缘<br>小菱形肌：肩胛骨内侧缘的上半部分，靠近肩胛冈 |
| **N** | 肩胛背神经（C4，C5） |

　　介绍一种探查肩胛骨内侧缘和胸椎棘突之间，不同层次肌组织的方法。

　　浅层的斜方肌、中间层的菱形肌、深层的竖脊肌均有不同的肌纤维走行方向。触摸此区域，要能够区分相互垂直走行的斜方肌纤维和菱形肌纤维，同时试着区分斜行的菱形肌纤维和垂直的竖脊肌纤维。

👋 菱形肌

1. 受检者俯卧位。定位肩胛骨内侧缘以及第7颈椎到第5胸椎棘突。

2. 通过斜方肌触诊深面菱形肌，垂直滑过菱形肌的纤维触摸其四个边缘。在一些个体中，用手指按压大菱形肌下缘，可以确定它的边缘。

✅ 你是否深入斜方肌纤维？触及的肌纤维是否沿着倾斜的方向走行？将受检者的手置于背后，嘱其肘部向天花板方向轻微抬起（图2.75）。尽管这个动作可触摸到浅层斜方肌，你是否能感觉到位于深面的菱形肌的收缩？

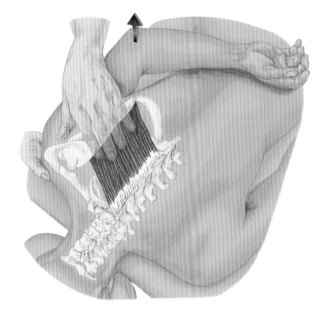

图 2.75　俯卧位，将肘部抬向天花板方向

## 何时用到菱形肌？

- 挺胸（两肩胛骨靠拢）
- 不确定时的耸肩
- 挤过一个小洞穴的入口时

# 肩胛提肌

肩胛提肌位于颈后外侧部，下半部分位于斜方肌上部的深面，当肩胛提肌上升到颈部外侧时，其纤维从斜方肌下方出来，位置表浅（图2.77）。肌腹大约有2指宽，肌纤维沿肌腹长轴旋转而上（图2.76）。

肩胛提肌附着在颈椎横突上。除了第1颈椎横突稍长外，其他横突向外侧延伸宽度大约相同。

通过颈椎横突孔的臂丛支配上肢。当触摸到横突就可以定位肩胛提肌的起点，要用指腹轻触，避免造成对神经的压迫。

通过斜方肌上部纤维或直接从颈部侧面触诊，可完全触及肩胛提肌。

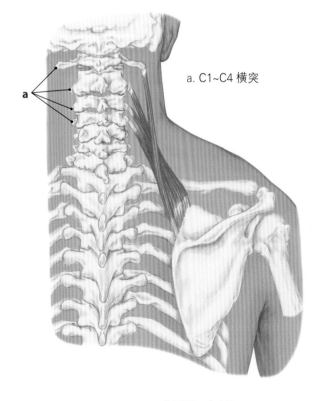

a. C1~C4 横突

图 2.76　肩胛提肌后面观

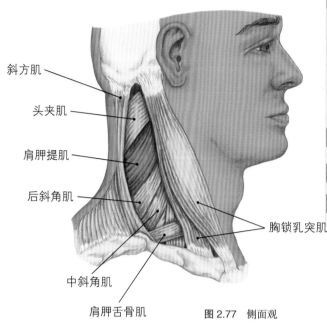

斜方肌

头夹肌

肩胛提肌

后斜角肌

中斜角肌

肩胛舌骨肌

胸锁乳突肌

图 2.77　侧面观

## 肩胛提肌

| **A** | 单侧：<br>上提肩胛骨（肩胛胸关节）<br>向下旋转肩胛骨（肩胛胸关节）<br>侧屈头和颈<br>向同侧旋转头和颈<br>双侧：<br>后伸头和颈 |
|---|---|
| **O** | 第 1~4 颈椎横突 |
| **I** | 肩胛骨上角和肩胛冈之间的肩胛骨内侧缘 |
| **N** | 第 3、4 颈神经和肩胛背神经（C4、C5） |

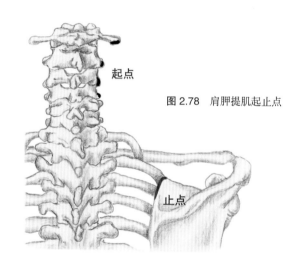

起点

止点

图 2.78　肩胛提肌起止点

## 何时使用肩胛提肌？

· 开车变线行驶时转头
· 用肩膀蹭耳朵
· 侧卧，将头放在枕头上

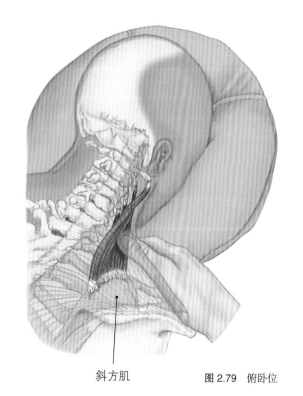

斜方肌

图 2.79　俯卧位

### ✋ 肩胛提肌

1. 受检者仰卧位、俯卧位或侧卧位。找到肩胛骨的上角和内侧缘的上部。

2. 将你的手指放在上角，并紧紧地划过肩胛提肌的表面。纤维可能具有绳索样的质感（图 2.79）。

3. 沿着肌纤维从颈外侧至颈椎横突向上延伸。

☑ 能否将肩胛提肌纤维与斜方肌纤维区分开？触摸的肌纤维是否向颈外侧走行？

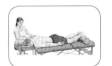

介绍另外一种在颈部外侧触诊肩胛提肌浅部纤维的方法。

1. 仰卧位、俯卧位或侧卧位。确定斜方肌上部纤维的位置。

2. 将两手指从斜方肌向前滚动并压入颈部组织。

3. 手指轻柔向前、后弹拨肩胛提肌纤维（图2.80），你会感到一明显的条索状组织向上到达颈外侧，向下伸入斜方肌深面。

4. 将指尖置于肩胛提肌，告知受检者反复交替提升、放松肩胛骨，你是否感到肩胛提肌在指尖下方收缩与舒张？

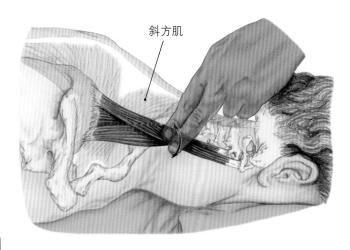

斜方肌

图 2.80　俯卧位，颈外侧面观。触摸肩胛提肌浅部纤维

肩胛提肌位于颈部头夹肌与后斜角肌之间稍外侧（图2.77），因为它能运动肩胛骨，所以可与其他2块肌肉区分开。其他位于斜方肌上部深面或附着在颈椎外侧的肌肉没有运动肩胛骨的功能。

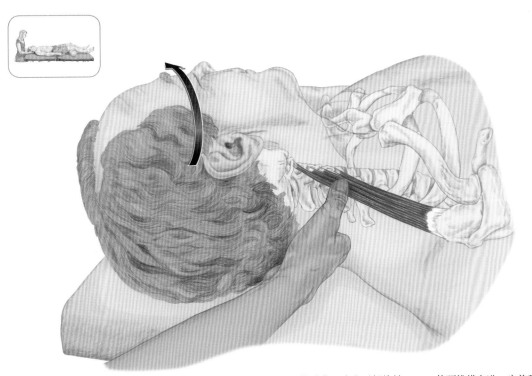

图 2.81　仰卧位。头向对侧旋转 45°，使颈椎横突进一步前移。此动作使肩胛提肌张力更明显。相反，这个体位缩短并放松了覆盖在肩胛提肌表面的斜方肌纤维

## 前锯肌

前锯肌总是在"超人"身上发育良好，它沿着胸壁后外侧走行，其斜行的肌纤维从肩胛骨下方的肋骨延伸并附于其内侧缘（图2.82）。前锯肌大部分位于肩胛骨、背阔肌或胸大肌深面。但前锯肌在腋窝下方的部分比较表浅并容易触摸（图2.84）。使肩胛骨外展是前锯肌独有的功能，是菱形肌的拮抗肌。

沿着肋骨的侧面触诊会发痒，所以要缓慢、用力地按压。此外，如果你要触诊受检者右侧前锯肌，站在床的左边操作会方便些。

### 前锯肌

| | |
|---|---|
| **A** | 前锯肌起点固定： |
| | 外展肩胛骨（肩胛胸连结） |
| | 向上旋转肩胛骨（肩胛胸连结） |
| | 下降肩胛骨（肩胛胸连结） |
| | 使肩胛骨的内侧缘紧贴胸廓 |
| | 肩胛骨固定： |
| | 深吸气时上提胸廓 |
| **O** | 上8或9肋的外侧面 |
| **I** | 肩胛骨内侧缘前面 |
| **N** | 胸长神经（C5~C8） |

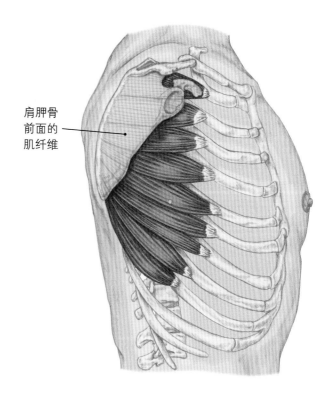

肩胛骨前面的肌纤维

图2.82 前锯肌外侧观

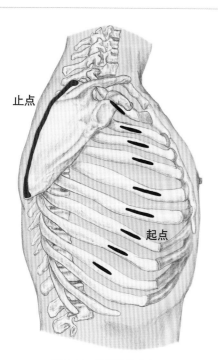

止点

起点

图2.83 前锯肌起止点

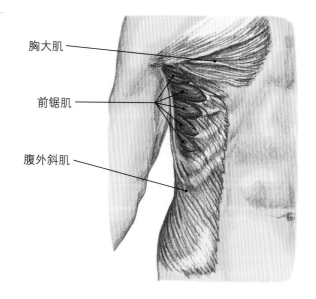

胸大肌

前锯肌

腹外斜肌

图2.84 前面观，突出显示前锯肌

✋ **前锯肌**

1.仰卧位，受检者稍外展上肢并定位胸大肌下缘，以确定前锯肌的位置。然后定位背阔肌前缘。

2.将手指指腹沿着胸大肌与背阔肌之间的肋骨放置。

3.用手指滑过肋骨并触诊前锯肌纤维。为了区分前锯肌纤维和肋骨（二者都具有类似的"减速带"形状）。请记住肋骨位于深面并具有坚实的质地，而前锯肌纤维位于浅表并具有延展性。

☑ 为了感受前锯肌收缩（图2.85），让受检者屈肩关节，使其拳头举向天花板。你的一只手置于前锯肌纤维上，另一只手置于抬举的拳头上。让受检者反复交替外展肩胛骨，然后放松。是否感觉到前锯肌纤维收缩与放松？你能沿着肋骨表面的前锯肌纤维到达背阔肌下方的位置吗？

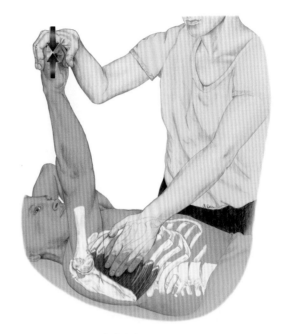

图2.85 当拳头向上时，可暴露前锯肌

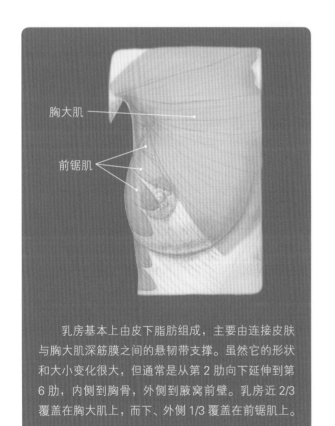

胸大肌
前锯肌

乳房基本上由皮下脂肪组成，主要由连接皮肤与胸大肌深筋膜之间的悬韧带支撑。虽然它的形状和大小变化很大，但通常是从第2肋向下延伸到第6肋，内侧到胸骨，外侧到腋窝前壁。乳房近2/3覆盖在胸大肌上，而下、外侧1/3覆盖在前锯肌上。

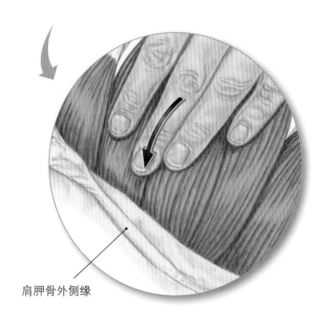

肩胛骨外侧缘

**何时使用前锯肌?**

·做俯卧撑
·出拳
·推开一扇旋转门

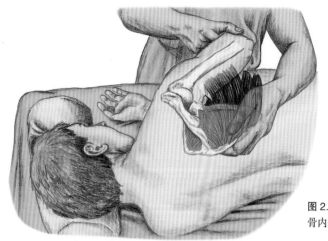

↩ **前锯肌**

　　侧卧位，手臂放在躯干旁边，定位肩胛骨内侧缘，以显露前锯肌止点。将手指从内侧缘下方（并通过斜方肌和菱形肌纤维）伸入肩胛下窝，并探查前锯肌附着的区域（图 2.86）。

图 2.86　侧卧位，将手指弯曲伸入肩胛骨内侧缘下方

　　前锯肌在四足动物和直立的人类身上扮演的角色不同。对我们来说，前锯肌主要负责外展肩胛骨或抵抗肩部的推力。

　　但是对于像狗这样的四足动物（右，前面观），它的前腿承载部分体重，前锯肌（四足动物的"腹锯肌"）形成了从肩胛骨到胸部的"吊索"样结构。腹锯肌支持躯干的重量，并使肢体稳定在胸腔上。当我们做俯卧撑时，会看到（或感觉到）这个姿势是如何迫使前锯肌像狗一样发挥作用的。

肩胛骨

前锯肌

## 胸骨肌

　　位于胸骨上，大约 5% 的人具有薄而浅的胸骨肌（图 2.87），其垂直纤维从胸骨柄向下止于第 7 肋软骨。胸骨肌的作用尚不明确。触摸胸骨表面并探查胸骨肌。

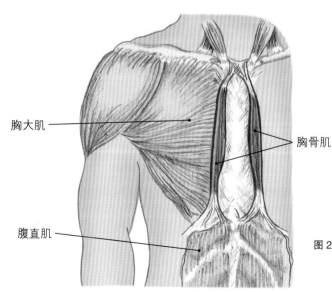

胸大肌

胸骨肌

腹直肌

图 2.87　前面观

# 胸大肌

胸大肌位于胸部，宽阔而有力。胸大肌除位于乳房组织下方的部分外，其余向肱骨会聚的表浅肌纤维可触摸到。胸大肌分为锁骨部、胸骨部和肋骨部3部分（图2.88）。上部与下部肌纤维在肩关节屈伸时起相反作用，成为拮抗肌。

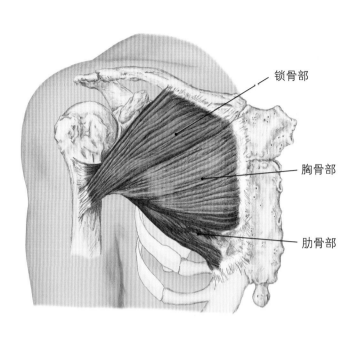

图 2.88　前面观，胸大肌的 3 个部分

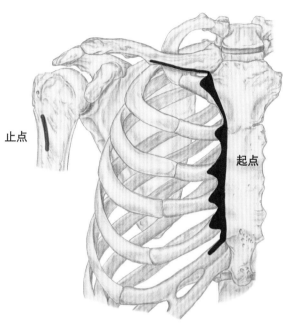

图 2.89　胸大肌起止点

## 胸大肌

**A** 所有肌纤维：

　　内收肩关节（盂肱关节）

　　内旋肩关节（盂肱关节）

　　用力吸气时辅助提升胸廓（手臂固定）

　　上部肌纤维：

　　屈肩关节（盂肱关节）

　　水平内收肩关节（盂肱关节）

　　下部肌纤维：

　　伸肩关节（盂肱关节）

**O** 锁骨内侧半，胸骨，第 1~6 肋软骨

**I** 肱骨大结节嵴

**N** 上部肌纤维：

　　胸外侧神经 C5~C7

　　下部肌纤维：

　　胸内侧神经和胸外侧神经 C6~C8，T1

　　禽类白肉和黑肉的区别是由肌内不同的结缔组织决定的。黑肉和白肉存在于所有的哺乳类动物，但是禽类更明显。因为浅色的肌组织富含肌纤维，缺乏肌浆，而黑肉的成分与白肉相反。如果你喜欢健壮的胸部肌，那么禽类的胸大肌占其体重的 20%~35%。

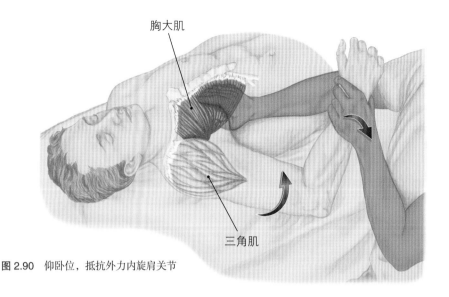

胸大肌

三角肌

图 2.90　仰卧位，抵抗外力内旋肩关节

✋ **胸大肌**

1. 仰卧位。受检者肩关节轻微外展，采取坐或站位面对受检者。

2. 自锁骨内侧向下触摸锁骨部肌纤维。

3. 探查胸大肌表面纤维，并向外侧追踪与三角肌纤维混合连于肱骨大结节处。

4. 拇指置于腋窝，其余4指置于胸大肌肌腹，

抓捏住胸大肌。告知受检者抵抗外力内旋肩关节，感受胸大肌的收缩（图 2.90）。

☑ 胸大肌锁骨部纤维与三角肌前束纤维是否平行走行？当你抓住胸大肌肌腹时，是否感受到其厚度？其纤维在胸壁是如何走行的？

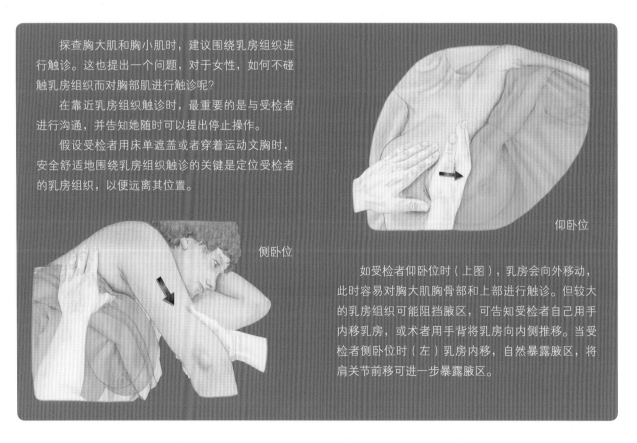

探查胸大肌和胸小肌时，建议围绕乳房组织进行触诊。这也提出一个问题，对于女性，如何不碰触乳房组织而对胸部肌进行触诊呢？

在靠近乳房组织触诊时，最重要的是与受检者进行沟通，并告知她随时可以提出停止操作。

假设受检者用床单遮盖或者穿着运动文胸时，安全舒适地围绕乳房组织触诊的关键是定位受检者的乳房组织，以便远离其位置。

仰卧位

侧卧位

如受检者仰卧位时（上图），乳房会向外移动，此时容易对胸大肌胸骨部和上部进行触诊。但较大的乳房组织可能阻挡腋区，可告知受检者自己用手内移乳房，或术者用手背将乳房向内侧推移。当受检者侧卧位时（左）乳房内移，自然暴露腋区，将肩关节前移可进一步暴露腋区。

↩ 1. 侧卧位。支撑受检者手臂，屈曲其肩关节并向前拉向你。这个姿势不仅使胸大肌离开胸壁，也使乳房远离触诊的区域。

2. 抓住胸大肌，探查从肋骨到肱骨的肌纤维范围（图2.91）。被动前屈、后伸肩关节，感受胸大肌肌组织张力的变化。

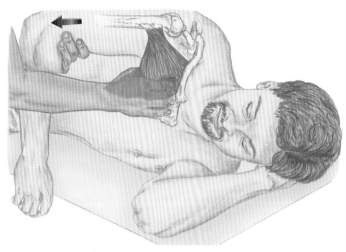

图2.91　侧卧位

↩ 介绍一种感受胸大肌上部和下部肌纤维拮抗运动的一种方法。

1. 仰卧位，手向上举。嘱其前屈肩关节，术者给予抵抗力量。为了达到拮抗效果，受检者尽量将手置于头上方。此时胸大肌下部肌纤维放松，上部肌纤维收缩。

2. 嘱受检者后伸肩关节，将手尽量置于髋部，术者给予抵抗力量。此时胸大肌下部肌纤维收缩，上部肌纤维放松（图2.92）。

**何时使用胸大肌？**

· 做引体向上的动作
· 几乎所有的游泳动作
· 锯木头（双向）

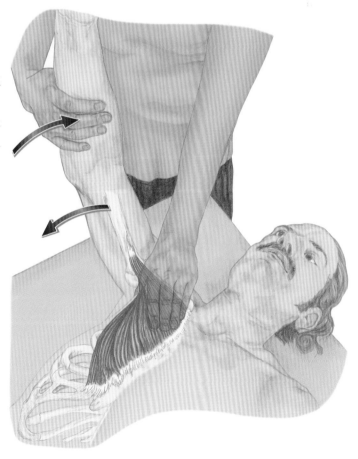

图2.92　仰卧位，手臂上举，感受下部肌纤维的收缩

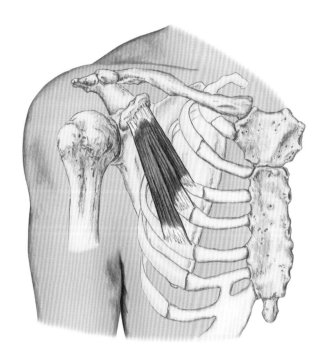

图 2.93　胸小肌前面观

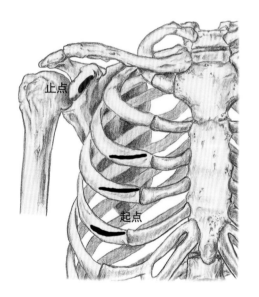

止点

起点

图 2.94　胸小肌起止点

## 胸小肌

　　胸小肌位于胸大肌深面，紧贴胸壁（图 2.93）。肌纤维从肩胛骨喙突到上位肋骨，其走行与胸大肌纤维相垂直。有氧运动时，胸小肌帮助提升胸廓，助吸气。上肢的臂丛神经、腋动脉和腋静脉走行在胸小肌下方，易受到压迫（图 2.95）。

　　探查胸小肌可以通过按压胸大肌或在胸大肌下方滑动的方法。在胸大肌下方触摸胸小肌的方法更加容易。触摸胸小肌会有痛感，因此手指要缓慢下沉到肌组织内。

### 前锯肌

| | |
|---|---|
| **A** | 下拉肩胛骨（肩胛胸连结） |
| | 外展肩胛骨（肩胛胸连结） |
| | 下旋肩胛骨（肩胛胸连结） |
| | 肩胛骨固定时，上提胸廓以辅助吸气 |
| **O** | 第 3~5 肋骨 |
| **I** | 肩胛骨喙突内侧面 |
| **N** | 胸内侧神经与胸外侧神经交通支 C6~C8，T1 |

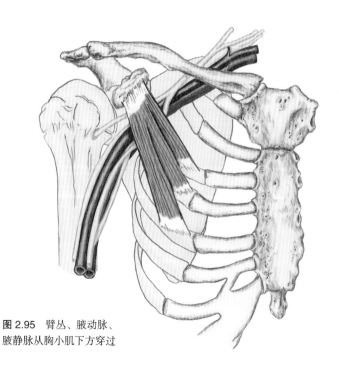

图 2.95　臂丛、腋动脉、腋静脉从胸小肌下方穿过

👋胸小肌

　　1. 受检者手臂外展，将指腹放在胸大肌的外侧缘。

　　2. 沿着肋骨表面缓慢、轻柔地在胸大肌下方滑动。

　　3. 最后，指腹触摸到邻近肋骨的胸小肌侧缘（图2.96）。如果没有触及，想想胸小肌邻近肋骨的位置。

☑　　告诉受检者将肩部向髋部下压，此时你有没有感受到胸小肌收缩。是否感觉到肌纤维向喙突方向收缩？

🔄

　　1. 侧卧位。你将手放置在受检者屈肘部位并向前拉，此时胸大肌离开胸壁，同时乳房组织也离开触诊区域。

　　2. 拇指沿着肋骨表面（图2.97）慢慢伸入胸大肌下方，触摸到胸小肌的侧面和表面。然后请受检者下拉肩胛骨，感受胸小肌的收缩。

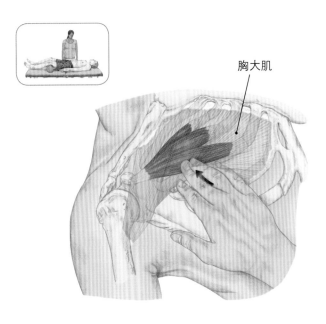

胸大肌

图 2.96　仰卧位，伸入胸大肌深面探查胸小肌

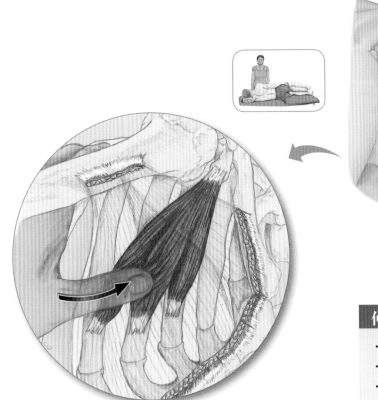

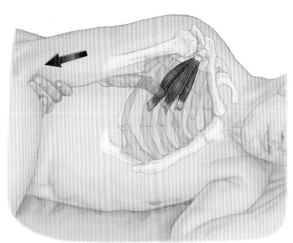

图 2.97　侧卧位，屈肘关节

### 何时使用胸小肌？

· 用力出拳
· 手插进衣服前方较深口袋
· 深吸气

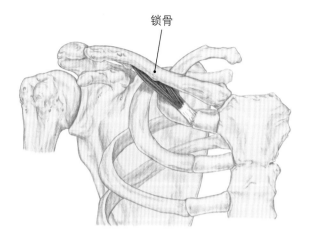

锁骨

**图 2.98** 锁骨下肌前面观

## 锁骨下肌

顾名思义，锁骨下肌位于锁骨下方，其肌纤维走行方向与锁骨平行。在胸大肌深面，可以与其完全分离开（图 2.98）。

对于爬行动物（四足动物），锁骨下肌很发达，在运动过程中对稳定锁骨和肩带起着重要作用。而人类的锁骨下肌较小，并不重要。

### 锁骨下肌

| A | 向前，向下拉锁骨<br>上提第 1 肋（助吸气）<br>稳定胸锁关节 |
|---|---|
| O | 第 1 肋及其肋软骨 |
| I | 锁骨中、外 1/3 下表面 |
| N | 锁骨下神经 C5，C6 |

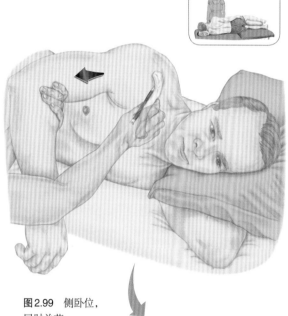

**图2.99** 侧卧位，屈肘关节

✋ **锁骨下肌**

1.侧卧位，术者将手放置在受检者屈肘部位并向前拉，此时锁骨和胸大肌远离胸廓，拇指弯曲伸入锁骨下面。

2.拇指在锁骨中心位置，缓慢地探查锁骨下肌（图 2.99）。有可能触摸不到肌腹，但可以触摸到密度较高的组织。

3.受检者仰卧位时，再次尝试这种方法。

☑ 能否在锁骨深面探查到细长、条带状组织？
能否区分浅表的胸大肌纤维（朝向腋窝）与锁骨下肌纤维（平行锁骨）吗？

锁骨

# 肱二头肌

肱二头肌位于臂部前面，由长头和短头组成，两头融合形成长椭圆形肌腹。肱二头肌长头腱通过肱骨结节间沟。当肌腱上升超过肩部时，结节间沟具有稳定肌腱的作用（图 2.100）。

肱二头肌肌腱止于肘窝内的桡骨，使前臂旋后。大部分肱二头肌均易触及。

## 肱二头肌

| A | 屈肘（肱尺关节） |
|---|---|
| | 前臂旋后（桡尺关节） |
| | 屈肩（盂肱关节） |
| O | 短头：<br>肩胛骨喙突<br>长头：<br>肩胛骨盂上结节 |
| I | 桡骨粗隆和肱二头肌腱膜 |
| N | 肌皮神经 C5，C6 |

### ✋ 探查肱二头肌

1. 仰卧位或坐位，使其屈肘，并握住受检者的手。

2. 让受检者屈肘关节，形成握手外力的相互抵抗，触摸臂前面并探查硬而圆滑的肱二头肌肌腹（图 2.102）。

3. 沿着肌腹向远端追踪至肘关节内部。注意感受肌腹是如何变成肌腱的。然后向近端追踪至肱二头肌肌腱进入三角肌前部肌纤维下方处。

☑ 嘱受检者屈肘关节，辨认肱二头肌远端肌腱，并与肱肌区分开来。握住受检者的手，嘱其反复交替做前臂旋前、旋后动作，与你形成对抗阻力。你是否感受到受检者肱二头肌肌腹和肌腱在前臂旋后时的收缩？

> 肱二头肌除了长头和短头之外，10% 的人还可能有一个起于肱骨的头，此头起于喙肱肌旁的肱骨内侧，然后并入短头。

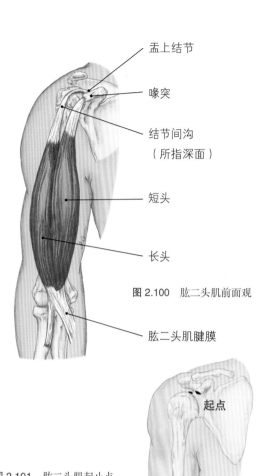

图 2.100 肱二头肌前面观

盂上结节
喙突
结节间沟
（所指深面）
短头
长头
肱二头肌腱膜

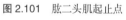

起点

图 2.101 肱二头肌起止点

止点

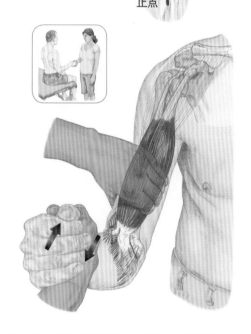

图 2.102 当受检者屈肘时，感受肱二头肌的收缩

## 肱二头肌长头腱

因为肱二头肌长头腱位于肱骨结节间沟，并与三角肌浅层纤维走行方向平行，因此很难将其真正分离开。

👋 肱二头肌长头腱

1. 定位肱骨结节间沟。外旋前臂可使肱二头肌长头腱容易触及（图2.103）。

2. 嘱受检者对抗阻力屈肘关节，使肱二头肌长头腱在结节间沟内紧张，容易触及肌腱。注意三角肌前部纤维在肩关节屈曲时亦收缩。

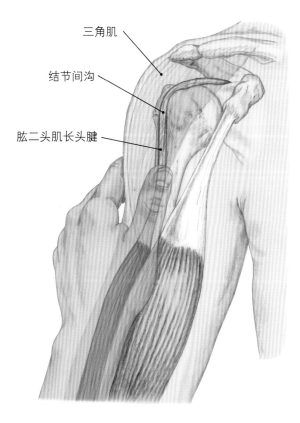

三角肌
结节间沟
肱二头肌长头腱

**图2.103　右肩前面观**

---

**何时使用肱二头肌？**

· 手中捧着厚重的书本
· 右手使用螺丝刀拧紧螺丝
· 手臂怀抱婴儿

---

在探查肱二头肌远端肌腱时，你可能会注意到一个小条带样腱向内侧延伸。此为肱二头肌腱膜，它是一层薄薄的筋膜，围绕前臂屈肌弯曲并融合到前臂筋膜中。在肘关节屈曲、旋后时，具有稳定尺骨，支持前臂屈肌的作用。

肘关节内侧面观

👋

1. 受检者肘部屈曲，握着他的手。当触摸到肱二头肌远端肌腱时，让受检者屈肘与医者对抗，此时肌腱更易辨别。

2. 滑到肌腱的内侧并探查腱膜。当肱二头肌收缩时，腱膜有时是可见的。在前臂内侧周围尽可能地沿着这条筋膜带探查。

# 肱三头肌

肱三头肌是臂后部唯一的肌，可使肩、肘关节后伸，为肱二头肌的拮抗肌。

肱三头肌有长头、外侧头和内侧头（图2.104，2.105）。长头起自肩胛骨盂下结节，与大圆肌和小圆肌相交叉；外侧头位于三角肌浅层旁，内侧头主要位于长头深面。三头合成一个厚的肌腱，止于尺骨鹰嘴。

肱三头肌除了位于三角肌深面的近端部分外，其余部分都较表浅，易触及。

## 肱三头肌

| | |
|---|---|
| **A** | 三个头：<br>伸肘关节（肱尺关节）<br>长头：<br>伸肩关节（盂肱关节）<br>内收肩关节 |
| **O** | 长头：肩胛骨盂下结节<br>外侧头：肱骨近端后面<br>内侧头：肱骨远端后面 |
| **I** | 尺骨鹰嘴 |
| **N** | 桡神经 C6~C8，T1 |

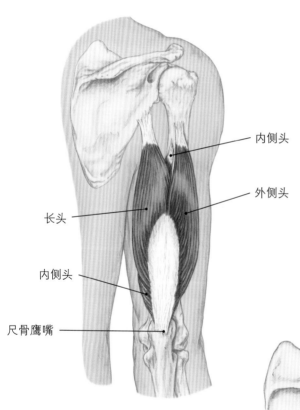

图 2.104　肱三头肌后面观

内侧头

外侧头

长头

内侧头

尺骨鹰嘴

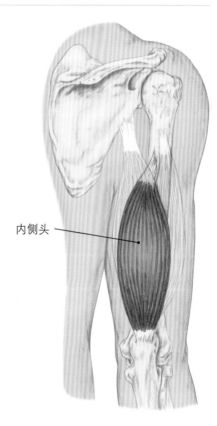

内侧头

图 2.105　肱三头肌内侧头位于外侧头和长头深面，后面观

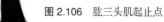

起点

止点

图 2.106　肱三头肌起止点

## 何时使用肱三头肌？

· 用力关上汽车后备厢
· 用重锤敲大钉子
· 俯卧撑抬升身体
· 运球（篮球）

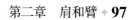

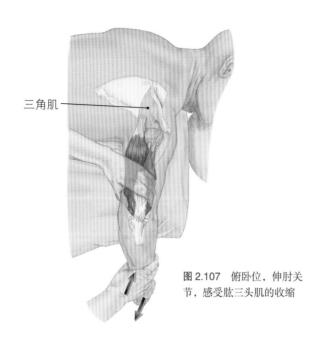

三角肌

图 2.107 俯卧位，伸肘关节，感受肱三头肌的收缩

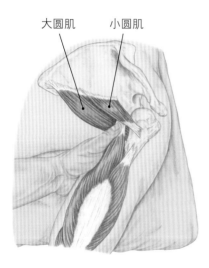

大圆肌　小圆肌

图 2.108 俯卧位，区分肱三头肌长头

小圆肌

大圆肌

肱三头肌长头腱

### 🖐 肱三头肌

1. 俯卧位，前臂放于床侧缘下方。触摸受检者臂后部。先确定三角肌后部轮廓，然后探查肱三头肌外形和范围。

2. 定位尺骨鹰嘴，勾勒出肱三头肌肌腱远端轮廓。对受检者前臂施加阻力，后伸肘部（图 2.107）。另一只手从尺骨鹰嘴向近端滑动至肱三头肌宽阔的肌腱。

3. 在受检者收缩肱三头肌时，在其肌腱的两侧探查内侧头和外侧头。

☑ 当受检者后伸肘关节时，能否感受到肱三头肌的收缩？能否感受到内侧头和外侧头在肱三头肌远端肌腱两侧凸出？

## 肱三头肌长头腱

肱三头肌长头是唯一沿着臂部内侧浅层走行的肌，这些解剖特点具有定位作用。三角肌与肱三头肌长头相比，其纤维走行较为倾斜。

### 🖐 探查肱三头肌长头腱

1. 受检者俯卧位，你将一只手置于其肘关节近端，嘱受检者将肘关节向上抬起抵抗阻力。这个动作可看到肱三头肌长头的收缩。

2. 沿着上臂内侧定位长头肌腹。沿肌纤维走行向近端触摸肌腹，观察其在肩胛骨盂下结节方向上，如何在三角肌后部纤维下方消失。

3. 臂部放松，下压三角肌后部纤维并触摸附于肩胛骨盂下结节的细长肌腱。

☑ 肱三头肌长头走行在小圆肌下方，大圆肌上方（图 2.108）。能否沿着长头向上找到大圆肌和小圆肌的分开部位？受检者是否内旋或外旋其肩关节以区分大圆肌和小圆肌？

# 喙肱肌

喙肱肌是位于腋窝的条索状小肌（图2.109）。有时被认为是腋窝内的肌，辅助内收、前屈肩关节。处于解剖学姿势时，喙肱肌位于胸大肌和三角肌前部纤维的深面，腋动脉和臂丛的前方。肩关节外展位易于探查到喙肱肌肌腹。

## 喙肱肌

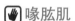

| A | 前屈肩关节（盂肱关节）<br>内收肩关节（盂肱关节） |
| --- | --- |
| O | 肩胛骨喙突 |
| I | 肱骨干中部内侧面 |
| N | 肌皮神经 C6，C7 |

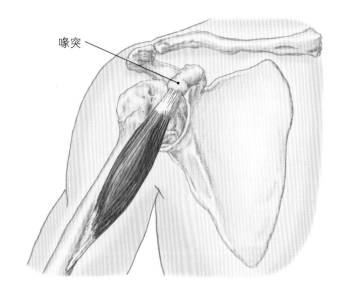

图2.109 喙肱肌前面观

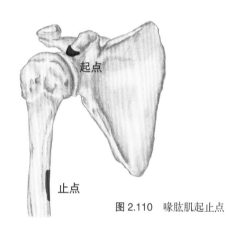

图2.110 喙肱肌起止点

## ✋ 喙肱肌

1. 仰卧位，外旋、外展肩关节45°。胸大肌可作为定位喙肱肌的参考点，并构成腋窝前壁。

2. 医者一手置于上臂内侧，并将指腹移向腋窝。

3. 嘱受检者轻柔地水平内收肩关节抵抗外力（图2.111）。找到胸大肌边缘，沿其肌纤维向后滑动（向腋窝方向），并探查处于收缩状态的喙肱肌。在抵抗外力内收时，其肌腹可能肉眼可见。

☑ 在臂部的内侧是否触摸到喙肱肌？喙肱肌肌腹是否位于胸大肌构成的腋窝前壁的后部？能否沿着喙肱肌条索状肌腹触摸？

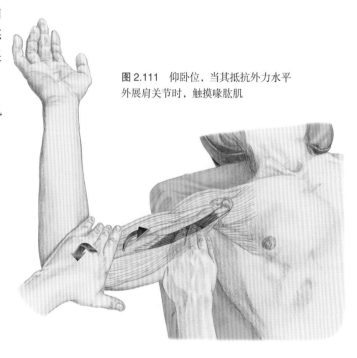

图2.111 仰卧位，当其抵抗外力水平外展肩关节时，触摸喙肱肌

---

### 何时使用喙肱肌？

· 用手抓对侧耳朵

· 举重：卧推动作

· 武术：前臂置于胸前

# 肩和臂的韧带及其他结构

## 腋　窝

腋窝是一圆锥形结构，通常称为腋下（图2.112），它由4个壁构成：（a）外侧壁（肱二头肌、喙肱肌）；（b）后壁（肩胛下肌、背阔肌）；（c）前壁（胸大肌）；（d）内侧壁（胸廓、前锯肌）。许多重要的血管、神经通过腋区（图2.113），包括腋动脉和臂丛及其分支。

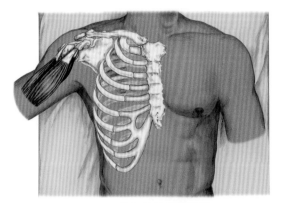

a. 肱二头肌和喙肱肌

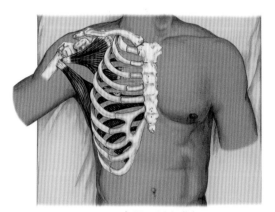

b. 肩胛下肌和背阔肌

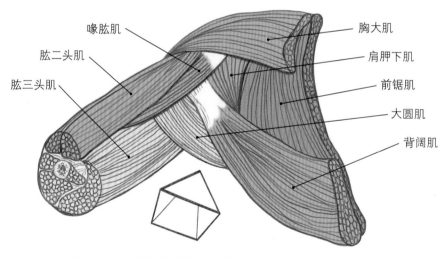

图 2.112　右侧腋窝前面观，显示构成腋窝4个壁的肌

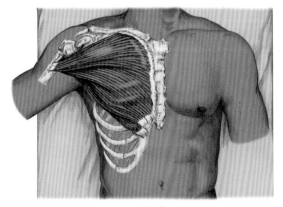

c. 胸大肌

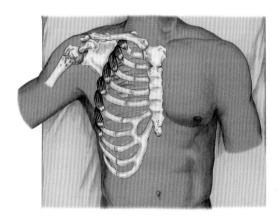

d. 胸廓和前锯肌

当臂丛或其一根神经受到压迫或损伤时，可引起上肢的感觉、运动功能下降或丧失。一旦发生，立即松开或调整触摸部位。此外，要询问受检者的感受。

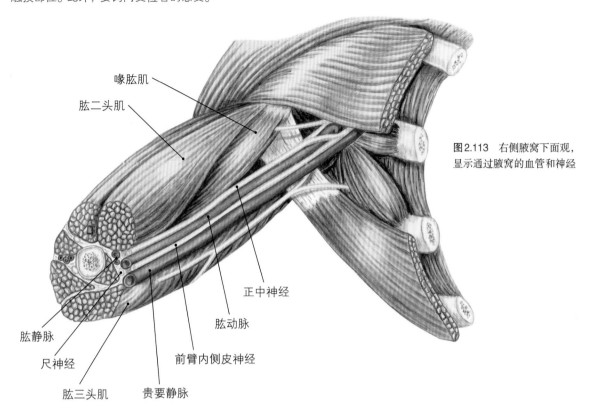

喙肱肌
肱二头肌

图2.113 右侧腋窝下面观，显示通过腋窝的血管和神经

正中神经

肱动脉

肱静脉

尺神经

前臂内侧皮神经

肱三头肌

贵要静脉

## 胸锁关节

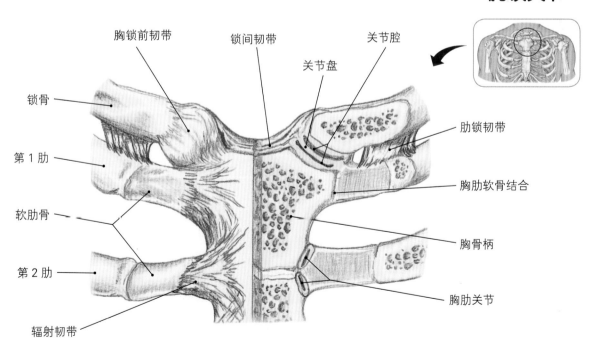

胸锁前韧带
锁间韧带
关节腔

关节盘

锁骨

第 1 肋

软肋骨

第 2 肋

辐射韧带

肋锁韧带

胸肋软骨结合

胸骨柄

胸肋关节

图 2.114 胸骨上部前面观，显示右侧冠状切面

## 肩关节的韧带

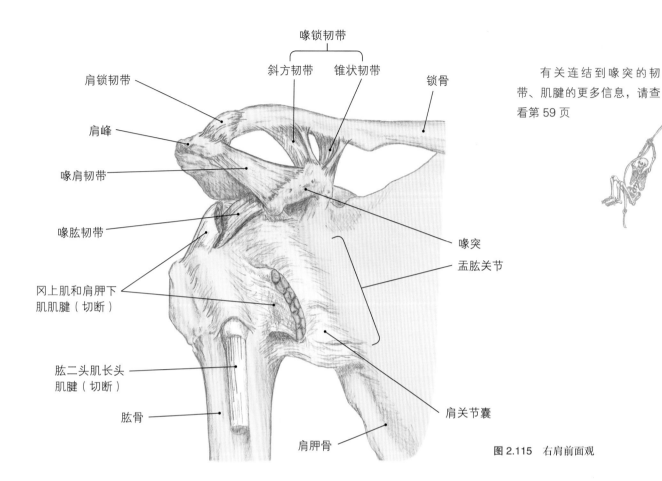

喙锁韧带

斜方韧带　锥状韧带

锁骨

肩锁韧带

肩峰

喙肩韧带

喙肱韧带

冈上肌和肩胛下
肌肌腱（切断）

肱二头肌长头
肌腱（切断）

肱骨

肩胛骨

喙突

盂肱关节

肩关节囊

有关连结到喙突的韧带、肌腱的更多信息，请查看第59页

图 2.115　右肩前面观

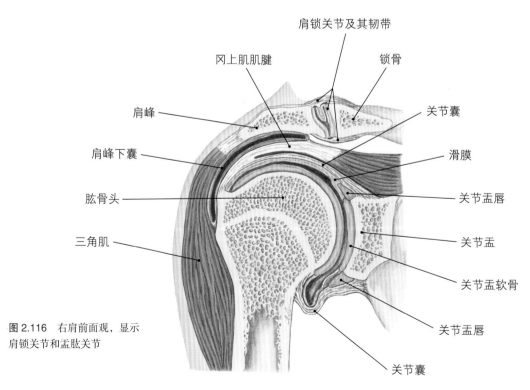

肩锁关节及其韧带

冈上肌肌腱

锁骨

肩峰

关节囊

肩峰下囊

滑膜

肱骨头

关节盂唇

三角肌

关节盂

关节盂软骨

关节盂唇

关节囊

图 2.116　右肩前面观，显示
肩锁关节和盂肱关节

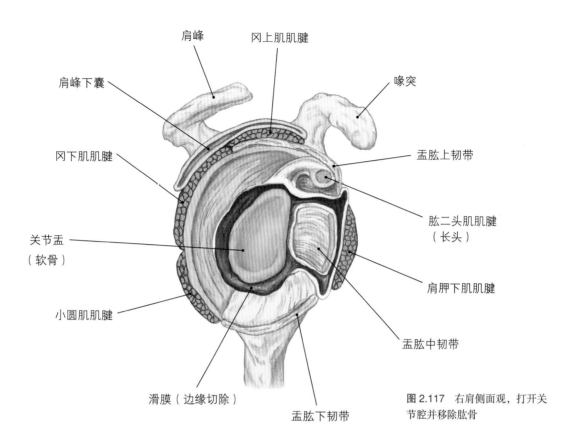

肩峰　　冈上肌肌腱

肩峰下囊

喙突

冈下肌肌腱

盂肱上韧带

肱二头肌肌腱
（长头）

关节盂
（软骨）

肩胛下肌肌腱

小圆肌肌腱

盂肱中韧带

滑膜（边缘切除）

盂肱下韧带

图 2.117　右肩侧面观，打开关节腔并移除肱骨

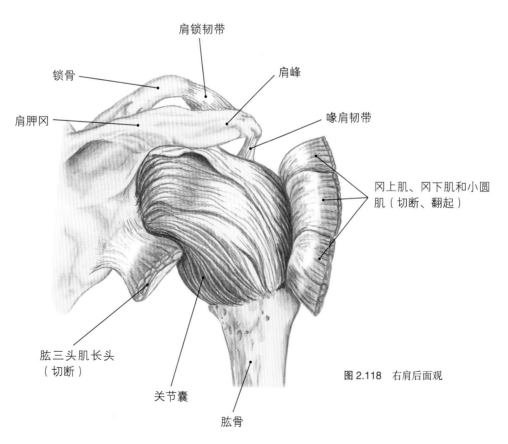

肩锁韧带

锁骨

肩峰

肩胛冈

喙肩韧带

冈上肌、冈下肌和小圆肌（切断、翻起）

肱三头肌长头
（切断）

关节囊

肱骨

图 2.118　右肩后面观

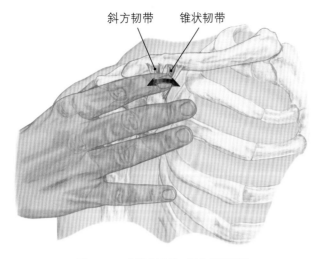

斜方韧带　　锥状韧带

图 2.119　右肩前面观，探查喙锁韧带

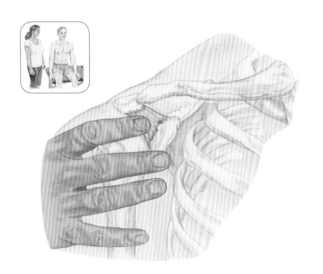

图 2.120　前面观，探查喙肩韧带

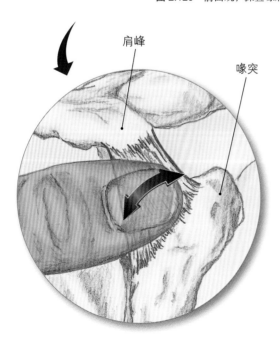

肩峰

喙突

## 喙锁韧带

喙锁韧带是由两条小韧带（斜方韧带和锥状韧带）组成，它们从肩胛骨喙突延伸至锁骨下表面（图 2.115），共同为肩锁关节提供稳定性，并在肩胛骨和锁骨之间形成坚固的桥梁。

在锁骨和喙突之间或弯向锁骨前表面的下方均可触及喙锁韧带。

### 🤚 喙锁韧带

1. 坐位或仰卧位。外展并内旋肩关节可使喙锁韧带易于触摸。

2. 定位肩胛骨喙突和锁骨骨干。

3. 在上面两个骨性标志之间的间隙内探查喙锁韧带（图 2.119）。与胸大肌纤维不同的是，喙锁韧带感觉像坚固、绷紧的带子一样。

☑ 向多个方向被动地运动肩胛带，感觉哪个位置更容易触摸到喙锁韧带。

## 喙肩韧带

大多数韧带是将两块骨连接在一起，而喙肩韧带不同。它将肩胛骨的喙突与肩峰连接起来（图2.120）。该韧带与肩峰一起形成横跨肩顶部的喙肩弓，有助于保护肩袖肌腱和肩峰下囊免受肩峰的直接撞击。宽阔的喙肩韧带位于三角肌深面，但仍可触及。

### 🤚 喙肩韧带

1. 仰卧位或坐位。找到喙突，然后找到肩峰的前缘。

2. 触摸三角肌纤维深面，在骨性标志间探查喙肩韧带（图 2.120）。

3. 外展手臂可使喙肩韧带更靠近表面。此时肱骨头向前滑动，并把喙肩韧带挤向前方。

☑ 你是否在肩峰和喙突之间探查？将手指放在喙肩韧带上，嘱受检者向各个方向被动运动肩胛带。你能感觉到随着肩部位置的变化，喙肩韧带与周围组织的关系是如何变化的吗？

## 肩峰下囊

也称为三角肌下囊，这个囊分为两个主要部分（图 2.121）。外侧部在肩峰和三角肌下方形成光滑表面，使肱骨头和肩袖肌腱容易滑动。内侧部在喙肩韧带下方，可以缓冲冈上肌腱滑动时的摩擦。

臂部置于体侧。大部分滑囊位于肩峰下方，不易触及。但后伸肩关节可使滑囊移向前方。由于肩部外展压迫滑囊，这个动作（当伴有疼痛和压痛时）可作为肩峰下滑囊炎的指标。

### ✋ 肩峰下囊

1. 受检者坐位，医者站在其身后，找到肩峰。

2. 一只手置于肩峰前缘，另一只手缓慢地将肘关节拉向后方，肩关节后伸，这使得肩峰下囊从肩峰下移出。在三角肌和肩袖之间的深度进行触诊（图 2.122）。

3. 提示：滑囊是一种脆弱的组织，需要轻柔地触诊。如果滑囊发炎，质地会非常柔软。

## 腋淋巴结

腋淋巴结位于腋窝。当在腋区触诊时，轻柔地触诊可以避免痒感的发生。另外，缓慢而轻柔地按压可避免对神经和血管的刺激。

### ✋ 腋淋巴结

1. 仰卧位或坐位。外展臂部，缓慢地将 2 个手指伸入腋窝，然后内收臂部，使腋窝内组织进一步放松。

2. 将手指向上移动至腋窝顶部，然后向内侧滑向胸廓。通常会在肋骨处触摸到一些淋巴结（图 2.123）。

3. 手指移动到腋窝外侧，轻压肱骨，感受肱动脉有力的搏动。此时，触摸到肱动脉位于喙肱肌和肱三头肌长头之间。

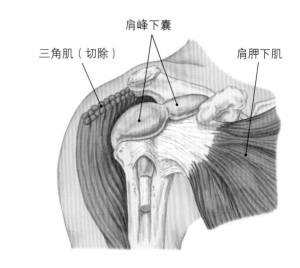

图 2.121　右肩前面观

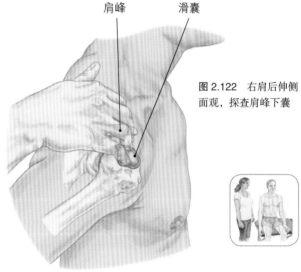

图 2.122　右肩后伸侧面观，探查肩峰下囊

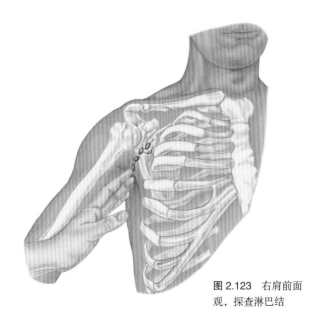

图 2.123　右肩前面观，探查淋巴结

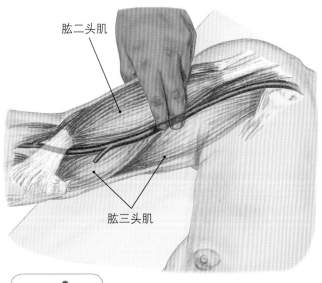

肱二头肌

肱三头肌

图 2.124　前内侧面观，在肱二头肌与肱三头肌之间探查肱动脉搏动

## 肱动脉

肱动脉是腋动脉的延续，走行于肱二头肌和肱三头肌之间。其搏动可在上臂内侧的这两块肌之间触及。在肱动脉分为桡动脉和尺动脉之前，可在肘部肱二头肌肌腱内侧触摸到搏动。

✋肱动脉

1. 坐位或仰卧位。上肢外展，将你的指腹放在上臂内侧。由肱二头肌与肱三头肌构成的浅沟有助于肱动脉的定位（图 2.124）。

2. 将手指轻轻按向肱骨干，感受肱动脉的搏动。

3. 在肱二头肌远端肌腱内侧也可以触摸到肱动脉搏动。

在前臂和手部，我们会找到屈肌、伸肌和解剖学的"鼻烟窝"结构。

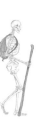

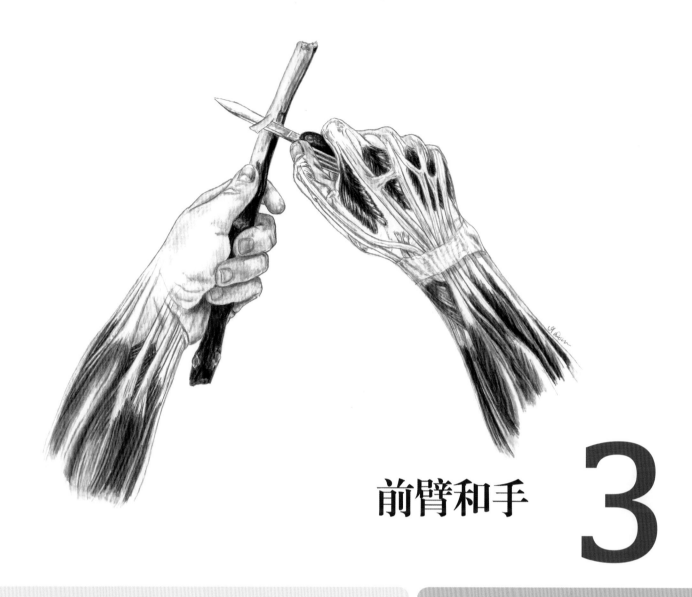

# 前臂和手 3

人类的手渗透到文化的许多方面，包括我们的语言。人们通常以左右手中的一只手为主运动。如果事情失控了，你可以伸出援手。如果一切顺利，那就打个响指。

很难想象，如果我们没有手，该如何打字、弹吉他、拿绳子或打鸡蛋。难以置信的是，为你的手指提供力量和灵活性的大部分肌并不在手指附近，而是在前臂。手指上只连接肌腱。

在学习过程中思考以下问题：

◆手里拿着一个网球（或类似大小的物体），将手腕置于中立位置，用力挤压球。然后弯曲手腕挤压。最后，尝试伸直。在每一个姿势中，你的握力强度是如何变化的？你认为这是为什么？

◆把你的右手放在桌子上，慢慢地但戏剧性地移动手指，就像你在弹奏一架巨大的钢琴。用左手触摸前臂（尤其是手腕），感受各肌的收缩。顺着肌或肌腱越过手腕或直至肘部。

# 表面解剖

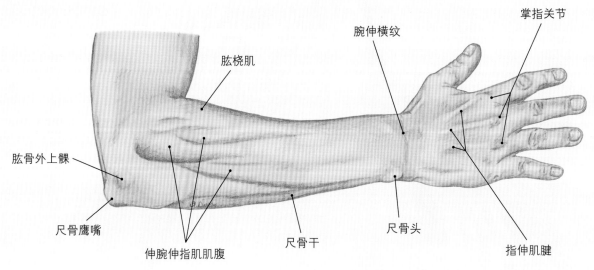

肱桡肌

腕伸横纹

掌指关节

肱骨外上髁

尺骨鹰嘴

伸腕伸指肌肌腹

尺骨干

尺骨头

指伸肌腱

图 3.1　右前臂和右手的外侧观

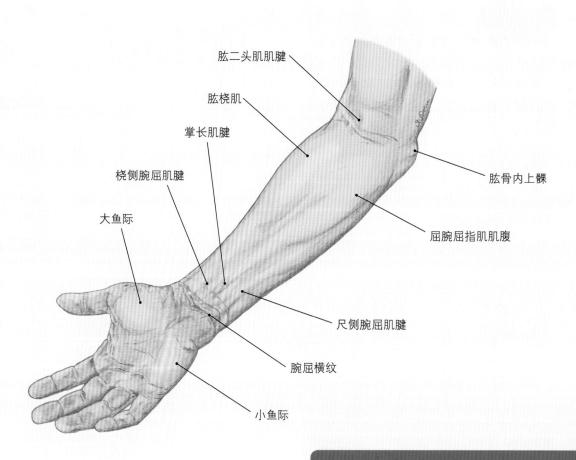

肱二头肌肌腱

肱桡肌

掌长肌腱

桡侧腕屈肌腱

大鱼际

肱骨内上髁

屈腕屈指肌肌腹

尺侧腕屈肌腱

腕屈横纹

小鱼际

图 3.2　右前臂和右手的前面观

在日常用语中，"臂"一般认为是肩到腕之间的区域；就解剖而言，"臂"仅指肩和肘之间的部分。肘和腕之间部分称"前臂"。

## 皮肤和筋膜探查

✋前臂

1. 取坐位。首先轻轻地捏起皮肤和浅筋膜。对比前面（无体毛侧）和后面（有体毛侧）皮肤的厚薄和弹性（图3.3）。

2. 测量前臂长度，并注意前臂中部的皮肤与腕、肘部位的皮肤，哪个更容易捏起来。

✋前臂

1. 用你的一只手固定被检者的前臂，另一只手绕着前臂骨干轻轻地搓动皮肤和筋膜（图3.4）。

2. 尝试向上下牵拉皮肤。一般情况下皮肤在水平方向（绕前臂中部）的弹性要大于垂直方向的弹性。

✋腕

1. 可以通过以下方法感知受检者皮肤和筋膜的伸展性。抓住腕关节处的皮肤后被动屈伸腕关节（图3.5）。当腕关节被动屈曲时，感受皮肤的柔软和松弛度。当腕关节背伸时皮肤也可以被手指捏起。

2. 捏着前臂不同方位的组织，同时运动腕关节。使前臂旋前或旋后，感受做各个动作时皮肤运动的不同。

3. 提起受检者的皮肤，并让其主动运动腕关节和手指。嘱其缓慢运动。做各种单独的特定运动，如伸腕关节的同时伸手指，感受不同动作时皮肤的移动。

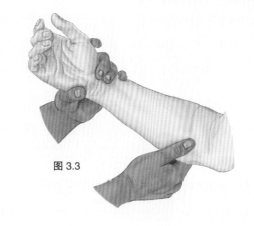

图3.3

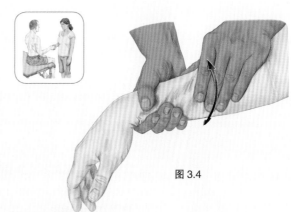

图3.4

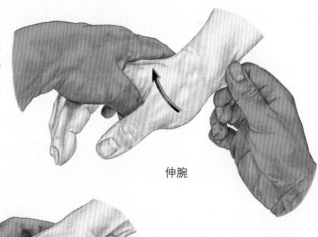

伸腕

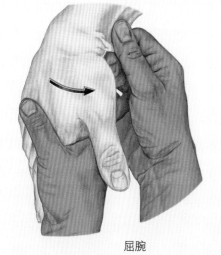

屈腕

腕中立位

图3.5 捏住腕关节处的皮肤后被动屈伸腕关节

# 前臂和手的骨

肱骨是臂部的骨性支架，它近端同肩胛骨形成盂肱关节，远端同尺、桡骨形成肘关节。肘关节由肱尺、肱桡和桡尺3个关节组成。

桡骨和尺骨形成前臂的骨性支架（图3.6）。尺骨较表浅，在肘关节到腕关节间形成一个可以明显触到的骨性边缘。桡骨（"拇指侧"）在尺骨外侧，部分包绕在肌内。前臂的旋前和旋后都是桡骨通过桡尺近侧和远侧关节，以尺骨为轴旋转。

腕和手由3组骨组成，分别为腕骨、掌骨和指骨。8块卵石状的腕骨分成远近两列，每一列由4块腕骨组成（图3.9）。腕骨位于腕横纹的远端，可从手的掌侧、背侧、桡侧和尺侧等各面触及。

掌骨由5块长骨组成，形成手掌支架。掌骨近端为掌骨的基底，中间为掌骨干，远端为掌骨头（图3.7）。掌骨在手背侧容易触及，在掌侧位于肌的深面。

指骨构成手指的骨性支架，拇指有2节指骨，其余手指有3节指骨。指骨的各个面都可触及（图3.8）。

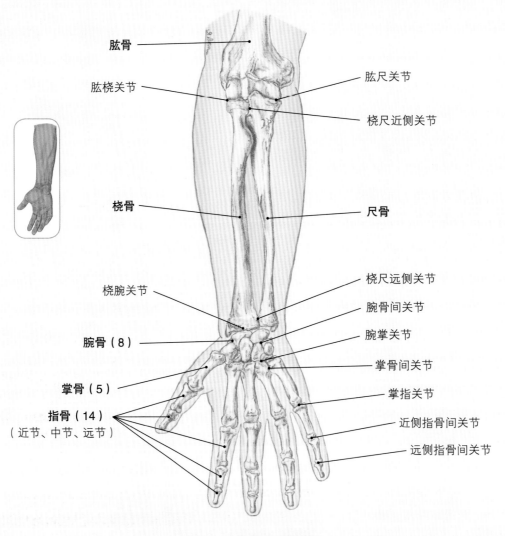

**肱骨**
**肱桡关节**
肱尺关节
桡尺近侧关节
**桡骨**
**尺骨**
桡尺远侧关节
桡腕关节
腕骨间关节
**腕骨（8）**
腕掌关节
掌骨间关节
**掌骨（5）**
掌指关节
**指骨（14）**
（近节、中节、远节）
近侧指骨间关节
远侧指骨间关节

图3.6 右前臂和右手前面观

让我们来聊聊关节吧！桡腕关节是由桡骨和近侧列腕骨形成的椭圆关节。腕骨间关节和第2~5腕掌关节仅可进行轻微的活动。

拇指的腕掌关节为鞍状关节。掌指关节为手上的大关节，也是椭圆关节。指骨间关节为屈戌关节。

前臂和手

# 前臂和手的骨性标志

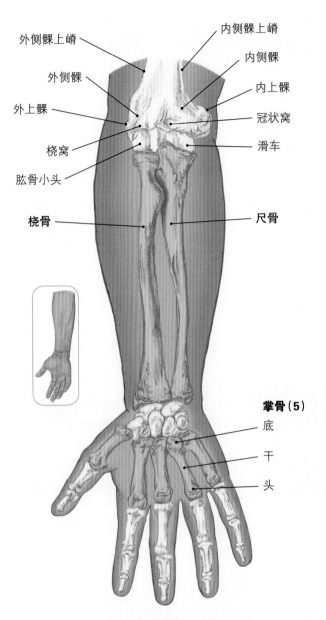

外侧髁上嵴
内侧髁上嵴
外侧髁
内侧髁
外上髁
内上髁
桡窝
冠状窝
肱骨小头
滑车
桡骨
尺骨

掌骨(5)
底
干
头

图3.7 右前臂和右手的前面(掌面)

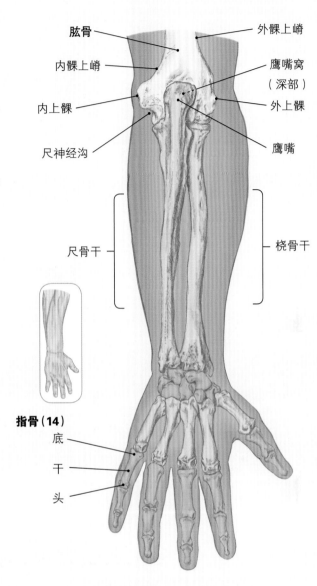

肱骨
外髁上嵴
内髁上嵴
鹰嘴窝
(深部)
内上髁
外上髁
尺神经沟
鹰嘴
尺骨干
桡骨干

指骨(14)
底
干
头

图3.8 右前臂和右手后面(背面)

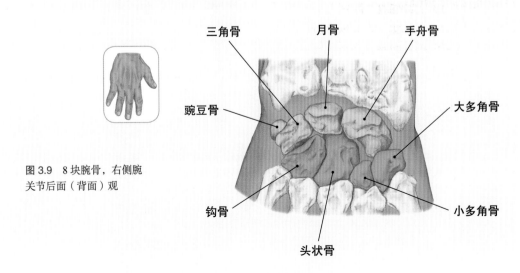

三角骨
月骨
手舟骨
豌豆骨
大多角骨
钩骨
小多角骨
头状骨

图3.9 8块腕骨,右侧腕
关节后面(背面)观

# 尺骨和桡骨

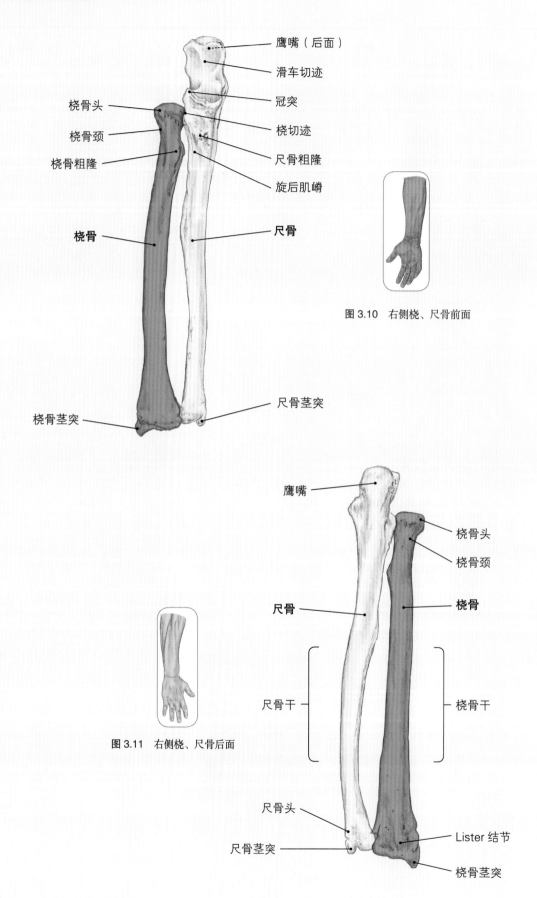

鹰嘴（后面）

滑车切迹

冠突

桡切迹

尺骨粗隆

旋后肌嵴

桡骨头

桡骨颈

桡骨粗隆

**桡骨**

**尺骨**

桡骨茎突

尺骨茎突

图 3.10　右侧桡、尺骨前面

鹰嘴

桡骨头

桡骨颈

**尺骨**

**桡骨**

尺骨干

桡骨干

尺骨头

尺骨茎突

Lister 结节

桡骨茎突

图 3.11　右侧桡、尺骨后面

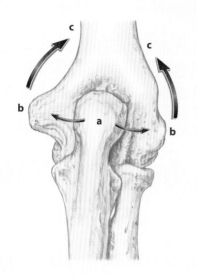

**探查1** "圆形的山丘"
触摸肱骨远侧端和肘关节

**a** 鹰嘴和鹰嘴窝
**b** 肱骨内、外上髁
**c** 肱骨内、外髁上嵴

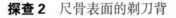

**探查2** 尺骨表面的剃刀背

**a** 鹰嘴
**b** 尺骨干
**c** 尺骨头
**d** 尺骨茎突

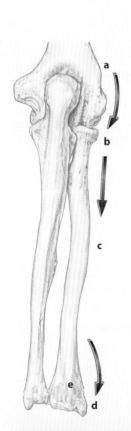

**探查3** "绕轴运动"。桡骨
围绕旋转轴的运动形成了前臂
的旋转动作

**a** 肱骨外上髁
**b** 桡骨头
**c** 桡骨干
**d** 桡骨茎突
**e** Lister 结节

**探查4** "掌上漫步"。触摸
腕骨以及手部的骨和关节

　一些骨名称的翻译常常让你抓耳挠腮，百思不得其解。为什么不起个简单好记的名字？但是就腕骨来说，一切比较明了。

| | | | |
|---|---|---|---|
| **头状骨** | 头的形状 | **手舟骨** | 船形 |
| **钩骨** | 钩子形 | **大多角骨** | 小桌子（希腊语） |
| **月骨** | 新月形 | **小多角骨** | 桌子的形状（希腊语） |
| **豌豆骨** | 豌豆的形状 | **三角骨** | 三角形 |

# 探查 1 　"圆形的山丘"

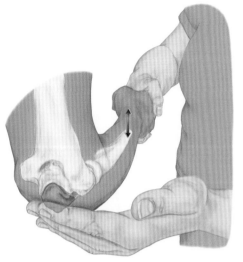

图 3.12　触摸鹰嘴

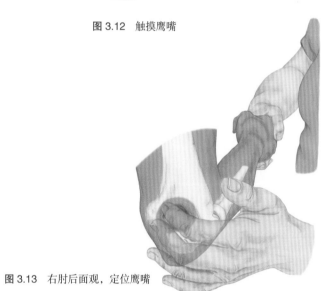

图 3.13　右肘后面观，定位鹰嘴

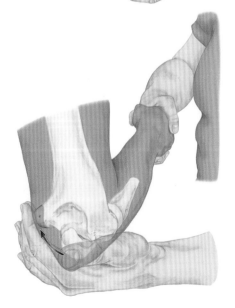

图 3.14　触诊内上髁

## 鹰嘴和鹰嘴窝

鹰嘴在尺骨近侧端，同肱骨远侧端相关节。它最大的一个面是肱三头肌的附着处，是肘关节一个重要的体表标志。

鹰嘴窝是肱骨远端背侧的一个凹陷，在伸肘时可以容纳尺骨鹰嘴。它位于肱三头肌腱附着处的深面，仅部分可触及。

### 👆鹰嘴

1. 受检者坐位，用你的一只手握着受检者的手，另一只手触摸肘关节处表浅突起。触摸其斜面及其侧面。

2. 被动屈、伸肘关节，感受鹰嘴在不同状态下的位置（图 3.12）。

### 👆鹰嘴窝

1. 屈肘触摸鹰嘴。

2. 将你的手指移向鹰嘴突起的顶部，将肱三头肌肌腱压向窝内。

3. 由于肱三头肌肌腱以及鹰嘴近侧端的存在，仅可触摸到一个小的新月形的空隙（图 3.13）。

☑ 当你定位鹰嘴窝时，手指是不是距离鹰嘴尖很近？当你轻轻地屈伸肘关节，能否感受到该小窝形状和大小的变化？

## 肱骨内、外上髁

肱骨向远端延伸时其远端逐渐变得扁平，鹰嘴的正内侧是肱骨内上髁，它非常表浅，作为屈腕、屈指肌腱的附着点，呈球形突起。

外上髁在尺骨鹰嘴的外侧，较内上髁小，它也是伸指、伸腕肌腱的附着处。

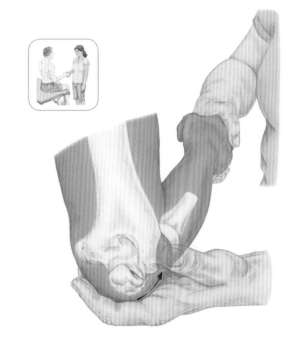

### 肱骨内、外上髁

1. 受检者坐位，医者握住受检者的手，定位鹰嘴的位置。

2. 将你的手指逐渐从内侧绕过鹰嘴，在到达大而浅的内上髁前你可以感觉到一个沟。仔细感觉这个髁的球形形状（图 3.14）。

3. 手指返回到鹰嘴。将手指向外侧逐渐绕到外上髁，可以感觉到肱骨外上髁较内上髁明显小（图 3.15）。

☑ 把两个手指分别放在肱骨内、外上髁，此时肘关节周围的肌可以运动，但是肱骨内、外上髁保持不动，是不是？

图 3.15 右肘后面观，触摸肱骨外上髁

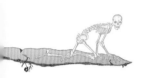

尺神经在穿过内上髁和鹰嘴之间的尺神经沟时，如果受到撞击会产生麻木的感觉。

## 肱骨髁上嵴

这两条髁上嵴均由肱骨远端对应的上髁延伸而来，都是前臂肌的附着点。外侧髁上嵴位置表浅，内侧髁上嵴逐渐行向臂内侧，并靠近尺神经。

### 肱骨髁上嵴

1. 受检者坐位，医者握住受检者的手，定位内上髁的位置。

2. 从内上髁逐渐向近端移动，由内上髁延伸出来的骨嵴即为内侧髁上嵴（图 3.16）。将手指来回滑动，感受该骨嵴的不同的面。

3. 同样方法触摸外侧髁上嵴。

☑ 你能由近向远沿着尺骨边缘触摸，感受到尺骨逐渐被前臂肌覆盖吗？

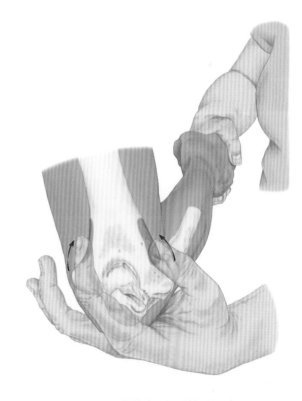

图 3.16 触摸肱骨内、外侧髁上嵴

# 探查2 "剃刀背"

## 尺骨干

长而直的尺骨干从鹰嘴延伸到尺骨头，虽然周边有一些肌附着，但在前臂的后内侧面还是可以明显触摸到该表浅骨嵴。

### ✋尺骨干

1. 握住受检者的手，定位鹰嘴后，将手指由鹰嘴沿尺骨干向远端触诊。
2. 为更好地感受其形状和位置，将手指沿尺骨全长在其边缘不停滑动。

☑ 你所触到的骨是否表浅？它是否在前臂全长都可触及（图3.17）？

## 尺骨头

尺骨干在远端增宽形成尺骨头，在腕关节的后内侧面，可见一表浅的球形突起，可阻止手表带的下滑。

### ✋尺骨头

1. 将你的手指沿尺骨干向远端移动。
2. 在紧靠腕关节的近端，尺骨干增大为尺骨头，触摸其各个边缘（图3.18）。

☑ 你所触及的骨突与尺骨干是否是连续的？在中立位上，它是否位于前臂的后内侧面？

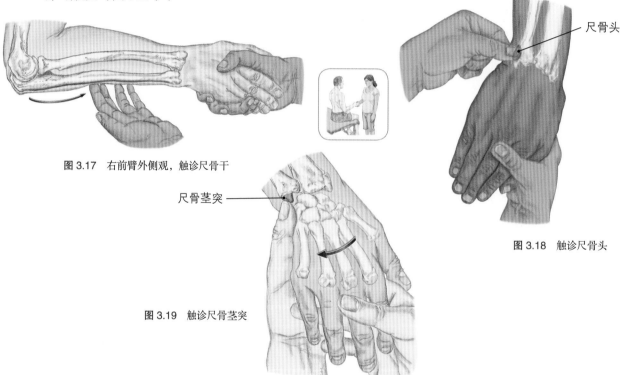

图3.17　右前臂外侧观，触诊尺骨干

尺骨茎突

图3.19　触诊尺骨茎突

图3.18　触诊尺骨头

## 尺骨茎突

尺、桡骨的远侧端都有茎突。桡骨茎突较大且向远侧延伸更多。尺骨茎突相对较尖，在体表更加显著。它像牙一样指向远侧。它位于腕关节的后内侧面。两个茎突在体表都较表浅，前臂肌的肌腱在其旁边经过。

### ✋尺骨茎突

1. 握住受检者的手，被动内收腕关节，使腕关节周围肌腱松弛。
2. 将你的拇指放在尺骨头的后面，向远端触摸以感受尺骨茎突的尖端（图3.19）。

☑ 你所触摸到的部位同尺骨头是否连在一起？与单独的腕骨不同？如果缓慢屈伸腕关节，它们是否保持稳定？

# 探查 3　"旋转轴"

## 桡骨头

桡骨头在肱骨外上髁的远端，呈钟状形成桡骨的近端。它由环状韧带稳定，是前臂旋前和旋后的旋转点。虽然位于旋后肌和伸肌的深面，桡骨头的后外侧面仍可触摸到。

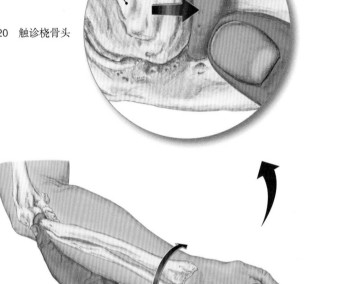

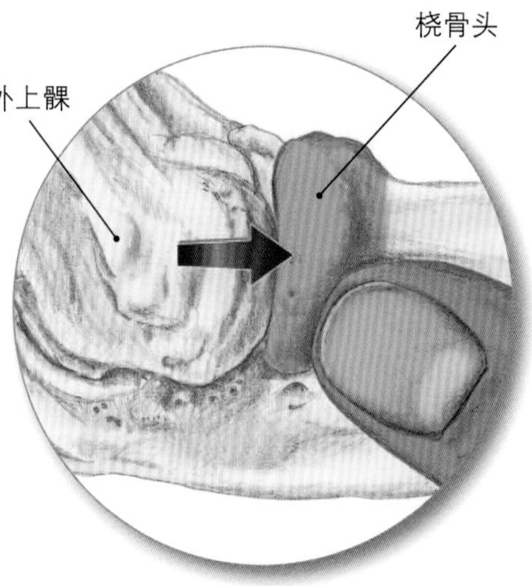

肱骨外上髁　　　　　桡骨头

图 3.20　触诊桡骨头

👆桡骨头

1. 握住受检者的手，定位外上髁的位置。

2. 沿外上髁向远侧端滑行，越过肱骨和桡骨之间的小沟，将手指放在桡骨头上（图 3.20）。

3. 桡骨头是此处唯一的骨性标志，感受它的环状浅表面。

☑️　在外上髁的远端，将拇指放在桡骨头上，另一只手缓慢使前臂旋后和旋前（图 3.21），你是否感觉到桡骨头在你拇指下方转动？

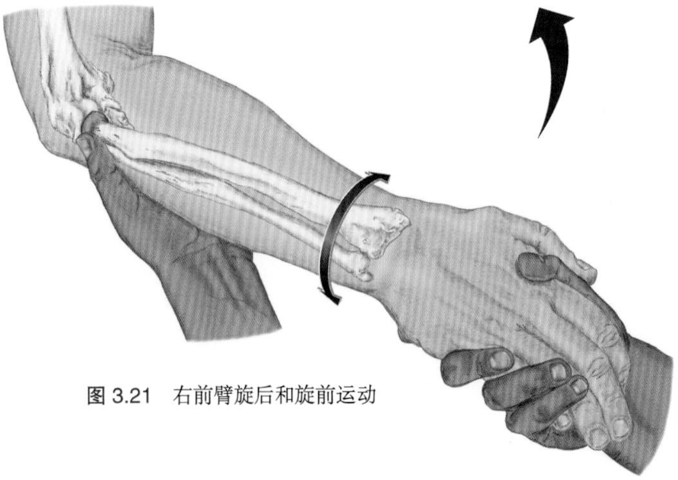

图 3.21　右前臂旋后和旋前运动

## 桡骨干

桡骨干在前臂外侧（拇指侧）。与尺骨干不同的是桡骨干大部分都包在肌肉内，其远端比较表浅，可以清楚触摸到。

👆桡骨头

1. 受检者屈肘 90°，使前臂处在中立位（握手位）。

2. 医者将手放在受检者桡骨头处，向远端移动过程中可以发现桡骨位于前臂肌内，继续沿着桡骨干向前触摸可以摸到桡骨在腕关节附近浅出（图 3.22）。

3. 在前臂远端，从各个面触摸到已浅出的桡骨干。

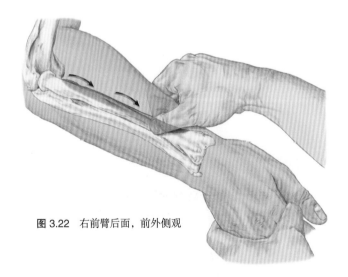

图 3.22　右前臂后面，前外侧观

☑️　你触摸到的骨是不是在前臂的外侧面？将一只手放在桡骨前面，另外一只手缓慢旋转前臂，是不是感觉到桡骨在绕着尺骨干旋转？

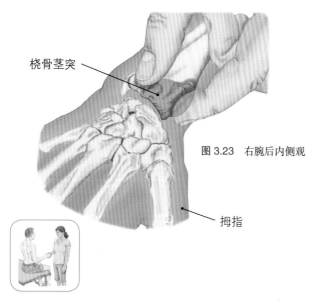

桡骨茎突

图 3.23　右腕后内侧观

拇指

## 桡骨茎突

桡骨茎突与齿状的尺骨茎突相比，更加宽大坚固。在桡骨的外侧，桡骨茎突被伸肌腱包绕，同时它也是肱桡肌的附着处。

### ✋ 桡骨头

1. 医者先用手抓住受检者桡骨干远侧端，向远端滑行过程中可感觉到桡骨在各方向变宽大。

2. 沿桡骨外侧面触摸，向远侧端触摸到桡骨茎突（图 3.23）。

☑️ 你是否触摸到腕横纹的近侧？是否可以感觉到触及的骨周围包绕着数条肌腱？如果被动屈伸腕关节，桡骨茎突是否依旧保持固定？

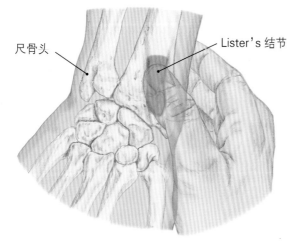

尺骨头

Lister's 结节

图 3.24　右腕背面观

## Lister 结节

为纪念现代无菌手术的先行者 Joseph Lister 而命名。其为一表浅的骨性突起，位于桡骨茎突的背侧面。呈长椭圆形的 Lister 结节（也称背侧结节），以骨性支点约束拇长伸肌腱。你可以把它作为寻找月骨和头状骨的骨性标志。

### ✋ Lister 结节

1. 用你的拇指定位桡骨茎突的背侧面。

2. 将拇指滑向尺骨头方向，寻找长椭圆形的 Lister 结节。

3. 在尺骨头的外侧 2.5 cm 左右可以清晰地触及该结节（图 3.24）。

☑️ 你是否触摸到桡骨背侧面？在尺骨头外侧，是否感受到卵圆形的骨性突起？被动屈伸腕关节时，结节上的组织也一起运动，但结节是静止的，是这样吗？

🔄 尺、桡骨的茎突是定位腕骨起点的重要标志，找到两个茎突，判断桡骨茎突是不是比尺骨茎突延伸得更远？然后手指向远端触摸，注意感受手指自然陷入腕关节间，这就是腕关节近侧列腕骨的大体位置。

# 探查 4 "掌上漫步"

## 腕 骨

腕部有 8 块小而不规则的腕骨，位于尺、桡骨的远端和掌骨之间，呈楔形组合在一起，所有腕骨分成两列，每列 4 块（图 3.27）。

腕骨在腕横纹的远端、手掌根部，被众多屈、伸肌腱包绕。附在表面的肌腱及腕骨间的紧密结合，使独立区分出每个腕骨比较困难。

接下来我们将详细介绍腕骨的组成，首先将其看成一个整体，然后再进一步介绍比较容易区分的豌豆骨、三角骨、钩骨。

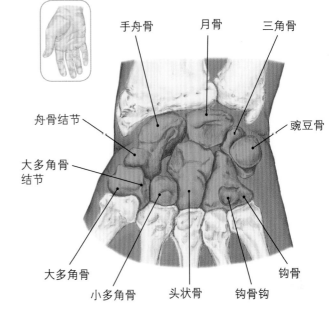

图 3.25　右腕关节掌侧观

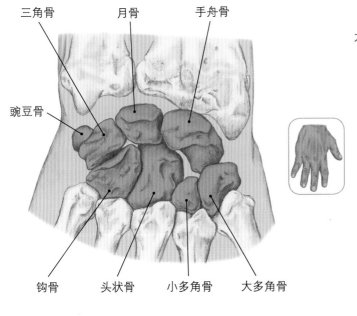

图 3.26　右腕关节背侧观

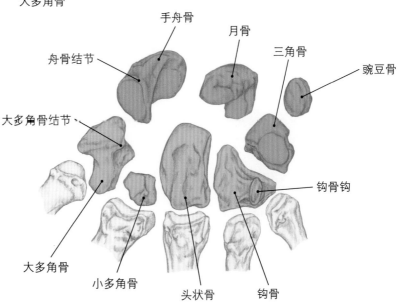

图 3.27　分离开的腕骨——右腕掌侧观。手舟骨、月骨、三角骨和豌豆骨组成近侧列；大多角骨、小多角骨、头状骨和钩骨组成远侧列

前臂和手

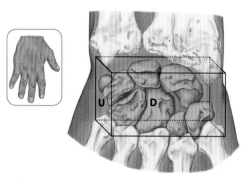

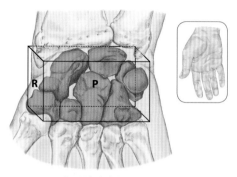

右腕尺背侧观          右腕桡掌侧观

图 3.28 腕骨有 4 个面可观察：掌侧、背侧、桡侧、尺侧。有些腕骨只能从一个面观察，而有些腕骨可以从多个面观察。无论如何，观察腕关节的每一个面，至少可以让你感知到每一块腕骨的一部分

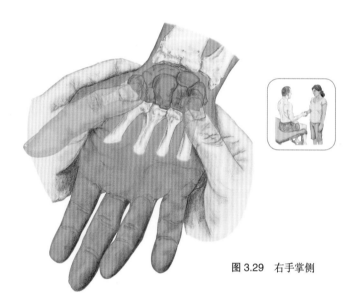

图 3.29 右手掌侧

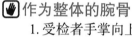

✋ **作为整体的腕骨**

　　1. 受检者手掌向上，明确尺桡骨茎突的位置。

　　2. 你的手沿受检者桡尺骨的茎突向远端滑行触摸其腕骨掌侧面。

　　3. 重新将拇指放置在受检者手掌根部的位置，将腕关节向各个方向被动运动（图 3.29）。注意腕骨是如何像袋子中的石子一样相互缓慢运动的。将手掌翻向下，以同样方式触摸其背侧面（图 3.30）。

☑ 你是否将手放在腕横纹的远端？当屈腕时，能否感觉到腕骨移向掌侧？当伸腕时，是否感觉腕骨移向背侧且非常表浅？

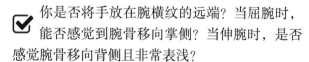
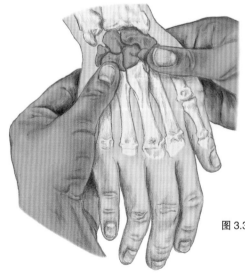

图 3.30 右手背侧

# 豌豆骨

豌豆骨外表不光滑，位于腕关节的尺掌侧，紧贴腕横纹的远端，是尺侧腕屈肌的止点。

✋豌豆骨

1. 医者将手放在受检者的腕屈横纹上，向腕屈横纹的小指侧滑行。

2. 将手指向远端缓慢滑行，用拇指指腹转圈触摸感受手掌较厚组织下的硬的豌豆骨（图3.31）。

☑ 被动屈腕关节，注意豌豆骨可以左右滑动（图3.32）。伸腕关节感受它是如何被固定住的（主要是由于尺侧腕屈肌腱的作用）。然后让受检者主动内收腕关节，能否感觉到尺侧腕屈肌腱走向腕关节内侧，并止于豌豆骨？

# 三角骨

锥形的三角骨位于豌豆骨的背侧、尺骨茎突的远端。中立位时，仅豌豆骨背侧面可以触摸到，但是当外展腕关节时可以触摸到位于腕关节尺侧的三角骨。

✋三角骨

1. 将受检者的手掌背对医者，手指放在尺骨茎突上。向远端滑行，触到三角骨之前有一个浅沟（图3.33）。

2. 保持手指不动，外展腕关节，注意感受三角骨是如何凸向侧方的（图3.34）。内收腕关节感受下三角骨是如何回到腕关节的。

☑ 在外展和内收腕关节时，你是否发现三角骨突起和消失？定位腕掌侧的豌豆骨。你能否通过从豌豆骨缓缓向腕尺侧移动来定位三角骨？

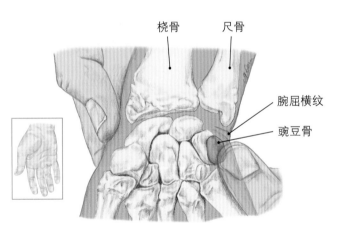

图 3.31　右手掌面

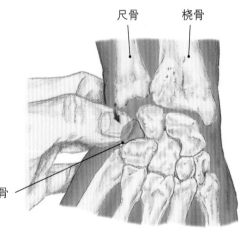

图 3.33　右腕关节中立位背侧观，触摸三角骨

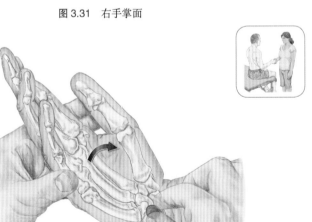

图 3.32　右手尺侧观，分离豌豆骨

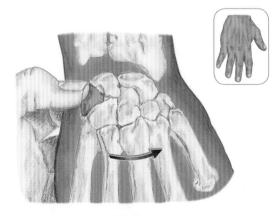

图 3.34　右腕外展背侧观，触摸三角骨

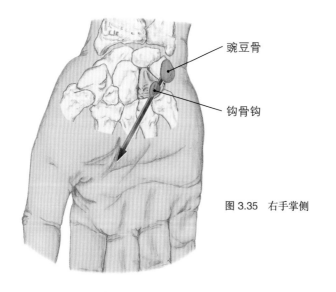

豌豆骨

钩骨钩

图 3.35　右手掌侧

将拇指指腹放在钩骨钩周边，轻轻转动，可以清晰感受到钩骨钩的形态和位置！

# 钩　骨

　　将你的手放在豌豆骨的远端，可以触摸到钩骨的小骨性突起，在手掌侧形成钩子样结构。豌豆骨和钩骨钩是腕横韧带的附着处，连接此处延展开的组织形成了腕管的"顶"。在手掌背侧，第 4、5 掌骨基底处可以触摸到钩骨的平滑面。触诊时钩骨钩常较韧。

✋ 钩骨

　　1. 将手指放在受检者的豌豆骨上，在豌豆骨和示指根部之间画一条假想的连线（图 3.35）。
　　2. 用拇指指腹从豌豆骨开始沿着假想线，距离豌豆骨远侧 1 cm 左右，用手指感受在掌垫下的钩骨（图 3.36）。

☑ 你的手指是不是在豌豆骨与示指之间？用适当的压力，能否感受到豌豆骨与钩骨钩之间的浅沟？

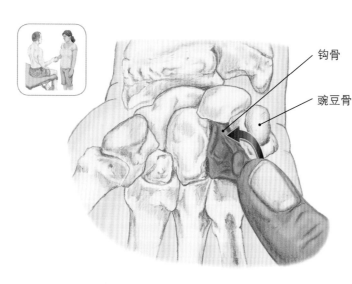

钩骨

豌豆骨

图 3.36　右腕关节掌侧观，显示钩骨钩周围结构

　　豌豆骨与钩骨钩形成的小管称 Guyon 管。尺神经和尺动脉在豆钩韧带所形成管道顶的下方通过。尺神经在此处往往容易因为 Guyon 管的压迫而受到损伤。如反复使用气动钻，或者长时间骑车时，将手放在车把上，都有可能造成神经慢性压迫。

尺动脉
尺神经
豌豆骨
Guyon 管
钩骨钩

右腕关节掌侧观

## 手舟骨

船状的手舟骨是最常发生骨折的腕骨。它在手的桡侧、桡骨茎突的远端。虽然它构成了"解剖学鼻烟窝"内肌腱的底，但仍可以在手的背侧、掌侧和桡侧触摸到。

👋 手舟骨

1. 从腕关节桡侧面开始，定位桡骨茎突的位置。拇指在表浅的肌腱之间从茎突向远端滑行，在中间的浅沟中可以触摸到手舟骨（图3.37）。

2. 保持手的位置并被动内收腕关节，做这个动作时感受手舟骨顶起你的拇指（图3.38）。然后外展腕关节，感受手舟骨是如何回到腕关节内的。

3. 在这个位置触摸手舟骨的背侧和掌侧面，在掌侧面腕屈横纹附近触摸舟骨结节。

☑️ 现在你的手指是不是在桡骨茎突的远端？在外展和内收腕关节的过程中，是否感受到手舟骨的凸起和回位？

## 大多角骨

大多角骨位于手舟骨的远侧，同第1掌骨底相关节。这个关节是第1掌骨独特运动方式的结构基础。

大多角骨的大部分都可以在手的桡侧和背侧触摸到，既可以从手舟骨的远端，也可以从第1掌骨的近端分离开。

👋 大多角骨

1. 在手的桡背侧触诊，将手放在舟骨上。向远端滑动（图3.39）。

2. 你可能不小心会越过大多角骨而触摸到第1掌骨底。如果是这样，则向大多角骨近端稍微滑动即可。

☑️ 为了验证你确实触摸的是第1掌骨底，而不是大多角骨，让受检者缓慢地屈伸拇指，如果触摸到的是第1掌骨底，那么它会随着拇指的屈伸而运动。明确大多角骨：确认你是否在舟骨远端与第1掌骨基底近端之间。

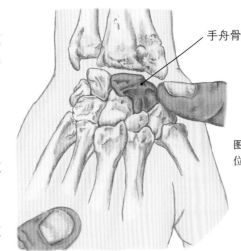

手舟骨

图3.37 腕中立位，右手背侧观

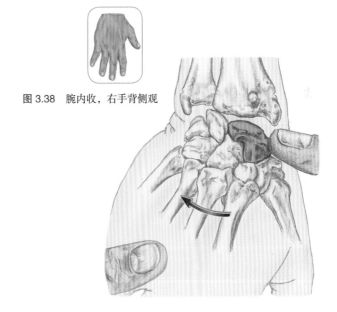
图3.38 腕内收，右手背侧观

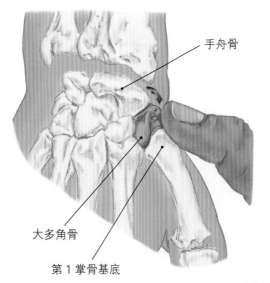
手舟骨

大多角骨

第1掌骨基底

图3.39 右手背侧

前臂和手

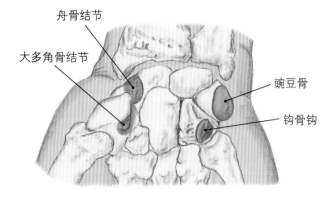

舟骨结节

大多角骨结节

豌豆骨

钩骨钩

图3.40　右腕掌侧观，显示屈肌支持带的4个止点

## 舟骨结节和大多角骨结节

　　舟骨结节和大多角骨结节是屈肌支持带的外侧附着处，连接在内、外侧附着处间的组织形成了腕管的"顶"（图3.40）。所有的结节都在腕关节的掌侧面，靠近腕横纹处。通常两个结节位置靠近，常不易区分开。但是它们还是可以被单独或整体触摸到。

### 🖐️舟骨结节和大多角骨结节

　　1.将你的手指沿着腕横纹放在手舟骨的桡侧。然后用拇指向手舟骨的掌侧触摸。

　　2.用拇指指腹，在腕横纹的远端触摸一明显的骨性突起（图3.41）。

　　3.轻微屈腕，使周围组织松弛（图3.42）。

　　☑️　你的手指是在桡骨茎突的远端吗？

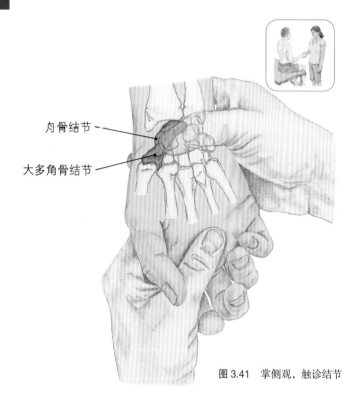

舟骨结节

大多角骨结节

图3.41　掌侧观，触诊结节

　　豌豆骨在四肢动物中比较大，如狗。在这些动物中，它在前爪跟的上方向后突起。这种结构在动物四肢运动中，让附着在豌豆骨上的尺侧腕屈肌可以利用杠杆原理更加有效地屈腕。人类的豌豆骨仅仅是一个豌豆大小的突起，但它在做揉捏面团动作时依然起作用。

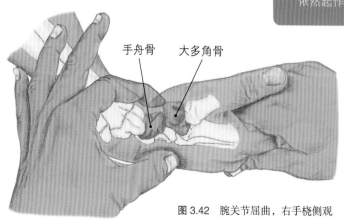

手舟骨　　大多角骨

图3.42　腕关节屈曲，右手桡侧观

# 月骨和头状骨

月骨位于 Lister 结节的远端内侧,是最容易脱位的腕骨。在中立位时,月骨不能够触摸到。当屈腕时,它会移向背侧。

头状骨是最大的腕骨,它位于月骨的远端。在其背侧有一浅沟很容易触摸到。

虽然月骨和头状骨都位于伸肌腱的底部,但都可以在背侧触摸到,并且在 Lister 结节和第 3 掌骨干之间可以分离(图 3.43)。

👋 **月骨和头状骨**

1. 确定 Lister 结节和第 3 掌骨底。腕关节轻度背伸,将你的拇指放在 Lister 结节和第 3 掌骨底之间,感受手进入一个凹陷处,这就是头状骨和月骨的位置(图 3.44)。

2. 将拇指放在凹陷的近端,然后屈腕,感受月骨是如何压向你的手指的(图 3.45)。然后伸腕关节,感受月骨离开你的手指,回位。

3. 将你的拇指移到凹陷的远端,感受它碰到第 3 掌骨底。被动屈腕关节,注意头状骨滑到你的手指并填满它的小窝。

☑ 你的手指是不是在 Lister 结节和第 3 掌骨之间?当区分月骨时,手指是不是在 Lister 结节的远端外侧?在屈腕时你是否可以感受到一个小的骨性突起压向你的拇指?

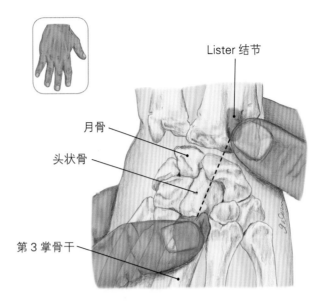

图 3.43 右腕背侧观。腕关节中立位时,在 Lister 结节和第 3 掌骨底间做一条假想的连线,标出头状骨的位置

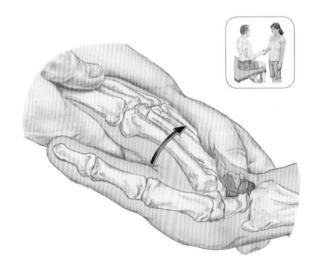

图 3.44 右手桡侧观,伸腕

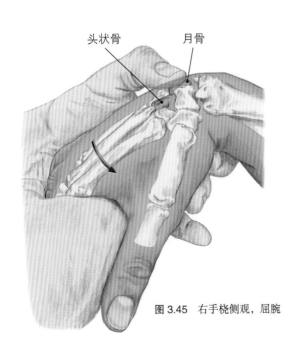

图 3.45 右手桡侧观,屈腕

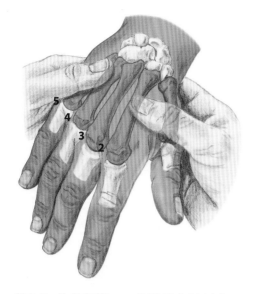

图 3.46 注意感受第 4、5 掌骨间关节的活动度，要比第 2、3 掌骨间关节的活动度大很多

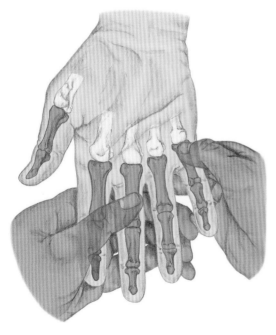

图 3.47 右手掌侧观

### 掌骨和指骨

手指上没有肌腹，只有肌腱和韧带，将各个指骨连结在一起。

1. 触摸受检者手背上表浅的掌骨干，感受掌骨间容纳骨间肌的间隙。然后将掌骨压下抬起数次（图 3.46）。

2. 将手掌翻向上，从手的掌侧触摸掌骨和指骨，注意它们在掌部软组织深面的位置（图 3.47）。

3. 向远端滑行，感受掌骨头的位置，掌骨同指骨是如何形成掌指关节的（图 3.48）。被动屈曲掌指关节，分辨掌骨头和指骨基底。

4. 向指骨远端滑行分辨出细小的肌腱、韧带以及指间的软组织，注意手指间缺少肌组织。

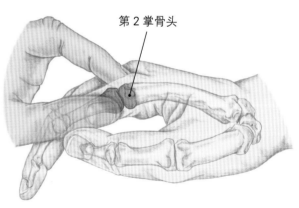

第 2 掌骨头

图 3.48 示指桡侧观

嘱受检者屈指屈腕，以定位腕掌关节( 右侧 )。在腕伸横纹远端 2~5 cm 处，手的背侧面可以摸到一些小颗粒状突起。这些突起就是与腕骨形成腕掌关节的掌骨基底部。

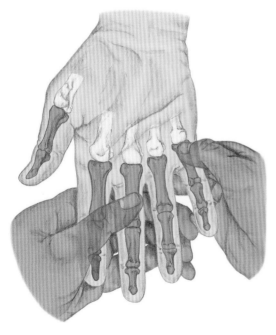

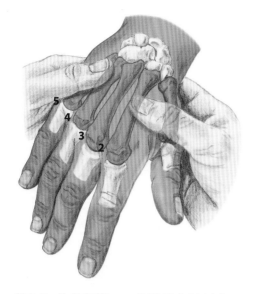

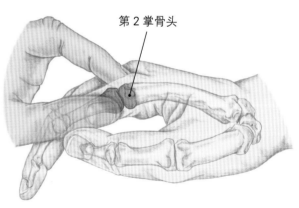

## 概述：**前臂和手部肌肉**

　　前臂肌是腕和手运动的主要动力肌，它们大多以小的梭形的肌腹延续为前臂下端的细长肌腱，这些肌腱向远端分布到腕、手及手指并负责其运动。这些肌腹可以分离开，为了更简单明了地阐述，本章将这些肌分成4组：

　　a. 主要作用肘关节的肌：
　　肱肌
　　肱桡肌
　　b. 运动腕和手指的肌，可以进一步划分为4个亚组：
　　伸腕伸指肌
　　屈腕屈指肌
　　收腕关节肌
　　展腕关节肌
　　（一些肌可对腕关节产生两个方向的运动，如尺侧腕屈肌，可屈曲和内收腕关节）
　　c. 作用于尺、桡骨，使前臂旋转的肌
　　旋前圆肌
　　旋前方肌
　　旋后肌
　　d. 运动拇指的长、短肌

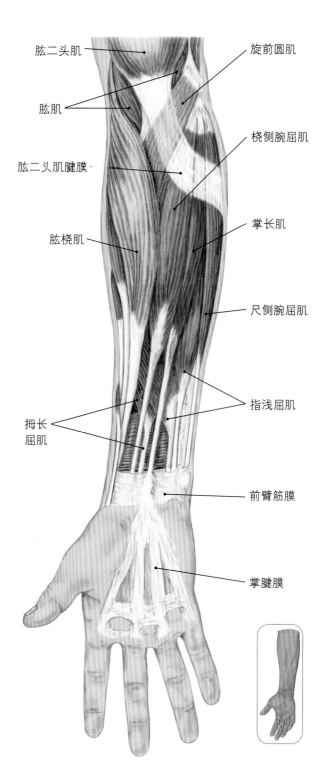

图 3.49　右前臂和右手的前面观，去除掌侧皮肤

　　分辨出腕关节外展（左图）和内收（右图），可更好地了解前臂的旋前和旋后。如前臂旋前（将掌心向下）然后内收腕关节，你的手就会远离身体的正中线，好像你在做腕关节外展动作一样。应当注意的是：外展和内收腕关节的动作不考虑前臂所处的状态。

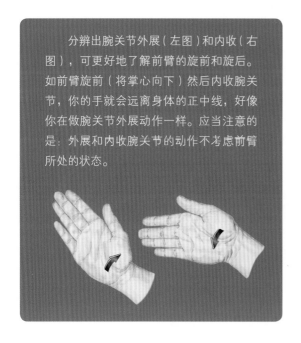

# 概述：**前臂和手部肌肉**（续）

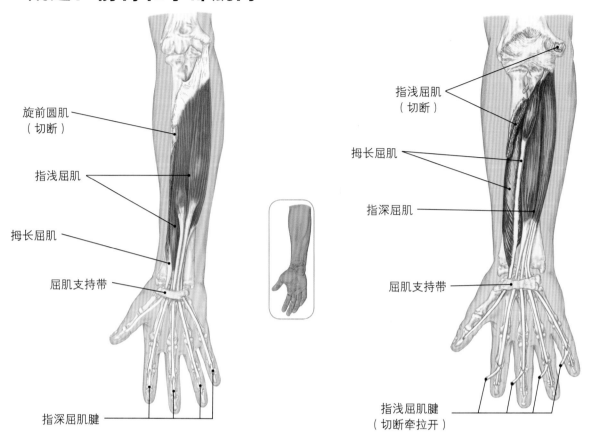

旋前圆肌
（切断）

指浅屈肌

拇长屈肌

屈肌支持带

指深屈肌腱

图 3.50　右前臂和右手的前面观，显示中间层肌

指浅屈肌
（切断）

拇长屈肌

指深屈肌

屈肌支持带

指浅屈肌腱
（切断牵拉开）

图 3.51　右前臂和右手的前面观，显示深层肌

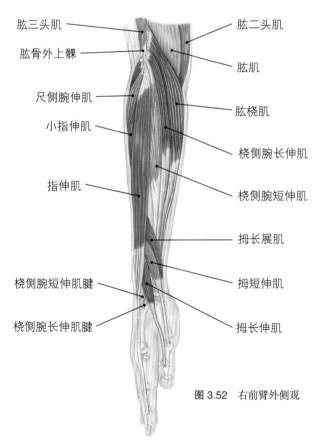

肱三头肌

肱骨外上髁

尺侧腕伸肌

小指伸肌

指伸肌

桡侧腕短伸肌腱

桡侧腕长伸肌腱

肱二头肌

肱肌

肱桡肌

桡侧腕长伸肌

桡侧腕短伸肌

拇长展肌

拇短伸肌

拇长伸肌

图 3.52　右前臂外侧观

**128**　推拿按摩的解剖学基础（第 6 版）

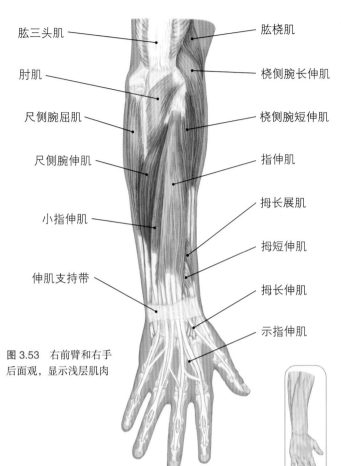

肱三头肌

肘肌

尺侧腕屈肌

尺侧腕伸肌

小指伸肌

伸肌支持带

肱桡肌

桡侧腕长伸肌

桡侧腕短伸肌

指伸肌

拇长展肌

拇短伸肌

拇长伸肌

示指伸肌

图 3.53 右前臂和右手
后面观，显示浅层肌肉

前臂肌的名字比较拗口，但是
这些名字对理解肌的功能和位置等
有很大帮助，如桡侧腕长伸肌，它
的名字能提示什么信息呢？

1. 它特指一块伸肌，所以它一
定起到伸关节的作用。这也提示还
应该存在一块桡侧腕屈肌。

2. "腕"代表它伸腕关节，这
也表明另外还有块肌肉来完成伸指
动作——指伸肌。

3. 该肌走行在前臂的桡侧，这
也表明还有一块尺侧腕伸肌在前臂
的尺侧。

4. 如果有长肌，那么应该还有
一块短肌——桡侧腕短伸肌。

前臂和手

问一个有趣的事，在制止
某人动手打人时，"你是否知
道是用手的外在肌还是内在
肌来做动作呢？"肌腹在前臂
的长肌为外在肌，肌腹在手部
的短肌为内在肌。

正确的答案是"都用"，
就用手的外在肌和内在肌将
他制服吧！

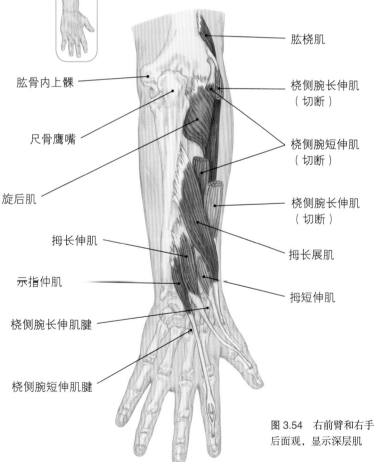

肱桡肌

桡侧腕长伸肌
（切断）

桡侧腕短伸肌
（切断）

桡侧腕长伸肌
（切断）

拇长展肌

拇短伸肌

肱骨内上髁

尺骨鹰嘴

旋后肌

拇长伸肌

示指伸肌

桡侧腕长伸肌腱

桡侧腕短伸肌腱

图 3.54 右前臂和右手
后面观，显示深层肌

第三章　前臂和手 ✦ **129**

# 协同肌——起相同作用的肌群

按照运动功能依次列出诸肌。星号代表该肌未在图中显示。

## 肘关节

（肱尺和肱桡关节）

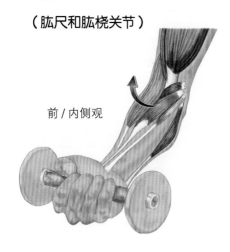

前/内侧观

**屈**
（伸的拮抗动作）
肱二头肌
肱肌
肱桡肌
桡侧腕屈肌（协助）
尺侧腕屈肌（协助）
掌长肌（协助）
旋前圆肌（协助）
桡侧腕长伸肌（协助）*
桡侧腕短伸肌（协助）*

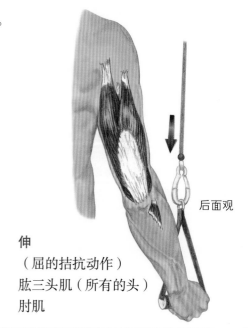

后面观

**伸**
（屈的拮抗动作）
肱三头肌（所有的头）
肘肌

## 前臂

（桡尺近侧和远侧关节）

**旋后**
（旋前的拮抗动作）
肱二头肌
旋后肌
肱桡肌（协助）

前臂前面观，旋后

**旋前**
（旋后的拮抗动作）
旋前圆肌
旋前方肌
肱桡肌（协助）

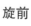

前臂前面观，旋前

## 腕

（桡腕关节）

**伸**
（屈的拮抗动作）
桡侧腕长伸肌
桡侧腕短伸肌
尺侧腕伸肌
指伸肌（协助）
示指伸肌（协助）

后面观

**屈**
（伸的拮抗动作）
桡侧腕屈肌
尺侧腕屈肌
掌长肌
指浅屈肌
指深屈肌（协助）*
拇长屈肌（协助）*

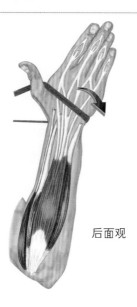

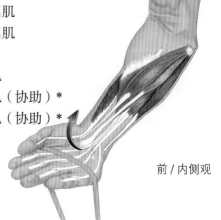

前/内侧观

（桡腕关节）

外展（桡偏）
（内收的拮抗动作）
桡侧腕长伸肌
桡侧腕短伸肌
拇长伸肌
拇短伸肌
桡侧腕屈肌
拇长展肌

内收（尺偏）
（外展的拮抗动作）
尺侧腕伸肌
尺侧腕屈肌

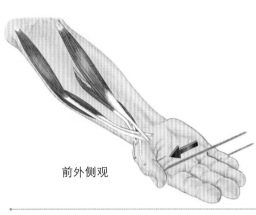

前外侧观

前内侧观

## 手和手指

（掌指关节，近侧和远侧指骨间关节）

示—小指伸
（屈的拮抗动作）
指伸肌
蚓状肌
骨间背侧肌（示、中、环指，协助）
骨间掌侧肌（示、环、小指，协助）
示指伸肌（示指）*

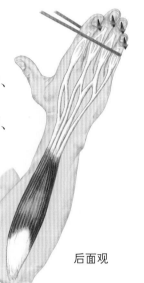

后面观

环—小指屈
（伸的拮抗动作）
指浅屈肌
指深屈肌
小指短屈肌（小指）*
蚓状肌
骨间背侧肌（示、中、环指，协助）
骨间掌侧肌（示、环、小指，协助）

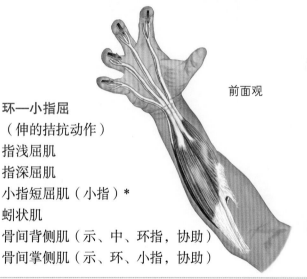

前面观

## 拇 指

（第1腕掌关节和第1掌指关节）

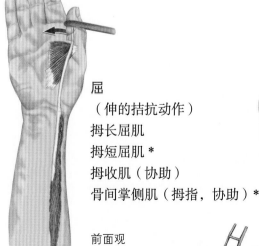

屈
（伸的拮抗动作）
拇长屈肌
拇短屈肌*
拇收肌（协助）
骨间掌侧肌（拇指，协助）*

前面观

对掌运动
拇对掌肌
拇短屈肌（协助）*
拇短展肌（协助）*

伸
（屈的拮抗动作）
拇长伸肌
拇短伸肌
拇长展肌
骨间掌侧肌（拇指，协助）*

后外侧观

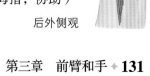

手指所有协同肌列
表见第 409~413 页

前臂和手

# 前臂和手部肌肉

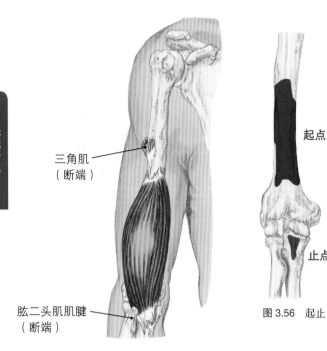

图 3.55　右臂前面观，显示肱肌

三角肌
（断端）

肱二头肌肌腱
（断端）

起点

止点

图 3.56　起止

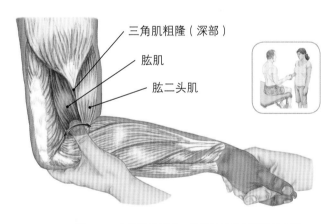

三角肌粗隆（深部）

肱肌

肱二头肌

图 3.57　右前臂外侧观，拇指轻轻弹拨肱肌的边缘

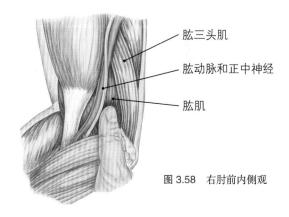

肱三头肌

肱动脉和正中神经

肱肌

图 3.58　右肘前内侧观

## 肱　肌

　　肱肌是位于臂部肱二头肌深面强有力的屈肘肌，肌腹扁平厚实（图 3.55）。肱肌使肱二头肌在臂部的隆起更加显著，协助肱二头肌完成相关动作。

　　虽然肱肌位于肱二头肌的深面，但是肱肌的部分肌腹还是可以被触摸到。它的外侧缘在肱二头肌和肱三头肌之间，此处较表浅可触及。肱肌远侧部在肱二头肌两侧超出的部分也可触摸到。

### 肱肌

| | |
|---|---|
| **A** | 屈肘（肱尺关节） |
| **O** | 肱骨远侧半的前缘 |
| **I** | 尺骨结节和尺骨冠突 |
| **N** | 肌皮神经，桡神经分支（C5，C6） |

🖐 肱肌

　　1. 握住受检者的手，将肘关节屈曲 90°，将肱二头肌和肱肌区分开非常重要。让受检者屈肘对抗你的力量，感受肱二头肌圆形的肌腹。

　　2. 上肢放松，在肱二头肌远端向外侧滑行 2 cm，你的手指滑过其表面，可以感到肱肌的边缘。当手指在其坚韧的边缘滑过时，会感觉到明显的"弹响声"（图 3.57）。

　　3. 继续在其表面向远端滑行，直到它在肘关节处消失为止。

　　4. 将手指放在肱二头肌远端的肌腱处，在其两侧触摸，感受深部的肱肌（图 3.58）。

☑ 在臂外侧触摸过程中你能否感受到一个明显的团块状肌？能否触摸到它向远端走行并靠近肘关节中部的过程？分辨好肱三头肌和肱二头肌的位置，感受肱肌在臂外侧是不是在两块肌之间？

🔧 定位三角肌粗隆。沿臂外侧向下滑行，触摸肱肌的边缘。

### 肱肌什么时候起作用？

· 将食物从盘中拿起来放进嘴里

· 拾起一摞解剖学书时

· 搬起一个宝宝座椅

前臂和手

# 肱桡肌

肱桡肌在前臂桡侧非常表浅，肌腹呈长圆形，在前臂外侧参与形成屈肌和伸肌间的分割线。肱桡肌肌腹在前臂下 1/2 处逐渐移行成肌腱。它是唯一走行于前臂全长却不越过腕关节的肌（图 3.59）。当对抗肘关节屈曲时，其在前臂比较突出，且可以轻松地分辨出来。

## 肱桡肌

| A | 屈肘（肱尺关节） |
|---|---|
| | 当前臂旋前时，肱桡肌协助旋后；当前臂旋后时其协助旋前（肱桡关节） |
| O | 肱骨外侧髁上嵴近侧 2/3 处 |
| I | 桡骨茎突 |
| N | 桡神经（C5，C6） |

### 肱桡肌

1. 握住受检者的手，屈肘至 90°。前臂中立位（拇指向上），让其在对抗的情况下屈肘。

2. 查找肱桡肌在前臂外侧的凸起，如果没有看到，将手指放在肱骨外侧髁上嵴，并滑向远侧。

3. 让受检者保持继续对抗动作，用你的另一只手触摸其表浅的梭状肌腹（图 3.62）。尝试用手指夹住该肌腹并尽可能地滑向远侧。随着它逐渐移行为肌腱，用手指弹拨它远端的肌腱直至桡骨茎突。

☑ 对抗的情况下屈肘，你所触摸到的肌腹是否紧张并且凸起？它是否比较表浅？它是否延伸到肱骨外侧髁上嵴？

### 肱桡肌什么时候发挥作用？

· 旋转门把手或者螺丝刀时
· 端起啤酒杯喝酒时
· 搅拌碗中的奶油时
· 把孩子从婴儿床抱出时

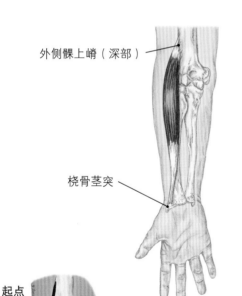

外侧髁上嵴（深部）

桡骨茎突

图 3.59 右前臂前面观，显示肱桡肌

起点

止点

图 3.60 起止点

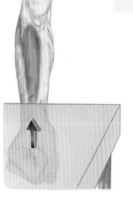

图 3.61 用拳头向上抵压桌面，可以清晰地显现肱桡肌

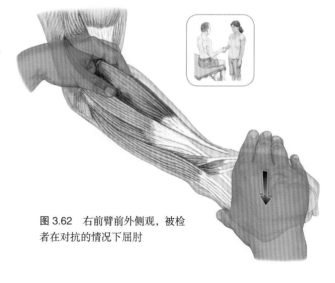

图 3.62 右前臂前外侧观，被检者在对抗的情况下屈肘

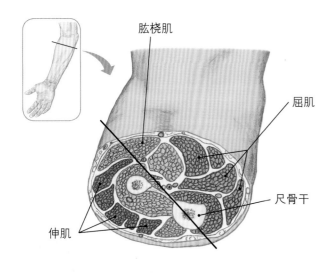

图 3.63　右前臂横断面，斜线示分隔开屈肌和伸肌

## 前臂屈肌群和伸肌群的区分

在区分特定的屈肌和伸肌之前，先来判定屈、伸肌群的位置，屈、伸腕关节和手的肌群都位于前臂。从解剖位置上来说，屈肌群位于前臂的前内侧，伸肌群位于前臂的后外侧。

肱桡肌及尺骨干可以作为两肌群的分割线（图 3.63）。这两个结构位置都比较表浅且位于前臂的相对侧，二者的连线可以区分伸、屈肌群。

👌 屈肌和伸肌

1. 握住受检者的手，并屈肘 90°，定位肱桡肌和尺骨干。分别触摸它们的长度，观察它们将前臂分成两部分。

2. 从尺骨干向前臂内侧的屈肌群滑行，触摸前臂屈侧，注意这些肌的宽度等。

3. 让受检者在对抗的情况下轻微屈腕（图 3.64）。注意屈肌的收缩。

4. 将手移动到尺骨干的外侧，触摸伸肌肌腹（图 3.65）。注意伸肌比屈肌体积小，并且肌腱明显，嘱受检者在对抗情况下伸腕，感受伸肌收缩。

☑ 当受检者屈曲腕关节时，前臂前内侧的肌是否收缩？当做相反动作（背伸）时，伸肌是否收缩？

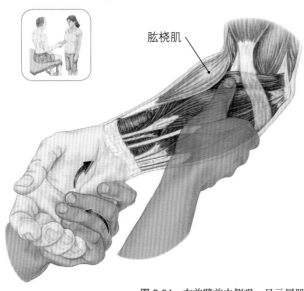

图 3.64　右前臂前内侧观，显示屈肌

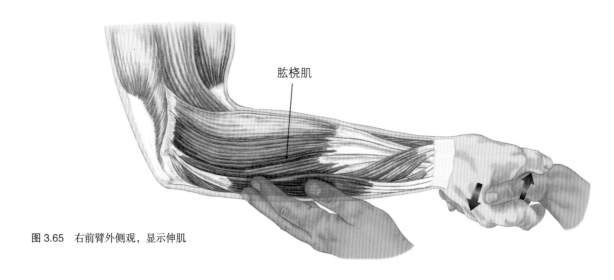

图 3.65　右前臂外侧观，显示伸肌

# 伸腕、伸指肌

桡侧腕长伸肌
桡侧腕短伸肌
尺侧腕伸肌
指伸肌

这 4 块伸肌是伸腕和伸指的主要肌，位于前臂背外侧肱桡肌和尺骨干之间。它们虽然难以分离开，但是都非常表浅，容易触摸到。起点在肱骨外侧，肌腹在腕关节近端约 5 cm 处转变为肌腱（图 3.66）。它们作为一个整体，其体积相对屈肌要小，肌腱更加明显。

桡侧腕长伸肌和桡侧腕短伸肌都位于肱桡肌的后外侧（图 3.67，3.68）。尺侧腕伸肌，顾名思义在尺骨干的旁边（图 3.69）。指伸肌在这些肌之间，分出 4 条长的表浅的肌腱附着于手指的背侧（图 3.70）。小指伸肌有时也被看成一条单独的肌，实际上它是指伸肌的最内侧部分分出一条肌腱附于小指。

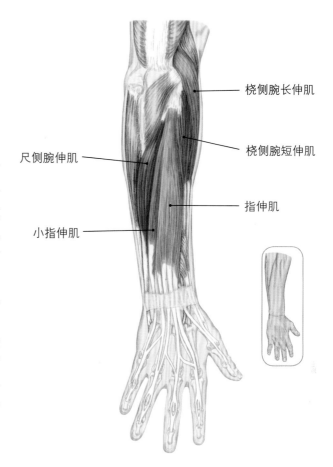

图 3.66　右前臂后面观

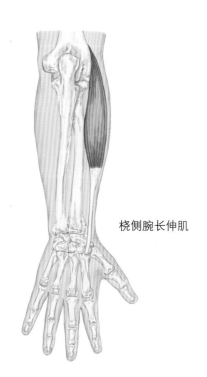

桡侧腕长伸肌

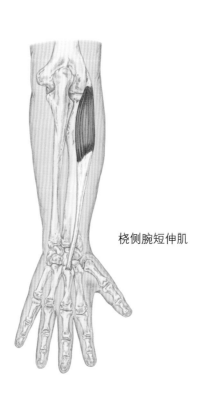

桡侧腕短伸肌

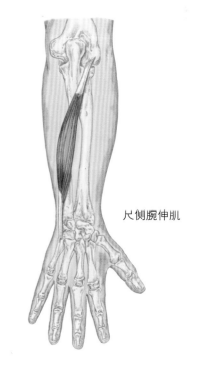

尺侧腕伸肌

图 3.67，3.68，3.69　右前臂后面观

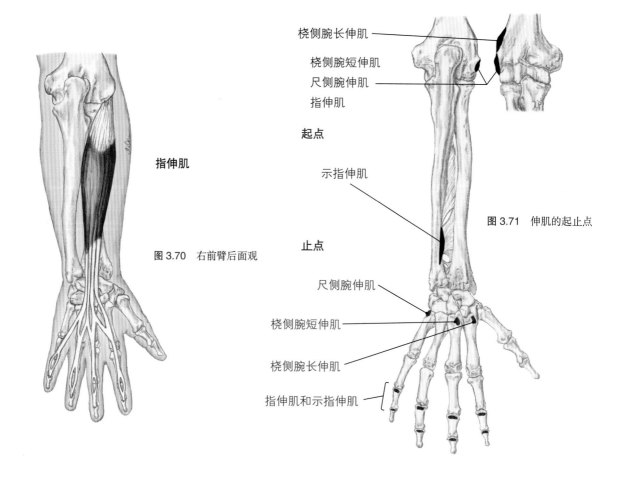

桡侧腕长伸肌

桡侧腕短伸肌

尺侧腕伸肌

指伸肌

指伸肌

**起点**

示指伸肌

**止点**

尺侧腕伸肌

桡侧腕短伸肌

桡侧腕长伸肌

指伸肌和示指伸肌

图 3.70 右前臂后面观

图 3.71 伸肌的起止点

## 桡侧腕长、短伸肌

**A** 伸腕（桡腕关节）
外展腕关节（桡腕关节）
协助屈肘（肱尺关节）

**O** 桡侧腕长伸肌：肱骨外侧髁上嵴远 1/3 处
桡侧腕短伸肌：肱骨外上髁的伸肌总腱

**I** 桡侧腕长伸肌：第 2 掌骨底
桡侧腕短伸肌：第 3 掌骨底

**N** 桡侧腕长伸肌：桡神经（C5~C8）
桡侧腕短伸肌：桡神经（C6~C8）

## 尺侧腕伸肌

**A** 伸腕（桡腕关节）
内收腕关节（桡腕关节）

**O** 肱骨外上髁的伸肌总腱

**I** 第 5 掌骨基底

**N** 桡神经（C6~C8）

## 指伸肌

**A** 伸示、中、环、小指（掌指关节和指骨间关节）
协助伸腕（桡腕关节）

**O** 肱骨外上髁的伸肌总腱

**I** 示、中、环、小指的中节及远节指骨底

**N** 桡神经（C6~C8）

**前臂和手**

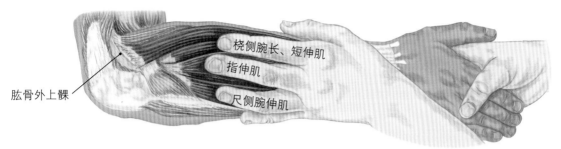

桡侧腕长、短伸肌

指伸肌

肱骨外上髁

尺侧腕伸肌

图 3.72　右前臂外侧观，用手指标示伸肌的排列顺序

## 🖐 伸肌群

1.握住受检者的手并且肘关节屈曲 90°，定位肱桡肌和尺骨干。

2.将手掌放在这些肌性标志上，让受检者在对抗的情况下交替背伸和放松腕关节。

3.触摸这些细长、发达的肌纤维，注意它们在背伸时的收缩情况，再进一步找到它们在肱骨外上髁的起点（图 3.73）。

☑ 你的手指是不是在肱桡肌和尺骨干之间？当伸腕时它们是不是收缩的？

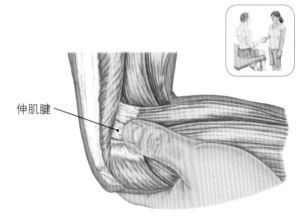

伸肌腱

图 3.73　右肘外侧观，触摸肱骨外上髁处伸肌腱

## 🖐 桡侧腕长、短伸肌

1.握住受检者的手，并肘关节屈曲 90°。定位肱桡肌。向远端滑过肱桡肌肌腹到桡侧腕伸肌。

2.让受检者在对抗的情况下交替屈伸腕关节。感受在做这些动作时肌肉是如何收缩的（图 3.74）。

3.向远端滑行触摸，直到它们变成肌腱。

☑ 在有阻力的情况下，腕关节交替外展和放松，注意区分桡侧腕伸肌和肱桡肌。肱桡肌远端不越过腕关节，所以当做这个动作时它始终是松弛的，而桡侧腕伸肌则是紧张的。

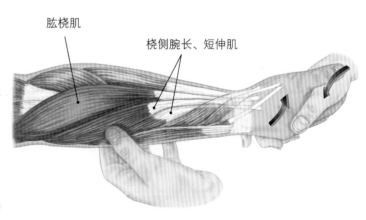

肱桡肌

桡侧腕长、短伸肌

图 3.74　右前臂外侧观

## 什么时候用到伸肌？

| 桡侧腕伸肌 | 尺侧腕伸肌 | 指伸肌 |
|---|---|---|
| • 握拳时稳定腕关节（打开坛子时） | • 做陶艺时 | • 弹钢琴或吹喇叭时 |
| • 洗盘子 | • 从图书馆高高的书架上取下一本书时 | • 举起手敬礼时（伸腕伸指） |
| • 关上水龙头 | • 把手伸到你的汽车后座时 | • 松开握着的手 |

✋指伸肌

1. 握着受检者的手，肘关节屈曲 90°，将手向远端滑过桡侧腕伸肌。

2. 当你的手滑过前臂时，触摸指伸肌平滑表面，来回触摸该肌。

3. 让受检者伸腕伸指来分辨其肌腹。沿着肌腹向远端滑过直到该肌渐行为肌腱。当它们走行到伸肌支持带深面并继续向手背移行时，很容易被触摸到。

☑ 让受检者像打字一样上下摆动手指（图 3.75）。你能否感受到指伸肌波浪起伏似的紧张？

✋尺侧腕伸肌

1. 握住受检者的手并且肘关节屈曲 90°。定位尺骨干。

2. 将手从尺骨干外侧滑向尺侧腕伸肌的细小肌腹。

3. 让受检者在对抗情况下内收腕关节（图 3.77）。注意在此动作下，尺骨干外侧的肌是如何收缩的。

4. 感受该肌腱向远侧越过尺骨头。

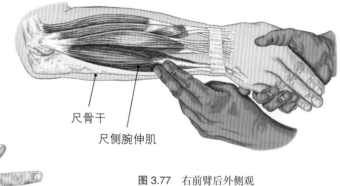

尺骨干
尺侧腕伸肌

图 3.77　右前臂后外侧观

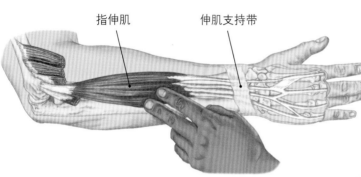

指伸肌　　　伸肌支持带

图 3.75　右前臂后外侧观，受检者来回摆动其手指

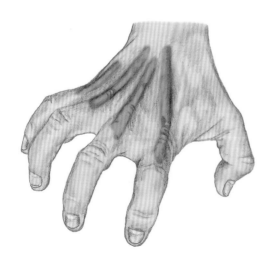

图 3.76　做"僵尸手"动作会让你的指伸肌腱突显

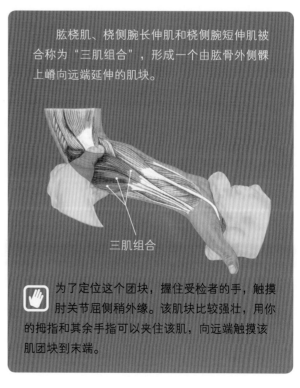

肱桡肌、桡侧腕长伸肌和桡侧腕短伸肌被合称为"三肌组合"，形成一个由肱骨外侧髁上嵴向远端延伸的肌块。

三肌组合

✋ 为了定位这个团块，握住受检者的手，触摸肘关节屈侧稍外缘。该肌块比较强壮，用你的拇指和其余手指可以夹住该肌，向远端触摸该肌团块到末端。

# 肘 肌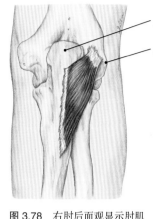

肘肌是位于尺骨鹰嘴外侧的一个较弱小的伸肘肌。呈三角形，起自肱骨外上髁，扇形止于尺骨干（图 3.78）。肘肌比较表浅，但是难以从周围众多的伸肌中出区分开。

## 肘肌

| | |
|---|---|
| **A** | 伸肘（肱尺关节） |
| **O** | 肱骨外上髁 |
| **I** | 鹰嘴和尺骨近端后缘 |
| **N** | 桡神经（C7，C8） |

### ✋ 肘肌

1. 定位鹰嘴、尺骨干近端和肱骨外上髁。

2. 然后将示指放在尺骨近端，中指指端放在外上髁，手指所形成的 V 形即为肘肌的大体轮廓（图 3.79）。

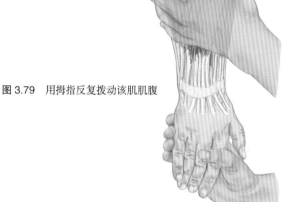

图 3.78　右肘后面观显示肘肌

图 3.79　用拇指反复拨动该肌肌腹

## 示指伸肌

在指伸肌和尺侧伸腕肌的深面，这个小而强大的肌协助指伸肌伸示指。肌腱斜行穿过腕和手，与指伸肌在同一个腱鞘内（图 3.80）。在伸示指掌指关节时，你可以看到两条互相靠近的肌腱通过掌指关节背侧（图 3.81）。内侧肌腱（中指侧）为示指伸肌腱。

## 示指伸肌

| | |
|---|---|
| **A** | 伸示指（掌指关节）<br>收示指<br>协助伸腕（桡腕关节） |
| **O** | 尺骨干远端背侧面和骨间膜 |
| **I** | 在第 2 掌骨的指伸肌腱 |
| **N** | 桡神经（C6~C8） |

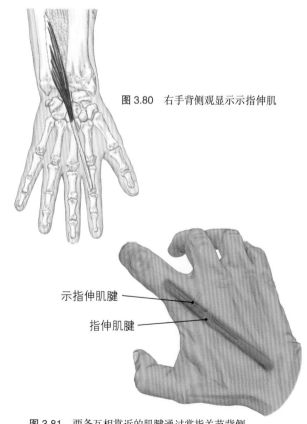

图 3.80　右手背侧观显示示指伸肌

示指伸肌腱

指伸肌腱

图 3.81　两条互相靠近的肌腱通过掌指关节背侧

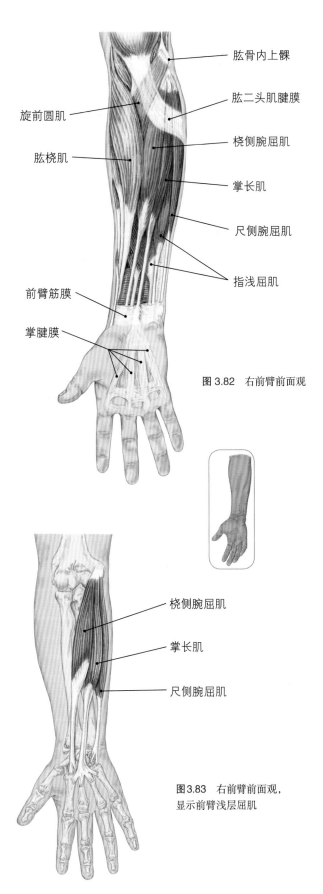

图 3.82　右前臂前面观

肱骨内上髁
肱二头肌腱膜
旋前圆肌
桡侧腕屈肌
肱桡肌
掌长肌
尺侧腕屈肌
指浅屈肌
前臂筋膜
掌腱膜

图 3.83　右前臂前面观，
显示前臂浅层屈肌

桡侧腕屈肌
掌长肌
尺侧腕屈肌

## 屈腕屈指肌

**桡侧腕屈肌**
**掌长肌**
**尺侧腕屈肌**
**指浅屈肌**
**指深屈肌**

　　此区域的 5 条屈肌是屈腕屈指运动的主要肌（图 3.82）。它们位于肱桡肌与尺骨干之间的前臂前内侧面。大部分屈肌都起自肱骨内上髁的屈肌总腱（图 3.84）。这些屈肌的肌腹沿前臂下行，在腕关节近端约 5 cm 处逐渐移行为细小肌腱。

　　作为一个整体，这些屈肌肌腹较伸肌更发达，很容易触摸到，但是要想逐个将它们分开还是有一定难度。

　　这些屈肌分 3 层。最表浅的一层为桡侧腕屈肌、掌长肌和尺侧腕屈肌的长肌腹（图 3.83）。桡侧腕屈肌在旋前圆肌和肱桡肌的内侧（图 3.85）。尺侧腕屈肌贴近尺骨，以垂直的肌腱附着到豌豆骨上（图 3.87）。掌长肌（图 3.86）有时缺如，它行于桡侧腕屈肌和尺侧腕屈肌之间，远端附于掌腱膜。这 3 块肌可以单独触及。

　　中间层和深层包含有指浅屈肌和指深屈肌的宽大肌腹（图 3.89，3.90）。每一个指屈肌都有 4 条细小肌腱，穿过腕管，最终附于指骨上。指屈肌的肌腹不易被触摸到，但是它们在浅层屈肌深面的力度还是可以感受到。

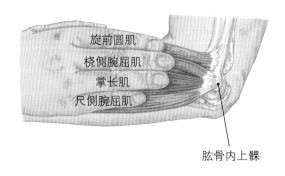

旋前圆肌
桡侧腕屈肌
掌长肌
尺侧腕屈肌
肱骨内上髁

图 3.84　右前臂内侧观，用手指表示肌排列顺序

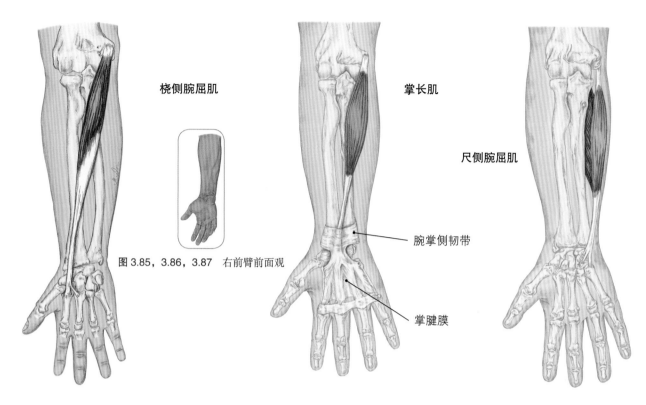

桡侧腕屈肌

掌长肌

尺侧腕屈肌

图 3.85，3.86，3.87　右前臂前面观

腕掌侧韧带

掌腱膜

## 桡侧腕屈肌

| | |
|---|---|
| **A** | 屈腕（桡腕关节） |
| | 外展腕关节（桡腕关节） |
| | 协助屈肘（肱尺关节） |
| **O** | 肱骨内上髁的屈肌总腱 |
| **I** | 第 2、3 掌骨底 |
| **N** | 正中神经（C6~C8） |

## 掌长肌

| | |
|---|---|
| **A** | 紧张掌腱膜 |
| | 屈腕（桡腕关节） |
| | 协助屈肘（肱尺关节） |
| **O** | 肱骨内上髁屈肌总腱 |
| **I** | 屈肌支持带和掌腱膜 |
| **N** | 正中神经（C6~C8，T1） |

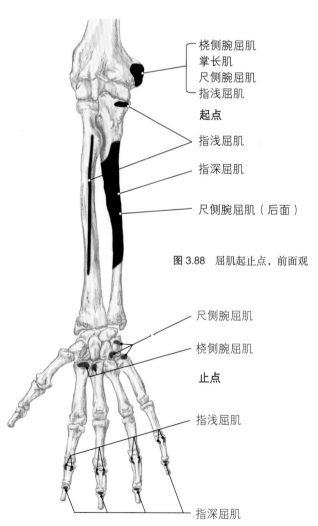

桡侧腕屈肌
掌长肌
尺侧腕屈肌
指浅屈肌
**起点**
指浅屈肌
指深屈肌
尺侧腕屈肌（后面）

图 3.88　屈肌起止点，前面观

尺侧腕屈肌
桡侧腕屈肌
**止点**
指浅屈肌
指深屈肌

## 尺侧腕屈肌

**A** 屈腕（桡腕关节）
内收腕关节（桡腕关节）
协助屈肘（肱尺关节）

**O** 肱头：
肱骨内上髁屈肌总腱
尺头：
尺骨近侧 2/3 后面

**I** 豌豆骨、钩骨钩，第 5 掌骨底

**N** 尺神经 C7，C8，T1

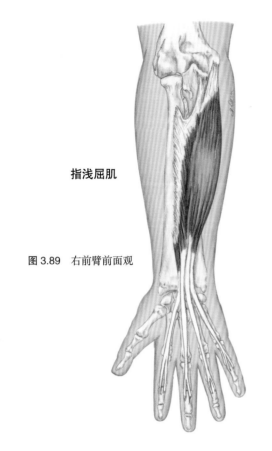

**指浅屈肌**

图 3.89　右前臂前面观

## 指浅屈肌

**A** 屈示、中、环、小指（掌指关节和近侧指骨间关节）
屈腕（桡腕关节）

**O** 肱骨内上髁屈肌总腱，尺侧副韧带，尺骨冠突，骨间膜及桡骨干近端

**I** 示、中、环、小指的中节指骨

**N** 正中神经 C7，C8，T1

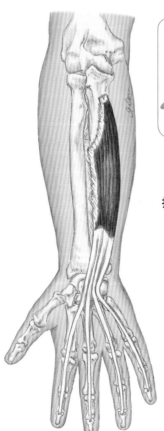

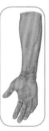

**指深屈肌**

图 3.90　右前臂前面观

## 指深屈肌

**A** 屈示、中、环、小指（掌指关节和远侧指骨间关节）
协助屈腕（桡腕关节）

**O** 尺骨近侧 3/4 的前内侧面

**I** 示、中、环、小指的远节指骨底的掌侧面

**N** 示、中指：正中神经 C7，C8，T1
环、小指：尺神经 C7，C8，T1

前臂和手

## 📖 屈肌群

1. 握住受检者的手并屈肘 90°。定位肱桡肌和尺骨干。

2. 将手的平坦部位放在前臂前面这些体表标志的地方，让受检者在对抗的情况下交替屈伸腕关节。

3. 感受这些圆梭形肌在内上髁的起点到远端附着在腕关节的肌腱（图 3.91）。

☑ 你的手指是在肱桡肌和尺骨干之间吗？当腕关节屈曲时这些肌收缩吗？

## ✋ 桡侧腕屈肌和掌长肌

1. 将受检者的肘关节屈曲 90°，掌心向上。首先从远端肌腱开始，让被检者在对抗的情况下屈腕关节。

2. 腕关节的中间是两条表浅的肌腱，桡侧腕屈肌腱和掌长肌腱（图 3.92）。掌长肌有可能缺如，但如果掌长肌和桡侧腕屈肌腱都存在的话，那么掌长肌位于前臂正中间。

3. 当受检者肌肉收缩时，沿肌腱向近侧滑动直到膨大的肌腹（图 3.93）。让受检者交替外展和放松腕关节，从而了解桡侧腕屈肌独特的收缩运动（图 3.94）。

☑ 这些肌腱肌腹表浅吗？当你触诊桡侧腕屈肌的肌腹时，是否感受到它非常表浅且位于旋前圆肌的内侧？掌长肌是否位于桡侧腕屈肌的内侧？沿着其肌腹向上触摸到肘关节，它们是否来自肱骨内上髁的同一部位？

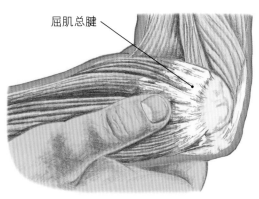

图 3.91 右肘内侧观，触摸位于肱骨内上髁的屈肌总腱

屈肌总腱

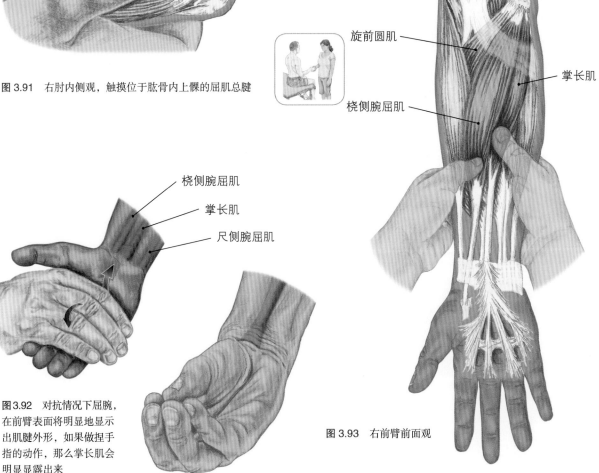

桡侧腕屈肌
掌长肌
尺侧腕屈肌

图 3.92 对抗情况下屈腕，在前臂表面将明显地显示出肌腱外形，如果做捏手指的动作，那么掌长肌会明显显露出来

旋前圆肌
桡侧腕屈肌
掌长肌

图 3.93 右前臂前面观

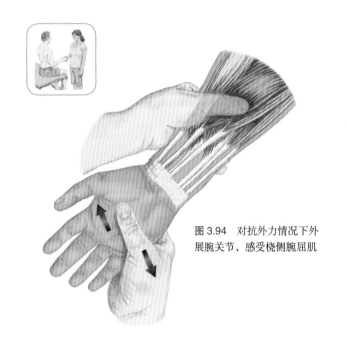

图 3.94　对抗外力情况下外展腕关节，感受桡侧腕屈肌

人群中约有 11% 的人掌长肌缺如。然而掌腱膜基本上都存在。掌长肌同一些近端为肌腱、远端为肌腹的肌不同。有时会有两条掌长肌。其起点也常常存在变异，它可能附着在前臂筋膜，也可能附着在尺侧腕屈肌腱、屈肌支持带、豌豆骨或手舟骨上。

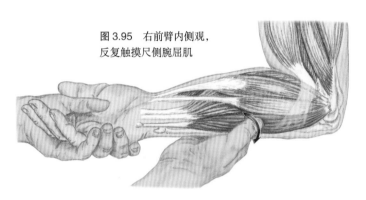

图 3.95　右前臂内侧观，反复触摸尺侧腕屈肌

### ✋ 尺侧腕屈肌

1. 握住受检者的手并屈肘 90°，掌心向上。首先定位豌豆骨上的远端肌腱。

2. 从豌豆骨开始滑向近端细小表浅的尺侧腕屈肌腱（图 3.96）。

3. 让受检者在对抗情况下交替内收和放松腕关节，从远端向近端在肌表面滑行触摸（图 3.95）。感受肌腱如何转变为肌腹及其在肱骨内上髁的起点。（注：与尺侧腕伸肌不同，尺侧腕屈肌位于尺骨干约一横指的位置。）

☑️ 当腕内收时，你是否感受到该肌收缩？肌腱 / 肌腹是否位于前臂前内侧面的表浅位置？它是否位于掌长肌的内侧？

## 它们什么时候发挥作用？

桡侧腕屈肌
- 握住高速行驶列车上的拉手环
- 转动水龙头
- 握着手机

掌长肌
- 托着一个大柚子
- 用手指支撑做俯卧撑
- 团雪球

尺侧腕屈肌
- 用手把餐桌上的食物扫走
- 拧开瓶塞
- 做一个高难度的柔道劈

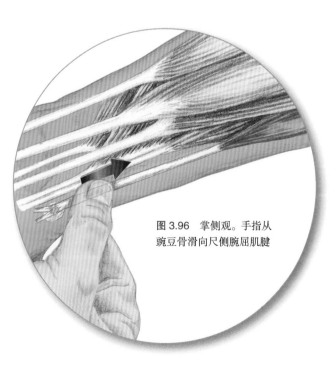

图 3.96　掌侧观。手指从豌豆骨滑向尺侧腕屈肌腱

前臂和手

## ✋ 指浅屈肌和指深屈肌

1. 从腕关节开始，定位浅层屈肌腱（尺侧屈腕肌，桡侧屈腕肌和掌长肌）。被动屈腕会松弛这些屈肌，使其更加容易触诊。

2. 用你的拇指缓慢地在浅层肌腱间探寻指深屈肌的肌腱及其肌腹（图 3.97）。

☑ 你所触摸的结构是不是比第 1 层屈肌更深？
如果受检者不停地屈伸手指，你能否感受到前臂肌小波浪状地收缩？

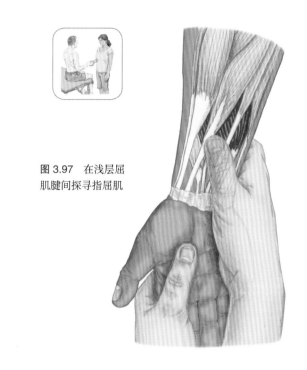

图 3.97 在浅层屈肌腱间探寻指屈肌

## ✋ 指浅屈肌

1. 虽然指屈肌在深层，但是当它们收缩时在尺骨干的内侧可以触及。让受检者屈肘同时屈腕90°。

2. 定位尺骨干，从尺骨干的边缘滑行至屈肌群中。让受检者将小指与拇指做对指动作，然后再松开，你应该可以感受到指屈肌的轻微收缩（图3.98）。

3. 尝试将环指、中指、示指分别同拇指做对指动作，请注意区分肌收缩时它们的不同。

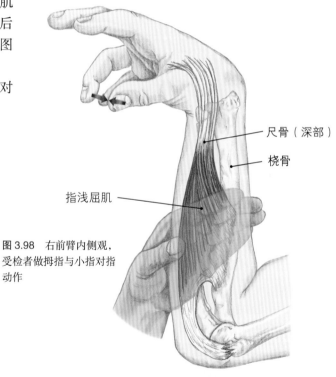

尺骨（深部）

桡骨

指浅屈肌

图 3.98 右前臂内侧观，受检者做拇指与小指对指动作

前臂有两块主要起旋后作用的肌（旋后肌和肱二头肌）和两块旋前肌（旋前圆肌和旋前方肌）。这种结构可以理解为旋前和旋后力量的一种拮抗平衡，但实际上，肱二头肌的大小和力量决定了旋后肌的力量。

俗话说的"左松右紧"：不仅仅让人记住拧螺丝的方向，同时也适用于握住螺丝刀的手。前臂旋后的肌力要比旋前肌力强，人群中右利手占主要的比例，所以螺丝一般设计成右手旋后更加紧固。当然左利手的人就只有用左手不发达的旋前肌或者使用他们不发达的右手的旋后肌来旋紧螺丝了。

## 它们什么时候发挥作用？

指浅屈肌和指深屈肌

· 捡起一些小东西，如面包屑、大头针或者硬币
· 弹吉他
· 打字
· 系鞋带
· 扣好衬衣

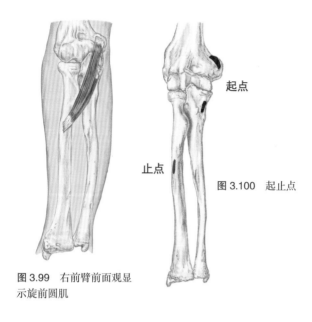

图 3.99　右前臂前面观显示旋前圆肌

图 3.100　起止点

起点

止点

# 旋前圆肌

旋前圆肌在前臂前面，圆形的肌被肱桡肌和和前臂屈肌覆盖。部分肌腹比较表浅，也是该区域唯一斜行的肌（图 3.99）。旋前圆肌是肱二头肌和旋后肌的拮抗肌（端着碗汤的动作），它可以使前臂旋前（"将碗里的汤洒出来的动作"）。肱二头肌腱的远端，即旋前圆肌外侧，是定位旋前圆肌的体表标志。

## 旋前圆肌

| | |
|---|---|
| **A** | 前臂旋前（桡尺关节）<br>协助屈肘（肱尺关节） |
| **O** | 肱骨内上髁屈肌总腱和尺骨冠突 |
| **I** | 桡骨外侧面的中段 |
| **N** | 正中神经 C6，C7 |

### 🖐 旋前圆肌

1. 握住受检者的手并屈肘 90°，定位肱二头肌肌腱的远端。让受检者在对抗你的情况下屈肘。

2. 向远端沿着肌腱滑向肱桡肌和前臂屈肌肌群间隙，将拇指放入这个间隙内。

3. 触摸由肘关节内侧斜行走向桡骨约一横指宽的旋前圆肌肌腹，反复触摸该斜行肌腹（图3.102）。

4. 沿着该肌腹触摸内上髁（注意有其他屈肌一起加入）和桡骨中段（感受其在肱桡肌深面的起伏）。

☑ 握住受检者的手，让其在对抗的情况下前臂旋前（图 3.101）。感受你所触摸的肌腹是不是收缩成一个硬块。感受你所触摸到的肌纤维是不是斜着走行到桡骨中段的？

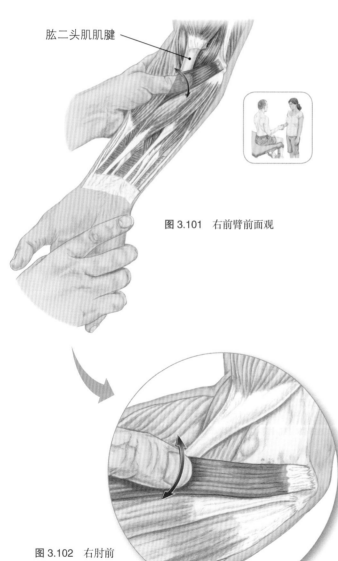

肱二头肌肌腱

图 3.101　右前臂前面观

图 3.102　右肘前内侧观，用手反复触摸旋前肌肌腹

### 旋前圆肌什么时候发挥作用？

· 转动门把手
· 在洗碗机中摆放杯子
· 蛙式游泳（前臂旋前）

## 旋前方肌

尽管旋前方肌的肌力强度和速度都比旋前圆肌要差，但是这块小方肌依然对前臂旋前起到重要作用。它的肌纤维横行于屈肌腱和前臂的神经血管的深面（图3.103）。除肌的外侧部，其他大部都不能触及。被触摸到的小的窗口部位也是桡动脉所在的位置，你可以轻轻地触摸此处。

### 旋前方肌

| A | 前臂旋前（桡尺关节） |
|---|---|
| O | 尺骨远端前内侧面 |
| I | 桡骨远端前外侧面 |
| N | 正中神经 C7，C8，T1 |

### 🖐 旋前方肌

1. 握住受检者的手，首先摸到桡动脉搏动。然后触摸桡骨茎突，滑向其前面。

2. 在摸到旋前方肌前，先轻微地屈曲旋前腕关节，以便浅层屈肌松弛，然后用你的拇指触摸桡骨和屈肌腱之间的薄层组织（图3.105）。

3. 你可能触摸该肌纤维感觉并不非常清晰，但是如果让受检者轻轻旋前，可以让你感受到轻微的收缩。

## 旋后肌

旋后肌在肘关节外侧，这块短小的肌在前臂伸肌腱的深面，桡骨头的浅面（图3.106，3.107）。顾名思义，该肌可以将前臂旋后，是旋前圆肌的拮抗肌。其肌腹较纤细不容易区分开。

桡神经深支穿过旋后肌的肌腹，如果该神经受压迫，会引起前臂突然的触电样感觉。

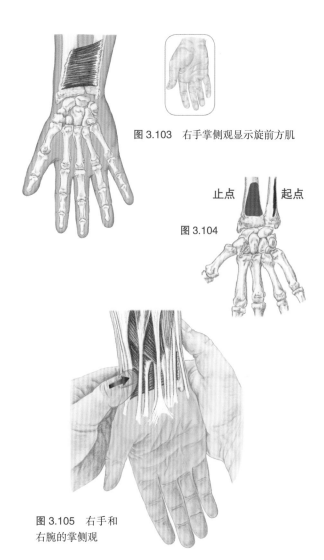

图 3.103　右手掌侧观显示旋前方肌

止点　起点

图 3.104

图 3.105　右手和右腕的掌侧观

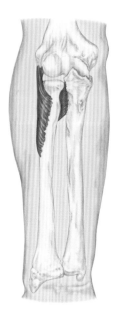
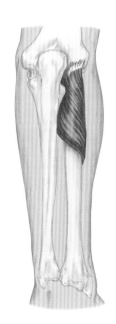

图 3.106，3.107　前面观（左），后面观（右），显示旋后肌

前臂和手

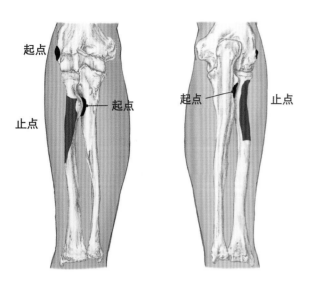

起点
起点
止点
止点
起点
止点

**图 3.108, 3.109** 前面观（左），后面观（右），
旋后肌的起止点

## 旋后肌

| A | 前臂旋后（桡尺关节） |
|---|---|
| O | 肱骨外上髁，桡侧副韧带，环状韧带，尺骨旋后肌嵴 |
| I | 桡骨干近侧 1/3 前外侧面 |
| N | 桡神经 C5，C6，C7 |

### ✋ 旋后肌

1. 握住受检者的手并屈肘 90°，定位肱骨外上髁和桡骨干的近端。

2. 将你的指腹放在这些体表标志处，触摸伸肌的肌纤维寻找处于深部的旋后肌肌腹（图 3.110）。

3. 让受检者在对抗的情况下交替旋后和放松前臂，在做这些动作时，肱桡肌也会一起收缩，但是它一般触摸起来感觉都比较表浅，而旋后肌位于伸肌的深面，感觉则不同。

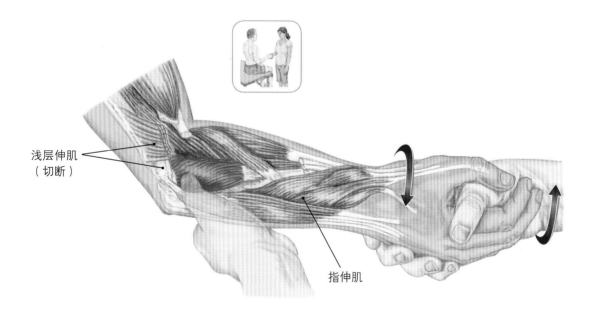

浅层伸肌
（切断）

指伸肌

**图 3.110** 右前臂外侧观，在受检者对抗的情况下，检查旋后肌

### 旋后肌如何发挥作用？

· 挖起一大勺冰激凌
· 搅动浴缸中的水
· 叠衣服

# 概述：拇指和手部肌肉

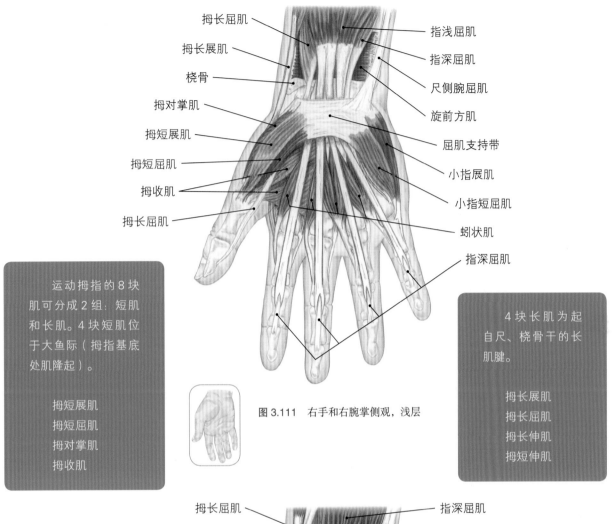

拇长屈肌
拇长展肌
桡骨
拇对掌肌
拇短展肌
拇短屈肌
拇收肌
拇长屈肌

指浅屈肌
指深屈肌
尺侧腕屈肌
旋前方肌
屈肌支持带
小指展肌
小指短屈肌
蚓状肌
指深屈肌

> 运动拇指的 8 块肌可分成 2 组：短肌和长肌。4 块短肌位于大鱼际（拇指基底处肌隆起）。
>
> 拇短展肌
> 拇短屈肌
> 拇对掌肌
> 拇收肌

图 3.111　右手和右腕掌侧观，浅层

> 4 块长肌为起自尺、桡骨干的长肌腱。
>
> 拇长展肌
> 拇长屈肌
> 拇长伸肌
> 拇短伸肌

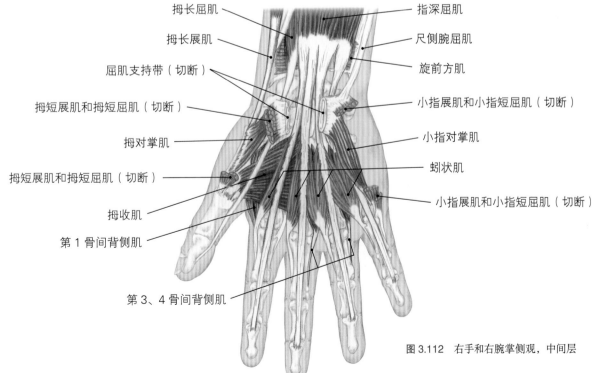

拇长屈肌
拇长展肌
屈肌支持带（切断）
拇短展肌和拇短屈肌（切断）
拇对掌肌
拇短展肌和拇短屈肌（切断）
拇收肌
第 1 骨间背侧肌
第 3、4 骨间背侧肌

指深屈肌
尺侧腕屈肌
旋前方肌
小指展肌和小指短屈肌（切断）
小指对掌肌
蚓状肌
小指展肌和小指短屈肌（切断）

图 3.112　右手和右腕掌侧观，中间层

前臂和手

# 概述：拇指和手部肌肉（续）

前臂和手

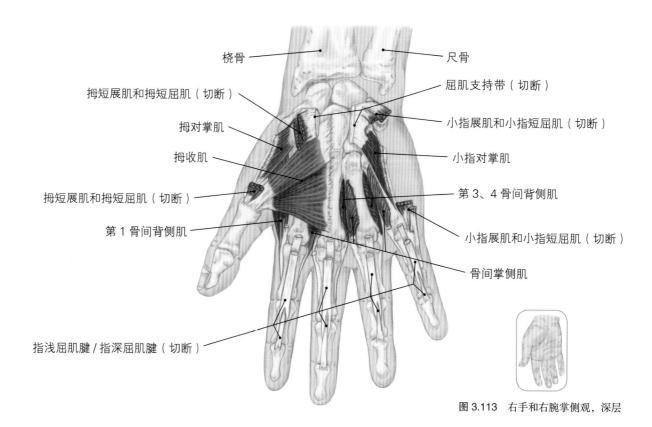

桡骨

尺骨

拇短展肌和拇短屈肌（切断）

屈肌支持带（切断）

拇对掌肌

小指展肌和小指短屈肌（切断）

拇收肌

小指对掌肌

拇短展肌和拇短屈肌（切断）

第3、4骨间背侧肌

第1骨间背侧肌

小指展肌和小指短屈肌（切断）

骨间掌侧肌

指浅屈肌腱 / 指深屈肌腱（切断）

图 3.113　右手和右腕掌侧观，深层

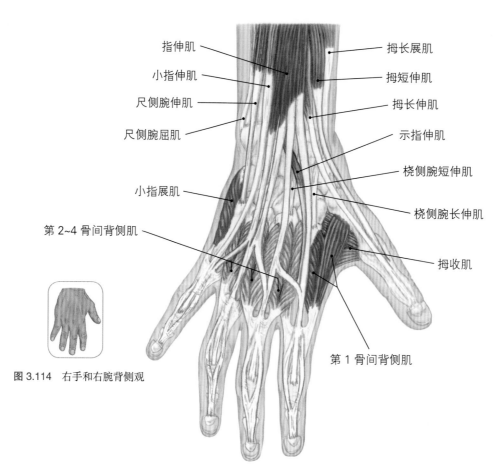

指伸肌

拇长展肌

小指伸肌

拇短伸肌

尺侧腕伸肌

拇长伸肌

尺侧腕屈肌

示指伸肌

桡侧腕短伸肌

小指展肌

桡侧腕长伸肌

第 2~4 骨间背侧肌

拇收肌

第 1 骨间背侧肌

图 3.114　右手和右腕背侧观

## 拇指的长肌

　　拇长展肌、拇长伸肌和拇短伸肌的肌腹位于前臂后面，伸腕肌的深面（图 3.115~3.117）。它们远端的肌腱较表浅，形成了解剖学鼻烟窝。以前借助它来吸入各种东西，这个小凹位于手的背侧，紧靠桡骨茎突的远端。

　　拇长屈肌的肌腹位于前臂前面，在屈腕肌的深面不能够触摸到。它肌腱较长，远端穿过腕管，经过鱼际肌群向远端止于拇指远节指骨（图3.120）。

### 拇长展肌

| A | 外展拇指（腕掌关节）<br>背伸拇指（腕掌关节）<br>外展腕关节（桡腕关节） |
|---|---|
| **O** | 桡尺骨的后面和前臂骨间膜 |
| **I** | 第 1 掌骨底 |
| **N** | 桡神经 C6~C8 |

### 拇长伸肌和拇短伸肌

| A | 背伸拇指（指骨间关节）<br>背伸拇指（掌指关节和腕掌关节）<br>外展腕关节（桡腕关节） |
|---|---|
| **O** | 长肌：尺骨背侧和前臂骨间膜<br>短肌：桡骨背侧和前臂骨间膜 |
| **I** | 长肌：拇指远节指骨底<br>短肌：拇指近节指骨底 |
| **N** | 桡神经 C6~C8 |

# 拇指和手部肌肉

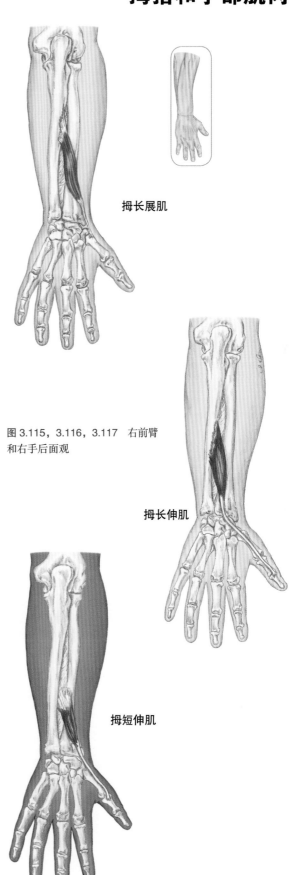

拇长展肌

图 3.115，3.116，3.117　右前臂和右手后面观

拇长伸肌

拇短伸肌

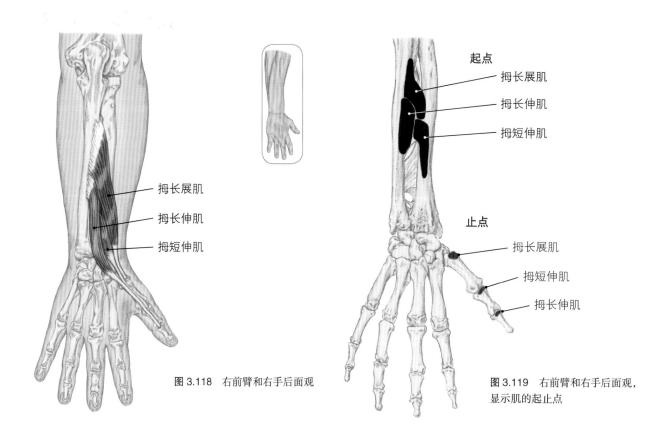

起点

拇长展肌

拇长伸肌

拇短伸肌

拇长展肌

拇长伸肌

拇短伸肌

止点

拇长展肌

拇短伸肌

拇长伸肌

图 3.118　右前臂和右手后面观

图 3.119　右前臂和右手后面观，显示肌的起止点

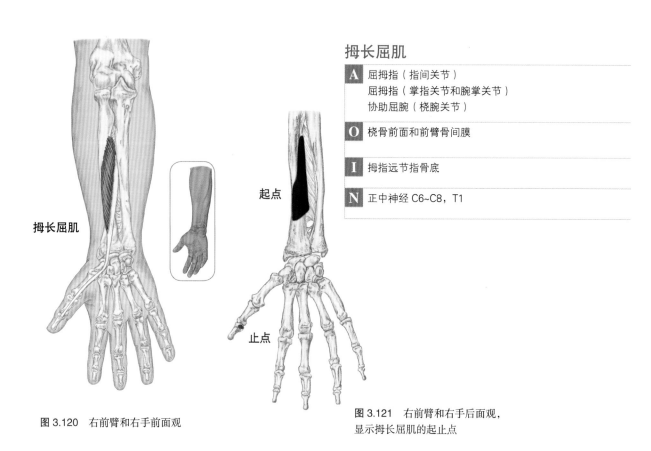

拇长屈肌

起点

止点

图 3.120　右前臂和右手前面观

## 拇长屈肌

**A** 屈拇指（指间关节）
屈拇指（掌指关节和腕掌关节）
协助屈腕（桡腕关节）

**O** 桡骨前面和前臂骨间膜

**I** 拇指远节指骨底

**N** 正中神经 C6~C8，T1

图 3.121　右前臂和右手后面观，显示拇长屈肌的起止点

👆解剖学鼻烟窝和拇指的长肌

　　1.受检者的腕关节处于中立位，嘱其伸拇指。"让拇指指甲伸向肘关节内侧"（图3.122）。

　　2.紧贴桡骨茎突的远端，有一个肌腱围成的浅凹。这就是解剖学鼻烟窝，如果看得不明显，可以转变下拇指的角度。

　　3.沿着组成鼻烟窝的肌腱（拇长伸肌、拇短伸肌和拇长展肌）向近端触摸可以感受它们从桡骨后面走行的过程。将你的手指放在桡骨背侧，让受检者环转运动拇指，以感受这些肌的收缩（图3.123）。

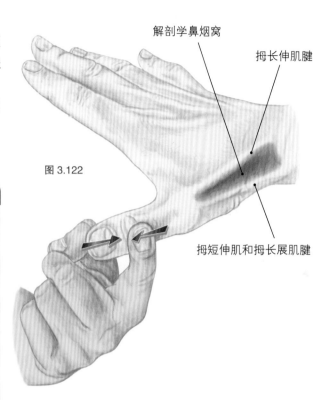

图3.122

解剖学鼻烟窝

拇长伸肌腱

拇短伸肌和拇长展肌腱

**它们什么时候发挥作用?**

· 打字、玩游戏、发短信
· 用小刷子刷漆
· 投掷小球
· 握笔写字
· 抓着茶杯的把手
· 用钥匙开锁
· 握拳
· 竖起大拇指
· 招手搭车
· 挤奶

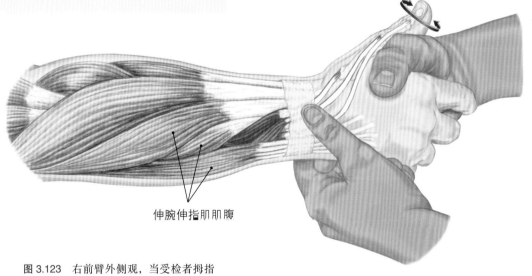

伸腕伸指肌肌腹

图3.123　右前臂外侧观，当受检者拇指作环转运动时，可以感受到运动拇指肌的肌腹在前臂伸肌群的深面

　　"解剖学鼻烟窝"这个词起源于16~19世纪欧洲人的一种习惯，他们喜欢在拇指肌腱间天然形成的浅凹中嗅闻粉状烟草，或称"鼻烟"。

## 拇指的短肌

拇短展肌和拇短屈肌位于大鱼际肌的表浅和中间的位置（图 3.124，3.125）。顾名思义，它们是比较短小的内在肌，外展和屈拇指。

在它们的深面是拇对掌肌（图 3.126），它的主要作用是做拇指对掌动作。这 3 块肌在大鱼际区非常容易触及。但是它们表浅的肌腹却不容易清晰地区分开。

拇指最大最强壮的短肌是拇收肌（图 3.127），它位于掌侧的深面，主要作用是将拇指与示指和中指靠拢（内收），有时可以在虎口区触摸到该肌。

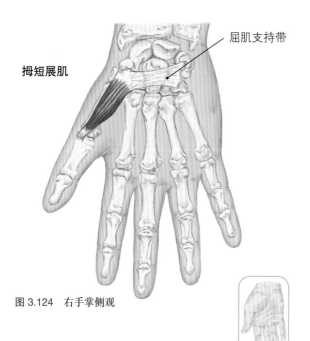

拇短展肌

屈肌支持带

图 3.124 右手掌侧观

### 拇短展肌

| | |
|---|---|
| **A** | 外展拇指（腕掌关节和掌指关节）<br>协助拇指对掌 |
| **O** | 屈肌支持带、大多角骨和舟骨结节 |
| **I** | 拇指近节指骨底 |
| **N** | 止中神经 C6~C8，T1 |

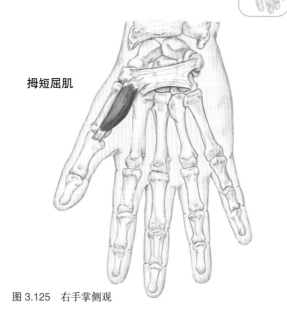

拇短屈肌

图 3.125 右手掌侧观

### 拇短屈肌

| | |
|---|---|
| **A** | 屈拇指（腕掌关节和掌指关节）<br>协助拇指对掌 |
| **O** | 浅头：屈肌支持带<br>深头：大多角骨、小多角骨、头状骨 |
| **I** | 拇指近节指骨底 |
| **N** | 浅头：正中神经 C6~C8，T1<br>深头：尺神经 C8，T1 |

## 拇对掌肌

**A** 拇指在腕掌关节处做对掌运动（将拇指的指腹和小指靠拢）

**O** 屈肌支持带和大多角骨结节

**I** 第 1 掌骨桡侧面的全长

**N** 正中神经 C6~C8，T1

## 拇收肌

**A** 内收拇指（腕掌关节和掌指关节）
协助屈拇指（掌指关节）

**O** 头状骨，第 2、3 掌骨

**I** 拇指近节指骨底

**N** 尺神经 C8，T1

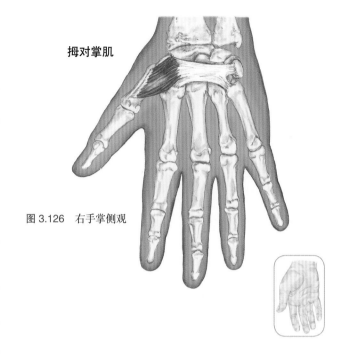

拇对掌肌

图 3.126　右手掌侧观

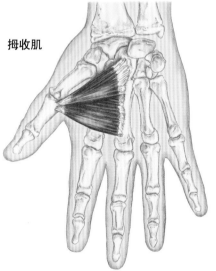

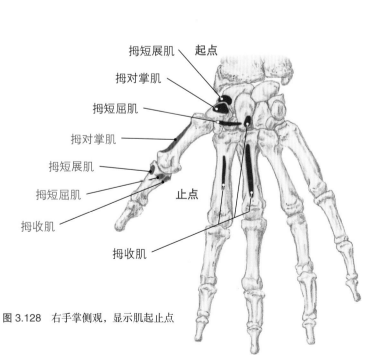

拇短展肌　　起点
拇对掌肌
拇短屈肌
拇对掌肌
拇短展肌
拇短屈肌
拇收肌
止点
拇收肌

图 3.128　右手掌侧观，显示肌起止点

拇收肌

图 3.127　右手掌侧观

✋拇指的短肌

1. 把手放在受检者拇指基底处，触摸拇指大鱼际肌的各个面的厚度和活动度。从第 1 掌骨到虎口，在拇指和手指之间触诊（图 3.129）。

2. 让受检者做拇指和小指的对指动作，注意鱼际部是如何收缩成硬块状的（图 3.130）。

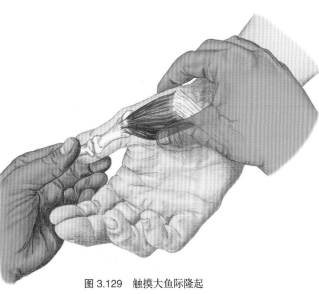

图 3.129　触摸大鱼际隆起

当受检者用拇指做某个动作时，注意单独反复做该动作时运动幅度要小，如果用力过大其周围肌也会一起收缩。

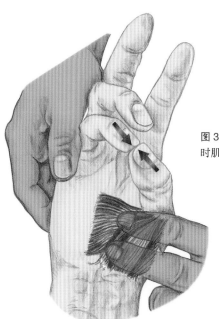

图 3.130　感受做对掌运动时肌的收缩

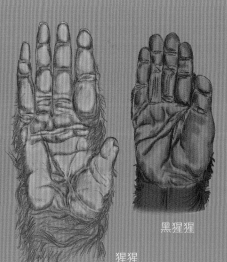

人类的拇指有很多与灵长类不同的特点。第 1 腕掌关节是鞍状关节不是人类所特有的。鞍状关节可以让拇指与其他手指对指，这种生理特点在其他高级灵长类动物中也有，比如黑猩猩、猩猩和大猩猩。

人类的拇指如此灵活的另外一个原因是拇长屈肌和其余手指的指深屈肌是分开的，其他灵长类这两块肌是在一起的，因此就限制了其他手指和拇指的单独活动。

人类还可以用拇指和其他手指一起用力、准确地拧紧瓶盖。人类拇指长度相对其他手指的比例比许多灵长类要长。另外，人类的鱼际肌要比其他灵长类动物鱼际肌要发达，其他灵长类的鱼际部往往比较平坦，肌也欠发达。

黑猩猩、大猩猩和其他灵长类也可以通过将手指攥住物体来用力握住，但是对掌动作使得人类能完成特定的、精细的任务。

黑猩猩

猩猩

前臂和手

## 蚓状肌和骨间肌

蚓状肌在手的掌侧，起自指深屈肌腱的一侧（图 3.131）。蚓状肌的深部，骨间掌侧肌在掌骨间隙内，因此不容易触摸到（图 3.132）。然而骨间背侧肌（图 3.133）位于掌骨之间的背侧面，较容易触摸到（图 3.134）。

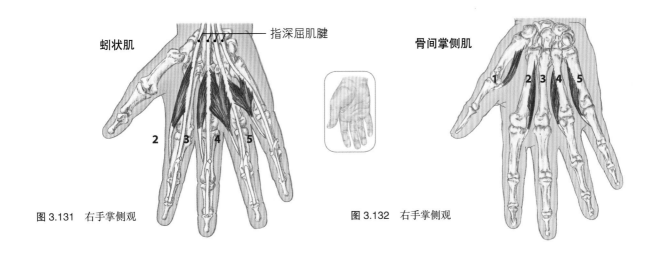

图 3.131　右手掌侧观

图 3.132　右手掌侧观

### 蚓状肌

| A | 伸示、中、环、小指指骨间关节<br>屈示、中、环、小指掌指关节 |
|---|---|
| O | 指深屈肌腱的表面 |
| I | 指背的伸肌腱膜 |
| N | 示、中指：正中神经 C6~C8，T1<br>环、小指：尺神经 C7，C8，T1 |

### 骨间掌侧肌

| A | 内收拇、示、环、小指向中指靠拢<br>协助屈拇、示、环、小指的掌指关节<br>协助伸拇、示、环、小指的指间关节 |
|---|---|
| O | 第 1、2、4、5 掌骨底 |
| I | 相应手指近节指骨底和指背腱膜 |
| N | 尺神经 C8，T1 |

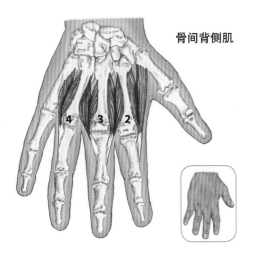

图 3.133　右手背侧观

### 骨间背侧肌

| A | 外展示、中、环、小指的掌指关节<br>协助屈示、中、环、小指的掌指关节<br>协助伸示、中、环、小指的指骨间关节 |
|---|---|
| O | 各掌骨的相对缘 |
| I | 示、中、环、小指近节指骨底和指背腱膜 |
| N | 尺神经 C8，T1 |

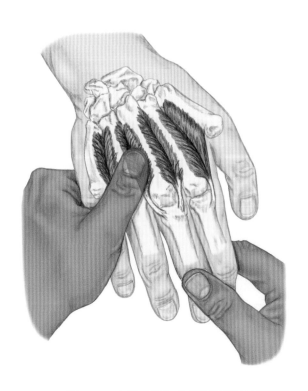

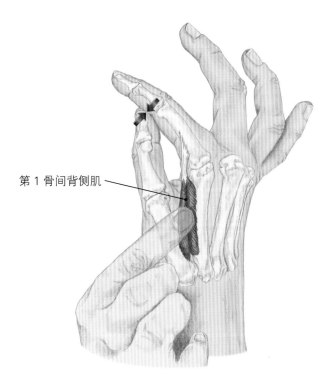

第 1 骨间背侧肌

图 3.134　右手背侧观，触摸掌骨间的骨间背侧肌

图 3.135　右手背桡侧观，让受检者内收拇指。"将拇指侧压向示指侧"；注意大鱼际肌会松弛而虎口区（拇收肌和第 1 骨间背侧肌）会收缩起来

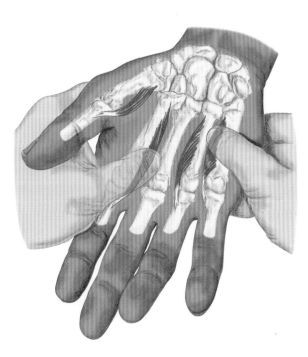

图 3.136　右手掌侧观，触诊骨间掌侧肌

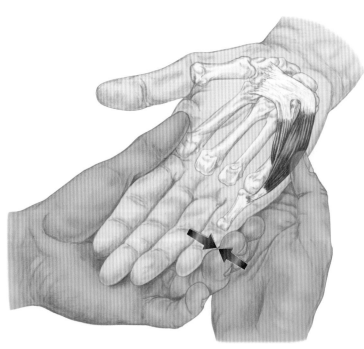

图 3.137　让受检者在对抗情况下外展小指，感受小鱼际肌的收缩

前臂和手

# 小鱼际肌

与鱼际肌相对应的是手掌尺侧的小鱼际肌。这个肌隆凸主要由 3 块短肌组成：小指展肌、小指短屈肌和小指对掌肌（图 3.138~3.140）。

小指展肌位于小鱼际肌的表面，由豌豆骨走向第 5 掌骨底。要分辨出小指展肌，可以嘱受检者在对抗情况下外展小指，小指肌的肌腹会在第 5 掌骨旁显现出来（图 3.137）。

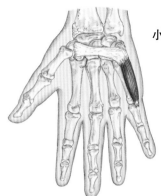

小指展肌

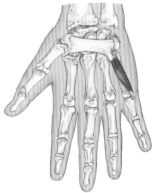

图 3.138，3.139，3.140
右手掌侧观

## 小指展肌

| A | 外展小指（掌指关节）<br>协助小指与拇指对指（掌指关节） |
|---|---|
| O | 豌豆骨和尺侧腕屈肌腱 |
| I | 小指近节指骨底尺侧面 |
| N | 尺神经 C7，C8，T1 |

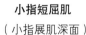

小指短屈肌

（小指展肌深面）

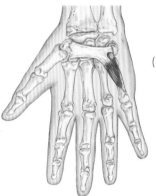

小指对掌肌

（小指短屈肌深面）

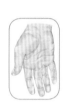

## 小指短屈肌

| A | 屈小指（掌指关节）<br>协助小指与拇指对指 |
|---|---|
| O | 钩骨钩和屈肌支持带 |
| I | 小指近节指骨底掌侧面 |
| N | 尺神经 C7，C8，T1 |

## 小指对掌肌

| A | 小指在腕掌关节对掌 |
|---|---|
| O | 钩骨钩和屈肌支持带 |
| I | 第 5 掌骨干尺侧面 |
| N | 尺神经 C7，C8，T1 |

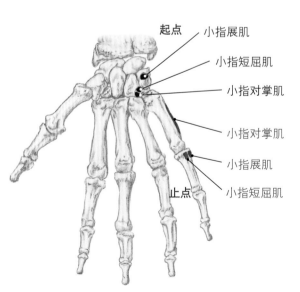

起点　小指展肌
　　　小指短屈肌
　　　小指对掌肌
　　　小指对掌肌
　　　小指展肌
止点　小指短屈肌

图 3.141　右手掌侧观，显示起止点

# 前臂和手的韧带及其他结构

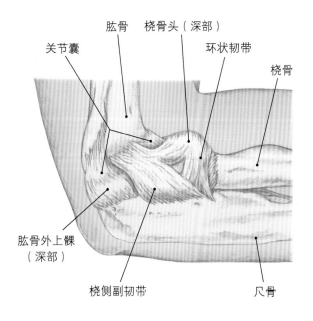

图 3.142 右肘外侧观，显示肱尺关节和桡尺近侧关节

关节囊
肱骨 桡骨头（深部）
环状韧带
桡骨
肱骨外上髁（深部）
桡侧副韧带
尺骨

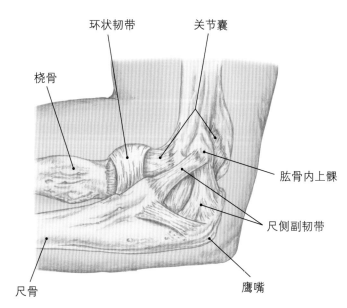

图 3.143 右肘内侧观，显示肱尺关节和桡尺近侧关节

环状韧带
关节囊
桡骨
肱骨内上髁
尺侧副韧带
尺骨
鹰嘴

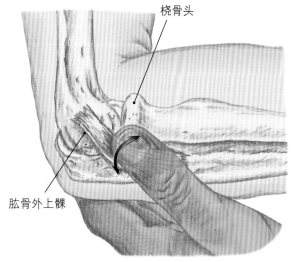

图 3.144 右肘外侧观

桡骨头
肱骨外上髁

## 桡侧副韧带

桡侧副韧带呈束带状起自肱骨外上髁止于桡骨环状韧带和尺骨外侧面（图 3.142）。该韧带位于旋后肌和前臂伸肌的深面。

✋桡侧副韧带

1. 握住受检者的手，将手指放在肱骨外上髁和桡骨头处。

2. 在这两个体表标志之间有一个小浅沟，将你的指端放在这个空隙处，可以感觉到该韧带跨越该浅沟，用手指轻轻滑过韧带的纤细表面，感觉像一层薄薄的束带（图 3.144）。

☑ 你的手指是不是在桡骨头和肱骨外上髁之间？肘关节屈曲，该韧带的纤维是不是和前臂走行一致？

前臂和手

## 环状韧带

环状韧带包绕着桡骨头和桡骨颈，它在前臂旋前和旋后时将桡骨近端固定在尺骨上（图3.143）。它在旋后肌和前臂伸肌的深面。虽然环状韧带不能被单独触及，但是它的位置还是可以辨别出来。

### 🖐 环状韧带

1. 受检者肘关节屈曲位，将你的拇指指腹放在桡骨头处。

2. 当前臂被动旋前和旋后时，可以让桡骨头和桡骨颈在你拇指下方旋转（图3.145，3.146）。你无法单独触摸到环状韧带，但是可以感受到它将桡骨头固定在尺骨上。

## 尺侧副韧带

尺侧副韧带是三角形的强壮韧带（图3.147）。它起自肱骨内上髁，纤维发散终止于尺骨冠突和尺骨鹰嘴上。该韧带在屈肌总腱和尺神经的深面。

### 🖐 尺侧副韧带

1. 肘关节屈曲90°，找到肱骨内上髁和尺骨鹰嘴内侧面。

2. 将你的拇指放在这两个骨性标志间隙内。

3. 触摸其表面覆盖着的肌，感受下横行穿入肌内部的韧带纤维束（图3.147）。也许你不能很明确地分辨出结构，但是如果手指在这些骨性标志间隙内，那么就说明在正确的位置。

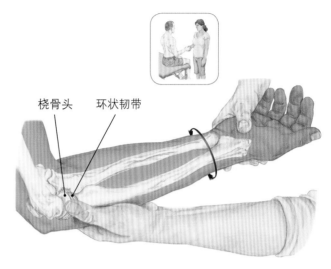

桡骨头　环状韧带

图3.145　右前臂后外侧观

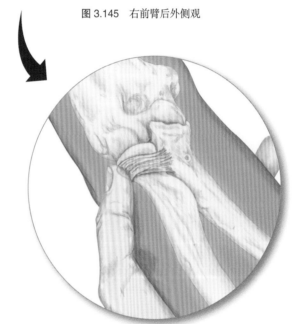

图3.146　右肘前外侧观

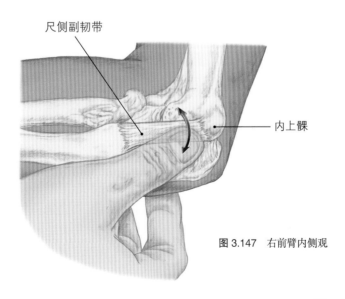

尺侧副韧带

内上髁

图3.147　右前臂内侧观

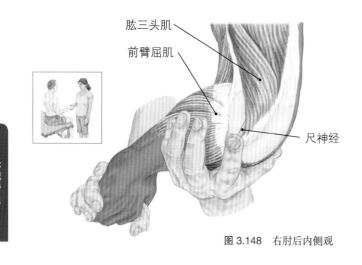

肱三头肌
前臂屈肌

尺神经

图 3.148 右肘后内侧观

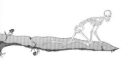

当触诊肘关节时，注意不要特别用力压和撞击尺神经，这可能会使前臂和手产生强烈的麻木和酸痛感。

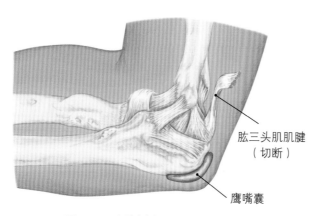

肱三头肌肌腱（切断）

鹰嘴囊

图 3.149 右肘内侧观

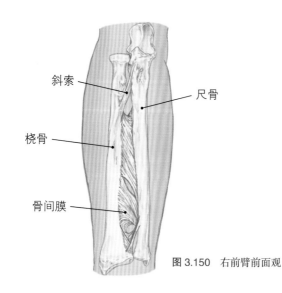

斜索
尺骨
桡骨
骨间膜

图 3.150 右前臂前面观

## 尺神经

尺神经从肱骨内上髁和鹰嘴之间的间隙内穿过走向前臂远端。在这两个体表标志之间，尺神经非常表浅，可以触摸到。因此，如果你的肘关节受到撞击，可能会刺激到尺神经而产生令人不快的前臂过电感。

✋ 尺神经

1. 肘关节屈曲，定位肱骨内上髁和尺骨鹰嘴。将你的手指放到这两个体表标志中的间隙内，轻轻触摸呈索状的神经（图 3.148）。

2. 感受神经与肱三头肌肌腱以及屈肌总腱之间的位置关系。

☑ 你感受到的结构是不是很软并且可以移动？是在触摸尺神经还是肱三头肌肌腱？让受检者伸肘，肌腱是否紧张，而且神经已经无法触摸到？

## 鹰嘴皮下囊

紧靠肱三头肌肌腱，该小囊腔位于鹰嘴和肘关节皮肤之间（图 3.149）。由于它的位置，当肘关节发炎或者受到外物的创伤，都可能诱发该皮下囊的炎症。这种情况下，鹰嘴滑囊炎（"学生肘"）可很明显在局部肿胀处触摸到。

✋ 鹰嘴皮下囊

1. 屈肘 90°，定位鹰嘴。

2. 向远端触摸，感受肘关节处薄而松弛的皮肤，然后伸肘，注意此时皮肤和筋膜变得更加松弛。

3. 如果皮下囊感染时，肘关节处局部会出现一个大的肿块，并出现局限性的疼痛。正常情况下，该囊不能被触及。

## 前臂骨间膜

前臂骨间膜是连接前臂骨的薄而坚韧的纤维束，它也是前臂很多肌的附着点（图 3.150）。它斜行的纤维束紧张骨间膜的近端。受到拉力时，在骨间膜未被撕裂之前，前臂骨一般不会骨折。

由于其位置较深，不能直接触摸到。在前臂远侧半的两骨之间，你可以感受到它的坚固拉力。

## 腕部支持带和掌腱膜

屈肌支持带在手掌侧面紧靠腕横纹的远端。它的横行纤维在掌长肌腱的深面，前臂其余屈肌腱和正中神经的浅面。屈肌支持带和腕骨组成腕管，内有屈指肌腱和正中神经穿过（图 3.151）。

分辨出浅薄的屈肌支持带比较困难，但是它的横行纤维束（该纤维束垂直于深部肌腱）比较好辨认。如果屈肌支持带紧张的话，腕前方的结构就会有被束缚的感觉。

厚厚的掌腱膜是前臂筋膜的延续和增厚，它在手掌部浅面扩大，也是掌长肌腱的附着处。掌腱膜同足底的跖腱膜形状类似。虽然它不容易触摸到，但当其紧张时，可感受到它的张力。

伸肌支持带比较表浅，位于腕背侧，与屈肌支持带相似，它是增厚的筋膜，其横行的纤维附着在其深面的腕骨背侧。它将腕关节和拇指的伸肌固定，近 2 cm 宽，位于尺骨头和桡骨茎突远端。

### ✋ 屈肌支持带和掌腱膜

1. 摇动受检者的手，此时你的拇指指腹位于腕横纹处，滑向其远端约 1.5 cm 处，手指会陷入手部组织所形成的浅凹内（图 3.152）。

2. 当你触摸腕骨间隙时，感受屈肌支持带如何包绕腕骨。被动屈伸腕关节，感受屈肌支持带的紧张和松弛。

3. 滑向手掌侧远端，感受手掌浅处厚厚的掌腱膜。

☑ 当你触诊屈肌支持带时，手指是不是在豌豆骨水平以远。让受检者做拍篮球动作，可以更好地显示掌腱膜（图 3.153）。注意这个动作也可以让掌长肌腱突显出来。

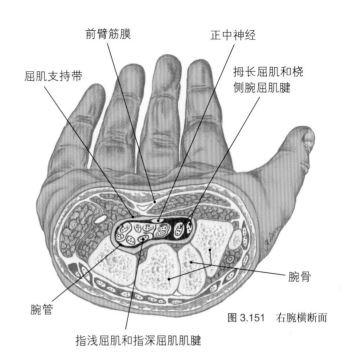

前臂筋膜　　　　正中神经
屈肌支持带　　　　拇长屈肌和桡侧腕屈肌腱
腕管
指浅屈肌和指深屈肌肌腱
腕骨

图 3.151　右腕横断面

图 3.152　右手和右腕的掌侧观

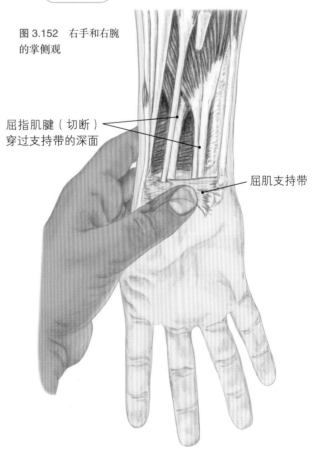

屈指肌腱（切断）穿过支持带的深面

屈肌支持带

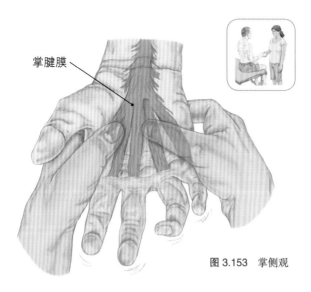

掌腱膜

图 3.153 掌侧观

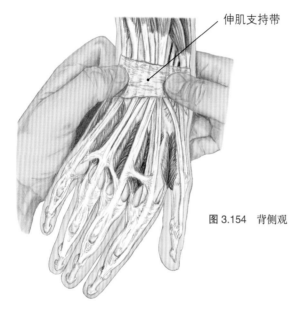

伸肌支持带

图 3.154 背侧观

✋ 伸肌支持带

1. 让受检者伸指伸腕，凸起的伸肌腱会让伸肌支持带明显被牵拉起来。

2. 定位尺骨头和桡骨茎突。

3. 在伸肌支持带横行纤维上来回滑动，触摸该处的体表标志（图 3.154）。

☑ 你的手指是不是在尺骨头和桡骨茎突的远端？你能否分辨出该表浅的横行纤维？

## 桡动脉和尺动脉

桡动脉和尺动脉起自肱动脉，分支分布到前臂和手部。桡动脉经常用来测量脉搏，它在腕关节前面，桡侧腕屈肌腱和桡骨干之间可以被清楚地触摸到。

尺动脉在豌豆骨的近端，掌长肌腱的内侧，与桡动脉相比，它的搏动不容易被触摸到。

✋ 桡动脉和尺动脉

1. 将两个手指指腹放在腕关节的屈侧来定位桡动脉搏动，轻轻向外侧滑动，并按压感受该动脉搏动（图 3.155）。

2. 将手指指腹移动到腕关节掌面的内侧触摸尺动脉的搏动（图 3.156）。

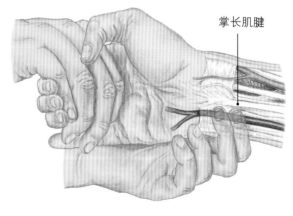

掌长肌腱

图 3.156 触摸尺动脉搏动

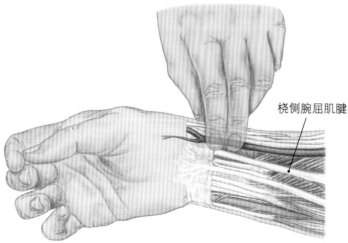

桡侧腕屈肌腱

图 3.155 触诊桡动脉搏动

# 腕、手和指的韧带

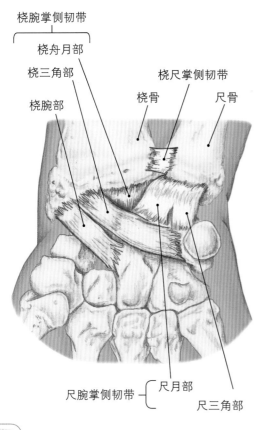

桡腕掌侧韧带
桡舟月部
桡三角部
桡腕部
桡尺掌侧韧带
桡骨
尺骨
尺腕掌侧韧带
尺月部
尺三角部

图 3.157　右腕掌侧观，显示桡腕关节韧带

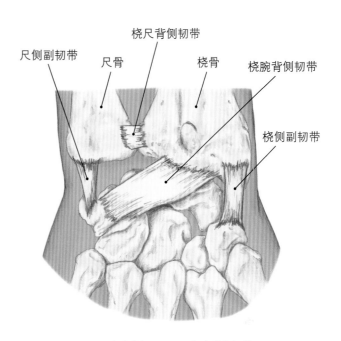

尺侧副韧带
尺骨
桡尺背侧韧带
桡骨
桡腕背侧韧带
桡侧副韧带

图 3.158　右腕背侧观，显示桡腕关节韧带

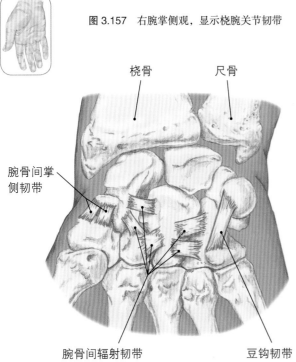

桡骨
尺骨
腕骨间掌侧韧带
腕骨间辐射韧带
豆钩韧带

图 3.159　右腕掌侧观，显示腕骨间韧带

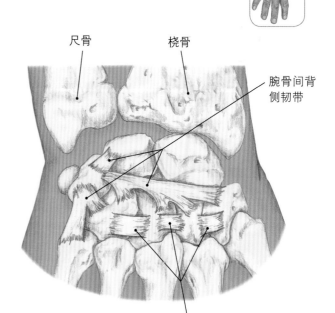

尺骨
桡骨
腕骨间背侧韧带
腕骨间背侧韧带

图 3.160　右腕背侧观，显示腕骨间韧带

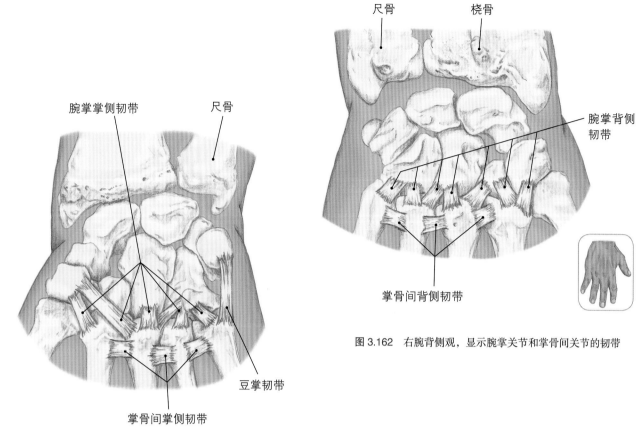

腕掌掌侧韧带

尺骨

尺骨

桡骨

腕掌背侧韧带

豆掌韧带

掌骨间背侧韧带

掌骨间掌侧韧带

图 3.162　右腕背侧观，显示腕掌关节和掌骨间关节的韧带

图 3.161　右腕掌侧观，显示腕掌关节和掌骨间关节的韧带

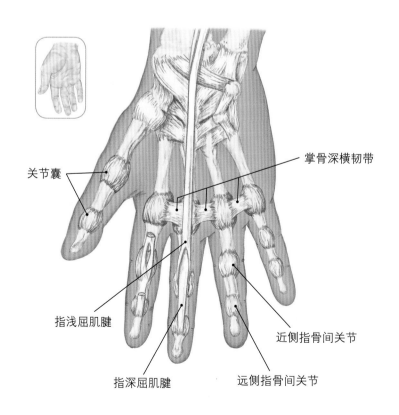

关节囊

掌骨深横韧带

指浅屈肌腱

近侧指骨间关节

指深屈肌腱

远侧指骨间关节

图 3.163　右手和右腕掌侧观，显示指骨间关节

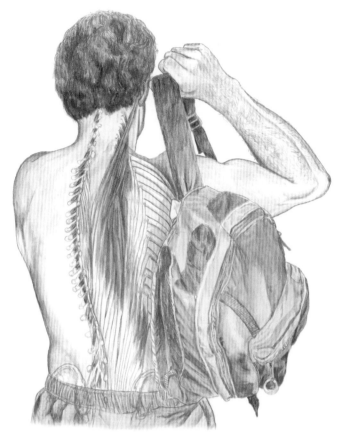

# 脊柱和胸廓 4

脊柱和胸廓不仅在运动中起着至关重要的作用，而且在维持生命中也起着非常重要的作用。脊柱支撑躯干，同时保护脆弱的脊髓。肋骨与肌交织在一起，可以保护胸腔内重要器官，也是呼吸的关键。腹部被几层薄薄的扁肌所遮盖，这些扁肌支持说话、大笑和一日三餐的消化。

由于这些结构在所有位置全天候工作，因此也容易受伤。颈部和背部疼痛的发生率很高，因此在探索本章的结构时请记住这一点。

在探索时，请考虑以下问题：

◆ 将双手放在自己的胸壁上，进行深呼吸。你的肋骨朝哪个方向移动？接下来，站在镜子前，屏住呼吸。然后，用力呼气，就像吹灭生日蛋糕上的蜡烛一样。你仔细观察，现在是哪些肌在起作用？哪些肌可能会有所帮助？

◆ 现在，膝关节弯曲，双足平放在地板上，仰卧。将你的手放在脐旁，做个轻微的仰卧起坐。放松，吸一口气，然后再做一次。请注意你的躯干、颈部和肩部的其他肌是如何参与该动作的。不只是腹部在工作，是吗？

# 表面解剖

有脊椎骨的生物被称为脊椎动物。脊椎动物包括鱼、两栖动物、爬行动物、鸟类、哺乳动物和人类。昆虫和软体动物因为没有脊柱被称作无脊椎动物。靠四肢爬行的动物称作四肢动物,而人类是两足生物。

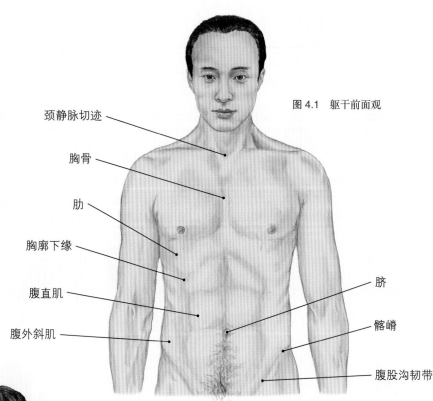

图 4.1 躯干前面观

颈静脉切迹

胸骨

肋

胸廓下缘

腹直肌

腹外斜肌

脐

髂嵴

腹股沟韧带

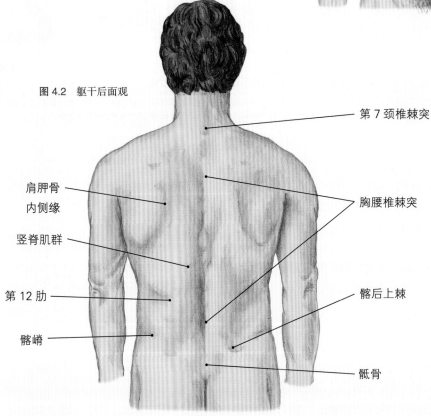

图 4.2 躯干后面观

第 7 颈椎棘突

肩胛骨内侧缘

竖脊肌群

第 12 肋

髂嵴

胸腰椎棘突

髂后上棘

骶骨

鸟类的椎骨、胸骨和盆骨内通常充满空气或形成气腔。通常认为,当骨的表面与气囊相接触时就会慢慢形成含气腔。靠近气囊的骨组织会变得很薄,然后完全消失,遗留一个被气囊渗透的腔。这样,从鸟类肺部延伸出来的充满空气的小突起或囊,就会填满鸟类的骨骼和体腔,从而减轻其体重。

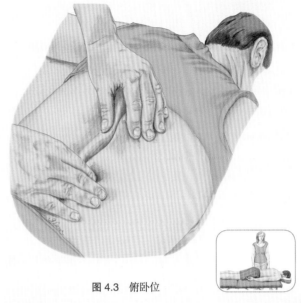

👋 脊柱

1. 受检者俯卧位。把手放在其背部的中间、下面或两侧来感受组织的温度。

2. 轻轻地提捏起后背两侧的皮肤和筋膜并推向脊柱（图 4.3）。通常情况下，组织会很紧张和难以操作。然后向侧面移动少许，感受其与大的竖脊肌表面的组织有什么不同。

3. 继续将手向侧面移动到身体两侧（腋窝和骨盆之间）。当你向侧面进一步移动的时候，你能感受到组织弹性和厚度的变化吗？

图 4.3 俯卧位

✋ 躯干

一提到胸廓（身体的躯干），我们大都想到腹部和背部而忽视了两侧。通过侧卧体位你能看到胸廓两侧的皮肤紧密联系腹部和背部，胸廓实际上是一个三维结构。

1. 受检者侧卧。双手放在胸廓两侧。观察并感觉胸廓的前面、侧面和后面是如何形成一个连续表面的。

2. 手轻轻地向相反方向扭动（图 4.4），感受组织的顺应或抵抗。然后尝试向各个方向移动。

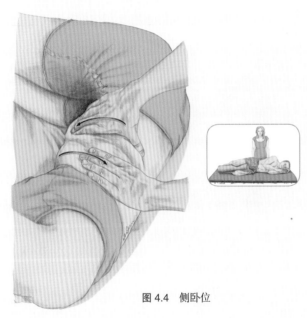

图 4.4 侧卧位

✋ 腹部

腹部通常会很敏感，所以触摸手法要缓慢且轻柔。

1. 受检者仰卧位。先把双手放在腹部的两侧感受其温度，然后向中心移动直到肋骨边缘和脐下。

2. 开始轻轻地提捏起腹部侧面的皮肤和筋膜向身体的中线移动（图 4.5）。如果某些区域不易抓起，可能提示身体这时不适合这个操作。

3. 当捏起一部分组织时，要求受检者做一个小的"紧缩"动作。此时深部腹肌收缩，观察组织怎样从你的指间挣脱出来。

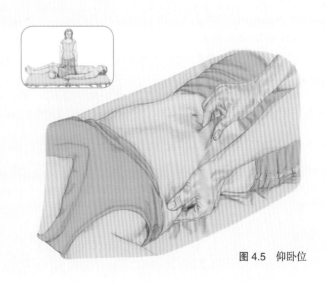

图 4.5 仰卧位

# 脊柱和胸廓的骨

脊柱由 24 块分离的椎骨组成：7 块颈椎，12 块胸椎，5 块腰椎（图 4.6）。骶骨和尾骨由骶椎和尾椎融合而成，为脊柱的一部分。为了清晰明了地介绍触诊，骶骨和尾骨将在第六章《骨盆和大腿》中讲述。

颈椎是 24 块椎骨中最为灵活的部分。12 块胸椎与 12 对肋骨通过关节连结，只能做微小移动，以此来稳定胸廓和保护内部器官。与此相反，粗大的、矮壮的腰椎，位于第 12 肋和髂嵴后部之间，用来支撑上半身的体重。

当你沿着背部触诊，会感觉到 24 块椎骨均位于肌肉组织层深处。而那些尖尖的棘突、横向的横突有助于定位。

胸廓由胸骨、肋和胸椎构成。前面表浅的胸骨位于胸部中线，与肋软骨、肋骨和胸椎围成胸腔。肋软骨在形状和大小方面基本相同，起到连接肋骨和胸骨的桥梁作用。

第 1~7 对肋直接与胸骨相连，称为"真肋"。第 8~12 对肋通过肋软骨与胸骨间接相连，称为"假肋"。第 11、12 对肋前端游离，称为"浮肋"，因为它们既不与胸骨相连也不与肋软骨相连。

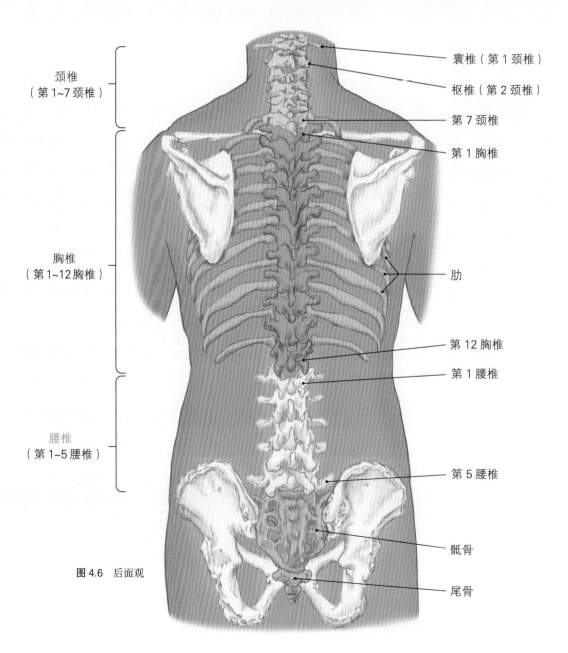

颈椎
（第 1~7 颈椎）

胸椎
（第 1~12 胸椎）

腰椎
（第 1~5 腰椎）

寰椎（第 1 颈椎）

枢椎（第 2 颈椎）

第 7 颈椎

第 1 胸椎

肋

第 12 胸椎

第 1 腰椎

第 5 腰椎

骶骨

尾骨

图 4.6　后面观

# 脊柱和胸部的骨性标志

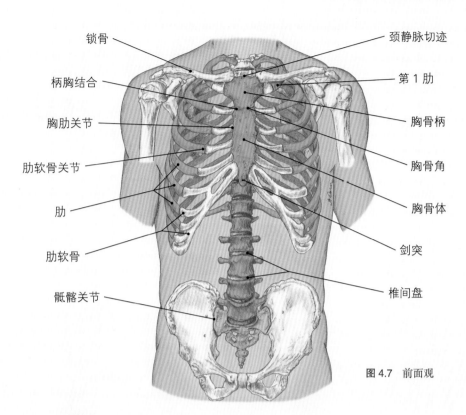

锁骨
柄胸结合
胸肋关节
肋软骨关节
肋
肋软骨
骶髂关节

颈静脉切迹
第 1 肋
胸骨柄
胸骨角
胸骨体
剑突
椎间盘

图 4.7　前面观

## 寰椎（第 1 颈椎）

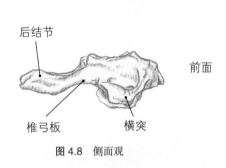

后结节
椎弓板
横突

图 4.8　侧面观

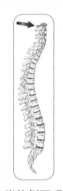

前面

脊柱侧面观

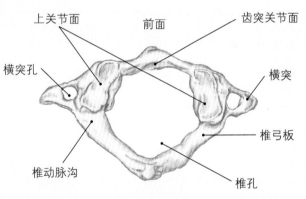

上关节面
横突孔
椎动脉沟

前面

齿突关节面
横突
椎弓板
椎孔

图 4.9　上面观

## 枢椎（第 2 颈椎）

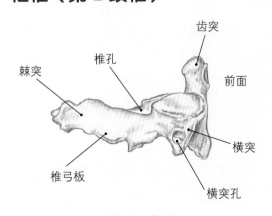

棘突
椎孔
椎弓板
横突孔

齿突
前面
横突

图 4.10　侧面观

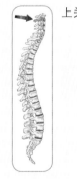

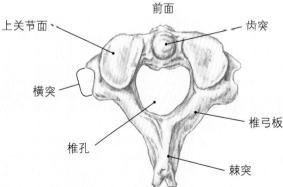

上关节面
横突
椎孔

前面
齿突
椎弓板
棘突

图 4.11　上面观

# 颈 椎

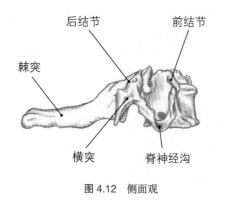

后结节　　前结节

棘突

横突　　脊神经沟

图 4.12　侧面观

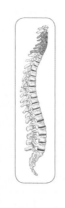

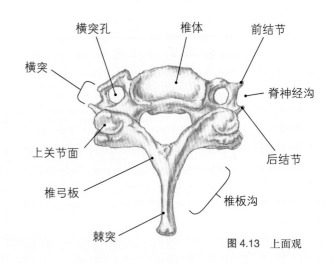

横突孔　　椎体　　前结节

横突

脊神经沟

上关节面

椎弓板

棘突

后结节

椎板沟

图 4.13　上面观

# 胸 椎

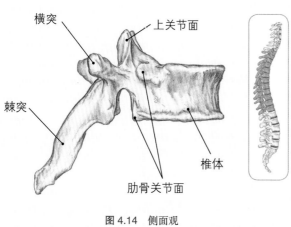

横突　　上关节面

棘突

肋骨关节面　　椎体

图 4.14　侧面观

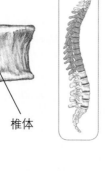

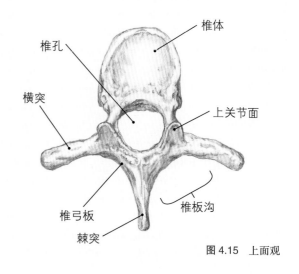

椎体

椎孔

横突

上关节面

椎弓板

棘突

椎板沟

图 4.15　上面观

# 腰 椎

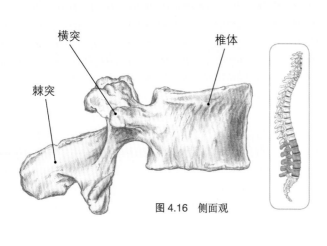

横突　　椎体

棘突

图 4.16　侧面观

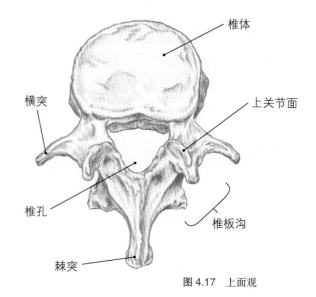

椎体

横突

上关节面

椎孔

椎板沟

棘突

图 4.17　上面观

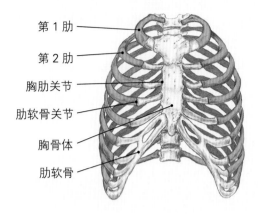

第 1 肋
第 2 肋
胸肋关节
肋软骨关节
胸骨体
肋软骨

图 4.18 胸廓前面观

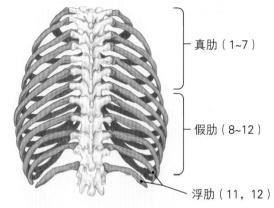

真肋（1~7）

假肋（8~12）

浮肋（11，12）

图 4.19 胸廓后面观

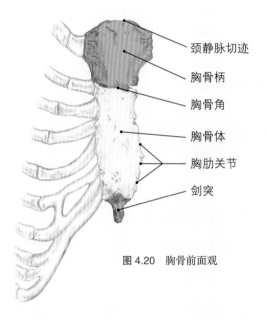

颈静脉切迹
胸骨柄
胸骨角
胸骨体
胸肋关节
剑突

图 4.20 胸骨前面观

胸骨端

图 4.21 右肋上面观

椎骨端
肋头
肋颈
肋结节
肋角

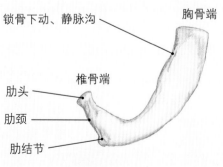

锁骨下动、静脉沟
胸骨端
椎骨端
肋头
肋颈
肋结节

图 4.22 右侧第 1 肋上面观

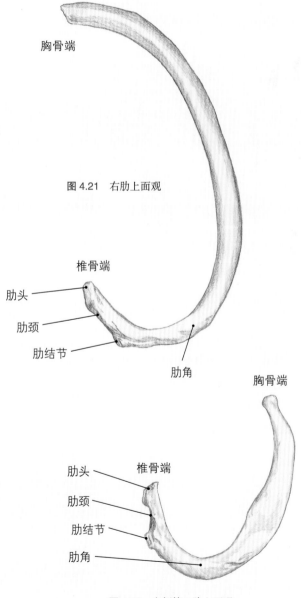

胸骨端
肋头
椎骨端
肋颈
肋结节
肋角

图 4.23 右侧第 2 肋上面观

脊柱和胸廓

# 概述：骨性标志探查

**探查 1**  "中线脊"探查脊柱棘突和它们之间的间隙

**探查 2**  "交叉路径"阐述与特殊棘突连结的周围骨性标志

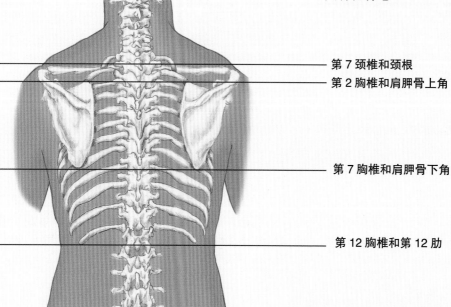

第 7 颈椎和颈根

第 2 胸椎和肩胛骨上角

第 7 胸椎和肩胛骨下角

第 12 胸椎和第 12 肋

第 4 腰椎和髂嵴最高点

探查 2  后面观

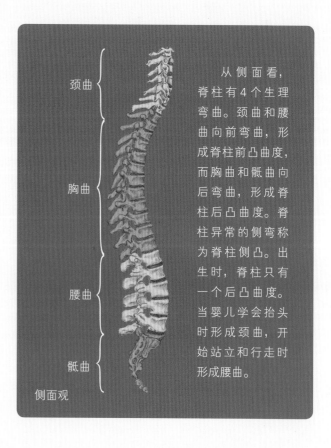

颈曲

胸曲

腰曲

骶曲

侧面观

从侧面看，脊柱有 4 个生理弯曲。颈曲和腰曲向前弯曲，形成脊柱前凸曲度，而胸曲和骶曲向后弯曲，形成脊柱后凸曲度。脊柱异常的侧弯称为脊柱侧凸。出生时，脊柱只有一个后凸曲度。当婴儿学会抬头时形成颈曲，开始站立和行走时形成腰曲。

脊柱和胸廓

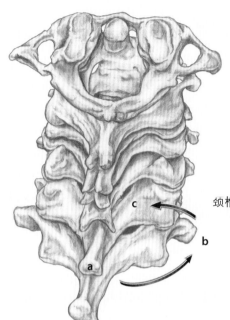

**探查 3** "颈部路径"
定位颈椎的骨性标志
a 颈椎棘突
b 颈椎横突
c 颈椎椎板沟

颈椎后面观

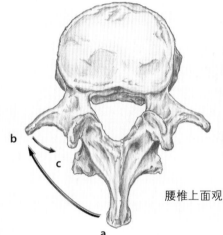

**探查 4** "隐藏的大道"
探究背部中下区域的胸
椎和腰椎的骨性标志
a 棘突
b 横突
c 椎板沟

腰椎上面观

当站立时，躯干、头和四肢的
全部重量通过脊柱传递。腰椎是承
受这种重量冲击的最底部的椎体。

幸运的是，位于椎体之间的椎
间盘起到一定的缓冲作用。椎间
盘由一厚外层的纤维环和髓核构
成。当重量压在椎间盘上，纤维
环协助髓核压缩并分散这种压力。
因为髓核大部分是液体，每天都
会有一部分被排出来进行交换。

当睡觉的时候，脊柱不必再承
受压力因而椎间盘得以完全修复，
所以当早上醒来时，会发现身长
比睡觉前长了约 2 cm。

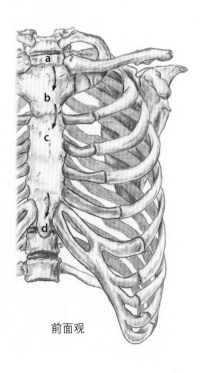

**探查 5** "胸骨脊"探
寻胸骨和它的骨性标志
a 颈静脉切迹
b 胸骨柄
c 胸骨体
d 剑突

**探查 6** "一崎岖不平
的路线"探寻肋骨、胸
廓和肋软骨

前面观

# 探查 1 "中线脊"

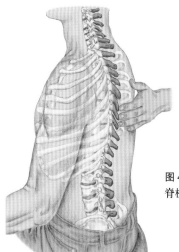

图 4.24　后外侧观，脊柱处于正中位

## 椎体棘突

棘突是椎体后面的突出部分。作为一个整体，棘突沿着背部中心形成一肉眼可见的隆起，作为肌、韧带和筋膜的附着点。

腰椎、胸椎和颈椎的棘突形态各不相同，腰椎棘突比胸椎和颈椎的更为粗大。因为腰椎棘突矮而粗壮，尖端感觉更像条状而不是点状。腰椎椎体粗大，因而棘突之间可能会有一个手指的宽度。胸椎棘突比相邻的腰椎小得多，连结更为紧密。

颈椎棘突与胸椎棘突相比更为短小。由于颈椎前凸和覆盖的项韧带，颈椎棘突实际上比胸、腰椎棘突的位置更深。寰椎是唯一一个没有棘突的椎骨。

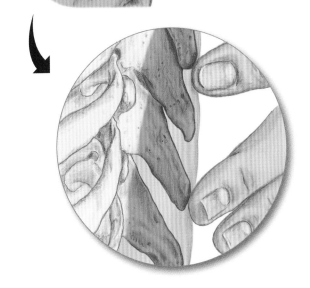

✋ 椎体棘突

1. 受检者取坐位，躯干和颈部轻微前屈（这种姿势有助于伸展覆盖的软组织，棘突更容易向后移动）。把手指放在背部中线并定位棘突之间的距离（图 4.24，4.25）。

2. 沿着脊柱上下移动手指，触摸棘突的大小、突出度和它们之间的间隙。一些棘突可能比较容易触摸到，而有一些很难摸到。让受检者慢慢前屈以充分伸展脊柱，观察棘突的移动。

3. 让受检者俯卧位，重复以上方法。

☑️ 当你触摸棘突时能勾勒出它们的边缘吗？你感受的那一点有倾斜的上下面吗？你能在几个棘突上或是棘突之间的间隙并列排起 3 个手指吗？

↩️ 受检者采取俯卧位或坐位。触摸整个脊柱并数一下棘突数目。你能感觉出几个呢？所有的椎体（寰椎除外）都有棘突，总共 23 个。用相交部位的棘突做标志，如第 7 颈椎、第 12 胸椎、第 4 腰椎，来验证计数准确与否。

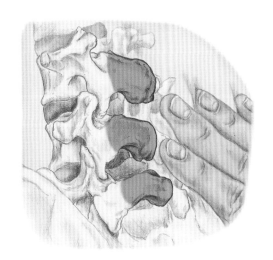

图 4.25　后外侧观，触摸腰椎棘突

## 第 4 腰椎和髂嵴最高点

有些棘突可在交叉骨性标志的帮助下来定位。例如,两髂嵴最高点的连线通过第4腰椎棘突,它可帮助你找到相邻的棘突。但是因为每个人身体各异,所以这种标志也不是唯一确定的,它们只能作为一个提示。

 第4腰椎和髂嵴最高点
1. 俯卧位或站立位,定位两个髂嵴的侧面。
2. 示指沿着髂嵴的上缘定位,水平方向滑动拇指与脊柱会合(图 4.26)。
3. 定位第 4 腰椎的大突起,探寻上下相邻的腰椎棘突。

你能找到髂嵴水平吗?能感受到身体中线上的坚实突起吗?

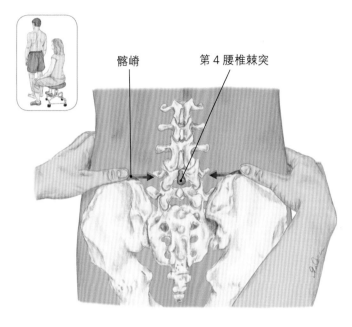

图 4.26 后面观,站立位(髂嵴、第 4 腰椎棘突)

## 第 12 胸椎和第 12 肋

第 11、12 肋因不与肋弓相连而称为"浮肋"。第 12 肋有一个向下细长的、枪刺样形状的尖角。它的长度为 8~15 cm,可作为第 12 胸椎棘突的定位标志。

 第12胸椎和第12肋
1. 受检者俯卧位或站位。方法是定位第 12 肋尖端,沿着它的轴线找到棘突。双手绕过身体另一侧,沿肋骨侧缘放置。
2. 向前滑动手指到胸腔底部找到第 12 肋尖端(图 4.27)。
3. 慢慢沿着肋骨轴线移动,注意它的倾斜度。当肋骨位于竖脊肌深部时,它中间的大部分是触摸不到的。继续沿轴线方向移动手指,可触及棘突。

如果定位第 4 腰椎,你能数到第 12 胸椎吗?

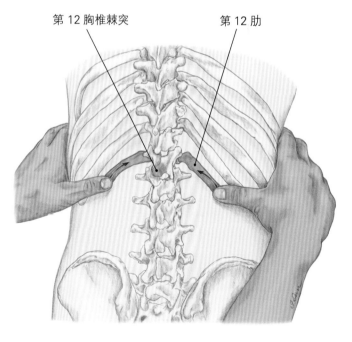

图 4.27 后面观,站立位

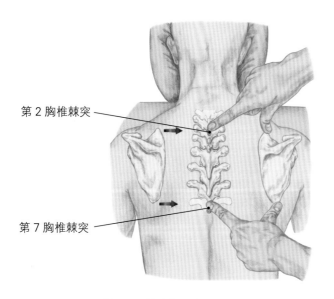

第 2 胸椎棘突

第 7 胸椎棘突

图 4.28　俯卧位，后面观

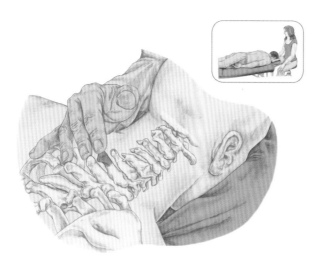

图 4.29　俯卧位，定位第 7 颈椎棘突

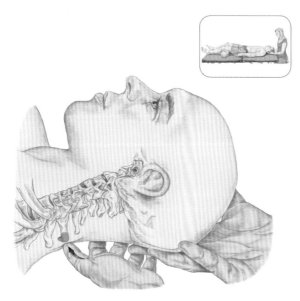

图 4.30　仰卧位，触摸第 7 颈椎棘突

## 第 7 胸椎和肩胛骨下角
## 第 2 胸椎和肩胛骨上角

　　体型、肌肉收缩和其他因素都会影响肩胛骨的位置。肩胛骨下角通常位于第 7 胸椎棘突水平，而上角位于第 2 胸椎水平。

✋第 7 胸椎和肩胛骨下角，第 2 胸椎和肩胛骨上角

　　1. 受检者取俯卧位或站位，定位下角。你一只手放在上角，另一只手平移到脊柱。
　　2. 定位上角，一只手放在上角，另一只手平移到脊柱（图 4.28）。

☑　你能从第 7 胸椎向下数到第 12 胸椎吗？能向上数到第 2 胸椎吗？能从第 2 胸椎数到第 7 胸椎吗？

## 第 7 颈椎和颈根部

　　第 7 颈椎棘突位于颈根部。它比第 6、第 5 和第 4 颈椎更为突出，当定位上背部和颈部的结构时可以此为区分。

✋第 7 颈椎和颈根部

　　1. 受检者俯卧位。把指腹沿身体中线放在颈根部上面。
　　2. 向下移动指腹。在颈根部，你的拇指会碰到第 7 颈椎棘突（图 4.29）。
　　3. 触摸它的边缘和相邻棘突并尝试在仰卧位时定位第 7 颈椎棘突（图 4.30）。

☑　你的手指是否正确放在颈根部？手指上面的棘突是否比你正在触摸的棘突小？正下方是不是有一个异常突出的棘突（第 1 胸椎）？

✋　当颈部前屈时，第 7 颈椎棘突向上移动。然而，由于第 1 胸椎与第 1 肋骨相连，故不能移动位置。受检者坐位，医者把一个手指放在第 7 颈椎和第 1 胸椎棘突上，让受检者慢慢屈曲颈部，观察是否第 7 颈椎向上翘起而第 1 胸椎比较固定？

脊柱和胸廓

## 颈椎棘突

　　第 3~6 颈椎棘突向后突出的程度差不多。而第 2 颈椎棘突较大，突出更明显。颈椎棘突的尖端都位于项韧带的深部，项韧带是一扁平的连于棘突的韧带，向上延伸到枕骨。

✋ 颈椎棘突

　　1. 受检者仰卧位。定位第 7 颈椎棘突。

　　2. 用轻微压力探寻其他颈椎棘突的尖端和边缘（图 4.31），横向跨过覆盖棘突尖端的紧张的项韧带。

　　3. 继续向上直至触到第 2 颈椎。在这个过程中，可被动屈曲、伸展和旋转颈部。

☑ 你能感受到棘突沿着颈背部形成的脊吗？当触摸第 2 颈椎棘突时，手指是低于耳垂的水平吗？第 2 颈椎棘突是否比其他颈椎的棘突更大而且更为显著？

↱ 　　1. 区分第 2 颈椎棘突和表浅的枕外隆凸，对于认识后颈部结构非常有帮助。先把手指沿头基底部水平放置。

　　2. 把环指放在表浅的枕外隆凸处，然后用示指定位第 2 颈椎棘突（图 4.32）。这时中指的位置位于两个结构之间的水平，探查这些显著的标志之间的距离。

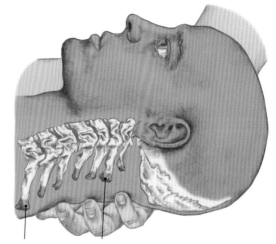

第 7 颈椎　　第 2 颈椎　　图 4.31　仰卧位

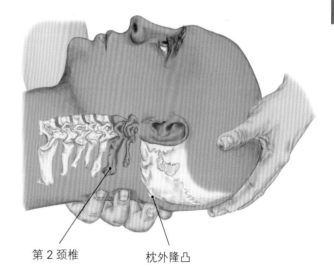

第 2 颈椎　　　　枕外隆凸

图 4.32　定位第 2 颈椎棘突

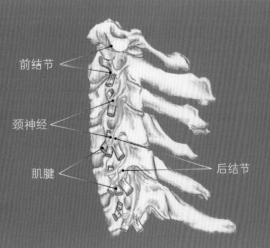

　　一些骨性标志可作为多个肌腱和结缔组织的附着点。无论是用手指触摸还是用手术刀进行解剖，这些组织通常都很难把它们区分开。颈椎横突是一个恰当的实例。来自不同方向的肌腱附着到横突表面而神经又在肌腱中间通过，这是更为复杂的例子。为协调肌腱、颈椎、脊神经和臂丛之间的关系，第 2~7 颈椎横突形成前、后两个结节。

前结节

颈神经

肌腱

后结节

　　结节是位于颈神经通过的神经沟一边的小骨突起。前结节是前斜角肌和其他一些肌的附着点。中、后斜角肌，肩胛提肌和一些后斜肌附着到后结节。开始可能很难触摸到单个结节，但有经验后会比较容易找到它们。

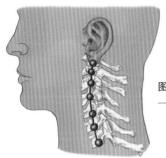

臂丛或其中的一条神经受到压迫或侵犯时，会沿着上肢产生剧烈的放射样感觉。如果发生这种情况，立即向后调整你的体位。通常，让受检者给出反馈。

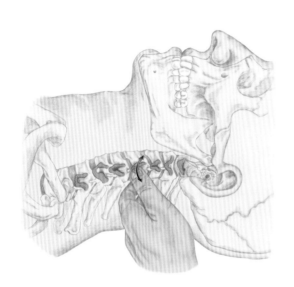

图4.33 颈椎横突的排列好似一个长长的、摇晃的耳环

图4.34 仰卧位，头位于中位时的侧面观

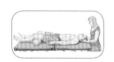

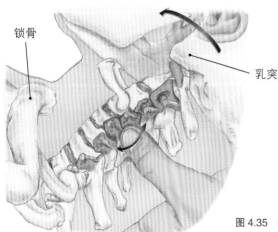

锁骨

乳突

图4.35 侧面观，将头从触摸侧旋转45°

## 颈椎横突

颈椎横突位于颈部的两边，向乳突方向伸展，颈椎的横突位于颈部的一侧。好莱坞的老电影把科学怪人的颈螺栓插入他的横突中。

颈椎横突位于胸锁乳突肌的深部。颈椎横突的宽度大致相同，其中寰椎横突最宽。

寰椎横突位于乳突尖端的前面，相对比较容易触摸到。

所有的横突均作为多个肌（斜角肌和肩胛提肌等）的附着点。臂丛是支配上肢的神经丛，它们从横突之间穿出。第1次触摸横突时，使用你的拇指指腹。随着触诊技术提高，对横突的探查将更为明确。

### 颈椎横突

1. 受检者仰卧位。把手指放在耳垂下面颈部的一侧。

2. 用拇指指腹向前向后移动感受颈椎横突的脊，探寻其长度（图4.34）。

3. 你可能摸不到每个横突的尖端，但能感受到被覆盖在组织深面的颈椎横突形成的脊。

你是在耳垂下面进行触摸吗？能感受到沿颈部一侧的横突脊吗？如果被动前屈、侧屈或旋转颈部，你能感受到单个横突的移动吗？

1. 受检者仰卧位。向右旋转头部45°。当头部位于此位置时，颈椎横突从左侧乳突到锁骨轴线中心形成一条线（图4.35）。

2. 在这两个标志之间画一条假想的连线，沿着这条线想象并触摸颈椎横突。

✋ 寰椎横突

1. 受检者仰卧位或坐位。定位颞骨左侧乳突，并向右旋转头部45°。

2. 轻轻地用指腹从乳突开始向后向前移动。探寻位于胸锁乳突肌深部的寰椎横突（图4.36）。即使轻轻按压这些部位也会给受检者带来不适的感觉，所以动作一定要轻柔。

3. 用同样方法定位寰椎另一侧横突。

## 颈椎椎板沟

椎板沟是椎体棘突和横突之间的槽型的结构。虽然大小相当，但椎板沟充满肌层使得它很难触摸到。它对于定位肌腹特别有帮助。

✋ 颈椎椎板沟

1. 受检者仰卧位。用一只手托住其头部，定位颈椎横突。

2. 向后移动手指离开横突。探寻横突和棘突之间的间隔，它组成颈椎的椎板沟（图4.38）。因为椎板沟内填充了肌肉，所以形成椎板沟的骨很难触摸到。

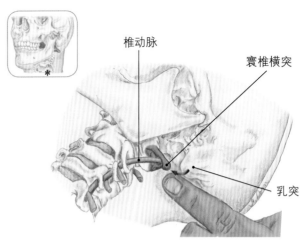

图4.36 仰卧位，头从触摸侧旋转45°，前外侧观

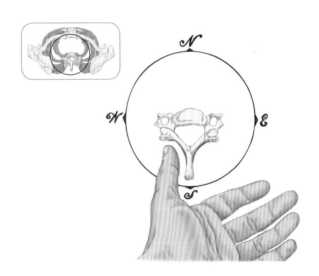

图4.37 仰卧位时颈部示意图。椎板沟位于颈部的东南和西南象限

第6颈椎有一个较大的前结节称颈动脉结节。它名字的由来是因为颈动脉从其侧面直接穿过。你可以把手指横向放在环状软骨上并向后压向颈动脉结节，来阻断颈动脉。以前这种方法用在急救中，作为急救脑干出血的最后抢救措施。

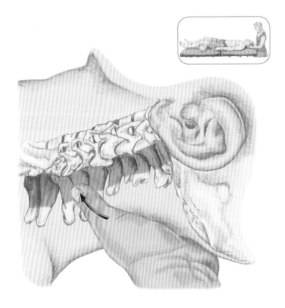

图4.38 侧面观，触诊椎板沟

## 探查 4 "隐藏的大道"

### 胸椎和腰椎的横突

胸椎横突不像腰椎横突向侧面伸出那么长，它较短小。它们位于竖脊肌的深部，肋骨连结面的表面。腰椎横突也位于竖脊肌的深部，向侧面伸展 2~5 cm，能在覆盖的肌组织层下触摸到它们的存在。

**✋ 胸椎横突**

1. 受检者仰卧位。定位胸椎棘突，向侧面移动约 2.5 cm 并下压手指通过厚厚的竖脊肌。

2. 向上向下转动手指，触摸横突不易察觉的、多结节的外形（图 4.39）。

☑️ 从胸椎横突向侧面移动到肋骨后段，你能判断出肋骨和横突在哪里相遇吗？你能感受到位于竖脊肌下的横突吗？

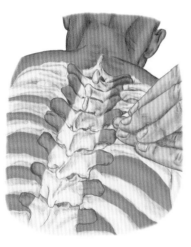
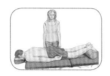

图 4.39 仰卧位，触摸胸椎横突

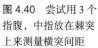
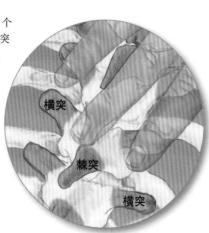

图 4.40 尝试用 3 个指腹，中指放在棘突上来测量横突间距

横突

棘突

横突

**✋ 腰椎横突**

1. 受检者仰卧位，定位腰椎棘突。向侧面移动约 5 cm 以避开厚厚的竖脊肌。

2. 慢慢下压手指，通过肌肉组织，以前内侧的角度（好似朝向肚脐）探查横突的尖端（图 4.41）。由于覆盖的组织较厚，单个横突可能无法直接触摸到，但可以尝试感觉它们形成的脊状突起。

☑️ 让受检者轻微地抬起足来确定你是否触摸到竖脊肌的侧面。你能感受到水平走行的横突坚硬的表面吗？

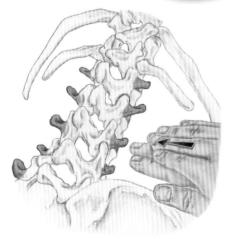

图 4.41 仰卧位，触诊腰椎横突

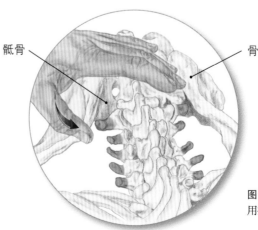

骶骨

骨盆

图 4.42 脊柱上面观，用拇指触诊腰椎横突

## 胸椎和腰椎的椎板沟

　　胸椎和腰椎的椎板沟位于各自的棘突和横突之间。形状很像一个长长的、垂直的水槽，椎板沟的深度和宽度随着脊柱下行逐渐扩展。在胸椎和腰椎，椎板沟内充满竖脊肌和横突肌群。由于这些覆盖的肌组织，椎板沟很难直接触摸到，但其边界（棘突和横突）比较容易触及。

🖐胸椎和腰椎的椎板沟

　　1.受检者俯卧位。定位胸椎棘突。用另一只手定位胸椎横突。

　　2.用力下压，在椎板沟中的骨性标志之间探查（图4.43）。注意沟内肥厚的肌肉组织。

　　3.尝试在腰椎区域用同样的方法触诊（图4.44）。观察腰椎板沟是如何变宽和变深的，以及此处的肌组织是如何比胸椎区域更厚的。

☑️　你的手指是否在椎体的横突和棘突之间？能在肌纤维之间移动手指并深入椎板沟内吗？

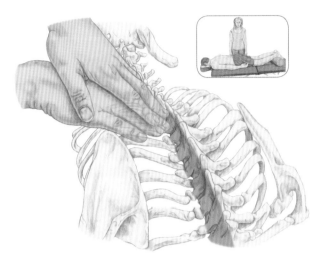

图 4.43　外上面观，探寻胸椎椎板沟。下方是覆盖椎板沟的肌

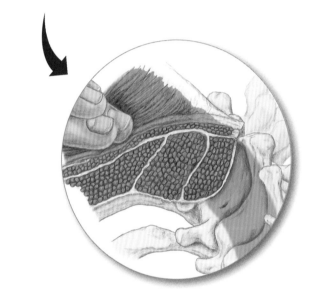

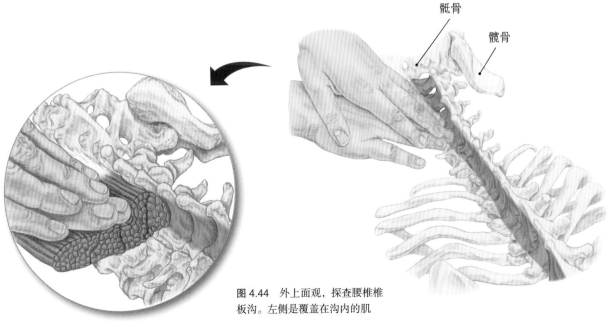

骶骨

髋骨

图 4.44　外上面观，探查腰椎椎板沟。左侧是覆盖在沟内的肌

# 探查5  "胸骨脊"

## 胸 骨

胸骨有几个重要的骨性标志。在胸骨上端，颈静脉切迹位于两锁骨的胸骨头之间。它可以是扁平的或是碗样凹陷的，尽管没有肌与之直接相连，但胸锁乳突肌从其表面通过，舌骨下肌群在其深面与之相连。

胸骨柄是胸骨的上部，与锁骨、第1肋、第2肋通过关节相连。胸骨体位于胸骨柄下部，并形成胸骨的主要部分。胸骨柄和胸骨体之间的连结处称胸骨角。

从胸骨底端延伸出来的剑突长2.5 cm，或完全缺如。它是腹直肌鞘的附着点。胸骨柄、胸骨体和剑突位置表浅，表面仅覆盖筋膜和胸大肌肌腱。

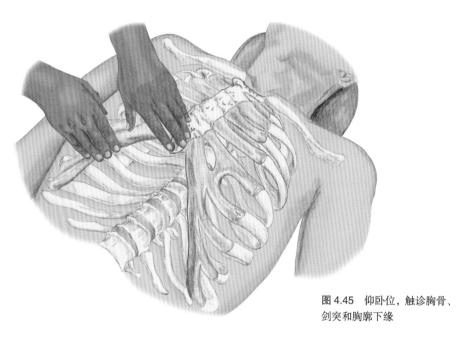

图4.45  仰卧位，触诊胸骨、剑突和胸廓下缘

👋 **颈静脉切迹、胸骨柄和胸骨**

1. 受检者仰卧位，把手指放在其胸部中心的胸骨上。

2. 向上移动手指直至胸骨上部的颈静脉切迹。探寻切迹和它位于胸锁关节旁的位置。

3. 向下移动手指到胸骨柄和胸骨体。探查这块扁骨上的裂隙和突起。向侧面触摸其与肋软骨的连结。

👋 **剑突**

向下移动手指直到从胸骨上沉入腹部肌层。再原路返回到胸骨的最下端，就是剑突（图4.45），轻轻地触摸其尖端。

☑️ 你的手指是否在胸骨的最下端？

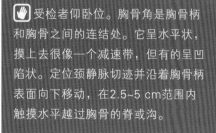

👋 受检者仰卧位。胸骨角是胸骨柄和胸骨之间的连结处。它呈水平状，摸上去很像一个减速带，但有的呈凹陷状。定位颈静脉切迹并沿着胸骨柄表面向下移动，在2.5~5 cm范围内触摸水平越过胸骨的脊或沟。

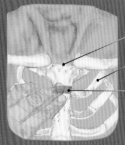

颈静脉切迹

第2肋

胸骨角

前面观

☑️ 第2肋在胸骨角水平与胸骨相连结。离开胸骨角向侧面移动手指，你能感觉到第2肋圆形的表面吗？

脊柱和胸廓

# 探查 6    "一条崎岖不平的路径"

## 肋骨和肋软骨

肋骨向后通过关节与胸椎相连，然后弯向前与肋软骨相连。肋软骨是肋骨的延伸，连结肋骨与胸骨。第6或第7对肋骨可能有分叉，在形状上与其他肋骨不同。肋骨和肋软骨向外弯曲的角度各异。

整个胸廓位于肌组织的深处，但沿着躯干侧面的肋骨很容易触及。肋骨之间的间隙称肋间隙，有肋间肌填充，肋间肌也很容易触摸到。

当探查胸部时，细想一下它的三维结构。通常认为，胸部只有一个前面和背面，而忽视了它的侧面部分。当探查躯干时，尝试把意识中的边缘和手指触摸到的边缘连结起来。注意一些肌，如腹壁深层和肋间的肌是如何像文字描述中所说的包围胸部。

探查胸部时避开乳腺组织。这时问一下受检者，是否可以触摸其周边的区域。

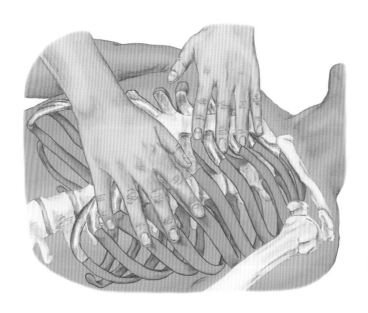

图 4.46    仰卧位，触摸肋骨

### 🖐 肋骨和肋软骨

1. 受检者仰卧位。从胸骨向侧面移动手指到肋软骨。用指尖定位一个肋骨并触摸其圆形表面。

2. 从肋软骨上离开滑到肋骨之间的间隙，触摸这条向侧面伸展的沟。继续沿着胸骨的长度定位并触摸每一条肋骨和它们之间的间隙（图

4.46）。

✓ 当你沿着躯干移动手指时能判断出肋骨的角度是如何变化的吗？能区分出圆形的肋骨体和肋骨之间沟渠样的间隙吗？让受检者深呼吸，注意肋间隙的变化。

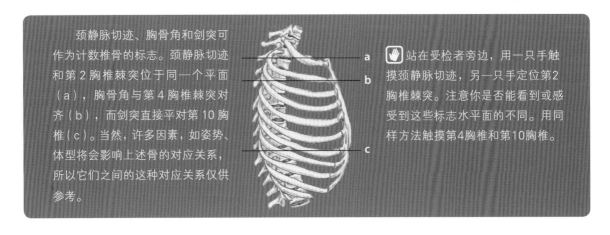

颈静脉切迹、胸骨角和剑突可作为计数椎骨的标志。颈静脉切迹和第2胸椎棘突位于同一个平面（a），胸骨角与第4胸椎棘突对齐（b），而剑突直接平对第10胸椎（c）。当然，许多因素，如姿势、体型将会影响上述骨的对应关系，所以它们之间的这种对应关系仅供参考。

🖐 站在受检者旁边，用一只手触摸颈静脉切迹，另一只手定位第2胸椎棘突。注意你是否能看到或感受到这些标志水平面的不同。用同样方法触摸第4胸椎和第10胸椎。

锁骨　　　　胸椎　　　　第1肋

第2肋

图 4.47　胸廓上面观

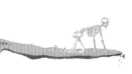

臂丛或它的任一分支受到压迫或侵犯，会沿着上肢产生剧烈的放射性感觉。如果发生这种情况，向另一侧调整一下体位。同时让受检者给出反馈。

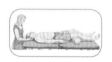

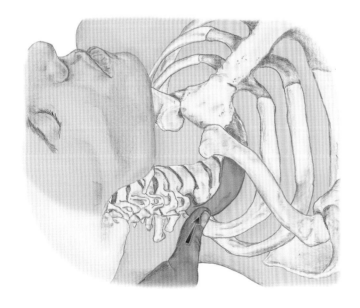

图 4.48　仰卧位，触摸第 1 肋

## 第1肋

　　与其他肋不同，第 1 肋很难在胸前定位。它直接位于锁骨深面并迅速向背部弯曲（图 4.47）。但它可在由锁骨、胸锁乳突肌和斜方肌形成的颈后三角区触及。

　　斜角肌位于整个颈后三角区，并与第 1、2 肋相连。所以为触到第 1 肋，你必须通过触摸斜角肌。臂丛和锁骨下动脉从第 1 肋和锁骨之间通过。

✋ 第1肋

　　1. 受检者仰卧位。通过被动抬高受检者的肩部来放松覆盖的软组织。

　　2. 通过定位锁骨和斜方肌的上缘来确定颈后三角的位置。把拇指放在这些结构之间。

　　3. 慢慢把手指沿尾端方向伸入斜角肌下面（图 4.48），此时手指会遇到第 1 肋的抵抗。

☑ 让受检者做缓慢的深呼吸，你能感受到肋骨的上升或下降吗？

↱

　　受检者仰卧位。当触摸颈后三角时，肋骨的后面有时会与肩胛骨的后角相混淆。通过触摸颈后三角区分这些结构，然后定位第 1 肋，被动抬高和压低肩胛骨来确定是否为第 1 肋，在整个过程中第 1 肋应该是固定不动的。

　　每个人肋骨的数目不一定是固定的。通常有 12 对肋，但也有些人有 11 对或 13 对。如果有额外的 1 根肋，它可能是双边或仅仅是单边的，位于颈部或腰部。位于颈部的肋通常与第 7 颈椎相关节，可在锁骨水平颈后三角区触摸到。位于腰部的额外肋从第 1 腰椎向外伸展。

脊柱和胸廓

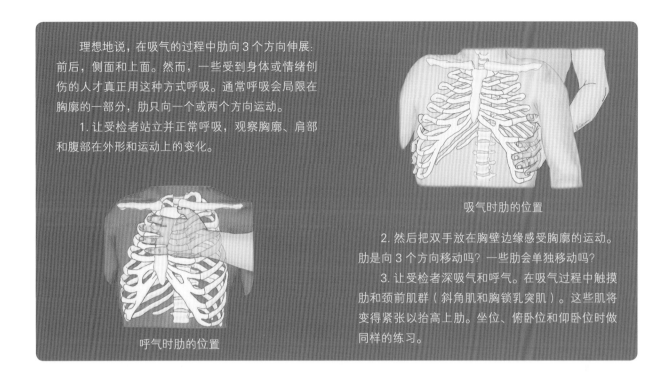

理想地说，在吸气的过程中肋向 3 个方向伸展：前后，侧面和上面。然而，一些受到身体或情绪创伤的人才真正用这种方式呼吸。通常呼吸会局限在胸廓的一部分，肋只向一个或两个方向运动。

1. 让受检者站立并正常呼吸，观察胸廓、肩部和腹部在外形和运动上的变化。

吸气时肋的位置

呼气时肋的位置

2. 然后把双手放在胸壁边缘感受胸廓的运动。肋是向 3 个方向移动吗？一些肋会单独移动吗？

3. 让受检者深吸气和呼气。在吸气过程中触摸肋和颈前肌群（斜角肌和胸锁乳突肌）。这些肌将变得紧张以抬高上肋。坐位、俯卧位和仰卧位时做同样的练习。

## 第 11 肋和第 12 肋

第 11 肋和第 12 肋因不与肋软骨相连而称为"浮肋"。两个肋骨的形状呈细长的枪刺样，与脊柱约呈 45°。它们中间的部分位于厚厚的竖脊肌深部，而侧面和尖端能触摸到。

第 11 肋长 15~20 cm，只绕过躯干的一半。第 12 肋长 7~15 cm。肋在长度和数目上存在异常是很普遍的，所以受检者的肋可能就不符合以上的描述。

👋 第11肋和第12肋

1. 受检者俯卧位，手放在躯干的右侧沿着肋侧面放置。

2. 向下移动手指到胸廓底部，手指下陷深入腹部软组织。然后用指腹按压胸部侧面，探查第 11 肋和第 12 肋的尖端（图 4.49）。

3. 手指离开肋骨尖端，慢慢沿肋骨体触摸，注意它们的走向。

☑️ 你能感受到 2 个肋骨尖端中哪一个位置更为横向？让受检者缓慢地深呼吸，注意肋骨尖端或肋骨体是否会压向你的手指。

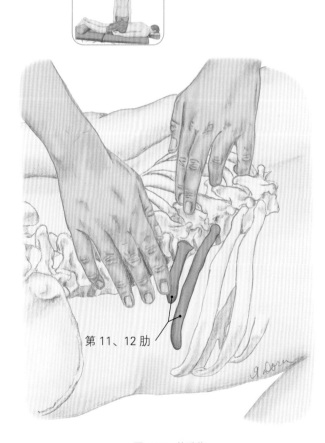

第 11、12 肋

图 4.49　俯卧位

# 概述：脊柱和胸部的肌

脊柱和胸部的肌沿着脊柱后面和腹部分布，引起脊柱和胸腔的运动（图 4.50）。

脊柱肌排列独特。不像四肢肌那样能单独分离，脊柱肌由很多密集交织在一起的纤维构成，从而很难把它们分离开来。

脊柱肌可以分为小的、单独的部分或分为几个大群。通常把脊柱肌分为 4 大群：

1. 竖脊肌群是脊柱肌中最为表浅的一群，它有 3 大分支。

2. 较小的横突肌群也有 3 大分支，位于竖脊肌深部。它的名字源于它的肌纤维，肌纤维从脊柱横突和棘突开始，以不同的长度向外伸展。

3. 两组夹肌群沿着颈后部分布，位于斜方肌的深部。

4. 8 块短的枕骨下肌是位置最深的肌。它们位于颅底部。

影响胸廓运动的其他肌，尤其是胸锁乳突肌和斜角肌，将在第五章中讲述。

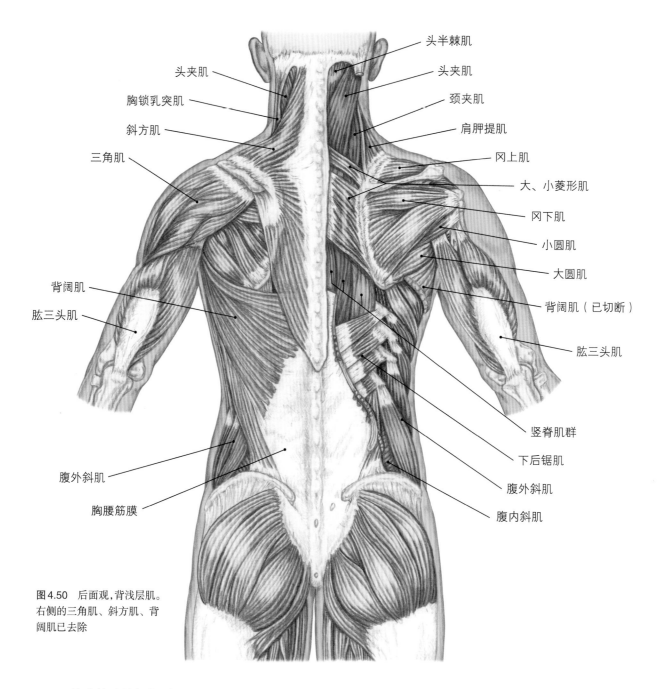

**图 4.50** 后面观，背浅层肌。右侧的三角肌、斜方肌、背阔肌已去除

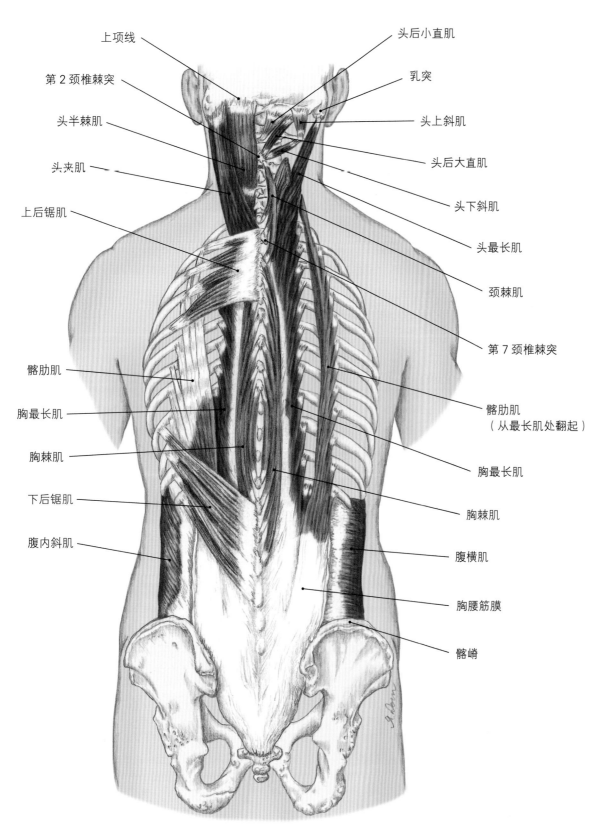

上项线
第 2 颈椎棘突
头半棘肌
头夹肌
上后锯肌
髂肋肌
胸最长肌
胸棘肌
下后锯肌
腹内斜肌

头后小直肌
乳突
头上斜肌
头后大直肌
头下斜肌
头最长肌
颈棘肌
第 7 颈椎棘突
髂肋肌
（从最长肌处翻起）
胸最长肌
胸棘肌
腹横肌
胸腰筋膜
髂嵴

图 4.51 背中层肌，后面观

# 概述：**脊柱和胸部的肌**（续）

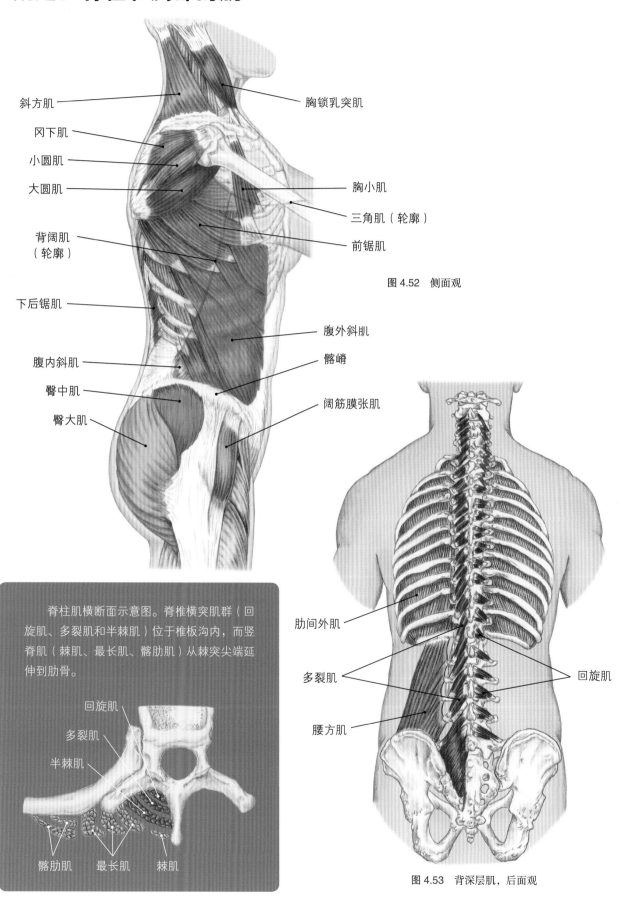

斜方肌

冈下肌

小圆肌

大圆肌

背阔肌
（轮廓）

下后锯肌

腹内斜肌

臀中肌

臀大肌

胸锁乳突肌

胸小肌

三角肌（轮廓）

前锯肌

**图 4.52　侧面观**

腹外斜肌

髂嵴

阔筋膜张肌

脊柱肌横断面示意图。脊椎横突肌群（回旋肌、多裂肌和半棘肌）位于椎板沟内，而竖脊肌（棘肌、最长肌、髂肋肌）从棘突尖端延伸到肋骨。

回旋肌

多裂肌

半棘肌

髂肋肌　　最长肌　　棘肌

肋间外肌

多裂肌

腰方肌

回旋肌

**图 4.53　背深层肌，后面观**

# 颈后部肌

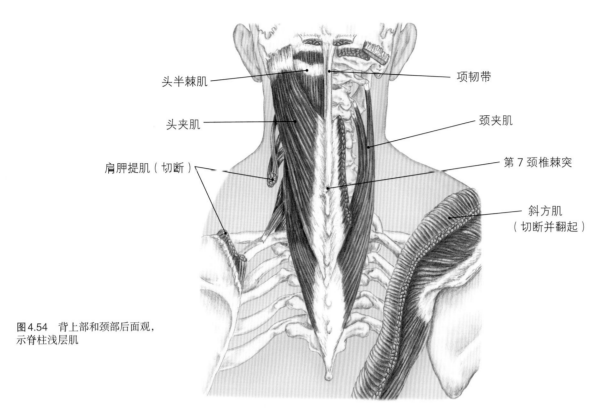

头半棘肌

头夹肌

肩胛提肌（切断）

项韧带

颈夹肌

第 7 颈椎棘突

斜方肌
（切断并翻起）

图4.54 背上部和颈部后面观，
示脊柱浅层肌

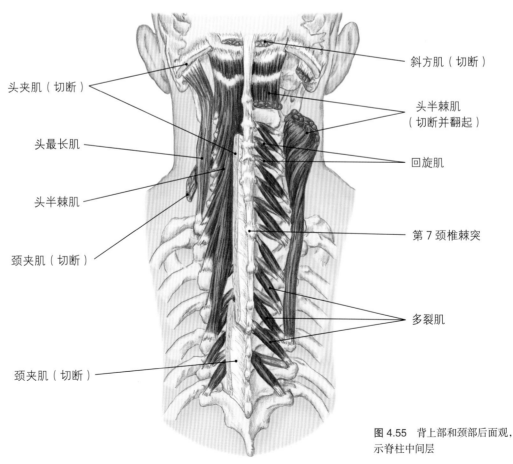

头夹肌（切断）

头最长肌

头半棘肌

颈夹肌（切断）

颈夹肌（切断）

斜方肌（切断）

头半棘肌
（切断并翻起）

回旋肌

第 7 颈椎棘突

多裂肌

图 4.55 背上部和颈部后面观，
示脊柱中间层

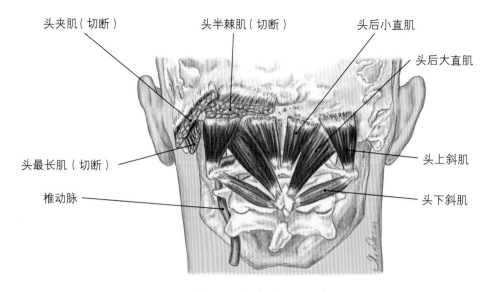

图 4.56　颈上部后面观，示脊柱深层肌

头夹肌（切断）

头半棘肌（切断）

头后小直肌

头后大直肌

头最长肌（切断）

头上斜肌

椎动脉

头下斜肌

## 颈胸交界横切面

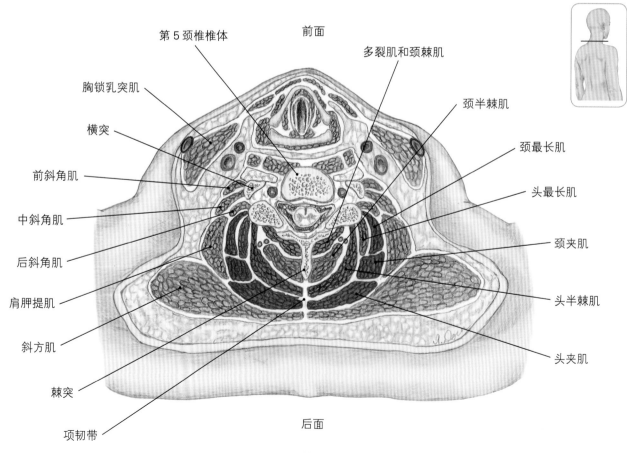

第 5 颈椎椎体

前面

多裂肌和颈棘肌

胸锁乳突肌

颈半棘肌

横突

颈最长肌

前斜角肌

头最长肌

中斜角肌

颈夹肌

后斜角肌

头半棘肌

肩胛提肌

斜方肌

头夹肌

棘突

项韧带

后面

图 4.57　第 5 颈椎平面

# 胸部横切面

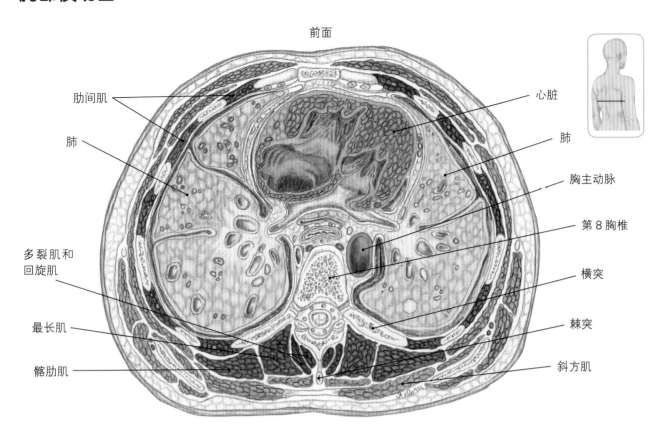

前面

肋间肌

肺

多裂肌和
回旋肌

最长肌

髂肋肌

心脏

肺

胸主动脉

第 8 胸椎

横突

棘突

斜方肌

图 4.58　第 8 胸椎平面

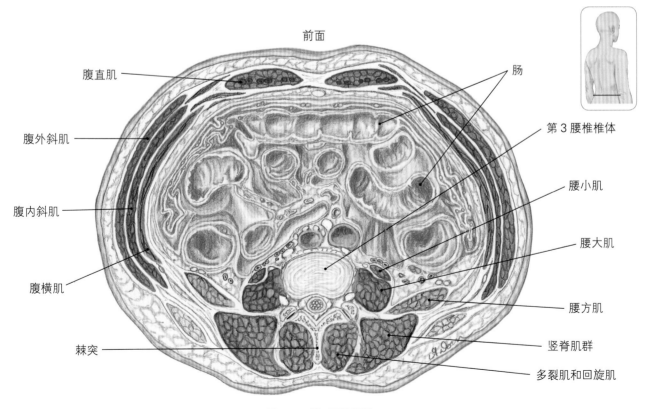

前面

腹直肌

腹外斜肌

腹内斜肌

腹横肌

棘突

肠

第 3 腰椎椎体

腰小肌

腰大肌

腰方肌

竖脊肌群

多裂肌和回旋肌

图 4.59　第 3 腰椎平面

# 协同肌

按照运动功能依次列出诸肌。星号代表该肌
未在图中显示。

## 脊 柱

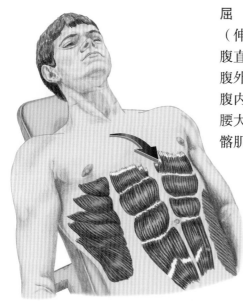

前外侧面观

**屈**
（伸的拮抗肌）
腹直肌
腹外斜肌（两侧）
腹内斜肌（两侧）
腰大肌（止点固定）
髂肌（止点固定）

后外侧面观

**伸展**
（屈的拮抗肌）
最长肌（两侧）
髂肋肌（两侧）
多裂肌（两侧）
回旋肌（两侧）*
头半棘肌
棘肌（两侧）
腰方肌（协助）
棘间肌 *
横突间肌（两侧）*
背阔肌（上肢固定时起协助作用）*

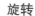

前外侧观

**旋转**
（都是单侧）
腹外斜肌（向对侧）
腹内斜肌（向同侧）
多裂肌（向对侧）
回旋肌（向对侧）

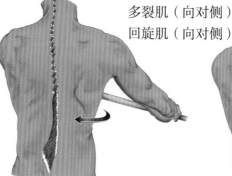

多裂肌，后面观

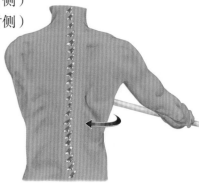

回旋肌，后面观

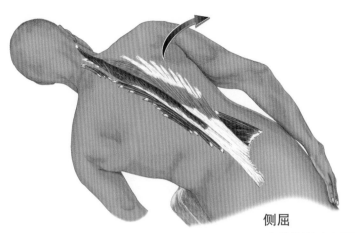

后面观

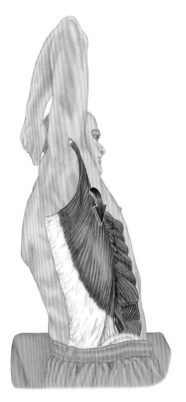

侧屈
（单侧的向同侧）
髂肋肌
腹外斜肌
腹内斜肌
最长肌
腰方肌
腰大肌（协助）*
横突间肌 *
棘肌
背阔肌（协助）

后外侧观

# 肋和胸部

前面观

抬高 / 扩张
（参与吸气）
（下降的拮抗肌）

前斜角肌（两侧）　　中斜角肌（两侧）
后斜角肌（两侧）　　胸锁乳突肌（协助）
肋间外肌（协助）　　上后锯肌 *
胸大肌（如果上肢固定，所有纤维起协助作用）*
胸小肌（肩胛骨固定）*
前锯肌（肩胛骨固定）*
锁骨下肌（第1肋）*

下降 / 缩小
（参与呼气）
（抬高的对抗肌）
肋间内肌（协助）
下后锯肌 *

第 411 页列出了
参与呼吸的所有肌

# 脊柱和胸部的肌

## 竖脊肌群

棘肌
最长肌
髂肋肌

　　竖脊肌群沿着脊柱后面两侧分布，起自骶骨，止于枕骨。它的肌组织排列紧密、分层。你可以想象，整个竖脊肌就像一棵高大的白杨树（图4.60），有3个主要的分支：棘肌、最长肌和髂肋肌（图4.61）。这些分支又可以细分为多个小分支，如胸棘肌、头最长肌、腰髂肋肌等。

　　棘肌是3组肌中最小的，位于靠近脊椎的椎板沟内（图4.62）。厚厚的最长肌和侧面的髂肋肌沿着腰椎和胸椎形成一条明显的筑堤（图4.64~4.65）。髂肋肌长长的肌腱位于肩胛骨的深面并向侧面伸展。

　　在腰部，竖脊肌位于薄而致密的胸腰筋膜的深面。在胸部和颈部，它们位于斜方肌、菱形肌和上、下后锯肌的深面。作为一组肌，沿着背部和颈部的整个长度走行，很容易触及并定位其特异的分支，但有时也会有变化。

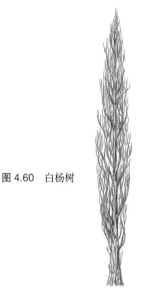

图 4.60　白杨树

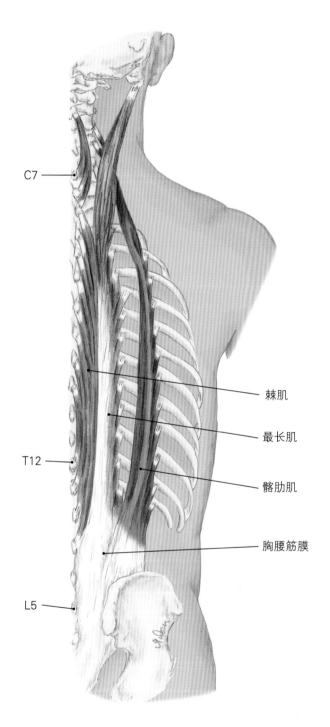

图 4.61　后面观，显示右侧竖脊肌

C7

T12

L5

棘肌

最长肌

髂肋肌

胸腰筋膜

　　最长肌和髂肋肌（颈、头最长肌，颈髂肋肌）上部的纤维协助头和颈向同侧伸、侧屈和旋转。

## 竖脊肌群

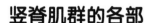

**A** 单侧：向同侧屈脊柱
　　双侧：后伸脊柱

**O** 共同腱（胸腰筋膜）附着在骶骨、髂嵴、腰椎和后 2 个胸椎棘突的后表面

**I** 竖脊肌在肋后部、胸椎和颈椎的棘突、横突及颞骨乳突的多个附着点

**N** 脊神经

# 竖脊肌群的各部

## 棘肌

**O** 上腰椎和下胸椎的棘突（胸部）
　　第 7 颈椎棘突和项韧带（颈棘肌）

**I** 上胸椎棘突（胸棘肌）
　　除第 1 颈椎之外的颈椎棘突（颈棘肌）

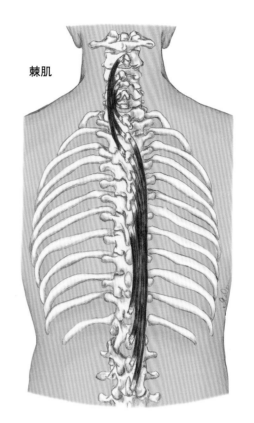

棘肌

图 4.62　棘肌，后面观

### 什么时候使用竖脊肌？

· 保持直立姿势
· 系上鞋带后恢复到解剖学姿势
· 提起一个很重的行李箱（侧屈）

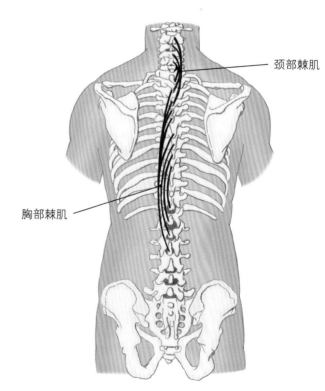

颈部棘肌

胸部棘肌

图 4.63　棘肌的分布

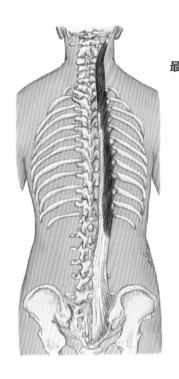 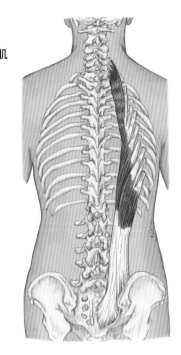

最长肌　　　　髂肋肌

图 4.64，4.65　后面观

## 最长肌

**O** 共同腱（胸最长肌）
上 5 个胸椎（颈最长肌和胸最长肌）

**I** 下 9 个肋和胸椎的横突（胸最长肌）
颈椎横突（颈最长肌）
颞骨乳突（头最长肌）

## 髂肋肌

**O** 共同腱（腰髂肋肌）
第 1~12 肋后表面（胸髂肋肌和颈髂肋肌）

**I** 第 1~3 腰椎的横突和第 6~12 肋后表面（腰髂肋肌）
第 1~6 肋后表面（胸髂肋肌）
下颈椎横突（颈髂肋肌）

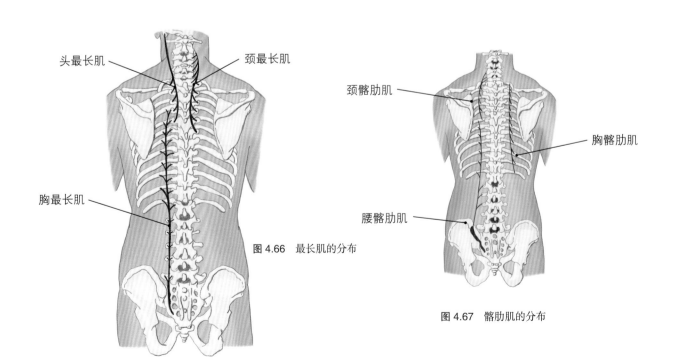

头最长肌　　　颈最长肌

胸最长肌

图 4.66　最长肌的分布

颈髂肋肌

胸髂肋肌

腰髂肋肌

图 4.67　髂肋肌的分布

## 竖脊肌群

1.受检者俯卧位，双手放在腰部两侧。让受检者轻轻抬起或放下足以确定竖脊肌下部的位置。当然，竖脊肌不会使足抬起，但是它可收缩以稳定骨盆。注意在这过程当中，这些强壮的圆形竖脊肌纤维是怎样绷紧和放松的（图4.68）。

2.当受检者保持好姿势时，你用手向下朝骶骨方向触诊，然后沿胸椎向上。让受检者稍微后伸颈部和脊柱，以使胸部的竖脊肌收缩（图4.69）。

3.顺着肩胛骨之间竖脊肌的绳状纤维，沿着颈椎后部按压。这些是颈部最细小的纤维，主要位于椎板沟的两侧。

4.当受检者脊柱放松时，用你的手指下压到竖脊肌肌纤维之间，感受它们绳状的质地结构和垂直的方向（图4.70）。

☑ 你直接触诊的这些组织是位于脊柱棘突旁吗？这些纤维与脊柱是平行的吗？当肌肉收缩时，你能确定竖脊肌的侧缘吗？在两侧肩胛骨之间，你能分辨出斜方肌、菱形肌与竖脊肌群的肌纤维吗？

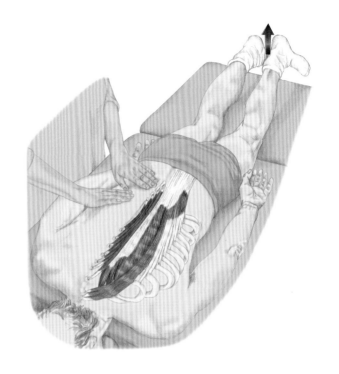

图4.68 俯卧位。当受检者抬起足时，触诊竖脊肌下部

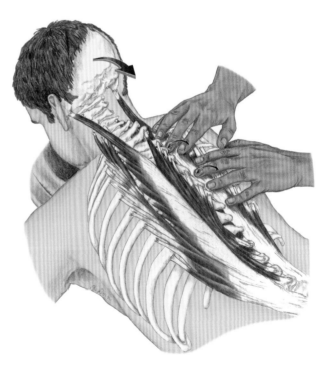

图4.69 俯卧位。当受检者后伸脊柱时，触诊竖脊肌上部

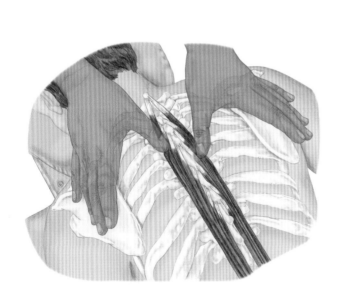

图4.70 俯卧位。用拇指弹拨棘肌纤维

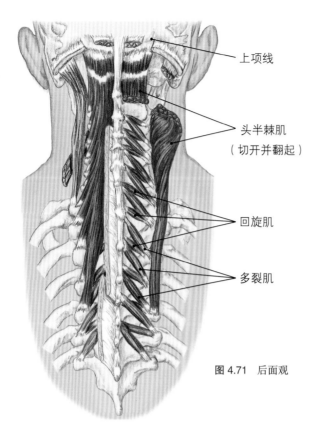

上项线

头半棘肌
（切开并翻起）

回旋肌

多裂肌

图 4.71 后面观

# 横突棘肌群

多裂肌
回旋肌
半棘肌（头部）

在竖脊肌群深面是横突棘肌群。横突棘肌群由 3 个部分构成：多裂肌、回旋肌和半棘肌，存在于脊柱全长。不同于长的垂直走行的竖脊肌纤维，横突棘肌主要是由短的、斜行的纤维构成。这些纤维编织成错综复杂的缝针样图案，将椎骨连结起来。"横突棘肌"的名字是指这些肌群的纤维以不同的长度起自椎体横突和棘突。

粗壮的多裂肌在腰椎直接可以摸到，在骶骨后表面也可直接摸到。较短小的回旋肌位于多裂肌的深面（图 4.72）。头半棘肌位于颈椎和胸椎后面并最终到达颅骨（图 4.71）。在颈部后伸抵抗阻力时，很容易看到两块半棘肌在项部形成两个隆起的"减速带"形状。

将横突棘肌的每一块肌区分开来非常困难，因为它们是相互编织在一起的。但是，因为它们是肌群，顺着胸椎和颈椎的椎板沟，感受肌的质量和密度是比较容易的。

## 多裂肌和回旋肌

| | |
|---|---|
| **A** | 单侧：使脊柱转向该肌的对侧 |
| | 双侧：后伸脊柱 |
| **O** | 多裂肌：从骶骨和腰椎横突直到颈椎 |
| | 回旋肌：从腰椎横突直达颈椎 |
| **I** | 从腰椎横突直达第 2 颈椎 |
| | （多裂肌跨过 2~4 块椎骨） |
| | （回旋肌跨过 1~2 块椎骨） |
| **N** | 脊神经 |

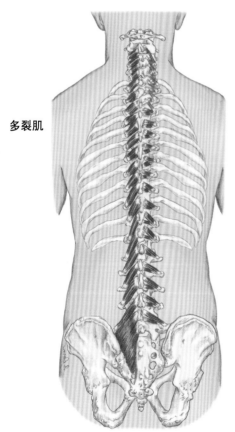

多裂肌

回旋肌

图 4.72 后面观。左侧多裂肌，右侧回旋肌

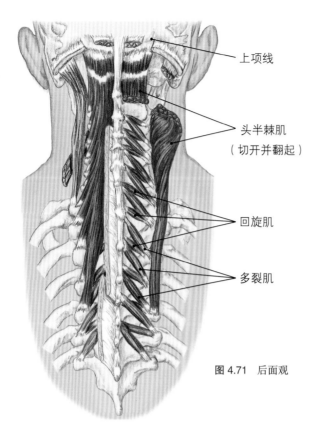脊柱和胸廓

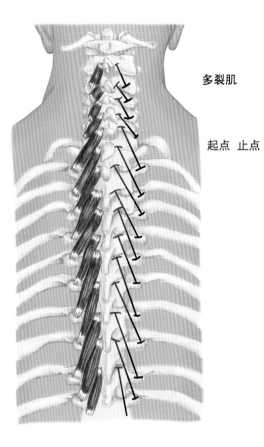

多裂肌

起点　止点　　　起点　止点

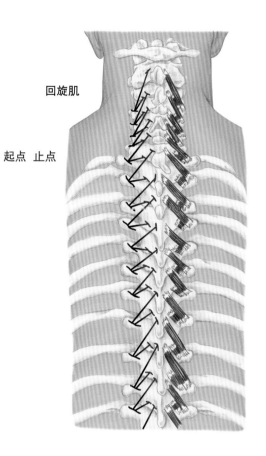

回旋肌

图 4.73　后面观，显示上部多裂肌的起止点

图 4.74　后面观，显示上部回旋肌的起止点

## 头半棘肌

| | |
|---|---|
| **A** | 后伸头和脊柱 |
| **O** | 第 4 颈椎到第 5 胸椎横突 |
| **I** | 在枕骨上、下项线之间 |
| **N** | 颈神经 |

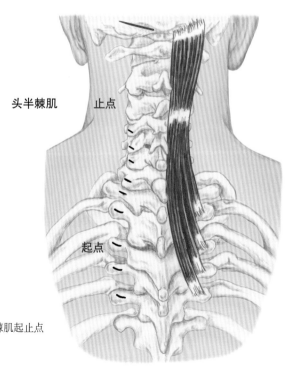

头半棘肌　　　止点

起点

图 4.75　后面观，头半棘肌起止点

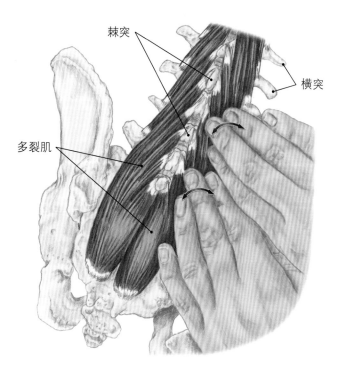

棘突

横突

多裂肌

图 4.76 俯卧位，后面观

✋横突棘肌群

1. 受检者俯卧位，定位腰椎棘突。手指向棘突两侧滑动，在棘突与竖脊肌的肌纤维之间按压手指。

2. 向两侧推开竖脊肌，暴露深面密集斜行的多裂肌。依次向下向骶骨方向，手指沿多裂肌肌纤维的垂直方向滑动按压（图 4.76）。

3. 手指向上移动，试着触摸颈椎和胸椎的椎板沟。然后让受检者仰卧，用手触他的颈椎。

☑ 你的手是在棘突和横突之间吗？你能感受到这些深部斜行排列的细小的肌纤维吗？

### 何时会用到横突棘肌群？

· 系好安全带后，扭转躯干时

· 用力打喷嚏，弯曲和扭转脊柱时

· 用铁锹将泥土抛出去的时候（后伸和旋转脊柱）

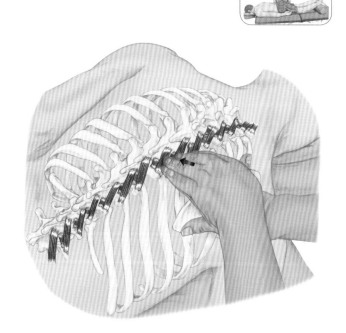

图 4.77 俯卧位，后面观，浅层肌已移除。将手指朝向椎体来触摸回旋肌

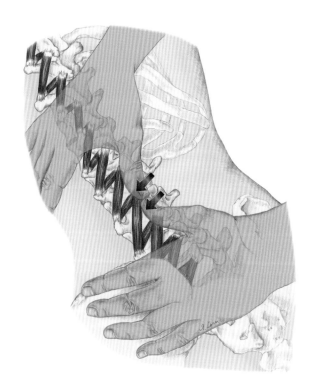

图 4.78 俯卧位，后／侧面观，浅层肌已移除。站在触诊肌的对侧，手指在远离椎体的方向滑动以触诊椎板沟

脊柱和胸廓

## 头夹肌和颈夹肌

头夹肌和颈夹肌位于上背部和颈后方（图4.79）。相比其他与脊柱平行的肌，夹肌的纤维走向相对倾斜。头夹肌位于斜方肌和菱形肌的深面。它们的肌纤维斜向乳突，在斜方肌和胸锁乳突肌之间位置表浅（图4.81）。

颈夹肌位于头夹肌深面，二者难以区分。但是，它的位置可概述为位于上部胸椎和颈椎的椎板沟内。

### 头夹肌和颈夹肌

| | |
|---|---|
| **A** | 单侧：向同侧旋转头和颈<br>向同侧屈头和颈<br>双侧：后伸头和颈 |
| **O** | 头夹肌：项韧带下 1/2，第 7 颈椎 ~ 第 4 胸椎的棘突<br>颈夹肌：第 3~6 胸椎棘突 |
| **I** | 头夹肌：乳突和上项线侧部<br>颈夹肌：第 1~3 颈椎的横突 |
| **N** | 颈神经 |

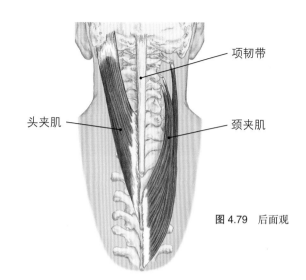

图 4.79　后面观

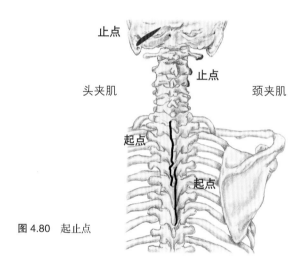

图 4.80　起止点

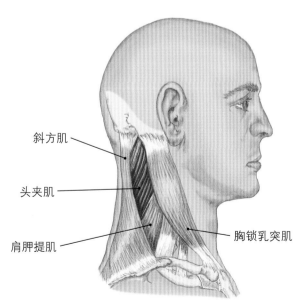

图 4.81　侧面观

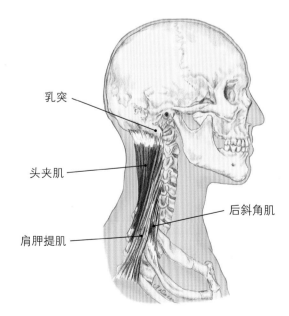

图 4.82　侧面观

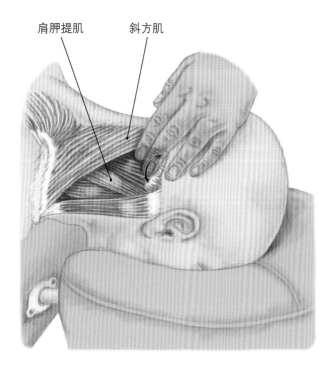

肩胛提肌　　　斜方肌

图 4.83　受检者俯卧位，定位头夹肌

✋ **头夹肌**

1. 受检者俯卧位，定位斜方肌上部纤维。

2. 让受检者稍微后伸颈部以辨认斜方肌外侧缘。

3. 让受检者放松。在斜方肌的稍外侧触诊头夹肌的斜行纤维，顺着这些纤维向上可达乳突，向下可到斜方肌（图 4.83）。

✅ 感觉到的这些纤维是指向乳突的吗？让受检者向你触诊侧稍微扭动头部以分辨斜方肌和头夹肌纤维。能感觉到头夹肌在主动收缩而斜方肌却是被动牵拉吗？

↱ 定位乳突，手指在内下方滑动，触诊头夹肌表浅的纤维。

✋ **两块夹肌**

1. 受检者仰卧，头向你触诊的对侧旋转 45°。一只手扶住头部，一只手定位上颈椎和胸椎的椎板沟（图 4.84）。

2. 被动后伸颈部以缩短颈后的组织，透过浅层的斜方肌进行触诊。很难明显辨认出两块夹肌的肌腹，但在椎板沟中可以感受到这两块致密的肌。

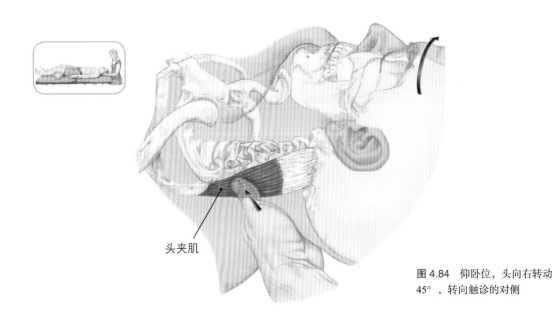

头夹肌

图 4.84　仰卧位，头向右转动 45°，转向触诊的对侧

# 枕骨下肌群

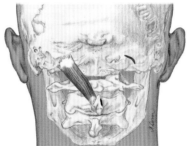

头后大直肌 ——— ——— 头后小直肌
头下斜肌 ——— ——— 头上斜肌

　　8 块枕骨下肌是颈后上部最深层的肌，它们主要参与稳定寰、枢椎，以及产生头部固有运动，如头部摆动和倾斜。找到枢椎棘突、寰椎横突以及上项线和枢椎之间的区域，可以概括枕骨下肌群的位置（图 4.85~4.88）。

　　斜方肌上部的纤维也可以用来做定位标志，因为此肌的宽度与枕骨下肌群的宽度是一样的。可以感知到枕骨下肌群的质地，但想区分开特定的肌非常有挑战性。

| **A** | **A** | **A** |
|---|---|---|
| 头后大直肌<br>头后小直肌<br>头上斜肌<br>向后摇动和倾斜头部使其后伸 | 头后大直肌<br>头下斜肌<br>将头转向同侧 | 头上斜肌<br>使头向同侧屈曲 |

## 头后大直肌

| **O** | 枢椎棘突 |
|---|---|
| **I** | 枕骨下项线 |
| **N** | 枕下神经 |

## 头后小直肌

| **O** | 寰椎后弓结节 |
|---|---|
| **I** | 枕骨下项线 |
| **N** | 枕下神经 |

## 头上斜肌

| **O** | 寰椎横突 |
|---|---|
| **I** | 枕骨上、下项线之间 |
| **N** | 枕下神经 |

## 头下斜肌

| **O** | 枢椎棘突 |
|---|---|
| **I** | 寰椎横突 |
| **N** | 枕下神经 |

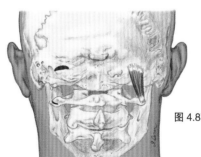

后面观，起点（黑色）和止点（红色）

图 4.85　头后大直肌

图 4.86　头后小直肌

图 4.87　头上斜肌

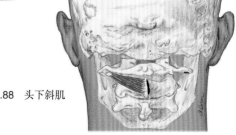

图 4.88　头下斜肌

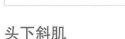

椎动脉和枕下神经的一部分位
于枕下肌群深部。所以探查这些肌
时一定要小心。

✋ 枕骨下肌群

1. 受检者仰卧位，医者双手扶住头部，轻轻被动后伸颈部以使颈后浅层组织放松。定位枕骨上项线和枢椎棘突，枕下肌群就位于这两个标志点之间的区域。

2. 一手扶头，另一只手的两个手指指尖顺着斜方肌慢慢触诊（图 4.89）。

3. 在枕骨下短小的肌腹表面滑动手指。多试几次，你会感觉到这些肌的质地，但无法区分每块特定的肌腹。

✅ 你是在枢椎棘突和上项线之间触诊吗？让受检者头后部稍微倾斜时你能感受到深层组织的收缩吗？

🔄 受检者俯卧，辨认斜方肌的边缘（图4.90）。在寰椎水平的一侧触诊，将一个手指放在斜方肌的边缘。缓慢向正下方按压手指，以触诊枕下肌群。

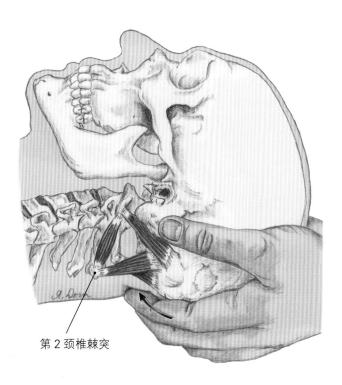

第 2 颈椎棘突

图 4.89　仰卧位。手指弯曲置于受检者的枕骨下

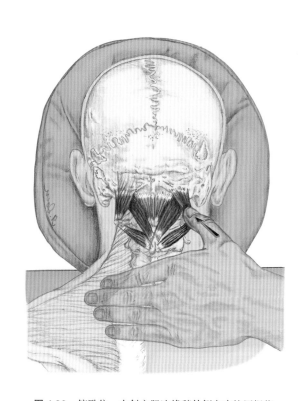

图 4.90　俯卧位。在斜方肌边缘稍外侧向内按压拇指

研究表明，头后小直肌不仅连于颅骨，而且与硬膜相连，硬膜围绕脊髓和脑。因为头后小直肌与硬膜之间的连接结构，头后小直肌可以扰乱脑脊液的波动，进而影响椎动脉和枕下神经的功能。

**何时使用枕骨下肌群？**

· 洗头时

· 在很近的位置欣赏一件很大的油画时（头和颈做细微的活动）

· 你想停止谈话时不停地向某人点头

# 腰方肌

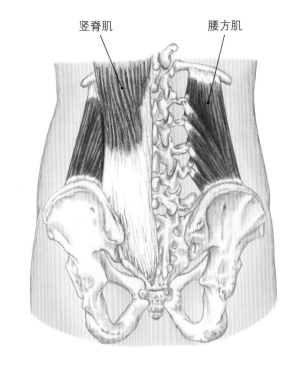

图 4.91　后面观，右侧竖脊肌已切除

竖脊肌　　腰方肌

尽管腰方肌好像是下背部最深层的肌，但它也是腹部最深层的肌（图 4.92）。腰方肌由髂嵴延伸到腰椎横突和第 12 肋，它仅仅是位于胸廓后表面的一块腹肌。

虽然腰方肌的内侧部分被胸腰筋膜和厚实的竖脊肌覆盖（图 4.91），但在躯干一侧可以触及它的外侧缘。

## 腰方肌

**A** 单侧：
　　侧方倾斜（上提）骨盆
　　将脊柱弯向同侧
　　协助后伸脊柱
　　双侧：
　　用力呼吸时固定第 12 肋

**O** 髂嵴后部

**I** 第 12 肋和第 1~4 腰椎横突

**N** 腰丛（T12，L1~L3）

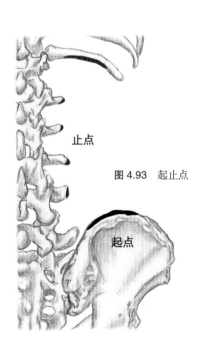

止点

图 4.93　起止点

起点

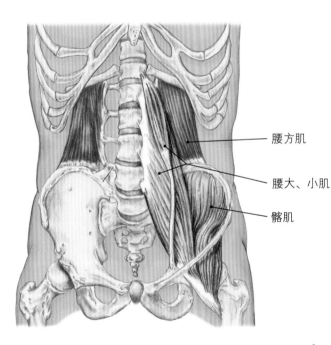

腰方肌

腰大、小肌

髂肌

图 4.92　前面观

因为腰方肌有提升骨盆的能力，它有时被称为"臀部徒步旅行者"。

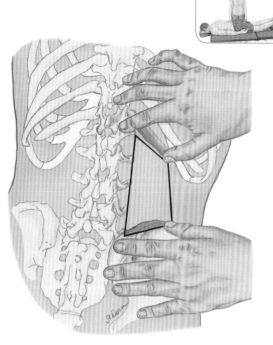

图 4.94　俯卧位，把手指放到腰方肌投影的 4 个拐角处

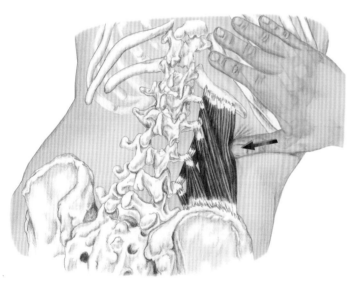

图 4.95　俯卧位，触诊腰方肌

## 何时使用腰方肌？

· 当要跨过一个大的圆木时
· 侧躺时抬起你的身体（侧屈）
· 跳莎莎、探戈和交际舞时

👋 腰方肌

1. 俯卧位，通过定位第 12 肋、髂嵴后部和腰椎横突来确定腰方肌的边缘。

2. 把手放在这些标志上来显示腰方肌的轮廓（图 4.94）。

3. 将拇指指腹放置在腰方肌边缘。拇指朝着椎体用力压向腰方肌边缘的位置（图 4.95）。

4. 让受检者向侧方将髋部朝肩部方向倾斜以感受腰方肌坚实的收缩。髋部要保持紧贴检查床面。

☑ 要确定你的手触摸到的是下背部的深部组织而不是表浅腹外斜肌纤维。当受检者抬高臀部时，你能感受到腰方肌外侧缘的收缩吗？能分辨出竖脊肌和腰方肌之间的界限吗？

↱ 让受检者平躺，按照上述的方法再做一次（图 4.96）。在两膝之间放一个垫枕有助于保持骨盆的平衡并使腰方肌周围的组织放松。这个体位同样有助于腹腔内容物远离你触诊的区域。

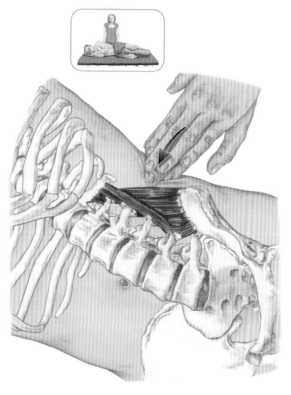

图 4.96　侧卧位，前外侧观

脊柱和胸廓

# 腹 肌

**腹直肌**
**腹外斜肌**
**腹内斜肌**
**腹横肌**

这4块肌的延伸范围已经超过了"腹部"区域。实际上，它们组成了一个肌围裙，围绕胸部边缘到达胸腰筋膜，向上达中间肋骨，向下达腹股沟韧带。这些肌所覆盖的庞大区域，独特的重叠排列以及纤维的方向的相互交错，使它们能帮助稳定整个腹部区域。

所谓的"搓衣板腹"就是由多块表浅的腹直肌构成的（图4.97~4.98）。腹直肌外侧是腹外斜肌（图4.100）。不像腹直肌圆形的肌腹，腹外斜肌的肌腹是扁阔表浅的，其在下位肋骨的附着部位触诊最佳。

薄的腹内斜肌在深部，其肌纤维与腹外斜肌的肌纤维方向垂直，不容易辨别（图4.102）。腹横肌是这组肌群甲面位置最深的，在被动呼气时起重要作用，不容易触及（图4.104）。

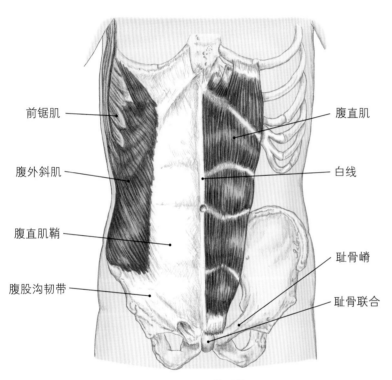

图4.97 前面观

## 何时使用腹肌？

· 坐下起立时（屈曲）
· 跳肚皮舞时
· 做海豹突击队式仰卧起坐时
  （弯曲并旋转）
· 坐在床上用手去拿闹钟时
  （弯曲，旋转）
· 咳嗽，呕吐，排便时（希望
  不是同时）

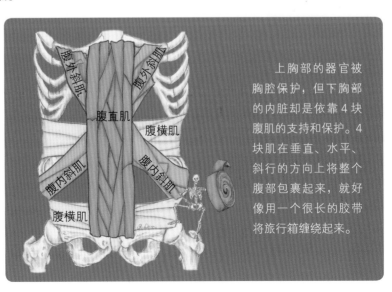

上胸部的器官被胸腔保护，但下胸部的内脏却是依靠4块腹肌的支持和保护。4块肌在垂直、水平、斜行的方向上将整个腹部包裹起来，就好像用一个很长的胶带将旅行箱缠绕起来。

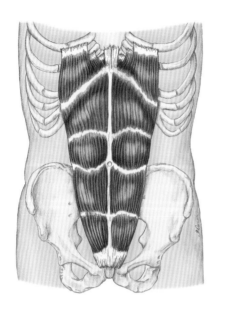

图 4.98　腹直肌，前面观

## 腹直肌

| A | 前屈脊柱<br>后倾骨盆 |
| O | 耻骨嵴，耻骨联合 |
| I | 第 5~7 肋软骨和剑突 |
| N | T5，T6，T7~T11，T12 |

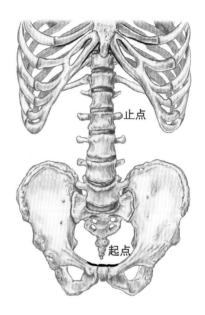

图 4.99　前面观，示起止点

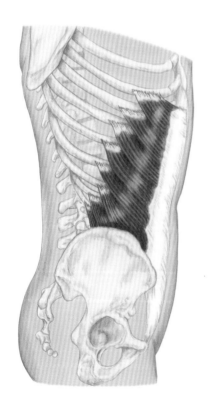

图 4.100　腹外斜肌，侧面观

## 腹外斜肌

| A | 单侧：<br>向同侧前屈脊柱<br>向对侧旋转脊柱<br>双侧：<br>前屈脊柱<br>压缩腹腔内容物 |
| O | 第 5~12 肋外面 |
| I | 髂嵴前部<br>腹直肌鞘至白线 |
| N | T5，T6，T7~T11，T12 |

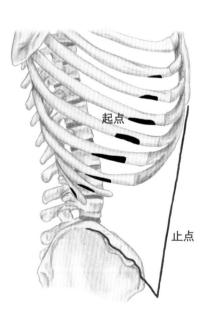

图 4.101　侧面观，显示起止点

脊柱和胸廓

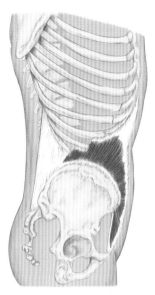

图 4.102　腹内斜肌，侧面观

## 腹内斜肌

**A** 单侧：
向同侧屈脊柱
向同侧旋转脊柱
双侧：
前屈脊柱
压缩腹腔内容物

**O** 腹股沟韧带外侧部，髂嵴和胸腰筋膜

**I** 下 3 位肋内面、腹直肌鞘至白线

**N** T7，T8，T9~T12，L1，髂腹下、髂腹股沟神经

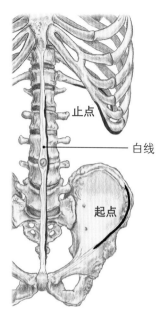

图 4.103　腹内斜肌起止点

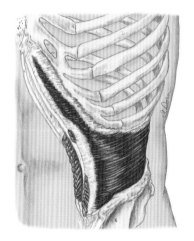

图 4.104　腹横肌，前面观
（腹外斜肌已切断）

## 腹横肌

**A** 压缩腹腔内容物

**O** 腹股沟韧带外侧部，胸腰筋膜，髂嵴，下 6 位肋内表面

**I** 腹直肌鞘至白线

**N** T7~T12，L1，髂腹下、髂腹股沟神经

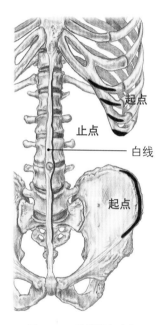

图 4.105　腹横肌起止点

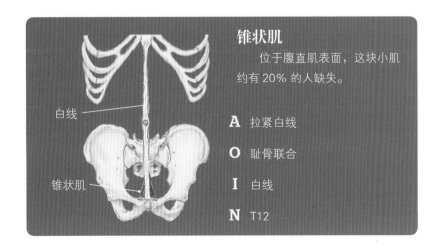

## 锥状肌

位于腹直肌表面，这块小肌约有 20% 的人缺失。

**A** 拉紧白线

**O** 耻骨联合

**I** 白线

**N** T12

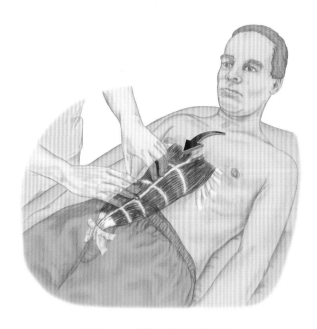

图 4.106　屈曲躯干时触诊腹直肌

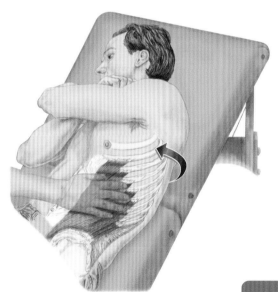

图 4.107　向对侧扭转躯干，触诊腹外斜肌

👋 腹直肌

　　1. 受检者仰卧屈膝位，定位剑突及其旁边的肋，定位耻骨嵴。

　　2. 将你的手放在这些标志之间，让受检者轻微交替屈曲和放松躯干。"做一个小的仰卧起坐"。

　　3. 探查整个腹直肌的全长和它们矩形肌腹之间的腱划。

☑️ 当受检者屈曲躯干时，你能触摸到他的腹直肌外侧缘吗？

👋 腹外斜肌（左侧）

　　1. 仰卧屈膝位，把手放在左侧腹部和下位肋处。让受检者将左肩扭向右髋部（扭转躯干）。

　　2. 在腹外斜肌的纤维表面触诊，感受其斜行的方向（图 4.107）。

　　3. 保持躯干扭转，沿着腹外斜肌的表浅纤维向上触诊到其与前锯肌交错的地方，向下触诊到腹直肌鞘，最后向旁边触诊髂嵴。

☑️ 你触诊到腹直肌的边缘了吗？纤维是表浅的并且其走行有一定的角度吗？当腹部放松时向两侧触诊腹直肌。你能分辨出腹外斜肌和深部的腹内斜肌的肌纤维吗？它们的肌纤维事实上是相互垂直的。

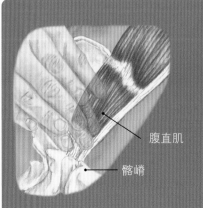

　　需要定位耻骨嵴来触诊腹直肌的下方附着。

　　通过定位脐来探测腹直肌下部。当他做一个轻微的仰卧起坐时，顺着缩窄的肌腹向下触诊耻骨嵴。它们在附着点处较纤细，可能只有 7 cm 左右宽。

腹直肌

髂嵴

**212**　推拿按摩的解剖学基础（第 6 版）

脊柱和胸廓

# 膈 肌

膈肌是主要的呼吸肌，其在构造和功能上都是独一无二的。其形状宽阔，像伞状，将胸腔分为上、下两部分（图4.108）。膈肌的肌纤维附着在肋骨的内表面以及腰椎上，在中心腱处聚集（图4.109）。

膈肌收缩时，吸气，中心腱下移。因为中心腱与肺外周的膈胸膜相连，中心腱下移使胸腔形成负压，这样空气进入肺内。呼气时，膈肌纤维放松，中心腱上升而使肺回缩，将气体挤出。

虽然膈肌只有一小部分可以被触及，但可以很明显地感觉到该肌对胸廓和呼吸产生的作用。

## 膈肌

| | |
|---|---|
| **A** | 使膈肌中心腱下降<br>吸气时增加胸腔容积 |
| **O** | 肋骨附着点：下6肋的内面<br>腰椎附着点：上2~3个腰椎体<br>胸骨附着点：剑突的内面 |
| **I** | 中心腱 |
| **N** | 膈神经（C3~C5） |

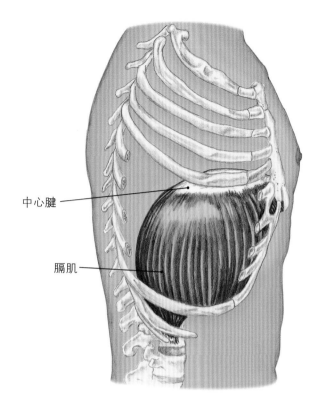

图4.108　胸部侧面观，显示呼气时的膈肌

膈肌不自主地收缩会使气体进入肺部，并使声带突然关闭，出现打嗝。

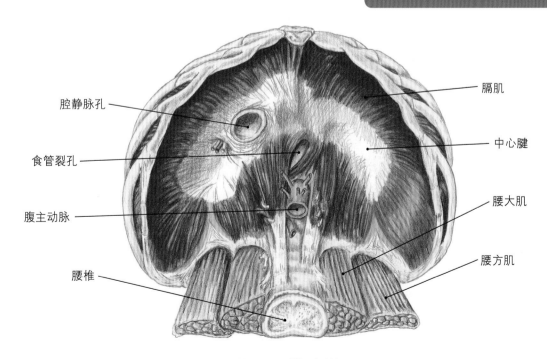

图4.109　膈肌下面观

脊柱和胸廓

手慢慢移动，在触诊时不断与受检者交流。在任何时候，当受检者感觉不适时，要轻轻地移动你的手。

### 膈肌

1. 受检者仰卧位，将膝关节垫起，定位肋骨下缘，向侧方触诊剑突。

2. 将拇指放在肋骨稍下方的腹部，让受检者慢慢深呼吸。

3. 当受检者呼气时，在肋骨边缘下轻轻按压并向内弯曲拇指（图4.110）。虽然你可能触摸不到膈肌，但吸气时膈肌收缩时会将其他组织挤向你的拇指，所以你会感受到膈肌的收缩。

☑ 拇指是在肋下勾向内部而不是轻轻按压腹部的组织吗？让受检者进行腹部呼吸并观察膈肌收缩时腹部的膨胀。

🔄 做上面的动作时，让受检者侧卧，躯干稍微屈曲。这样的体位会使腹腔内容物移向你触诊的另一侧（图4.111）。

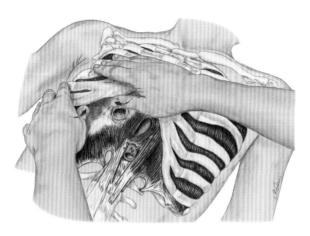

图4.110　仰卧位，触诊膈肌

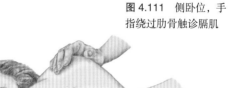

**何时使用膈肌和肋间肌？**

· 当你在大剧院唱歌时
· 吹气球时
· 冥想时的深呼吸
· 做三项全能时——游泳，骑车，跑步

图4.111　侧卧位，手指绕过肋骨触诊膈肌

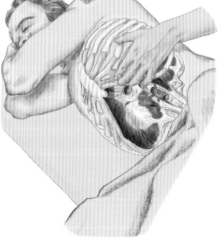

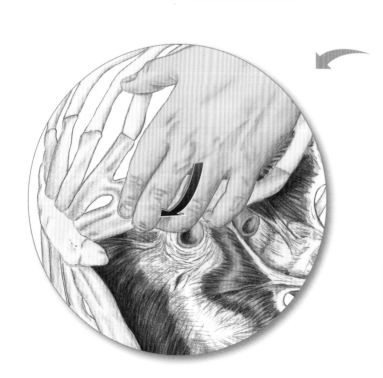

膈肌的运动直接会影响到心脏。由于心脏的纤维心包与膈肌纤维是相连的，当呼吸时，心脏在膈肌上有规律地上下起伏。瑜伽修行者的说法是对的：呼吸可以按摩心脏！

脊柱和胸廓

# 肋间肌

肋间肌为食肉者熟知的肋排，肋间肌是在肋间隙中的细小短肌，可分为肋间内肌和肋间外肌（图4.112）。这两组肌的纤维是相互垂直的，可以将它们想象成是腹外斜肌和腹内斜肌的延续。

肋间肌有助于稳定胸廓和协助呼吸，但对于它们特定的作用是有争议的。虽然整个胸廓位于一层甚至几层肌的深部，肋间肌仍然很容易被触摸到，但不可能将肋间内肌与肋间外肌分辨开来。

由于肋以及肋间隙是比较敏感的区域，触摸时手指移动要慢且有力。

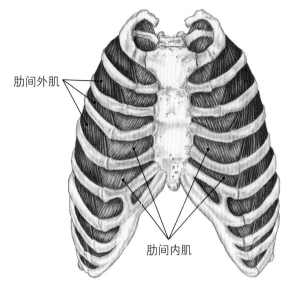

图4.112　胸廓，前面观

肋间外肌

肋间内肌

## 肋间肌

| **A** | 肋间外肌：<br>上提肋（增加胸腔的空间）以助吸气<br>肋间内肌：<br>下降肋（减少胸腔的空间）以助呼气 |
| --- | --- |
| **O** | 上位肋的下缘 |
| **I** | 下位肋的上缘 |
| **N** | 胸神经 |

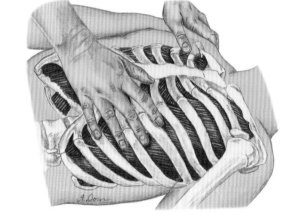

图4.113　仰卧位

## ✋肋间肌

1. 受检者仰卧位，从胸大肌下缘胸廓的一侧开始。将手指放在肋间隙，横行滑动进行触诊。

2. 用指腹分离并触诊两肋之间的组织。沿肋间隙滑动手指，触诊将肋骨连接起来的短而致密的肋间肌（图4.113）。

3. 让受检者慢慢做几次深呼吸，注意感受肋间隙的膨隆和凹陷。然后俯卧或侧卧，继续触诊肋间肌。

☑️ 你的手指是在肋间还是仅仅只在肋表面？你能在肋间肌纤维表面滚动手指吗？能透过胸大肌、背阔肌以及腹外斜肌来区分肋间肌吗？

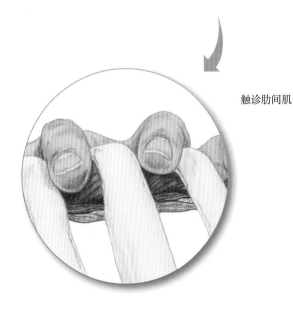

触诊肋间肌

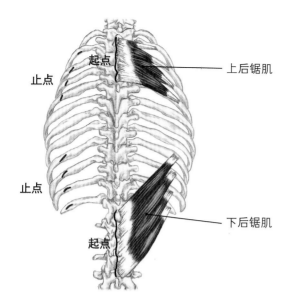

图 4.114　后面观，显示左侧上、下后锯肌的起点和止点

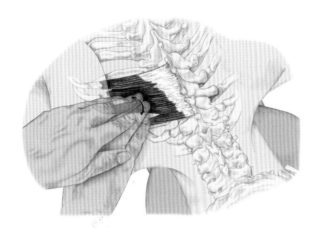

图 4.115　俯卧位，触诊上后锯肌

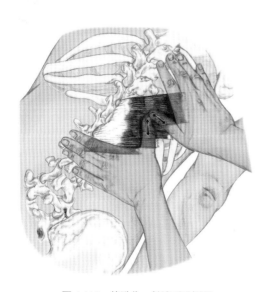

图 4.116　俯卧位，触诊下后锯肌

# 上后锯肌
# 下后锯肌

它们位于肩部肌和竖脊肌群之间，仅仅对肋的活动有影响（图 4.114）。上后锯肌有一部分是位于肩胛骨深面，有部分肌纤维与表浅的菱形肌平行。下后锯肌位于胸腰筋膜的深面，在呼气时，它们可拮抗膈肌的牵拉从而稳定肋。

这两块肌都比较表浅，容易被触及。但由于它们的肌腹纤细，不容易分辨。

### 上后锯肌

| | |
|---|---|
| **A** | 吸气时上提肋 |
| **O** | 第 7 颈椎到第 3 胸椎的棘突 |
| **I** | 第 2~5 肋后面 |
| **N** | T1~T4 |

### 下后锯肌

| | |
|---|---|
| **A** | 呼气时下降肋 |
| **O** | 第 12 胸椎到第 3 腰椎棘突 |
| **I** | 第 9~12 肋后面 |
| **N** | T9~T12 |

👆 下后锯肌

1. 上后锯肌：受检者俯卧位，双手垂于检查床两旁，以向外拉开肩胛骨，定位肩胛骨内侧缘的上部。

2. 当用手指向下按压菱形肌肌纤维时让受检者吸气（图 4.115）。尽管你可能不会直接感触到肌腹，但可在这一区域内慢慢探查肌纤维。

3. 下后锯肌在胸廓下端（第 11 肋或 12 肋），当开始用手指在肌纤维表面滑动时，让受检者慢慢呼气（图 4.116）。

✅ 对于位于肌肉之间的一些肌，首先辨别哪些非目标肌是比较有效的。然后耐心细致地触摸，探查它们"之间的区域"。

# 横突间肌

正如它们的名字一样，这些短小的肌位于横突之间。是位于颈椎和腰椎区域最深的肌，因此几乎不可能直接单独触及（图 4.117）。

## 横突间肌

| | |
|---|---|
| **A** | 单侧：向同侧屈曲脊柱<br>双侧：后伸脊柱 |
| **O** | 颈椎：第 2~7 颈椎横突之间 |
| **I** | 腰椎：第 1~5 腰椎横突之间 |
| **N** | 脊神经 |

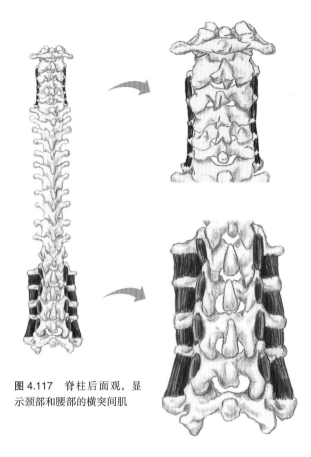

图 4.117 脊柱后面观，显示颈部和腰部的横突间肌

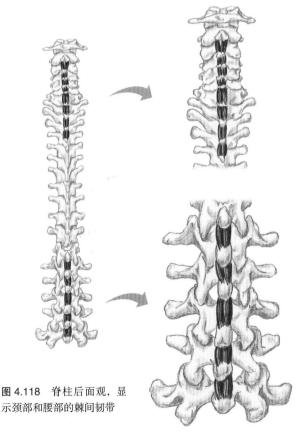

图 4.118 脊柱后面观，显示颈部和腰部的棘间韧带

# 棘间肌

这些小肌肉连接在颈椎和腰椎棘突之间，有后伸脊柱的作用。在颈部，棘突间肌位于项韧带深面；在腰椎，则位于棘间韧带深面（图 4.118）。像横突间肌一样，这些肌位置都太深，无法直接触及。

## 棘间肌

| | |
|---|---|
| **A** | 后伸脊柱 |
| **O** | 颈部：第 2 颈椎到第 3 胸椎棘突之间<br>腰部：第 12 胸椎到第 5 腰椎棘突之间 |
| **I** | |
| **N** | 脊神经 |

# 脊柱和胸部的韧带及其他结构

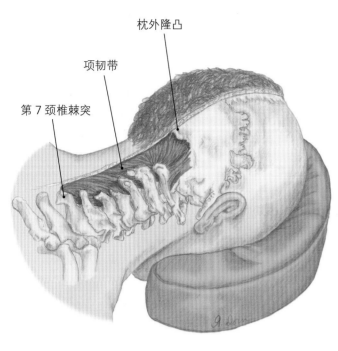

枕外隆凸

项韧带

第 7 颈椎棘突

图 4.119　后侧面观。颈部右侧肌和组织已被移除

## 项韧带

项韧带是犹如鱼鳍一样的结缔组织，位于颈部枕外隆凸到第 7 颈椎棘突之间（图 4.119）。

项韧带的首要功能就是稳定头和颈部。它也是颈后部表浅肌如斜方肌、头夹肌等的附着点。因为颈椎棘突没有向后延伸足够的长度供这些肌附着，项韧带就成了替代物。

从触诊的角度来说，项韧带的后缘很表浅，但它与周围组织很难辨别开来。

### 项韧带

1. 受检者仰卧位，定位枕外隆凸和第 7 颈椎棘突。

2. 在这两个标志之间顺着颈部的正中线触诊。确保你的手在棘突的表面。如果你的手指在纤维表面与其垂直的方向滚动，可能有助于触诊到项韧带，感觉有点像是摸到了一块柔软的橡皮（图 4.120）。

3. 慢慢轻微地屈曲和后伸头，用你的手指在项韧带纤维表面滚动。注意当头在变化时项韧带紧张度的变化。

触诊时，你的手在位于脊柱棘突的表面吗？

当受检者坐位时，让他尽可能屈颈。在这个体位时，项韧带被拉得很紧并且会凸出体表。它就像颈后部的一个细长的"减速带"。

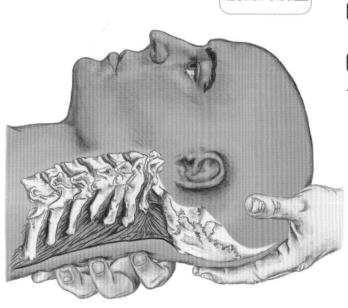

图 4.120　仰卧位，触诊项韧带

## 棘上韧带

细长的棘上韧带是项韧带的向下延伸。当它向下延伸时，棘上韧带附着在胸椎和腰椎的棘突上。棘上韧带比较表浅，在棘突之间的空隙很容易摸到。

✋ 棘上韧带

1. 俯卧位，定位数个胸椎或腰椎的棘突（图4.121）。

2. 在棘突之间触诊，用指尖在韧带表面滑动感受棘上韧带细长的形状和垂直方向的纤维。

✅ 坐位，让受检者慢慢地屈曲和后伸脊柱。你能感受到当他活动时棘上韧带紧张度和在体表凸显的变化吗？

## 腹主动脉

腹主动脉直径约 2.5 cm，是向腹部及下肢供血的最主要动脉。它位于脊柱的前面，小肠的深面。腹主动脉外侧是腰大肌。

✋ 腹主动脉

1. 仰卧位，找到脐，将手指放在脐上 5 cm 处。

2. 用手指向下缓慢用力按压，感受腹主动脉的搏动。动脉强有力的搏动很容易感知到（图4.122）。

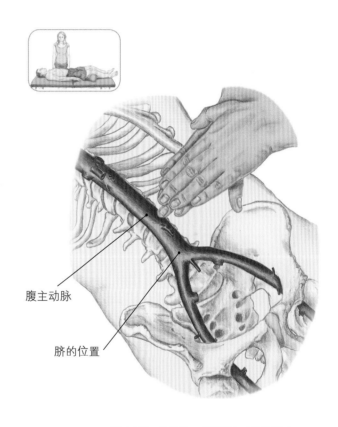

棘上韧带

棘突

图 4.121　俯卧位，脊柱侧面观

腹主动脉

脐的位置

图 4.122　仰卧位，感受腹主动脉的搏动

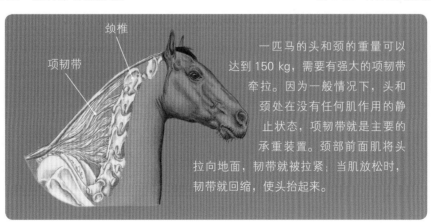

颈椎

项韧带

一匹马的头和颈的重量可以达到 150 kg，需要有强大的项韧带牵拉。因为一般情况下，头和颈处在没有任何肌作用的静止状态，项韧带就是主要的承重装置。颈部前面肌将头拉向地面，韧带就被拉紧；当肌放松时，韧带就回缩，使头抬起来。

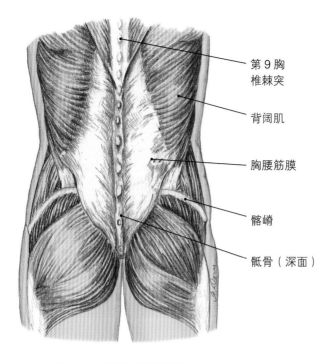

第 9 胸椎棘突

背阔肌

胸腰筋膜

髂嵴

骶骨（深面）

图 4.123　胸部和骨盆后面观

## 胸腰筋膜

　　胸腰筋膜其实就像它的名字：在胸部和腰部的一块扁阔的筋膜。更准确一点，胸腰筋膜是位于背部的一块厚实的菱形肌腱，向下跨过骶骨止于髂嵴，向上止于下部胸椎（图 4.123）。

　　这个筋膜是背部和臀部数块肌的聚集点，包括背阔肌和竖脊肌。它的质地扁平致密，很难与深部的肌分离。

🖐 胸腰筋膜

　　1. 受检者俯卧位，通过定位骶骨、髂后嵴和下位胸椎来勾勒出胸腰筋膜的菱形轮廓。

　　2. 双手用力抓起腰部的组织，注意位于皮下和竖脊肌之间的一层结缔组织。你会觉得筋膜太致密，很难抓起，更别说提起来。

☑ 　让受检者轻轻抬起肘部然后放下去，交替进行（这样可以收缩背阔肌，使筋膜紧张）。你感受到浅层结构的变化吗？然后将手移到菱形筋膜外侧背阔肌的肌腹上（图 4.124）。你能感觉到这两种组织的不同吗？

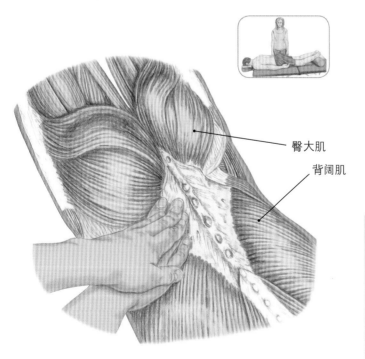

臀大肌

背阔肌

图 4.124　俯卧位，探查筋膜

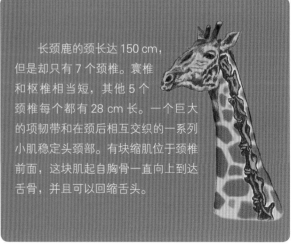

　　长颈鹿的颈长达 150 cm，但是却只有 7 个颈椎。寰椎和枢椎相当短，其他 5 个颈椎每个都有 28 cm 长。一个巨大的项韧带和在颈后相互交织的一系列小肌稳定头颈部。有块缩肌位于颈椎前面，这块肌起自胸骨一直向上到达舌骨，并且可以回缩舌头。

脊柱和胸廓

# 颅椎关节—寰枕关节和寰枢关节

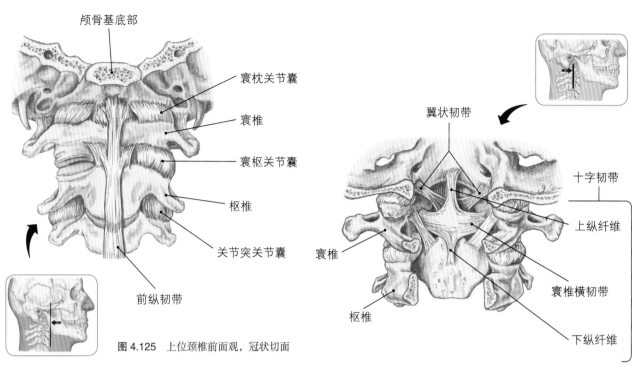

图 4.125　上位颈椎前面观，冠状切面

颅骨基底部
寰枕关节囊
寰椎
寰枢关节囊
枢椎
关节突关节囊
前纵韧带

图 4.126　枢椎、寰椎、枕骨后面观，骨的后部已去除

翼状韧带
十字韧带
上纵纤维
寰椎
寰椎横韧带
枢椎
下纵纤维

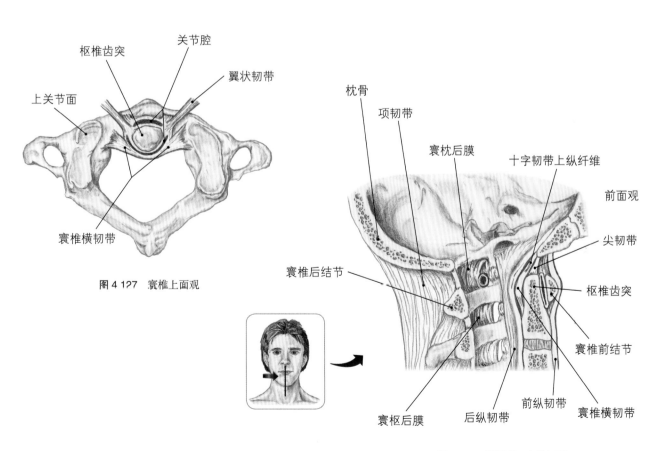

图 4.127　寰椎上面观

枢椎齿突
关节腔
翼状韧带
上关节面
寰椎横韧带

图 4.128　侧面观，矢状切面

枕骨
项韧带
寰枕后膜
十字韧带上纵纤维
前面观
尖韧带
枢椎齿突
寰椎后结节
寰椎前结节
寰枢后膜
后纵韧带
前纵韧带
寰椎横韧带

脊柱和胸廓

# 椎间关节

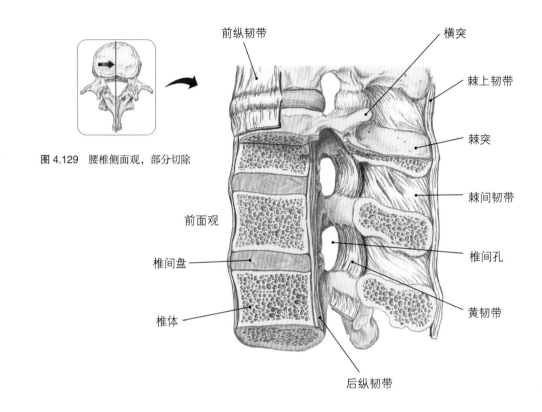

图 4.129 腰椎侧面观，部分切除

前纵韧带

横突

棘上韧带

棘突

棘间韧带

前面观

椎间孔

椎间盘

黄韧带

椎体

后纵韧带

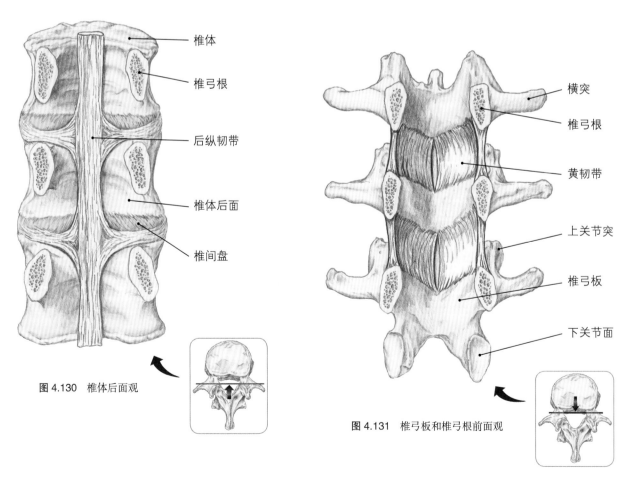

椎体

椎弓根

后纵韧带

椎体后面

椎间盘

图 4.130 椎体后面观

横突

椎弓根

黄韧带

上关节突

椎弓板

下关节面

图 4.131 椎弓板和椎弓根前面观

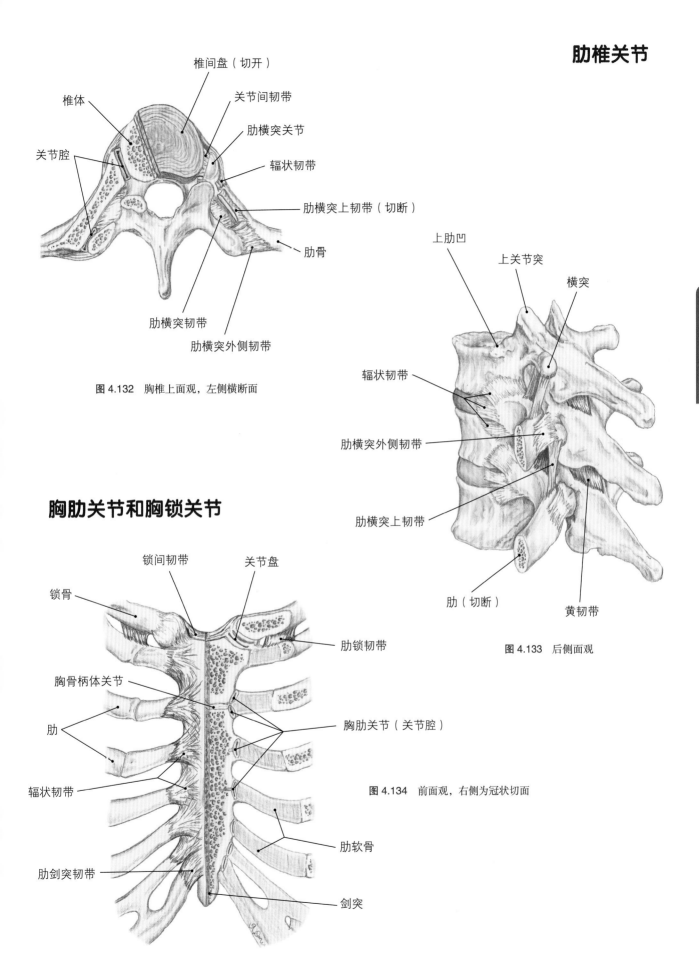

椎间盘（切开）

关节间韧带

椎体

肋横突关节

关节腔

辐状韧带

肋横突上韧带（切断）

肋骨

肋横突韧带

肋横突外侧韧带

图 4.132 胸椎上面观，左侧横断面

上肋凹

上关节突

横突

辐状韧带

肋横突外侧韧带

肋横突上韧带

肋（切断）

黄韧带

图 4.133 后侧面观

## 胸肋关节和胸锁关节

锁间韧带

关节盘

锁骨

肋锁韧带

胸骨柄体关节

肋

胸肋关节（关节腔）

辐状韧带

图 4.134 前面观，右侧为冠状切面

肋剑突韧带

肋软骨

剑突

脊柱和胸廓

读书笔记

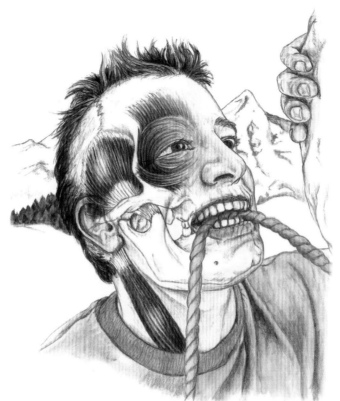

# 头部、颈部和面部 5

镜子、商店的橱窗和智能手机提供了一些人类生存所必需的东西——一种反射。但让我们记住，"美深藏于皮肤"，让我们探索一下皮肤下的内部结构是什么。

◆两个很容易定位的结构是你的颧骨和下颌骨。在你身上探寻一下这些骨头。稍后我们会教给你如何确定这些骨性标志点，现在只是寻找一下它们坚硬的表面。你的颧骨和眼眶有什么关系？如果你张开和闭合你的下颌，能否找到它与颅骨连接的位置？

◆然后触诊下颌骨下方和前颈部。如果你感觉到一些不同的结构，你恰好定位了骨性标志。

◆现在咬紧下颌和放松下颌。你能感觉到脸颊两侧有一对强壮的肌肉吗？你感觉它们有多厚？如果你的手指着眼睛外侧的区域滑动，你会感觉到另一对肌肉收缩。检查你的颅骨，注意颧弓（颧骨）下方的深槽。该肌肉（颞肌）填充了整个区域。

◆现在拿出一面镜子来玩。你能扬起眉毛吗？只有一边能做这个动作怎么办？你能眨眼睛吗？能鼻翼外展吗？耳朵会扭动吗？为什么单侧肌收缩更容易（或更难）？你很快就会发现，脸上布满了完成这些动作的小肌肉。

**225**

# 表面解剖

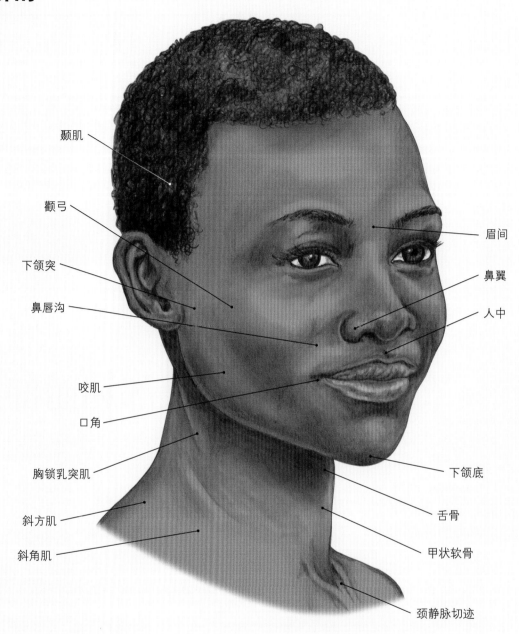

颞肌

颧弓

下颌突

鼻唇沟

咬肌

口角

胸锁乳突肌

斜方肌

斜角肌

眉间

鼻翼

人中

下颌底

舌骨

甲状软骨

颈静脉切迹

图 5.1　前侧面观

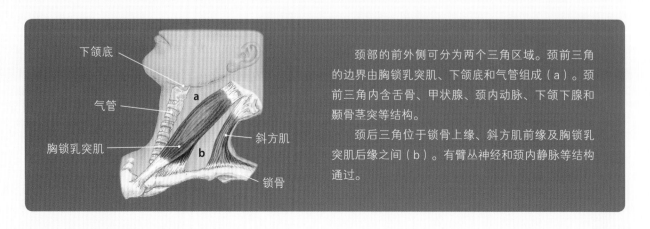

下颌底

气管

胸锁乳突肌

斜方肌

锁骨

颈部的前外侧可分为两个三角区域。颈前三角的边界由胸锁乳突肌、下颌底和气管组成（a）。颈前三角内含舌骨、甲状腺、颈内动脉、下颌下腺和颞骨茎突等结构。

颈后三角位于锁骨上缘、斜方肌前缘及胸锁乳突肌后缘之间（b）。有臂丛神经和颈内静脉等结构通过。

头部、颈部和面部

# 皮肤和筋膜探查

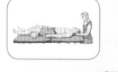

### ✋ 头皮

1. 受检者仰卧位，把你的手指插入受检者的头发并接触头皮，注意温度、湿度或油性。

2. 使用指腹，向各个方向轻轻按摩头皮（图5.2）。向一侧旋转头部到达耳朵后面和颅底。当感觉到组织的厚度和活动度时，你是否注意到头皮比其他部位更柔韧？

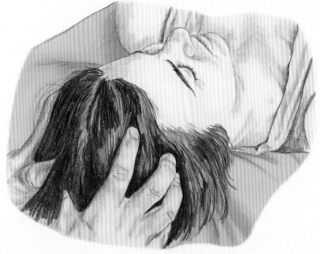

图5.2 仰卧位

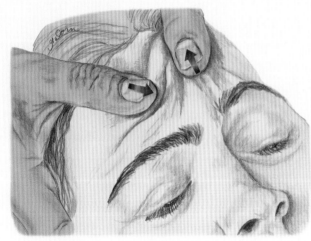

图5.3

### ✋ 前额和面部

用你的拇指指腹，轻轻扭动前额和面部的皮肤、筋膜。感受组织的弹性和厚度（图5.3）。

### ✋ 颈部

1. 医者的手指移动到颈部，轻轻一抓，提起颈侧的皮肤和筋膜（图5.4）。通常情况下，这里的组织相当薄，非常脆弱。你的手旋转90°，并尝试在水平方向上提起组织。是否很难提起？接下来探查颈前部，包括下颌骨下的组织。你是否注意到在皮肤上有任何阻力？

2. 将受检者的头靠在你的手掌上休息，探查颈后部皮肤和筋膜。通常情况下，此区域的组织较厚，比前面的组织密度大。是否是这样？

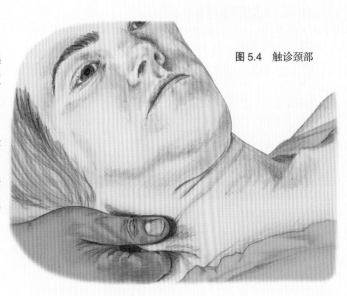

图5.4 触诊颈部

# 头部、颈部及面部的骨和骨性标志

颅由 22 块骨头组成：8 块脑颅骨和 14 块面颅骨。8 块脑颅骨的中 7 块直接相连，筛骨只能通过鼻腔才能看到。大部分颅骨都是表浅的，14 块面颅骨中的 7 块明显可见，如有众多骨性标志的下颌骨（图 5.5，5.6）。

颅骨关节不同于附肢关节。上肢和下肢的关节属于滑膜结构。与此不同，颅骨关节是以纤维结缔组织相连，交织在一起，形成紧密结合的缝连接。

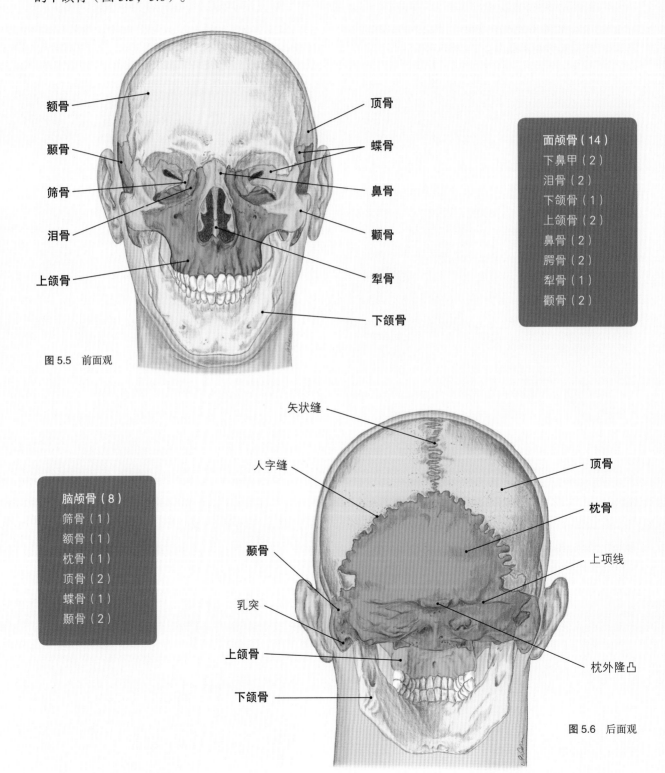

图 5.5 前面观

**面颅骨（14）**
下鼻甲（2）
泪骨（2）
下颌骨（1）
上颌骨（2）
鼻骨（2）
腭骨（2）
犁骨（1）
颧骨（2）

**脑颅骨（8）**
筛骨（1）
额骨（1）
枕骨（1）
顶骨（2）
蝶骨（1）
颞骨（2）

图 5.6 后面观

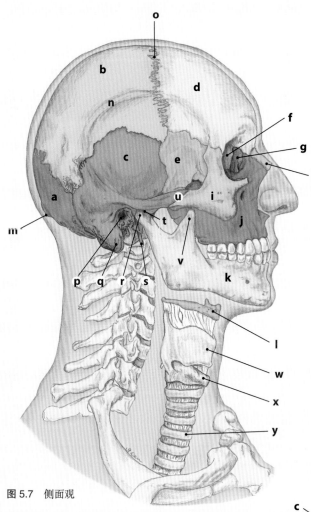

図 5.7 側面观

a 枕骨
b 顶骨
c 颞骨
d 额骨
e 蝶骨
f 筛骨
g 泪骨
h 鼻骨
i 颧骨
j 上颌骨
k 下颌骨
l 舌骨
m 枕外隆凸
n 顶骨的颞线
o 冠状缝
p 外耳道
q 乳突
r 髁突

s 茎突
t 颞下颌关节
u 颧弓
v 冠突
w 甲状软骨
x 环状软骨
y 气管

黑字标注内容为骨，
红字为骨性标志和其他
结构

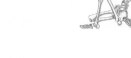

在医学界，长期以来一直认为颅骨是不能活动的，原因是为了保护大脑，颅骨间以纤维结缔组织紧密相连，形成紧密结合的缝线。任何对颅骨的粗略检查似乎都支持这一观点，认为这些骨是不能活动的。

然而，在 20 世纪 20 年代，一名叫威廉·萨瑟兰的年轻整骨疗法医生决心证明颅骨的活动或节律虽微小但却是明显的。萨瑟兰以自己为实验对象，应用各种自制的工具测试了他的假说，包括螺丝钻过橄榄球头盔。当萨瑟兰监控自己的颅骨活动节律时，他的妻子悄悄地详细记录了他戏剧性的人格和外观的变化。萨瑟兰支持颅移动学说的研究和毅力，帮助颅骨整骨疗法被医疗机构接受。

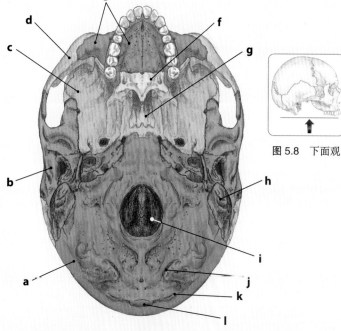

图 5.8 下面观

a 枕骨          h 乳突
b 颞骨          i 枕骨大孔
c 蝶骨          j 下项线
d 颧骨          k 上项线
e 上颌骨        l 枕外隆凸
f 腭骨
g 犁骨

# 概述：骨性标志探查

**探查 1** "环球追踪"触诊头颅和面颅的骨性标志

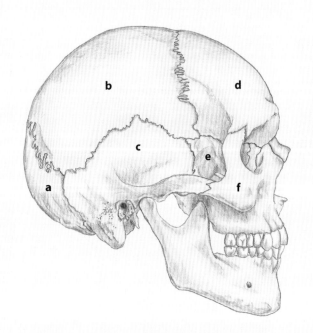

    **a** 枕骨
        枕外隆凸
        上项线
    **b** 顶骨
    **c** 颞骨
        乳突
        颧弓
        茎突
    **d** 额骨
    **e** 蝶骨
    **f** 鼻骨、颧骨和上颌骨

**探查 2** "下颌旅行"探查下颌骨

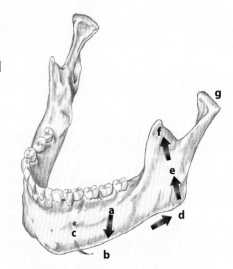

**a** 下颌体
**b** 下颌底
**c** 下颌下凹
**d** 下颌角
**e** 下颌支
**f** 冠突
**g** 髁突

**探查 3** "马蹄迷航"位于颈前的软骨结构和马蹄形的舌骨

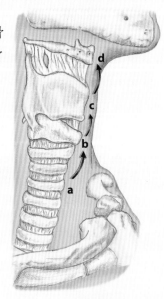

    **a** 气管
    **b** 环状软骨
    **c** 甲状软骨
    **d** 舌骨

    随着动物的进化演变，越高级的生物颅骨数量越少。例如，一些鱼的颅骨骨骼有 100 多块，爬行动物可能有 70 块，原始的哺乳动物有 40 块。人的颅骨包含 22 块骨头，其中 8 块形成头盖骨。从设计的角度来看，这是有道理的：骨头越少，意味着缝线较少，接缝少意味着保护作用更好。

颈部侧面观

头部、颈部和面部

# 枕　骨

**枕外隆凸**
**上项线**

枕骨位于颅骨的后下方，从枕外隆凸横向延伸到颞骨乳突。枕外隆凸是枕骨最突出的隆起，比较容易扪及。该部分及枕下弯曲部分均被肌腱和肌所覆盖（图 5.9，5.10）。

枕外隆凸有时被称为智慧点，位于颅骨枕部中心，是一个表浅小突起。是两侧斜方肌之间的附着点，也是项韧带的附着点。不考虑智力的差别，其大小各异。

上项线是自枕外隆凸向外侧延伸的凹凸不平的嵴样结构，可横向延伸至乳突。上项线是斜方肌和头夹肌的附着点。

### ✋ 枕骨的一般位置

1. 受检者俯卧。将双手放在双耳之间头后面。
2. 滑动手指探查枕骨表面
   - 从枕外隆凸到其上面 5~7 cm 处。
   - 枕骨下部弯曲处深入颈部的肌中。
   - 横向两侧到达耳后的乳突。

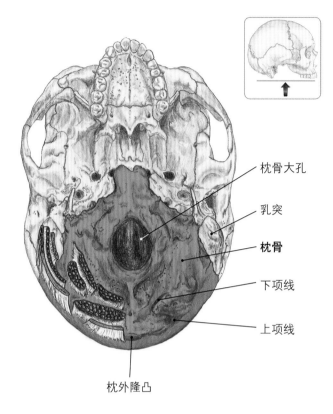

枕骨大孔
乳突
**枕骨**
下项线
上项线
枕外隆凸

图 5.9　颅底内面观，颅底左侧显示肌附着点

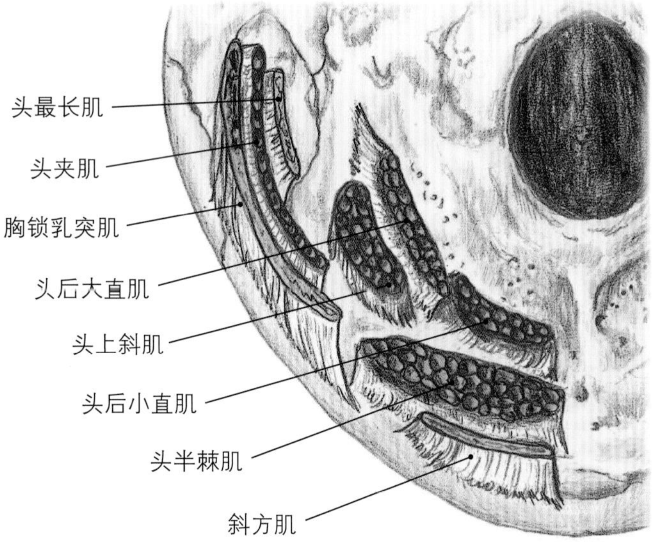

> 上项线是几块肌的附着部位。打个比方，它是颅骨（陆地）和颈部肌（海）之间的"海岸线"。

头最长肌
头夹肌
胸锁乳突肌
头后大直肌
头上斜肌
头后小直肌
头半棘肌
斜方肌

图 5.10　肌肉附着点下面观

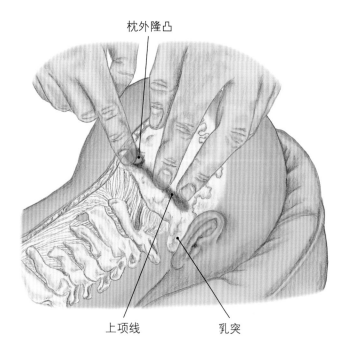

枕外隆凸

上项线　　　乳突

图 5.11　受检者俯卧位时，去除组织后的右侧颅骨

### 👋 枕外隆凸

1. 受检者俯卧或仰卧位。将你的手指沿颈后部的后正中线滑动（图 5.11）。

2. 向上滑动到颅骨表面，突起就像颅骨和颈部肌之间的"海岸线"。

☑️ 你是否滑动到了耳朵上的水平？假如受检者俯卧，请让他轻轻将头伸直，是否感觉到肌肉突起比肌紧张更明显？

### 👋 上项线

1. 受检者俯卧或仰卧。站在桌子前面，将两个示指放置在枕外隆凸。

2. 将其他手指放在两个示指旁边。分别向上和向下滑动指尖，触诊上项线的边缘。

3. 沿着这个突起横向两侧到达耳朵和乳突（图 5.11）。

☑️ 你是否仅仅沿枕外隆凸向两侧触诊？上项线的隆起线是否一直延伸到耳后？当受检者俯卧位时你能找到上项线吗？你在颅骨上触诊是否与颈部肌触诊不同？

出生时，颅骨既没有发育完全也没有完全连接起来。通常颅骨会有 6 个未骨化的缝被称为囟。这种叫法（古老法语：小喷泉）可能来源于医生感觉到皮下有像喷射的喷泉一样的血管搏动感。囟门关闭一般需要 2~24 个月的时间。

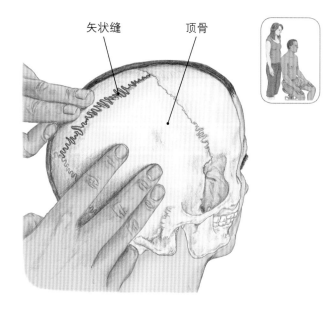

矢状缝　　　顶骨

图 5.12　受检者坐位。去除表浅组织的右侧颅骨

## 顶　骨

顶骨位于颅顶中部，呈四边形，构成颅腔的顶部及侧壁。在额骨、枕骨和颞骨之间，顶骨呈浅碟状其前部延伸到外耳道水平。两块顶骨在中线形成矢状缝，经常可以感觉到轻微的波动。

### 👋 顶骨

1. 受检者坐位、俯卧或仰卧位。将你的双手放在颅骨上，触诊整个顶骨区域。

2. 触诊顶骨之间的矢状缝。如果你不能感觉到它的脊状，设想它在颅骨的顶部。

3. 按照前方外耳道向后面枕部的水平触诊（图 5.12）。

# 颞 骨

a 乳突
b 茎突
c 颧弓

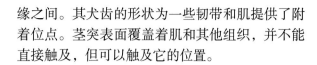

颞骨位于颅的两侧，耳郭周围的区域。它有 3 个重要的骨性标志：乳突、颧弓和茎突。颞骨除了其位于颞肌深面的部分外，其余位置表浅。

乳突（a）是耳垂后方一个大的肥厚突起，是胸锁乳突肌的附着点。此外，男性乳突比女性大，婴儿时不发达。

颧弓（c）由颞骨和颧骨组成。它是咬肌的附着位点。颧弓和颅骨之间的空间充满了厚厚的颞肌。

茎突（b）位于耳垂后方，乳突和下颌骨后缘之间。其犬齿的形状为一些韧带和肌提供了附着位点。茎突表面覆盖着肌和其他组织，并不能直接触及，但可以触及它的位置。

## 🖐 颞骨

1. 受检者平卧位。将你的手指放到耳垂后找到乳突。触诊乳突的周围，探查其整个表面（图5.13）。

2. 将手指放到外耳道前方探查颧弓。应用拇指和示指沿着颧弓向前移动（图5.14），在前方与眼眶合为一体。

☑ 定位乳突时，你是否将手指放到耳垂后面？你觉得乳突圆滑又表浅吗？你能触摸到枕骨后面的上项线吗？是否觉得颧弓的突起是水平方向的？是否与耳道水平？

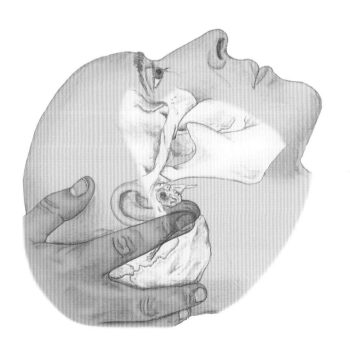

图 5.13  受检者仰卧位。触诊乳突，去除耳朵下部

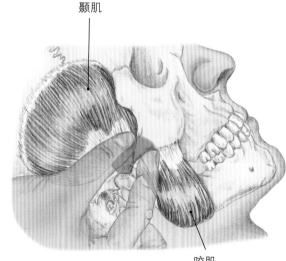

颞肌

咬肌

图 5.14  受检者仰卧，触诊颧弓

颞骨茎突是脆弱的，而且其深面有面神经通过，所以探查此区域时动作应该轻柔。

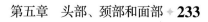

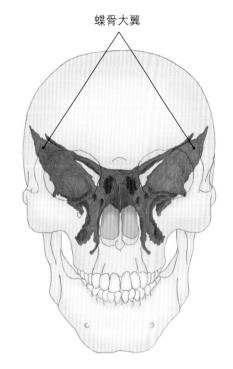

蝶骨大翼

图 5.15　蝶骨前面观

# 额 骨

位于颅骨前方，宽大的额骨构成额头和眼眶上缘。它与顶骨形成冠状缝，冠状缝附着有深部的枕额肌和颞肌的外侧缘。

👆 额骨

受检者仰卧。触诊前额区域，移动到前面的冠状缝、下方的眉梢和两侧的颞肌前缘。

# 蝶 骨

蝶骨位于颅骨内部，与 14 块颅骨相连。位于眼球后面颧弓前面，蝶骨的形状类似蝴蝶，它的两侧被称为蝶骨大翼（图 5.15）。颞骨位于蝶骨大翼的上方，使得我们无法触及蝶骨。

👆 蝶骨

1.受检者仰卧。把你的手指放在颧弓中间（颧骨）来定位蝶骨大翼。

2.你的手指向上方滑动约 2 cm 到颞肌肌腹。蝶骨大翼位于深厚的颞肌深面。

# 面 颅

## 鼻 骨

位于鼻梁，鼻骨位于额骨和上颌骨之间，他们几乎没有区别。

## 颧 骨

颧骨构成颧弓前部和眼眶的外侧部（图 5.16），是咬肌附着位点。

## 上颌骨

上颌骨构成面部的中心、眼眶的下部、鼻腔周围。上颌骨排列有牙齿。

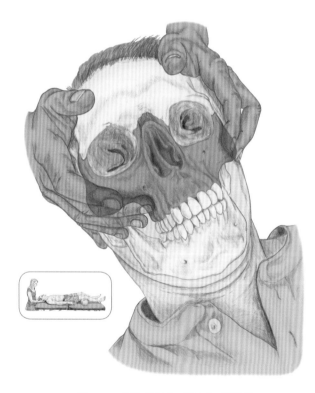

图 5.16　受检者仰卧，触诊其面部骨骼

# 下颌骨

下颌体、下颌底、下颌下腺凹、下颌角、下颌支、髁突和冠突

下颌骨或"下巴"拥有众多的骨性标志，表浅、易触及（图5.17）。下颌体平坦的表面上有下颌骨的牙齿。下颌底或"下巴线"是下颌体的边缘和薄颈阔肌的附着位点。下颌下腺窝位于下颌骨底部，是舌骨肌附着部位。

下颌角位于下颌底后缘。它是部分咬肌的附着点。下颌支位于下颌骨后面的垂直部和咬肌的深面。

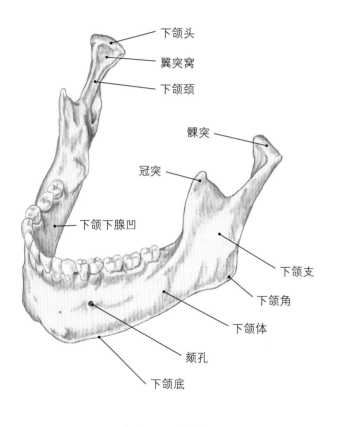

图 5.17 下颌骨

触诊下颌下腺窝时因其周边的腺体和神经可能会使受检者不舒服，检查时应缓慢移动手指。

# 探查 2  "下巴旅行"

下颌骨与颞骨的下颌窝构成两个颞下颌关节。表浅的髁突位于外耳道的前面，颧弓的下面。更深部位是下颌头，它组成了连接下颌骨表面的颞下颌关节（图5.18）。

冠突位于髁突前2.5 cm，是颞肌的附着点。当下颌闭合时，冠突位于颧弓下方是无法触及的。然而，充分张口时，将冠突从拱形窝中推出且可以触及。

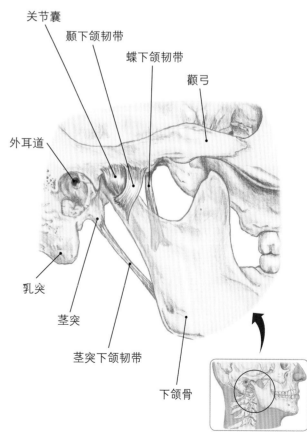

图 5.18 右颞下颌关节侧面观

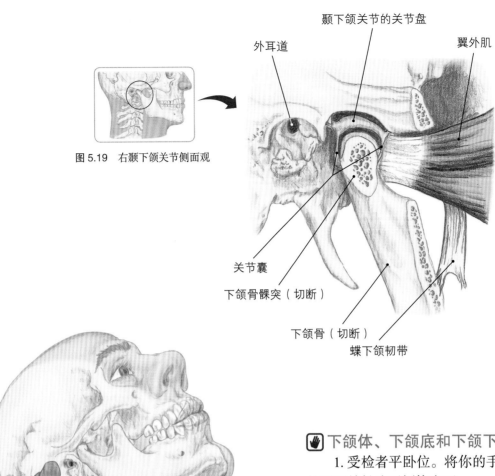

外耳道　颞下颌关节的关节盘　翼外肌

关节囊

下颌骨髁突（切断）

下颌骨（切断）

蝶下颌韧带

图 5.19　右颞下颌关节侧面观

下颌下腺
（对侧）

图 5.20　受检者仰卧位。触诊下颌下腺窝

✋下颌体、下颌底和下颌下腺窝

　　1.受检者平卧位。将你的手指放在牙齿底部的下面并触诊下颌体表面。

　　2.向下移动手指并触诊下颌底或下颌骨边缘。探查其从下颌下缘到下颌角的整个长度。

　　3.一只手固定下颌骨，慢慢卷起指尖到下颌骨的下缘和下颌下腺窝（图 5.20）。

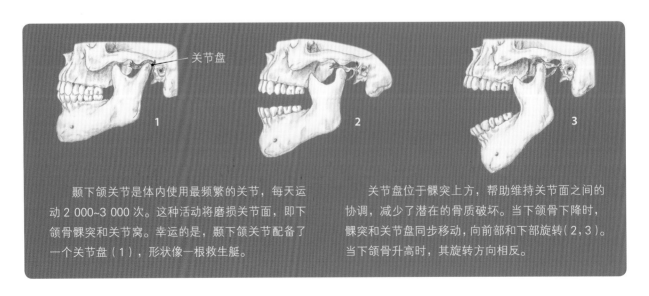

关节盘

1　　　2　　　3

　　颞下颌关节是体内使用最频繁的关节，每天运动 2 000~3 000 次。这种活动将磨损关节面，即下颌骨髁突和关节窝。幸运的是，颞下颌关节配备了一个关节盘（1），形状像一根救生艇。

　　关节盘位于髁突上方，帮助维持关节面之间的协调，减少了潜在的骨质破坏。当下颌骨下降时，髁突和关节盘同步移动，向前部和下部旋转（2,3）。当下颌骨升高时，其旋转方向相反。

## ✋ 下颌角和下颌支

1. 受检者平卧。沿下颌底向后滑动到下颌角，要求受检者张开嘴，并注意下颌角运动的角度（图5.21）。

2. 从下颌角向上滑动至咬肌深面的下颌支。

## ✋ 髁突

1. 将你的指腹放到前面的耳道和颧弓下方。

2. 让受检者将嘴完全张开。随着这个动作，髁突将越来越明显，因为它会逐渐向前向下滑动（图5.22）。

3. 当下颌闭合时，髁突也回到了原来的位置。

☑ 当你将指腹放到前面的耳道和颧弓下方，让受检者将嘴完全打开，你是否同时触诊到了两个髁突？

## ✋ 冠突

1. 将你的指腹放在颧弓的中间。

2. 向下 1.5 cm 并让受检者将嘴完全打开。当下颌闭合时，你的手指将会感受到很大的突起（图5.23）。

3. 保持口处于张开状态，触诊冠突的表面。

☑ 你是否能在颧弓下方触及冠突？当受检者口张开时你能感受到冠突的前缘吗？

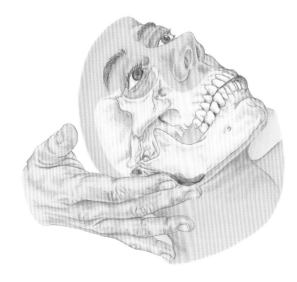

图 5.21　受检者仰卧，触诊下颌角

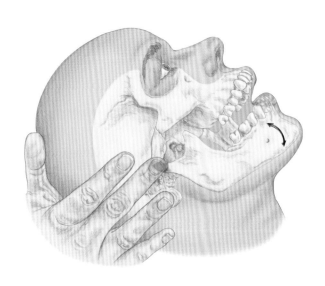

图 5.22　受检者仰卧位，在张口闭口时感受髁突的移位

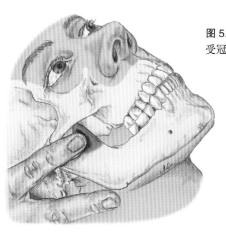

图 5.23　当受检者张开口时感受冠突从颧弓下方移出的过程

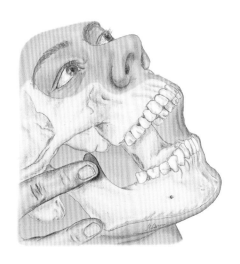

# 探查 3　"马蹄迷航"

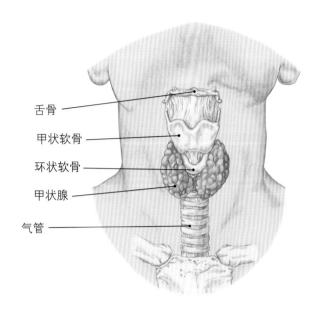

舌骨
甲状软骨
环状软骨
甲状腺
气管

图 5.24　颈部前面观

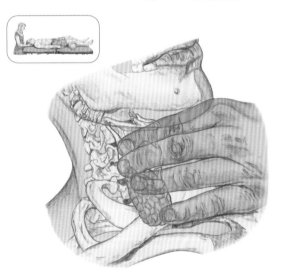

图 5.25　受检者仰卧，轻轻地触诊颈前部结构

图 5.26　触诊气管软骨

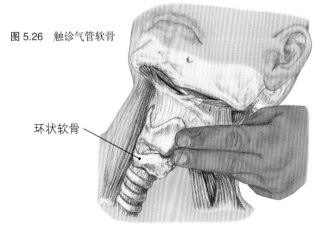

环状软骨

# 气　管

### 环状软骨，甲状软骨与舌骨

气管位于颈前正中（图 5.24），是直径大约 2.5 cm 在甲状腺深面的呈肋状的软骨管。环状软骨是气管起始端上方和甲状腺上方的一个稍大的软骨环。甲状软骨在环状软骨上方，下巴水平下面。在两性中，男性的甲状软骨显得更大、更突出。以上 3 种结构，部分在细长的舌骨下肌群深面，但容易触及。

马蹄形舌骨位于甲状软骨上方（图 5.27，5.28）。直径大约 2.5 cm，并平对下颌骨底（下巴）和第 3 或第 4 颈椎。舌骨是舌骨肌和舌骨下肌群的附着点，辅助吞咽，较易触及。

## 🤚 气管和软骨

1. 受检者仰卧位或坐位。使用指腹和拇指触诊，轻轻地触诊颈前部表面的管状气管。

2. 向上和向下滑动你的手指并感受气管表面的横纹，缓慢地从一侧移动到另一侧，感受它的柔韧性（图 5.25）。

3. 沿着气管滑动你的手指到环状软骨上方，可将环状软骨与气管分离。触诊其较大的环状表面（图 5.26）。

4. 从环状软骨向上滑动手指放到甲状软骨。触诊甲状软骨的两侧和中央尖部。

☑️ 你在触诊颈前正中位置吗？你能区分沿气管表面所有软骨环吗？气管的直径是否为大约 2.5 cm？将你的指腹放在甲状软骨上，让受检者做吞咽动作，你是否觉得它在上下移动？

> 有人称甲状软骨为"亚当的苹果"，这个名字源于一个民间传说，描述了圣经中的亚当第一次吃苹果卡在喉咙里。根据传说，他的男性子孙的甲状软骨更加突出和明显，这似乎已经遗传了他当时的状况。

## ✋舌骨

1. 受检者仰卧位或坐位。将你的示指放在甲状软骨上方，向上滚动指腹到舌骨。

2. 然后用你的示指和拇指轻轻触诊两侧舌骨（图 5.29）。舌骨比气管宽。

3. 使用温和的压力，触诊舌骨的表面以及一侧到另一侧的小运动。如果你触诊舌骨有困难，请鼓励受检者放松她的舌头和下颌。

☑ 你是否触诊到了甲状软骨（喉结）？你是否可以轻轻地从舌骨的一侧移动到另一侧？随着你的示指和拇指放在舌骨两侧，让受检者做吞咽动作。你是否感受到舌骨的上升和下降？

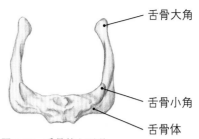

图 5.27 舌骨的上面观

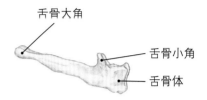

图 5.28 舌骨侧面观

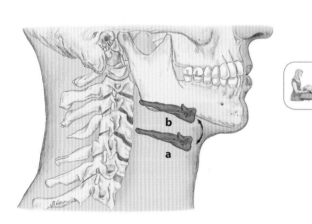

图 5.30 休息时的舌骨（a）；吞咽时的舌骨（b）

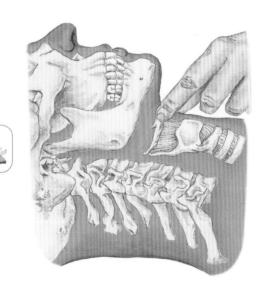

图 5.29 受检者仰卧位，分离舌骨

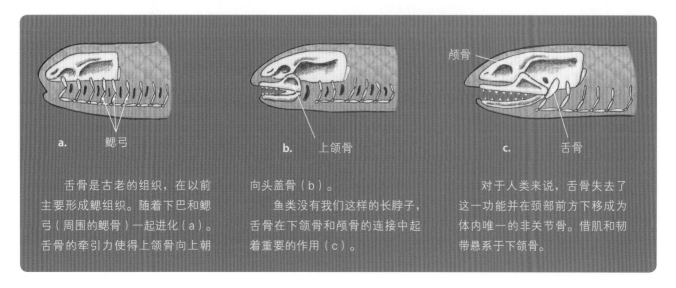

a. 鳃弓　　b. 上颌骨　　c. 舌骨　　颅骨

舌骨是古老的组织，在以前主要形成鳃组织。随着下巴和鳃弓（周围的鳃骨）一起进化（a）。舌骨的牵引力使得上颌骨向上朝向头盖骨（b）。

鱼类没有我们这样的长脖子，舌骨在下颌骨和颅骨的连接中起着重要的作用（c）。

对于人类来说，舌骨失去了这一功能并在颈部前方下移成为体内唯一的非关节骨。借肌和韧带悬系于下颌骨。

# 概述：头部、颈部和面部的肌

　　头部和面部肌超过30对，其中有许多小而薄、难以分离的肌。但有几块附着于下颌骨的肌在下颌的侧面较易扪及。

　　颈部前、外侧的肌都有各种各样的功能，包括移动头部和颈部，协助吞咽和吸气过程中提升肋骨。

　　颈椎和头部后面的颈后肌群详见第4章脊柱和胸廓。

　　当触诊受检者以下肌肉前，建议你先到本章后面熟悉头部、颈部和面部的动脉、腺体和神经。

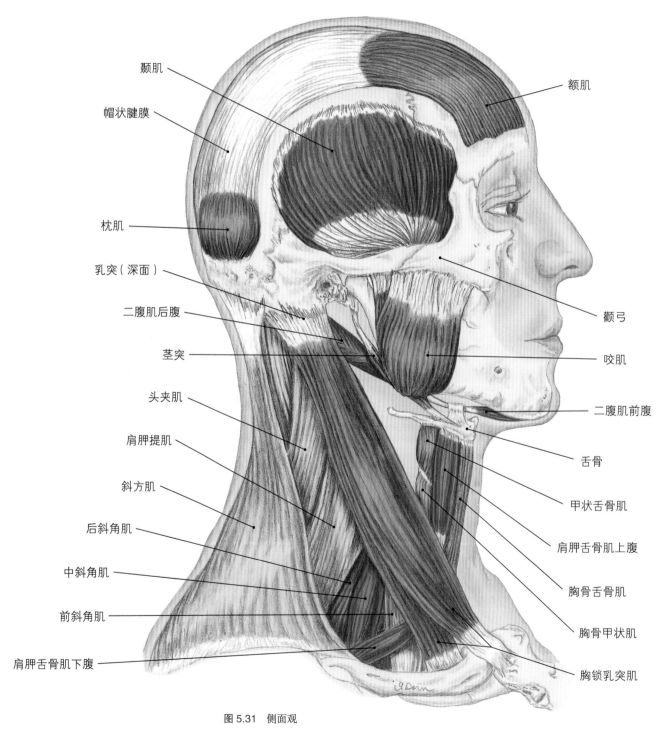

图5.31　侧面观

颞肌
帽状腱膜
枕肌
乳突（深面）
二腹肌后腹
茎突
头夹肌
肩胛提肌
斜方肌
后斜角肌
中斜角肌
前斜角肌
肩胛舌骨肌下腹

额肌
颧弓
咬肌
二腹肌前腹
舌骨
甲状舌骨肌
肩胛舌骨肌上腹
胸骨舌骨肌
胸骨甲状肌
胸锁乳突肌

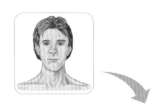

下颌舌骨肌

下颌下腺

甲状舌骨肌

肩胛舌骨肌上腹

胸骨舌骨肌

中斜角肌

前斜角肌

肩胛舌骨肌下腹

斜方肌

锁骨

胸锁乳突肌

茎突舌骨肌

二腹肌前后腹

颈内静脉

颈总动脉

甲状软骨

肩胛舌骨肌（切断）

胸骨甲状肌（切断）

胸骨舌骨肌（切断）

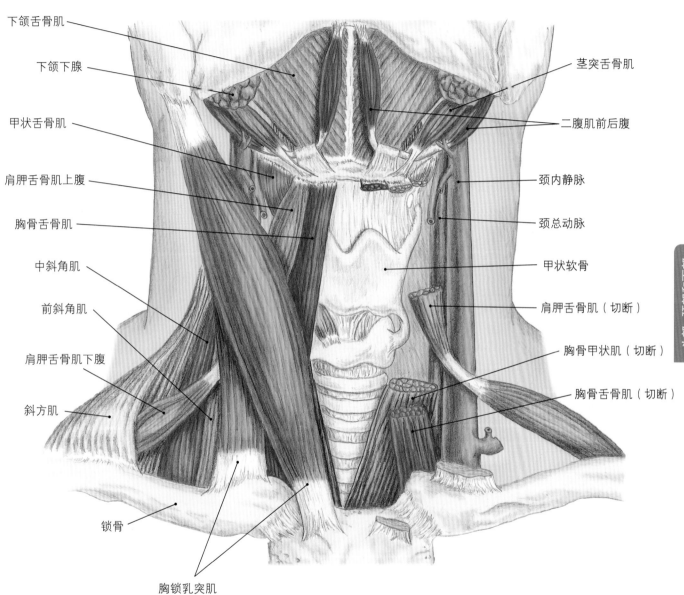

图 5.32　前面观，去除颈部左侧表浅肌肉

人体内最小的肌位于中耳。镫骨肌直径小于 1.3 mm。它运动镫骨，一对耳内的小骨头（听小骨之一）将鼓膜传来的振动传入内耳。

然而，镫骨肌还不是人体内最短的肌肉。一种微小的不随意肌叫竖毛肌，存在于人体的每一个毛囊。然而，这些微小的肌有一个很大的作用：当你感冒或有反应强烈的情感（如恐惧）时，竖毛肌收缩使毛发竖起并产生鸡皮疙瘩，这有助于保持身体的热量。

他们也是我们的祖先在出现较大潜在的敌人时毛发竖起提高能力的一种进化。

# 协同肌

按照运动功能依次列出诸肌，星号表示该肌未在图中显示。

## 颈 椎

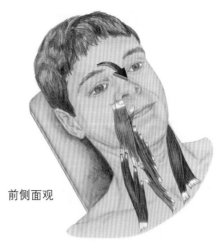

前侧面观

**屈曲**

（伸展对抗肌）

胸锁乳突肌（两侧）

前斜角肌（两侧）

头长肌（两侧）

颈长肌（两侧）

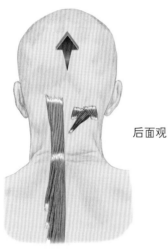

后面观

**伸展**

（屈曲拮抗肌）

斜方肌（上部纤维，两侧）

肩胛提肌（两侧）

头夹肌（两侧）

颈夹肌（两侧）

头后大直肌

头后小直肌

头上斜肌

头半棘肌

头最长肌（协助）*

颈最长肌（协助）*

颈髂肋肌（协助）*

多裂肌（两侧）*

回旋肌（两侧）*

横突间肌（两侧）*

棘间肌 *

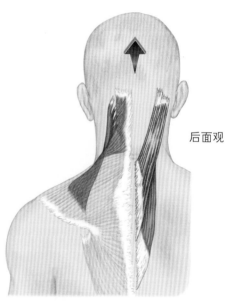

后面观

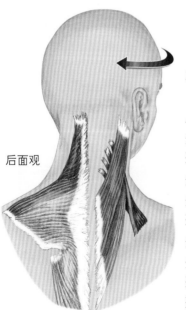

后面观

**旋转**

（单侧运动转向同侧）

肩胛提肌

头夹肌

颈夹肌

头后大直肌 *

头下斜肌 *

颈长肌 *

头长肌 *

头最长肌（协助）*

颈最长肌（协助）*

颈髂肋肌（协助）*

**旋转**

（单侧运动转向对侧）

斜方肌（上部纤维）

胸锁乳突肌

前斜角肌

中斜角肌

后斜角肌

多裂肌 *

回旋肌 *

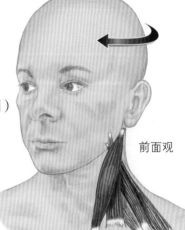

前面观

## 颈 椎

**侧屈**

（单侧运动转向同侧）

斜方肌（上部纤维）

肩胛提肌

胸锁乳突肌

前斜角肌（肋骨固定）

中斜角肌（肋骨固定）

后斜角肌（肋骨固定）

头夹肌

颈夹肌

头长肌

颈长肌

头最长肌（协助）*

颈最长肌（协助）*

颈髂肋肌（协助）*

头上斜肌 *

横突间肌 *

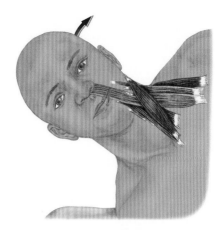

前面观

后面观

## 下颌骨

**（颞下颌关节）**

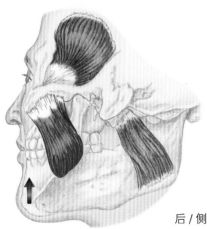

**抬高**

（对抗降低的肌）

咬肌

颞肌

翼内肌

后 / 侧面观

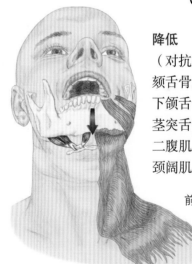

**降低**

（对抗抬高的肌）

颏舌骨肌 *

下颌舌骨肌 *

茎突舌骨肌

二腹肌（固定舌骨）

颈阔肌（协助）

前 / 下面观

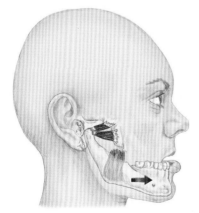

**前伸**

（拮抗回缩）

翼外肌（两侧）

翼内肌（两侧）

咬肌（协助）*

侧面观

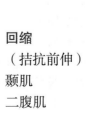

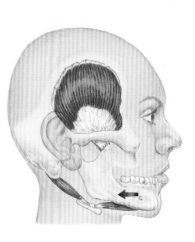

**回缩**

（拮抗前伸）

颞肌

二腹肌

# 头部、颈部和面部的肌

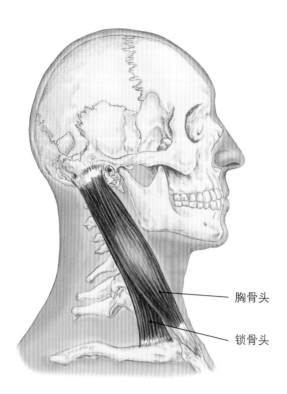

图 5.33　胸锁乳突肌侧面观

胸骨头

锁骨头

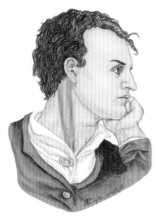

思想的力量
神奇的心灵

图 5.34　拜伦勋爵炫耀他的胸锁乳突肌的胸骨头

> 胸锁乳突肌和斜方肌的上层纤维在胚胎期是同一块肌，然后在发育后期分隔。它们的位置和附着点反映了它们之前的关系：它们在上项线和乳突上几乎形成了一个连续的肌腱。它们另外的附着点均在锁骨末端。

## 胸锁乳突肌

　　胸锁乳突肌位于颈部的前外侧。它包括一个很大的肌腹和两个头：扁平的锁骨头和细长的胸骨头（图 5.33）。两个头汇合后附着于耳后的乳突。

　　颈动脉通过胸锁乳突肌的内侧深面；颈外静脉在它的浅面。胸锁乳突肌位置表浅，当头转向一侧时可以清晰地看见和扪及（图 5.34）。

### 胸锁乳突肌

| A | 单侧收缩：<br>横向弯曲，可以使头颈部屈向同侧<br>使头颈部向对侧旋转<br>两侧收缩：<br>头后仰<br>吸气时协助提升胸腔 |
| --- | --- |
| O | 胸骨头：胸骨柄的顶端<br>锁骨头：锁骨的中 1/3 |
| I | 颞骨乳突和枕骨上项线的外侧 |
| N | 脊神经，C2，C3 |

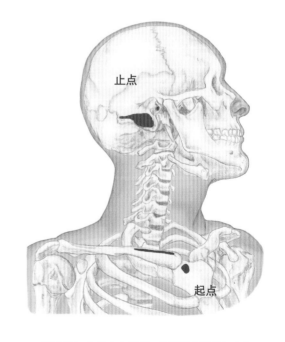

止点

起点

图 5.35　头转向左侧时，胸锁乳突肌的起止点

## 胸锁乳突肌

1. 受检者仰卧，将头放在桌子上。定位颞骨乳突，锁骨内侧和胸骨的顶部。

2. 在这些骨性标志之间画一条线来定位胸锁乳突肌的位置。请注意两侧的胸锁乳突肌是如何在颈部形成一个 "V" 字形。

3. 当你触诊胸锁乳突肌时，让受检者缓慢将头抬起偏离桌面（图 5.36），这样胸锁乳突肌通常会明显突出（为了使胸锁乳突肌更鲜明，稍微向对侧转动头部，然后让他弯曲颈部）。

4. 触诊胸锁乳突肌的边界，在耳垂后面沿着胸锁乳突肌往下到锁骨和胸骨（图 5.37）。触诊周围细长的胸骨肌腱和平坦的锁骨肌腱。

☑ 让受检者放松，你能够用手指抓住胸锁乳突肌勾勒出它的厚度和形状吗？胸锁乳突肌和斜方肌锁骨附着点之间距离有多远？应该是 5~8 cm。

### 什么时候使用胸锁乳突肌？

· 摇晃你的头说 "不"（向对侧旋转）
· 摇晃你的头 "是"（双边屈曲）
· 当你骑山地车稳定头部的时候
· 侧头仔细倾听别人在说什么时

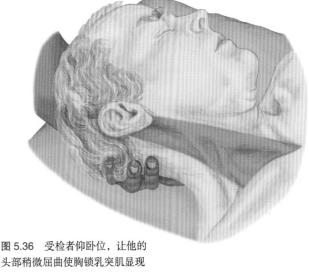

图 5.36 受检者仰卧位，让他的头部稍微屈曲使胸锁乳突肌显现

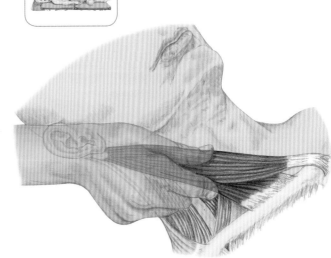

图 5.37 捏住胸锁乳突肌的肌腹

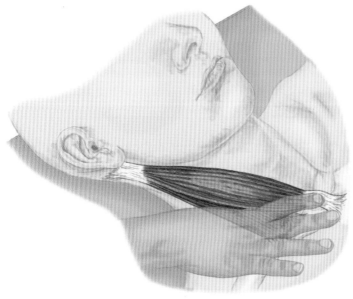

图 5.38 轻轻触摸胸锁乳突肌的胸骨头肌腱

由于颈内动脉走行在胸锁乳突肌的深面，握住肌肉时你的手指有可能触摸到动脉较强的脉冲。如果是这样的话，你只需放开手并重新定位胸锁乳突肌以确保不触碰到颈内动脉。

## 斜角肌

**前斜角肌**
**中斜角肌**
**后斜角肌**

　　三块斜角肌夹在胸锁乳突肌、斜方肌前部肌束和颈部侧面之间。它们的纤维均起自颈椎横突，前、中斜角肌向下止于第1肋，后斜角肌向下止于第2肋（图5.39）。在正常情况下，斜角肌在深吸气时协助提升肋骨。

　　前斜角肌（图5.42）的部分肌纤维位于胸锁乳突肌下面。中斜角肌（图5.43）稍大，位于前斜角肌外侧，其肌腹均可直接探及。较小的后斜角肌（图5.44）位于中斜角肌和提肩胛肌之间，后斜角肌定位比其他斜角肌深，由于它较小，位置较深，较难与周围的肌腹区分开来。

　　臂丛神经的大分支及锁骨下动脉穿过前、中斜角肌之间的间隙。臂丛的个别分支可能穿过或在前斜角肌前面（图5.40）。

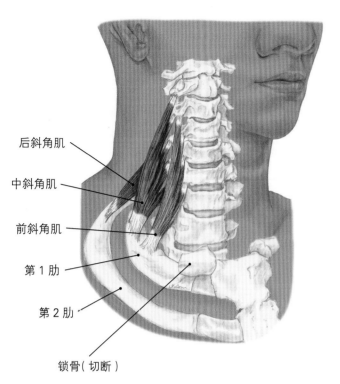

后斜角肌
中斜角肌
前斜角肌
第1肋
第2肋
锁骨（切断）

图 5.39　斜角肌前/侧面观

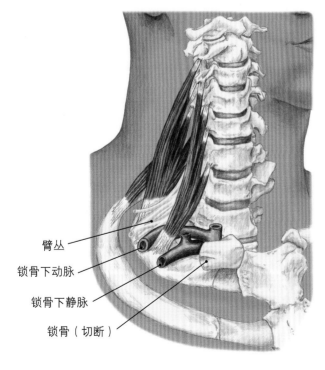

臂丛
锁骨下动脉
锁骨下静脉
锁骨（切断）

图 5.40　前/侧面观

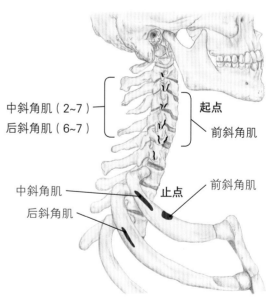

中斜角肌（2~7）
后斜角肌（6~7）
起点
前斜角肌
中斜角肌
止点
前斜角肌
后斜角肌

图 5.41　斜角肌起止点，侧面观

## 所有的斜角肌

**A** 一侧：
肋骨固定，一侧收缩可使头颈部屈向同侧（全部）
旋转头部和颈部的相对侧（全部）
两侧：
上提第1、2肋，助深吸气（全部）
弯曲头部和颈部（前部）

前斜角肌

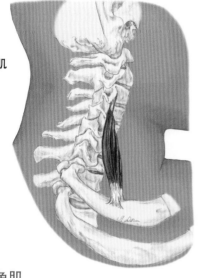

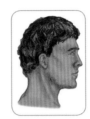

图 5.42，5.43，5.44 侧面观

中斜角肌

### 前斜角肌

| | |
|---|---|
| **O** | 起自第3~6颈椎横突（前结节） |
| **I** | 第1肋 |
| **N** | C（3），C4~C8 |

### 中斜角肌

| | |
|---|---|
| **O** | 起自第2~7颈椎横突（后结节） |
| **I** | 第1肋 |
| **N** | C（3），C4~C8 |

后斜角肌

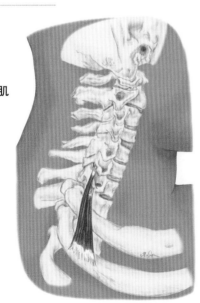

对臂丛或其中之一神经的压迫和冲击，可使手臂产生一种尖锐的疼痛或麻木感。如果发生这种情况，请立即释放和向后调整你的按压位置。触诊斜角肌的同时，一定要询问受检者的反应情况。

### 后斜角肌

| | |
|---|---|
| **O** | 起自第6、7颈椎横突（后结节） |
| **I** | 第2肋 |
| **N** | C（3），C4~C8 |

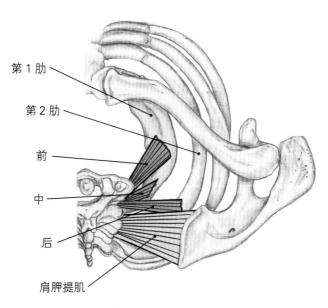

第 1 肋

第 2 肋

前

中

后

肩胛提肌

图 5.45　斜角肌和肩胛提肌纤维的上面观

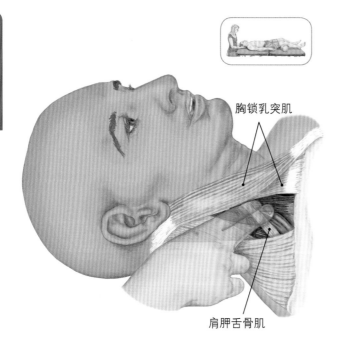

胸锁乳突肌

肩胛舌骨肌

图 5.46　受检者仰卧位，当他吸气时感受斜角肌的收缩

## 什么时候使用斜角肌？

· 做深呼吸
· 在你的耳朵和肩膀之间夹着手机
· 在倾斜位置阅读时稳定你的头部

### ✋ 斜角肌肌群

1. 受检者仰卧位，头放在桌子上。轻轻捧起头部（被动屈曲）以便更容易触诊。将手指沿着胸锁乳突肌和斜方肌之间的颈部前外侧移动。

2. 用你的指腹温和触诊这个三角区内的肌纤维和浅表肌腹。

☑ 你是否在胸锁乳突肌与斜方肌之间进行了触诊？让你的受试者深深吸气到上胸部，当她吸气完成后你能否感觉到这个三角内的肌肉运动变化（图 5.46）？

### ✋ 前、中斜角肌

1. 受检者平卧。由于前斜角肌的一部分位于胸锁乳突肌侧边的深面，稍微向对侧转动头部以更好地将其暴露。轻轻触诊胸锁乳突肌的外侧缘并转动前斜角肌的肌腹（图 5.47）。

2. 继续向下触诊其锁骨覆盖的部分。

3. 向外侧移动探查中斜角肌，并感受其相似的肌腹（图 5.48）。

☑ 你是否觉得这些肌有一种细长、坚硬的感觉？如果你继续向下触诊，是否会发现它们逐渐向下进入锁骨下方（肋骨的方向）？你是否能够触及它们在颈椎横突的上方？让受检者稍微弯曲头部，你是否能触及斜角肌的收缩？

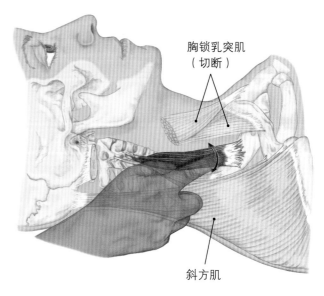

胸锁乳突肌
（切断）

斜方肌

图 5.47　受检者仰卧位，转动前斜角肌

### ✋ 后斜角肌

1. 受检者平卧位。后斜角肌横向延伸到颈部被挤压在中斜角肌和肩胛提肌之间。

2. 找到中斜角肌和肩胛提肌。将手指放在它们的肌腹之间并往下轻压（图 5.49）。

3. 从颈椎横突向第 2 肋缓慢滑行并弹拨薄的肌肉组织。

☑ 要区分后斜角肌和肩胛提肌，找到后斜角肌并让受检者缓慢抬起她的肩胛骨。由于后斜角肌不能完成这一动作所以它本身的肌纤维不会发生收缩。但是，如果你让受检者轻轻向上胸部吸气，你将感受到后斜角肌的收缩。

### ✋ 所有斜角肌

受检者俯卧位。从分离的斜方肌上部纤维边缘开始触诊。然后屈曲你的手指，触诊斜方肌前缘到颈侧部（图 5.50）。肩胛提肌紧挨着中后斜角肌，位于斜方肌的前面。

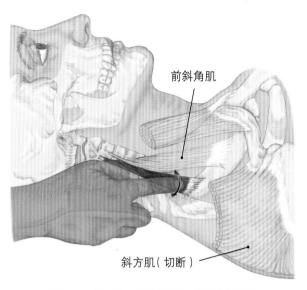

图 5.48　侧面观。受检者仰卧，触诊中斜角肌

前斜角肌

斜方肌（切断）

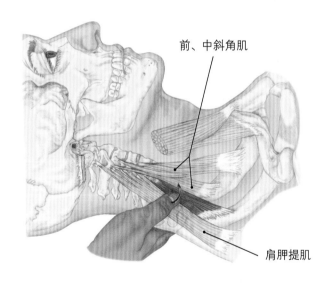

图 5.49　侧面观。受检者仰卧位，触诊后斜角肌

前、中斜角肌

肩胛提肌

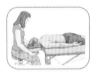

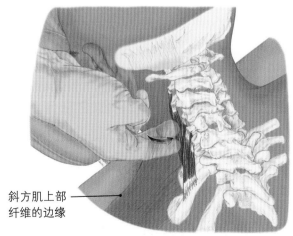

斜方肌上部纤维的边缘

图 5.50　后/侧面观。受检者仰卧，触诊中、后斜角肌

小斜角肌是斜角肌肌群中的第 4 块肌，占一小部分，存在于约 40% 的人群。往往附着于第 6、7 颈椎至第 1 肋或胸膜顶之间。位于前斜角肌的下部深面，这块肌在个别人群可能相当发达。

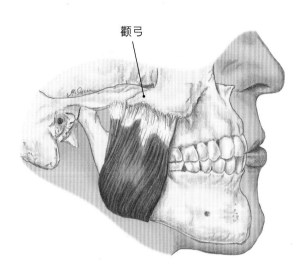

颧弓

图 5.51　咬肌浅层，侧面观

## 咬 肌

咬肌相对其他较大的肌来说是人体最强有力的肌，两个咬肌共同发挥作用其咬合力将近68 kg，足以咬掉手指！咬肌是主要的咀嚼肌，也可帮助说话和吞咽。

长方形的咬肌位于下颌骨旁边，由两个重叠的肌腹组成。其上面的肌腹表浅，可以从面部扪及（图 5.51），深面的肌腹需在口腔内才能扪及（图5.52）。咬肌虽位于腮腺深面，但很容易扪及。

### 咬肌

| | |
|---|---|
| **A** | 上提下颌骨（颞下颌关节） |
| | 有助于下颌骨前伸（颞下颌关节） |
| **O** | 颧弓 |
| **I** | 下颌角和下颌支 |
| **N** | 三叉神经下颌支 |

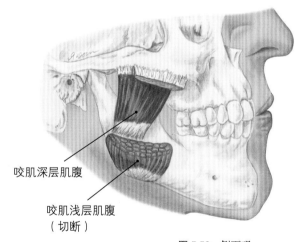

咬肌深层肌腹

咬肌浅层肌腹
（切断）

图 5.52　侧面观

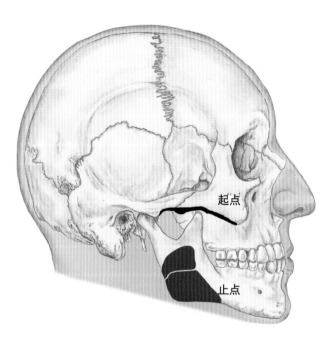

起点

止点

图 5.53　起点和止点

### 什么时候使用咬肌？

· 讲话，聊天，研磨食物，"嚼肥肉"
· 嚼一块口香糖
· 你在争论中咬牙切齿

左侧边栏：头部、颈部和面部

## 咬肌

1. 受检者仰卧。定位于颧弓和下颌角，用你的手指触摸这些骨性标志和咬肌表面。

2. 让受检者咬紧和放松下巴，让咬肌肌腹呈现方形（图5.54）。确定你的手指触诊的方向跟咬肌肌纤维的方向一致。

3. 现在让受检者放松，尽量握住咬肌肥大的肌腹（图5.55）。

☑ 握紧受检者的下颌，你能感受到咬肌前缘的轮廓吗？如果受检者尽可能大地打开她的下颌，你能感受到组织的延长吗？

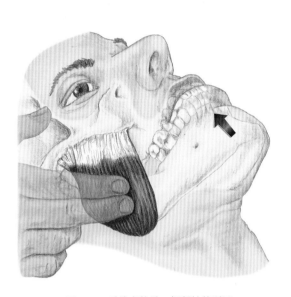

图 5.54　受检者仰卧，握紧她的下巴

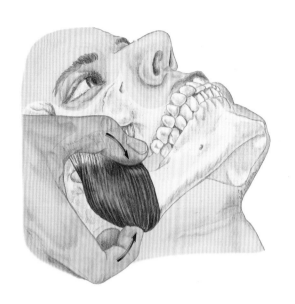

图 5.55　当你握住咬肌肌腹时让受检者放松

## 颞 肌

颞肌位于颞骨表面，广泛的附着于额骨、颞骨和顶骨（图5.56）。其肌纤维厚实并一直延伸到颧弓下的冠突。尽管颞肌位于颞筋膜和颞动脉的深面，但颞肌相对表浅而易于扪及。

**颞肌**

| | |
|---|---|
| **A** | 提升下颌骨（颞下颌关节）<br>回缩下颌骨（颞下颌关节） |
| **O** | 颞窝和颞筋膜 |
| **I** | 冠突和下颌支前缘 |
| **N** | 三叉神经（Ⅴ）（下颌支） |

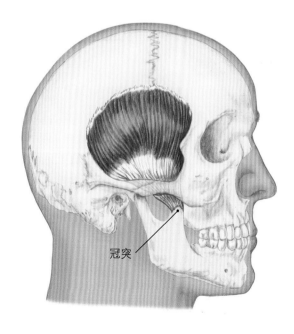

冠突

图 5.56　颞肌侧面观

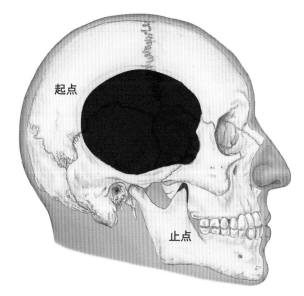

图 5.57　颞肌起止点

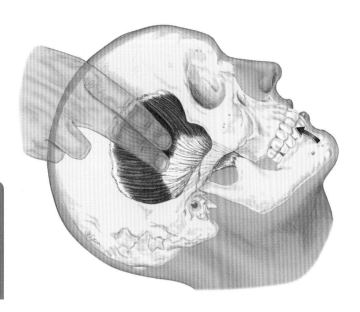

图 5.58　受检者仰卧，下巴咬紧时感受颞肌的收缩

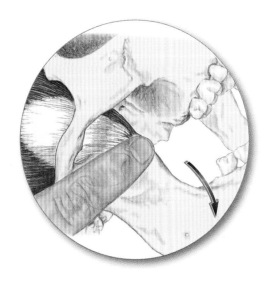

图 5.59　当受检者张开下颌时，在下颌骨的冠突处分离颞肌肌腱

✋颞肌

　　1. 受检者仰卧并将头放到桌子上，找到颧弓。

　　2. 将指腹放在颧弓上 2 cm，让受检者的下巴交替处于咬紧和放松状态。你是否感受到你手指下颞肌的强有力收缩（图 5.58）？

　　3. 让受检者尽可能地打开她的嘴，找到颞肌腱的止点。

　　4. 找到并触诊冠突（图 5.59）。虽然冠突很容易扪及，你可能无法分离颞肌腱。

☑️　当你触诊肌腹时，你是否触诊了两侧的颧弓上面？是否能够感受到肌纤维的走行方向和聚集点？

　　要确定颞肌的起点，将你的手指放在头的一侧，让受检者的下颌处于交替咬紧和放松状态。假如你的手指在颞肌上，你将感受到颞肌纤维的收缩和舒张。如果没放在颞肌上则没有任何感觉。

头部、颈部和面部

# 舌骨上肌群和二腹肌

舌骨上肌群（颏舌骨肌、下颌舌骨肌和茎突舌骨肌）形成了下颌骨下面的肌壁（图 5.60，5.61）。从下颌骨的边缘到舌骨，它们位于舌肌的下面。

尽管 3 块舌骨上肌群的每一块肌都很小，但是它们协作起来共同作用于舌骨和舌，对咀嚼、吞咽和讲话等活动都至关重要。它们中有的部分在二腹肌深面，但都可扪及。舌骨上肌群的肌腹是不能单独分开的。

二腹肌长而圆，由前腹和后腹组成。后腹自乳突至舌骨（穿过茎突舌骨肌），然后走行到舌骨前面的肌腱吊带；前腹附着于下颌骨的下面（图 5.62）。这两个肌腹都较表浅，但与深面的舌骨上肌群较难区分。

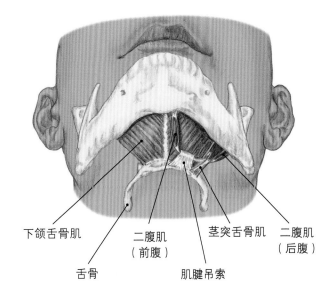

图 5.60　前 / 下面观；颏舌骨肌在下颌舌骨肌的深面

## 舌骨上肌群

| **A** | 提升舌骨及舌<br>降低下颌骨（颞下颌关节） |
|---|---|
| **O** | 颏舌骨肌，下颌舌骨肌：下颌骨下面<br>茎突舌骨肌：茎突 |
| **I** | 舌骨 |
| **N** | 颏舌骨肌：C1，C2<br>下颌舌骨肌：三叉神经<br>茎突舌骨肌：面神经 |

## 二腹肌

| **A** | 固定舌骨，抑制下颌骨（颞下颌关节）<br>固定下颌骨，提高舌骨<br>回缩的下颌骨（颞下颌关节） |
|---|---|
| **O** | 乳突（胸锁乳突肌和头夹肌深面） |
| **I** | 下颌骨下缘 |
| **N** | 前腹：三叉神经（下颌支）<br>后腹：面神经 |

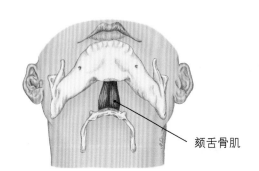

图 5.61　前 / 下面观

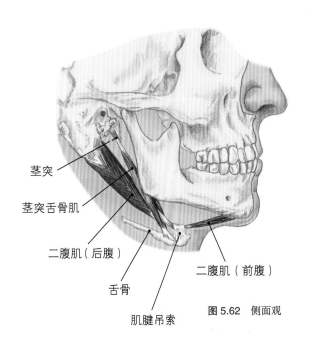

图 5.62　侧面观

---

### 什么时候使用它们？

· 咀嚼，吞咽，吸吮吸管
· 唱歌和说话，因为他们的活动影响喉部的位置（音箱）

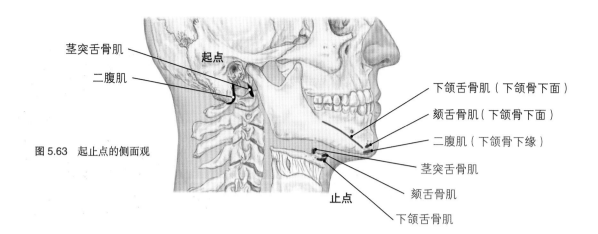

茎突舌骨肌

二腹肌

起点

下颌舌骨肌（下颌骨下面）

颏舌骨肌（下颌骨下面）

二腹肌（下颌骨下缘）

茎突舌骨肌

颏舌骨肌

止点

下颌舌骨肌

图 5.63　起止点的侧面观

### ✋ 舌骨上肌群

1. 受检者仰卧位，闭合下颌，将手指沿下颌骨的底部放置。

2. 让受检者的舌尖用力顶着上腭，感受舌骨上肌群的收缩。注意这个动作，看舌骨上肌群是如何在下颌骨的底部形成紧张的肌肉壁的。沿着它一直延伸到舌骨（图 5.64）。

3. 舌放松，触诊舌骨上肌群平坦的表面组织，从块状纹理等方面区分它们与下颌下腺。

☑ 如果你把一个手指放在受检者下颌尖的下方，让受检者轻轻将下颌压向你的手指，舌骨上肌群是否发生收缩了呢？另外，让受检者做吞咽动作，你是否感受到舌骨上肌群的收缩活动？

### ✋ 二腹肌

1. 受检者仰卧位，将头放在桌子上。找到颞骨乳突和舌骨。

2. 在这些点之间画一条假想的线，用示指沿这条线触诊细长的二腹肌后腹（图 5.65）。

3. 在舌骨和下颌体底面之间绘制虚线并沿着虚线触诊二腹肌的前腹。

4. 将手指放在受检者的下颌，并要求受检者试图张开嘴对你做轻柔的抵抗，感受二腹肌的收缩。感受这种收缩有时会更容易定位二腹肌的两个肌腹。

☑ 你触诊的舌骨上肌群是否跟铅笔一样宽？肌肉是否均从乳突延伸到舌骨又到下颌？

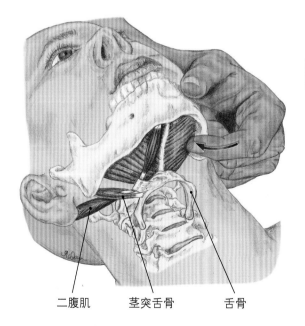

二腹肌　　茎突舌骨　　舌骨

图 5.64　受检者仰卧位，手指在下颌骨周围卷曲，以触诊下颌舌骨肌

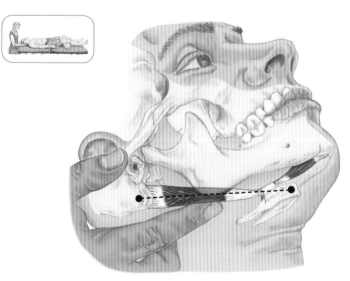

图 5.65　在乳突和舌骨之间触诊二腹肌

**254**　推拿按摩的解剖学基础（第 6 版）

# 舌骨下肌群

　　舌骨下肌群位于颈前部的气管表面（图5.66）。4块舌骨下肌均较薄弱并具有拮抗舌骨上肌群的功能。表浅的胸骨舌骨肌和胸骨甲状肌分别位于气管两侧，虽然较难区分但易于扪及。这两块肌的深面为甲状舌骨肌，正如它的名字所暗示的，它起自甲状软骨止于舌骨。

　　肩胛舌骨肌（图5.69）或许是体内最离奇的肌肉。它有一个细长的肌腹，起自舌骨穿过胸锁乳突肌和斜角肌的下方最后附着于肩胛骨。除了下降舌骨，肩胛舌骨肌还具有收紧颈部筋膜和扩大颈内静脉的作用。由于其所在深度和细长的肌腹，肩胛舌骨肌基本上不能扪及。

## 舌骨下肌群

| | |
|---|---|
| **A** | 下降舌骨和甲状软骨 |
| **O** | 胸骨舌骨肌和胸骨甲状肌：胸骨柄顶部<br>甲状舌骨肌：甲状软骨<br>肩胛舌骨肌：肩胛骨的上缘 |
| **I** | 胸骨舌骨肌，甲状舌骨肌和肩胛舌骨肌：舌骨<br>胸骨甲状肌：甲状软骨 |
| **N** | 胸骨舌骨肌，胸骨甲状肌和肩胛舌骨肌：C1~C3<br>甲状舌骨肌：C1，C2 |

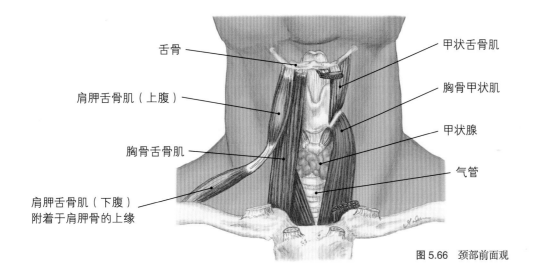

舌骨　　　　　　　　　　　　甲状舌骨肌

肩胛舌骨肌（上腹）　　　　　胸骨甲状肌

胸骨舌骨肌　　　　　　　　　甲状腺

　　　　　　　　　　　　　　气管

肩胛舌骨肌（下腹）
附着于肩胛骨的上缘

**图 5.66　颈部前面观**

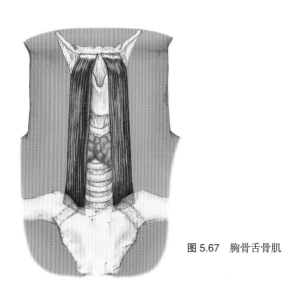

**图 5.67　胸骨舌骨肌**

**图 5.68　甲状舌骨肌（上方）
和胸骨甲状肌（下方）**

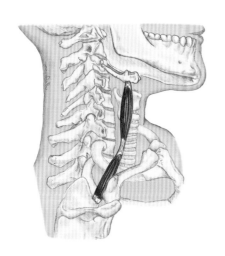

图 5.69 肩胛舌骨肌侧面观

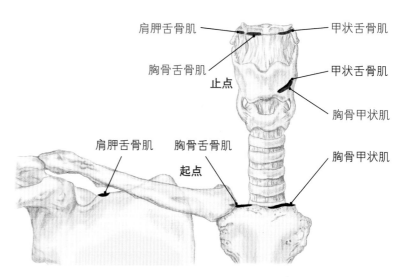

肩胛舌骨肌　　　甲状舌骨肌

胸骨舌骨肌　　　甲状舌骨肌

**止点**　　　　　胸骨甲状肌

肩胛舌骨肌　胸骨舌骨肌

**起点**　　　　　胸骨甲状肌

图 5.70　前面观，肌肉的起点（黑色）和止点（红色）

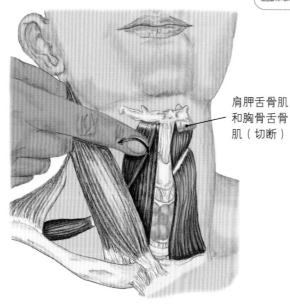

肩胛舌骨肌
和胸骨舌骨
肌（切断）

图 5.71　受检者仰卧位，触诊舌骨下肌群

✋**胸骨舌骨肌和胸骨甲状肌**

1. 一只手（或两只）放在颈前会使人感到不安。因此，要让受检者保持放松状态，先用一只手触诊一段时间然后仅用一根手指触诊。此外，请避免触碰甲状腺，仅触诊这些肌的上半部分。

2. 在甲状软骨（喉结）下方定位气管表面。用一根手指在气管的一侧滑动并轻轻触诊气管表面的薄弱组织。试着转动你的手指并轻轻触诊舌骨下肌群的薄肌腹（图 5.71）。

3. 让受检者紧张颈前部肌。有时这种收缩可以使舌骨下肌群非常结实并容易扪及。

---

**什么时候应用舌骨下肌群?**

· 饮水和吞咽

· 讲话（通过对抗舌骨上肌群）

· 受到威胁时紧张颈前组织

头部，颈部和面部

# 颈阔肌

颈阔肌是一块长扁薄的皮肌，自下颌跨过颈前部到达胸部（图 5.72）。颈阔肌和其他面部肌都是皮肌。这些肌均起自浅筋膜并附着于皮肤和覆盖在上面的肌肉，而不是附着于骨上。颈阔肌能使颈部皮肤出现皱纹。

## 颈阔肌

| | |
|---|---|
| **A** | 协助下降下颌骨（颞下颌关节）<br>收紧颈部的筋膜<br>下拉嘴角 |
| **O** | 筋膜覆盖于胸大肌上部 |
| **I** | 下颌底，面下部皮肤 |
| **N** | 面神经 |

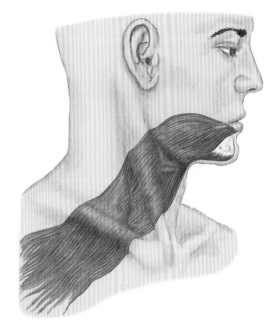

图 5.72 转头后的颈阔肌，前 / 侧面观

### 👋 颈阔肌

1. 受检者平卧位。让他将头部向前突出并伸出下颌（图 5.73）。然后让他拉紧颈前组织。

2. 从下颌骨向下到上胸部来触诊这块扁薄的肌肉。沿着颈侧方注意颈阔肌的"震颤"。

### 什么时候使用颈阔肌？

· 皱眉或噘嘴

· 在牙医的诊室说"啊"

· 明确地表达恐惧的表情

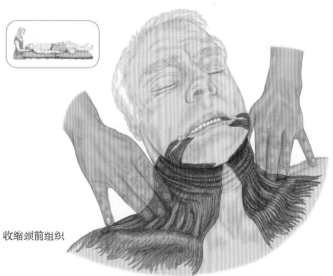

图 5.73 受检者仰卧位，收缩颈前组织

长颈鹿具有独特的呼吸功能，其气管由 100 多个气管环组成。由于气管的长度问题，长颈鹿每次吸气就算吸入 10 000 cm³ 的空气也永远不会到达肺部（相比之下，一个静止状态的人每分钟吸入 10 000 cm³ 气体）。为了解决这种解剖学问题，长颈鹿拥有巨大的近 46 L 肺活量的肺。

大家还认为长颈鹿的气管有可能是一种冷却装置。由于气管中充满了潮湿的空气，它能冷却附近输送血液到脑的血管。

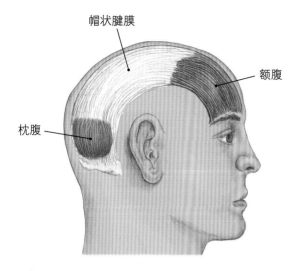

帽状腱膜

额腹

枕腹

图 5.74　侧面观

# 枕额肌

（额肌肌腹和枕肌肌腹）

枕额肌主要负责扬眉提额，表达一种惊奇的表情。它是一块具有 4 个薄扁肌腹的独特肌——两个额腹在额部，两个枕腹在枕后。4 个肌腹与坚韧宽广的帽状腱膜连接，帽状腱膜覆盖整个颅骨顶（图 5.74）。尽管枕额肌较表浅，但其纤维不能被分离。

## 枕额肌

| | |
|---|---|
| **A** | 额肌腹：扬眉和皱额<br>枕肌腹：向后固定及牵拉帽状腱膜 |
| **O** | 两块肌肉：帽状腱膜 |
| **I** | 额肌腹：眉上皮肤<br>枕肌腹：枕骨的上项线 |
| **N** | 面神经 |

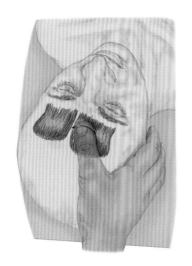

图 5.75　受检者仰卧位，分离额肌纤维

✋ **额肌纤维**

受检者仰卧位。将手指放在前额并让他提眉（图 5.75）。你是否感受到了额肌收缩？

✋ **枕肌纤维**

受检者仰卧或俯卧位。将手指放在枕骨上项线，向上滑动手指 2.5 cm 并分离椭圆状的枕肌肌腹（图 5.76）。

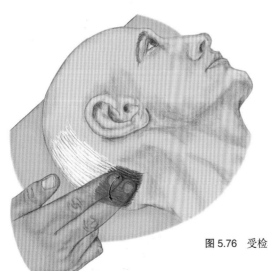

图 5.76　受检者仰卧位，分离枕肌肌腹的纤维

### 什么时候使用枕额肌?

· 震惊或惊奇时抬高你的眉毛（额肌腹）
· 微笑和打哈欠——通过 30 名愿意让电极衡量他们肌肉活动的志愿者获得

## 翼内肌和翼外肌

翼内肌和翼外肌协助咬肌和颞肌一起管理下颌骨的运动。翼内肌可上提下颌骨而翼外肌则使下颌骨伸向前下方。翼内肌位于下颌骨内侧（图5.77），它的位置和形状可参考咬肌图。

翼外肌有肌纤维延伸到蝶骨水平并到达颞下颌关节的关节囊和关节盘（图5.79）。部分翼内肌和翼外肌可在口内外扪及。

### 翼内肌

**A** 单侧：
使下颌骨向对侧运动
双侧：
上提下颌骨
使下颌骨伸向前下方

**O** 蝶骨翼窝和上颌结节内侧面

**I** 下颌支内侧面

**N** 三叉神经

### 翼外肌

**A** 单侧：
使下颌骨向对侧运动
双侧：
使下颌骨伸向前下方

**O** 上头：
蝶骨大翼和颞下
下头：
蝶骨翼窝的侧面

**I** 颞下颌关节的关节囊和关节盘，下颌颈

**N** 三叉神经

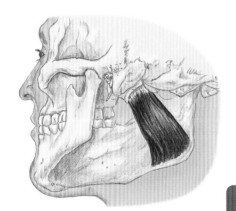

图 5.77 翼内肌的前/侧面观

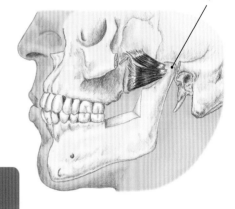

髁突

图 5.79 颧弓和下颌骨切断后翼外肌的侧面观

> 虽然可以安全和有效地通过口腔扪及翼内肌和翼外肌，但这些触诊技术最好在经验丰富的医生手把手地耐心指导下完成。

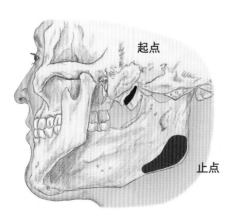

起点

止点

图 5.78 翼内肌

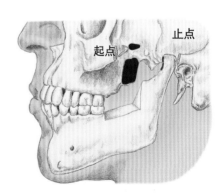

止点

起点

图 5.80 翼外肌

## 头长肌和颈长肌

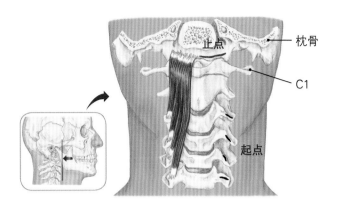

图 5.81　头长肌，前面观

在气管和颈椎之间夹着两块小肌：头长肌和颈长肌（图 5.81，5.82）。它们起自颈椎前面，止于枕骨和寰椎，其功能是旋转和弯曲头颈部，还有助于减少颈椎前凸。每块肌都有分支，与背部的竖脊肌相似。

### 头长肌

| | |
|---|---|
| **A** | 单侧：<br>头颈部向同侧弯曲<br>头颈部向同侧旋转<br>双侧：<br>弯曲头颈部 |
| **O** | 第 3~6 颈椎横突 |
| **I** | 枕骨下方 |
| **N** | C1~C3，C4 |

### 颈长肌

| | |
|---|---|
| **A** | 单侧：<br>头颈部向同侧弯曲<br>头颈部向同侧旋转<br>双侧：<br>弯曲头颈部 |
| **O** | 第 5~ 第 3 颈椎的椎体和横突 |
| **I** | 寰椎前弓的结节；枢椎体，第 3、4 颈椎体；第 5~<br>第 6 颈椎横突 |
| **N** | C2~C6，C7 |

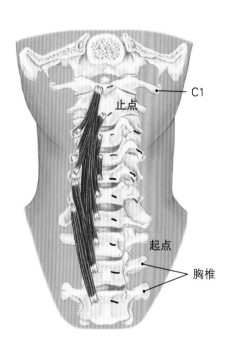

图 5.82　颈长肌，前面观

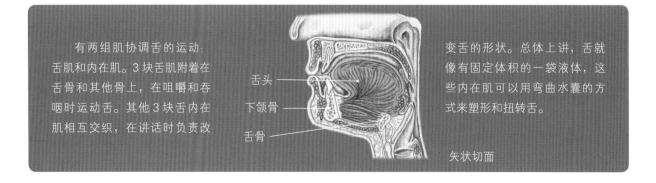

有两组肌协调舌的运动：舌肌和内在肌。3 块舌肌附着在舌骨和其他骨上，在咀嚼和吞咽时运动舌。其他 3 块舌内在肌相互交织，在讲话时负责改变舌的形状。总体上讲，舌就像有固定体积的一袋液体，这些内在肌可以用弯曲水囊的方式来塑形和扭转舌。

舌头

下颌骨

舌骨

矢状切面

## 概述：**面部表情肌**

人们的面部有大量的表情，由30种面肌完成。它们分为4组：口部、鼻部、眼部和头皮部肌。

不像其他骨骼肌一样连接骨骼，面部表情肌属于皮肌，也就是说它们嵌入浅筋膜中，并且连接到皮肤及其上的肌肉。

这些肌共同完成面部的表情或动作，例如在困惑时皱眉，生气时鼻孔张大，接吻时提下颌来噘嘴。笑是由8种肌产生的，而皱眉需要20种。

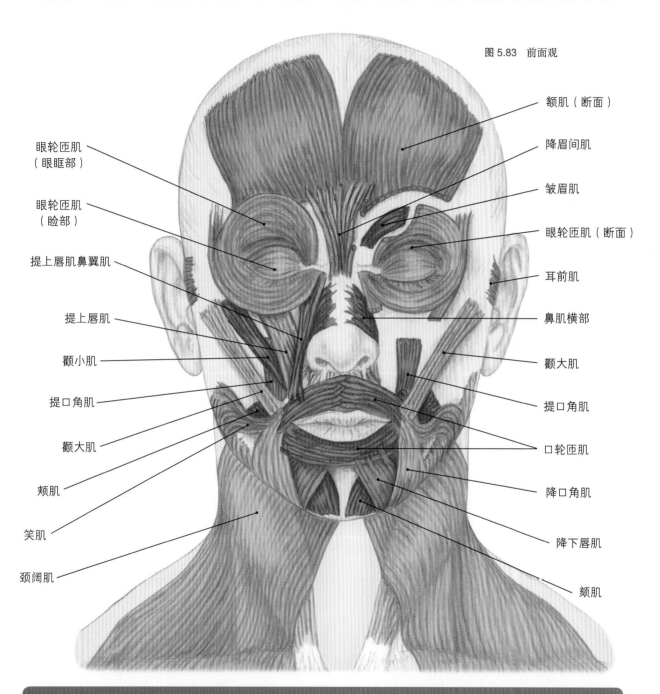

图 5.83　前面观

眼轮匝肌（眼眶部）

眼轮匝肌（睑部）

提上唇肌鼻翼肌

提上唇肌

颧小肌

提口角肌

颧大肌

颊肌

笑肌

颈阔肌

额肌（断面）

降眉间肌

皱眉肌

眼轮匝肌（断面）

耳前肌

鼻肌横部

颧大肌

提口角肌

口轮匝肌

降口角肌

降下唇肌

颏肌

有些肌参与完成特定的面部表情，比如噘嘴需要颏肌。但事实上，一个具体的面部表情——怀疑、害怕或高兴，是几种肌共同作用的结果。对于噘嘴，颏肌主要有推出下唇的作用，但是对于一些明确的不高兴，要降口角肌发挥下拉口角，以及皱眉肌皱眉，这才形成一个表情。

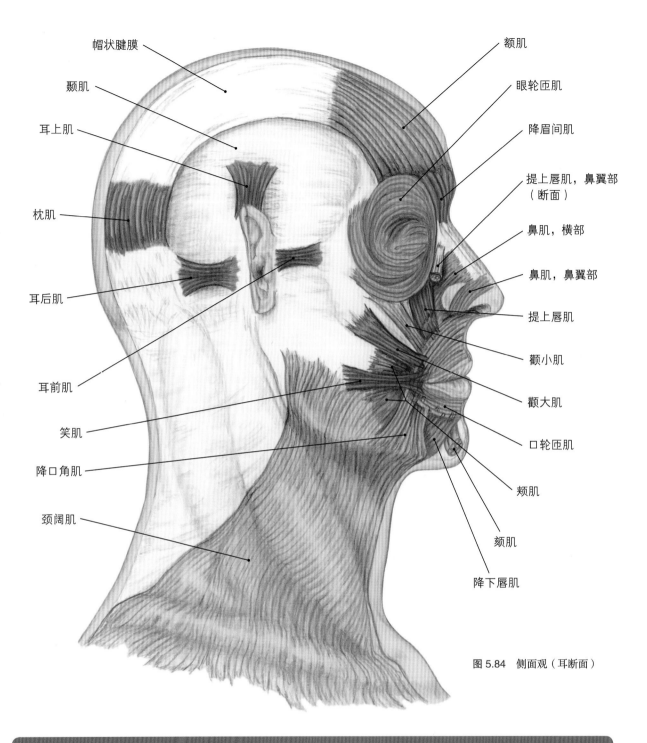

帽状腱膜

颞肌

耳上肌

枕肌

耳后肌

耳前肌

笑肌

降口角肌

颈阔肌

额肌

眼轮匝肌

降眉间肌

提上唇肌，鼻翼部（断面）

鼻肌，横部

鼻肌，鼻翼部

提上唇肌

颧小肌

颧大肌

口轮匝肌

颊肌

颏肌

降下唇肌

图 5.84 侧面观（耳断面）

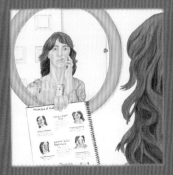

　　大部分面部肌表浅，但由于呈条带状，所以很难分离。但它们的位置很容易辨认，可观察到其收缩。

　　不像其他部位的肌，你需要在受检者面部进行触诊。该部分的肌肉你最好在镜子前自己触诊。当你想运动这些肌肉时，你会发现，有些肌肉在面部只有单侧运动（或者两侧都不运动）。不要担心，这是正常的，通过练习，像这些能运动耳朵的肌肉能变得很灵活。

　　奇怪的是，当面部肌根据情绪不自觉收缩时，他们会更对称，而有意的或故意的表情会产生一种不对称的收缩。

# 口部肌

有 11 种表情肌完成嘴部周围的表情（包括鼻部的提上唇鼻翼肌有 12 种）。

除了单独的口轮匝肌环绕口唇外，所有这些肌在脸部是成对存在的，可以产生口部 23 种表情。

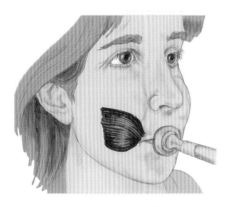

图 5.85　吹喇叭运动颊肌

## 颊　肌

位于脸颊部的中部，这个有力的肌肉会紧张嘴角，并能压迫颊部对抗牙齿。双向运动时有助于吹喇叭，吸吸管或有助于在咀嚼时把食物维持在磨牙之间。

从视觉上看，在面颊中部能产生酒窝，并且单向收缩时，会产生轻蔑的表情。鼓颊会紧张颊肌。

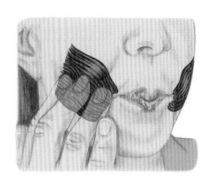

图 5.86　皱起嘴唇，并对抗牙齿压紧颊部来感受颊肌的收缩

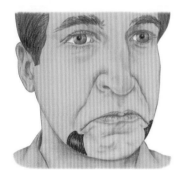

图 5.87　降口角肌通常与心情有关，产生噘嘴苦脸等一系列的表情

## 降口角肌

降口角肌从下侧部拉动嘴角。双向收缩会形成一种"小丑微笑"。降口角肌的轻微运动会形成一种普通的无意识的伤心表情，而有力收缩通常与皱眉有关。在相互谴责（像淘气的小孩讨厌家长）和道歉（像政客对公众的道歉）时可以观察到这种表情。

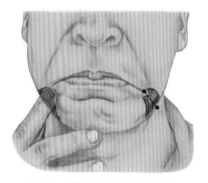

图 5.88　降口角肌正位于口角的下侧方，在下颌骨基部的上方

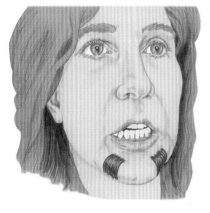

图 5.89　降下唇肌沿着口轮匝肌，在说话时有助于形成口型

## 降下唇肌

定位在降口角肌中部（左图），当突起和从侧方拉下唇时，降下唇肌能降低嘴角。通过做这个动作，它能使下颌牙展现出来，对刷牙和牙线的使用非常重要。

在球场和看台上，能够观察到运动时的降下唇肌。一个运动员的降下唇肌能促使其表现出决心（比如一个足球运动员全速追跑足球），而反方粉丝使用它们的降下唇肌表现出假装愤怒（特别是运动员得分时）。

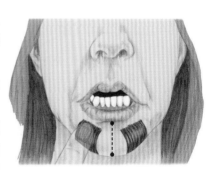

图 5.90　降下唇肌位于脸颊中部的侧方

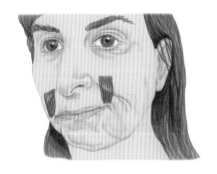

图 5.91　提口角肌会产生一种模棱两可的表情——她在嘲笑或者是责备?

## 提口角肌

　　此短肌能提起口角,位于提上唇肌(如下)外侧。笑时双向收缩提口角肌。这块肌小的单向收缩能提起嘴角,表现出自信的表情。然而,强有力的收缩则表现出不自然的笑而不是自信的表情(左图)。

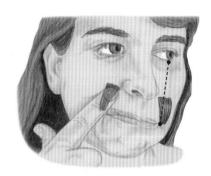

图 5.92　提口角肌在口角和眼部中心的连线上

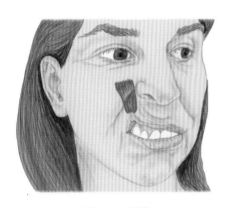

图 5.93　哎呀

## 提上唇肌

　　提上唇肌位于提口角肌(如上)的内侧。双向收缩会上提和突起上唇,如当你在寻找牙齿间卡住的食物时。微小的单向弯曲会产生一种埃尔维斯样唇卷曲,而一种有力的单向收缩(左图)会展现出一种轻蔑的獠牙表情。

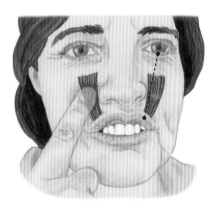

图 5.94　提上唇肌位于上唇和眼中心之间的鼻翼旁

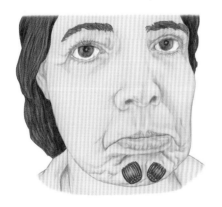

图 5.95　"没人愿意跟我玩"

## 颏　肌

　　下颌最内侧的肌肉就是颏肌。双向收缩能上提下颌皮肤,并突起下唇形成生气表情。有力的收缩可在下颌处看到酒窝,形成更不高兴的表情。

　　当你观察到这块肌作用于下唇和下颌时,是一些人痛苦或伤心哭泣的前奏。

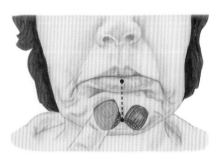

图 5.96　颏肌位于下颌中线两侧位置

## 口轮匝肌

这是环绕于口周围强有力的轮匝肌。在讲话及进食时对闭口和形成嘴部各种形状有重要的作用。这种环形肌对于铜管乐器的演奏者不可或缺，如同苦恋的爱人伸嘴去传递一个长距离的吻。因为它的各个条块可能单独发挥作用，这个环形肌会缩小或突起嘴唇，这是两种不同程度的生气。请自己判断一下在演讲时是如何用口轮匝肌清晰地发音的。

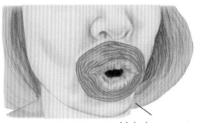

Voi che sapete...

图 5.97　在歌剧朗诵时观察复杂的口轮匝肌

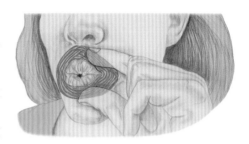

图 5.98　口轮匝肌在唇周围

主要有7种表情: 生气, 轻视, 厌恶, 害怕, 快乐, 伤心和惊讶, 相互之间不容易混淆。但是面肌一个小的转变能将明确的信号转换为一些模棱两可的信号。比如, （a）快乐是将嘴角翘起, 展现出上排牙, 并使眼睛眯起。但保持住这个表情, 上提眉毛。（b）现在观察到快乐就变成了兴奋。皱起眉毛（c）, 面部就会表现出担心或困惑。当然, 如果有100多种不同的表情, 就会有1 000多种不同的解释。

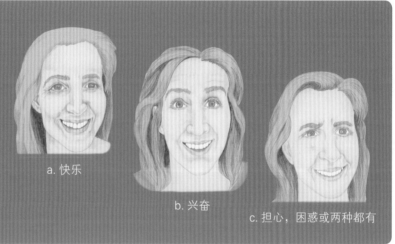

a. 快乐

b. 兴奋

c. 担心，困惑或两种都有

## 颈阔肌

颈阔肌是一种薄的，从胸大肌上部筋膜跨过颈前部到下颌骨基部的浅部肌肉。它有降低下颌，下拉嘴角和拉紧颈部的作用。常见于极度害怕、恐惧或愤怒的表情。触诊方法见第257页。

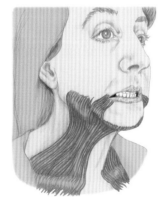

图 5.99　拉紧颈部筋膜，并下拉嘴角

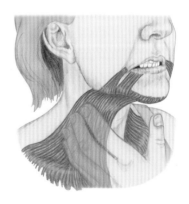

图 5.100　在颈侧部感受颈阔肌

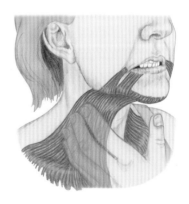

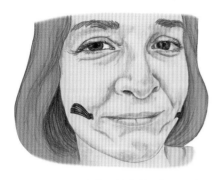

图 5.101 是的，她在笑，但是她的眼睛眉毛并没有笑，就很难相信她是真诚的

## 笑 肌

尽管它在拉丁语中意味着"笑"，但这块肌的收缩可能意味着没什么好笑的。在脸颊的水平定位上，笑肌位于颊肌的上方。它将嘴角拉向外侧，并形成一种看起来不真诚的笑。观察一个人听到一个冷笑话时的表情。

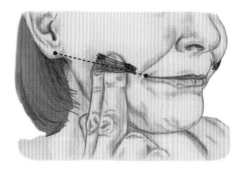

图 5.102 在口角和耳垂之间画一条虚线定位笑肌

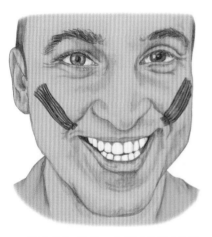

图 5.103 这是一个真诚的笑（注意眼和嘴的联合）

## 颧大肌

这块肌从上侧方双向拉动嘴角，能显著拉开上排牙。这块肌肉通常与开心快乐和大笑有关。

刺激眼轮匝肌会使眼睛眯着，这些肌肉产生真诚的微笑。然而，如果没有眼轮匝肌的参与，颧大肌就不能表现出一个快乐的信号。

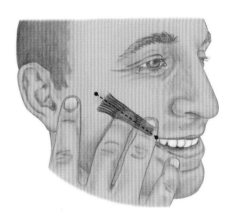

图 5.104 在口角和颧骨顶之间画虚线定位颧大肌

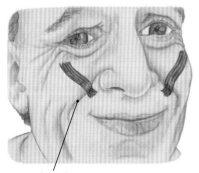

鼻唇沟

图 5.105 不同于颧大肌形成的一种真诚的笑，颧小肌产生一种更保守和内在的表情

## 颧小肌

定位到颧大肌内侧，颧小肌能上提和凸起上唇。这些作用能加深鼻唇沟，并能使脸颊鼓起。根据周围的情况，面部表情能产生从笑到做鬼脸一系列的表情。

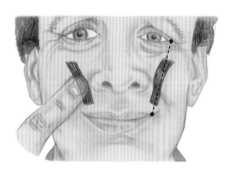

图 5.106 在口角和眼角之间画虚线定位颧小肌

头部、颈部和面部

# 鼻部肌

鼻及其周围区域的运动由 3 块肌发挥作用。不像嘴和眼（人们本能地寻找情感信号的部位），鼻区的运动和位置则是次要的。

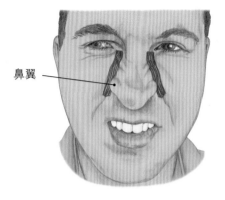

图 5.107 "先生，你讨厌我"

## 提上唇鼻翼肌

除了比其他肌名字更长，提上唇鼻翼肌还是一种沿着鼻区的垂直条块肌，有上提鼻翼的作用（在鼻孔张开），也能提起凸出上唇。能从双向加深鼻唇沟，沿着鼻梁形成对角皱纹，产生厌恶的表情。当一个人听到可恶的言论时，可观察到。

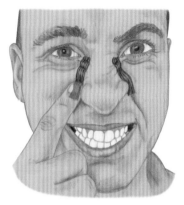

图 5.108 在鼻侧定位提上唇鼻翼肌

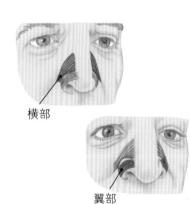

横部

翼部

图 5.109 鼻翼横向部分在闻腐烂的食物时收缩；在深呼吸时鼻翼张开扩大鼻孔

## 鼻 肌

鼻肌包括两部分：横向部分位于鼻旁，能压缩鼻孔，使鼻尖明显；鼻翼部分环绕鼻翼，并能在强力呼吸时张大鼻孔。当嘲弄对手时，扩张鼻孔是有用的。

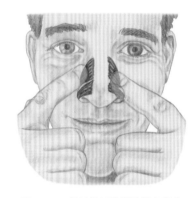

图 5.110 触诊鼻区鼻肌的横向部分

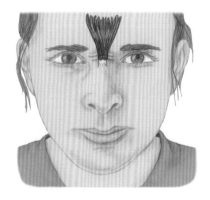

图 5.111 收缩降眉间肌通常产生生气或关注的表情

## 降眉间肌

位丁前额的小的三角肌，通常比鼻子更能调节眉毛的运动。沿着提上唇鼻翼肌，它能皱起鼻部的皮肤（例如打喷嚏），或者拉眉（在鼻梁上产生水平皱褶）。它通常与皱眉肌（第 268 页）协同作用产生困惑的表情。

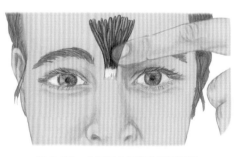

图 5.112 在眼眶之间定位降眉间肌

## 眼部肌

这两块肌（像降眉间肌一样，第267页）实际上控制着眉毛和眼睑的运动状态。除了保护眼球的作用外，他们也能传递一个人情绪的视觉信号。

这是一种非常有效的交流系统，我们首先本能地观察一个人的眼睛，探查出其内在情绪和意图。

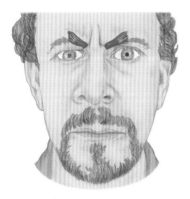

图 5.113　皱眉肌缓慢收缩在眉毛间能产生永久的、垂直的"皱眉线"

## 皱眉肌

达尔文称这种肌为"困难肌肉"，因为它对于任何事都感到困难：情感，精神或身体。皱眉肌定位到眉毛的内侧下方，向内下方拉动。两边收缩可在眉毛之间产生垂直的皱纹，通常皱眉与生气，担心或迷惑有关。

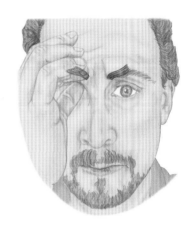

图 5.114　在眉毛内侧触摸皱眉肌

## 眼轮匝肌

环绕于眼周围的轮匝肌对于眼睑的闭合有重要作用。外部较厚的纤维形成眼眶部的肌肉，能够闭合眼睑，或维持斜眼，部分关闭的状态（产生不信任的表情）。眼睑部的内部肌纤维在闪光或睡觉时会不自觉地关闭眼睑。"眼中带笑"能使你眼侧边肌肉收缩，但时间长了肌肉收缩会形成放射性的皱纹称之为"眼纹"。

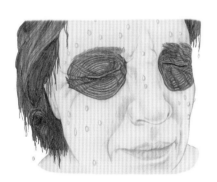

图 5.115　一杯水泼在脸上会促使眼睛闭合

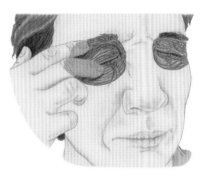

图 5.116　触摸眼周围组织，定位眼轮匝肌

### 运动你的眼球

眼的运动由6块肌控制，其中4块是上直肌、下直肌、内直肌和外直肌。每种直肌嵌入眼球相应的侧边。根据眼直肌的肌腱止于眼球的位置，能够轻轻扣及。比如，向下滑动眼球会将上直肌从眼眶向下拉，在上睑下方可触及。

眼部第7块肌，提上睑肌附着在上眼睑，并能上提眼睑。

提上睑肌

上直肌

内直肌

外直肌

下直肌

右眼的侧面观

# 头皮部肌

头皮的 5 块肌在头盖骨的双侧分布。他们均为薄肌，与帽状腱膜相连。

帽状腱膜是一种覆盖头盖骨上部的结缔组织膜。

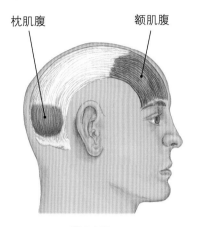

枕肌腹　　额肌腹

图 5.117

## 枕额肌

（额肌腹 & 枕肌腹）

头盖骨每边都有枕额肌，包括额肌和枕肌。额肌位于前额，枕肌位于头后部。这 4 块肌的肌腹是由帽状腱膜连接在一起的。额肌纤维有提眉和皱前额的作用（图 5.118）。额肌内侧部两边收缩会拉内侧眉毛，产生悲伤的表情。单侧额肌纤维收缩会发出怀疑或恐吓的信号（图 5.119）。

枕肌腹向后固定并牵拉帽状腱膜。触摸并观察受检者的枕额肌见第 258 页。

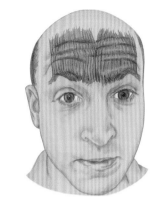

图 5.118　额肌收缩产生惊讶的表情

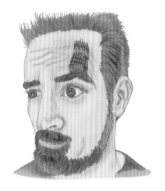

图 5.119　单侧额肌收缩隆起眉毛的经典表情

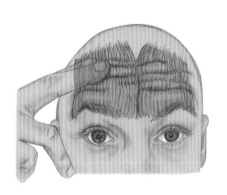

图 5.120　触摸额肌

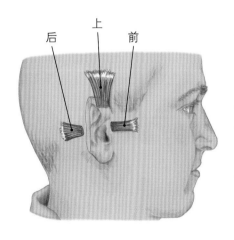

后　上　前

图 5.121　耳周围的三块肌（切断）

## 耳部肌

耳的 3 块肌（前，上，后）如上定位，沿着耳的周围分布，他们很薄，呈扇形，在头皮部有鞘。理论上，他们能使耳朵运动。每块肌的名字不仅代表其所处的位置，而且代表其拉动耳郭的方向。比如，耳后肌位于耳郭的后方，使其向后移动。

前后肌强有力地交替收缩能产生耳郭的摆动。

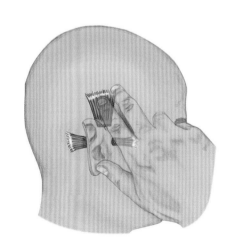

图 5.122　位于耳前上方的耳上肌定位（断面）

第五章　头部、颈部和面部 ✦ **269**

# 头部、颈部和面部的其他结构

在头颈部可触及一些动脉、腺体和神经（图5.123）。大多数表浅，因而很容易触及。比较明智的做法是在触诊受检者之前，先对自己的这些结构进行触诊。

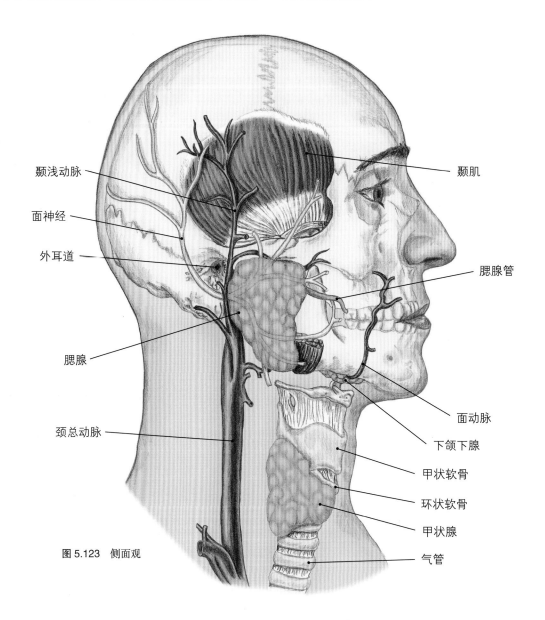

颞浅动脉
面神经
外耳道
腮腺
颈总动脉

颞肌
腮腺管
面动脉
下颌下腺
甲状软骨
环状软骨
甲状腺
气管

图 5.123　侧面观

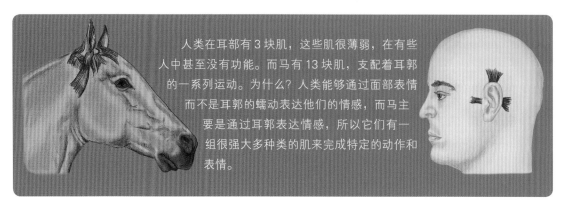

人类在耳部有 3 块肌，这些肌很薄弱，在有些人中甚至没有功能。而马有 13 块肌，支配着耳郭的一系列运动。为什么？人类能够通过面部表情而不是耳郭的蠕动表达他们的情感，而马主要是通过耳郭表达情感，所以它们有一组很强大多种类的肌来完成特定的动作和表情。

## 颈总动脉

颈动脉是头颈部的主要供血动脉，它从颈的前侧部上升，并且位于胸锁乳突肌和舌骨下肌的深部。可在胸锁乳突肌的内侧，舌骨的水平位处触摸到其脉搏。

👋 **颈总动脉**

1. 受检者仰卧位或坐位。将两个手指放于下颌角处，

2. 从下内侧滑动手指，并轻轻按压颈部（图5.124）。可感受到颈动脉强有力的搏动。

☑️ 你在胸锁乳突肌内侧感受其搏动了吗？是在下颌骨的下面，舌骨的水平位吗？

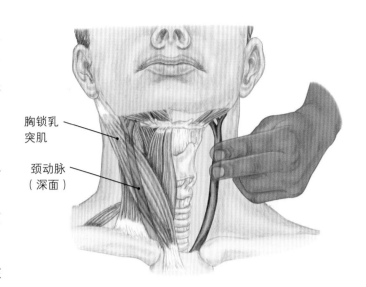

图 5.124　受检者仰卧位，感受颈动脉的搏动

## 颞浅动脉

颞浅动脉是从颈外动脉发出分支，并且跨过颧弓上部。它在颅骨侧方向上走行，位于颞肌的表层。沿着颧弓在耳郭的前方可观察到颞浅动脉的搏动。

👋 **颞浅动脉**

1. 受检者仰卧位或坐位。医者将指腹置于耳前方颧弓处（图5.125）。

2. 轻轻探查动脉搏动。如果你不能感觉到，可调整手指位置，并且保证你的手指位置不要太深。

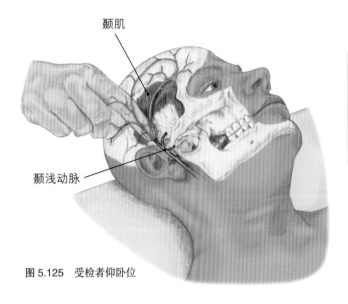

图 5.125　受检者仰卧位

## 面动脉

面动脉是一小的表浅动脉，从颈外动脉发出分支，位于下颌骨的基部周围，向口和鼻方向走行。很难触摸其搏动，但是在下颌骨基部的咬肌前缘可感受其搏动。

👋 **面动脉**

1. 受检者仰卧位，咬紧牙关，定位到咬肌前缘。

2. 将手指放于下颌骨的基部，并轻轻触摸动脉搏动（图5.126）。

☑️ 沿着咬肌的前缘下颌骨基底部，找到面动脉了吗？

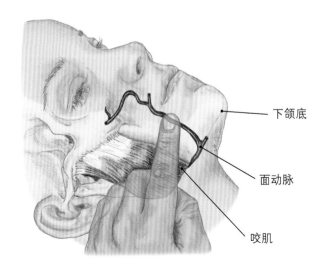

图 5.126　触摸面动脉

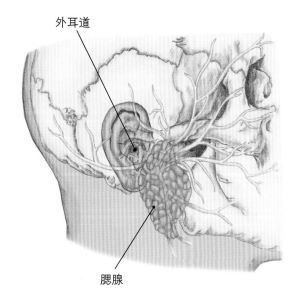

图 5.127　面神经分支，侧面观

外耳道

腮腺

## 面神经

　　面神经不是一种能明确触摸到的结构，但是由于它接近其他可触及的面部结构，所以你能感觉到它的位置。

　　面神经出颅后，走行于乳突的前面，经过腮腺的下方，各分支分布到面部和颈部（图 5.127）。通常两支或更多的面神经支跨过颧弓的表面。

　　当探查腮腺、咬肌或颧弓时，要特别注意面神经。对面神经持续压迫能引起刺激、炎症甚至恶心等症状。

## 椎动脉

　　椎动脉是锁骨下动脉发出的分支，供血给脑和脊髓。在经过枕骨大孔前，通过第 6 至第 1 颈椎横突孔向上走行（图 5.128）。很难触摸到，但却是一个非常重要的结构。

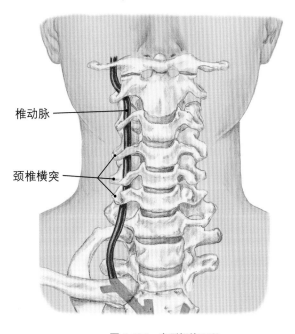

椎动脉

颈椎横突

图 5.128　头颈部前面观

## 腮腺、腮腺导管和下颌下腺

　　颈面部有 3 对大唾液腺：腮腺、下颌下腺和舌下腺。这 3 种腺体都可触及，通过触摸能刺激唾液的产生。

　　腮腺位于耳垂前面，咬肌的浅面（第 250 页）。它是一种柔软表面不平的结构，并且有面神经的分支穿过。腮腺导管是从腮腺向前部延伸，沿着咬肌的前缘进入口腔，至唾液腺开口处。

　　正如它的名字，下颌下腺位于下颌底下面，其形状能够在下颌角前方扪及。

　　口顶部（软腭）的垂悬物称为悬雍垂，在吞咽时覆盖鼻道。当一个人背躺着张口呼吸，空气经过悬雍垂和上腭，会引起其组织的振动，产生鼾声。

记录的最响亮的鼾声有 69 分贝——如同气动凿岩机产生的 70~90 分贝的声音！

### 👋 腮腺

1. 受检者仰卧位，将你的手指放于耳垂前面的咬肌上。

2. 轻轻沿着浅层的组织按压，在下颌角和颧弓之间触诊腺体黏液样质地（图 5.129）。

3. 深按腺体，感受咬肌的纹状纤维，比较这些结构的不同纹理。

### 👋 腮腺管

1. 让受检者咬紧下颌。

2. 将你的手指放于颧弓下方，沿着咬肌的前缘触摸。反复滑动你的手指（上下方的方向），并触诊具有活动性的横管。

☑️ 你是沿着咬肌前缘触诊吗？能感受到它的直径和水平走行方向吗？

### 👋 下颌下腺

1. 将手指放在下颌底。

2. 在下颌底下方的内侧移动手指，在腺体表面进行触诊（图 5.130）。

☑️ 你能沿着腺体的表层滑动手指，感受其形状吗？

## 甲状腺

甲状腺的左、右叶位于气管的前表面。腺体位于舌骨下肌的深层，其结构如海绵样柔软，因而很难与周围的组织区分。

### 👋 甲状腺

1. 受检者仰卧位或坐位。用指腹定位于颈静脉切迹和环状软骨之间的气管表面。

2. 触诊位于气管上方的甲状腺柔软的质地（图 5.131）。要注意腺体是很柔软的，要轻轻地按摩探查。

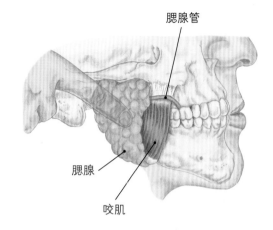

图 5.129　触诊腮腺

腮腺管
腮腺
咬肌

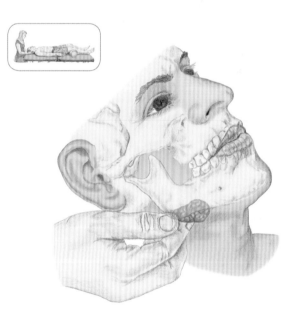

图 5.130　在下颌底下方感受下颌下腺

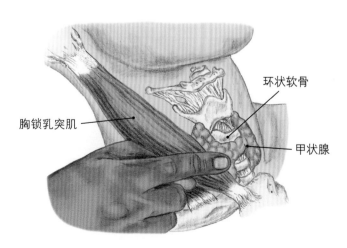

环状软骨
胸锁乳突肌
甲状腺

图 5.131　前/侧面观

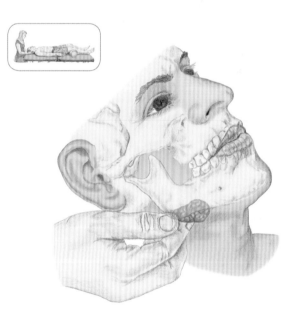

## 颈部淋巴结

颈部有大量淋巴结，分成两组：浅层淋巴结和深层淋巴结。浅层颈淋巴结（图 5.132）主要位于下颌骨的下面，其次是分布于耳垂的后下方以及颈阔肌和深筋膜之间的颈后三角区（第 226 页）。深层颈部淋巴结更大，位于几个大血管和腺体周围。浅层和深层的淋巴结可轻微移动，大小如小扁豆，触摸的手感如潮湿的葡萄干，通常很柔软。

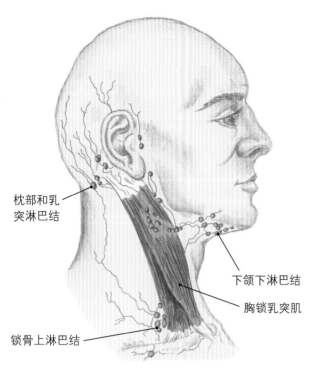

枕部和乳突淋巴结

下颌下淋巴结

胸锁乳突肌

锁骨上淋巴结

图 5.132　颈部淋巴结

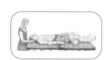

### 颈部淋巴结

1. 受检者仰卧位或坐位。将你的手指放于颈侧部。用指腹轻轻触摸皮下浅层颈部淋巴结。

2. 沿着下颌骨和颈后三角区的下面触诊。当你定位一个淋巴结时，仔细感受它的大小和轮廓。

它们是不是可以轻轻地移动，有没有感受其大小和柔软的质地？

## 臂　丛

臂丛是较大的神经束，支配肩部和上肢。从 C5 到 T1 的横突孔发出，集中到前、中斜角肌之间，向下外侧走行，从锁骨下部汇聚于腋窝部（图 5.133）。

尽管能够触及臂丛，但最好避免触摸。对神经的压迫及撞击可产生手臂的刺痛。

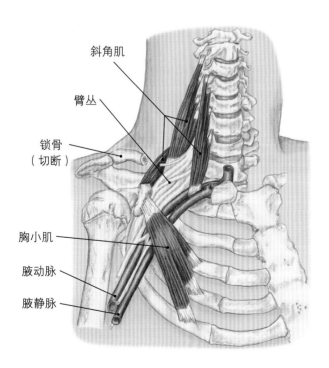

斜角肌

臂丛

锁骨（切断）

胸小肌

腋动脉

腋静脉

图 5.133　右肩和颈椎，前 / 侧面观

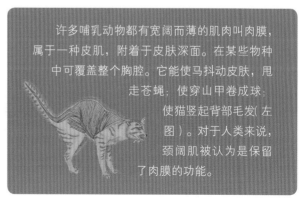

许多哺乳动物都有宽阔而薄的肌肉叫肉膜，属于一种皮肌，附着于皮肤深面。在某些物种中可覆盖整个胸腔。它能使马抖动皮肤，甩走苍蝇；使穿山甲卷成球；使猫竖起背部毛发（左图）。对于人类来说，颈阔肌被认为是保留了肉膜的功能。

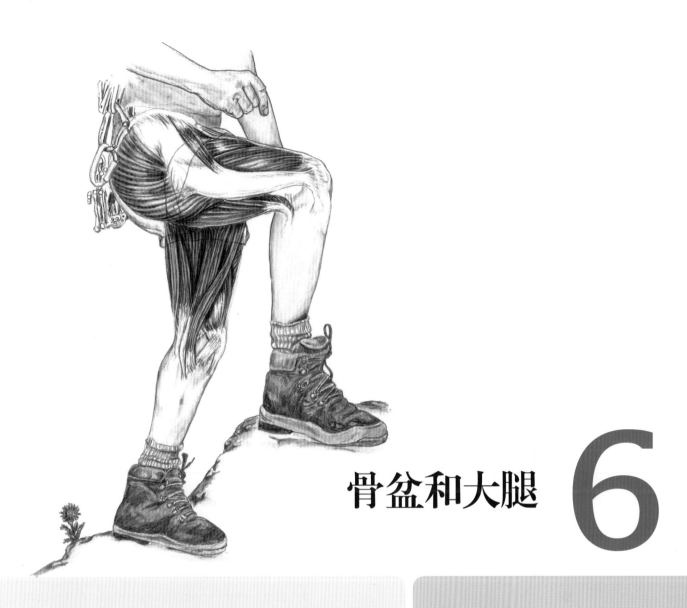

# 骨盆和大腿 6

在见到一个陌生人后，你就马上开始触诊他的梨状肌（位于臀部后方的深处）。你当然不想在日常生活中有这种体验，但是在受检者护理的环境中这种亲密程度是司空见惯的，并且受到梨状肌过度收缩的患者的欢迎。

触摸是赋予医务人员的一项特权。因此，必须注意取得受检者对我们的信任。良好的沟通技能是获得信任的一种方法。例如，对内收肌和臀肌区域的触诊要求医生充分解释在身体私密区域进行触诊的理由、需要和目的。

本章可能会给你带来新的挑战，因为触诊将靠近私密区域的结构。

在继续讨论之前，请考虑以下问题：

◆你是否对身体检查感到焦虑？是否有医生做过或者可以做某些事来缓解你的焦虑？考虑到多种因素，包括言语或非言语交流、隔音、按压力度以及节奏。

◆骨盆和大腿处的组织及标志物明显大于之前章节中所讨论的。你的触诊技巧可能需要如何改变？

◆此外，如何正确且舒适地安置受检者的体位以便接近需要触诊的结构。如何在家中、学校或诊所使用枕头、抱枕或其他物品辅助摆放体位？

# 表面解剖

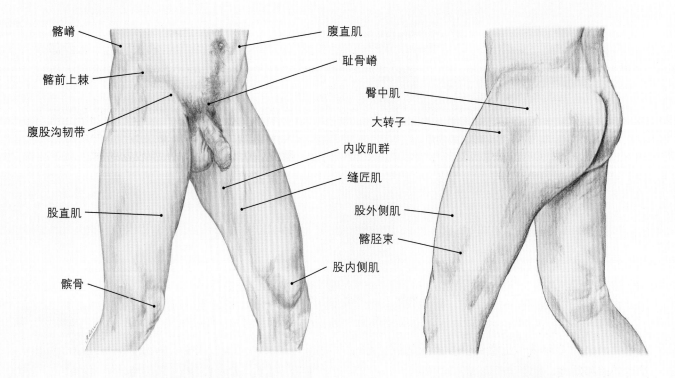

髂嵴　　　　　　　　　　　　　　　　　腹直肌

髂前上棘　　　　　　　　　　　　　　　耻骨嵴

腹股沟韧带　　　　　　　　　　　　　　臀中肌

　　　　　　　　　　　　　　　　　　　大转子

　　　　　　　　　　　　　　　　　　　内收肌群

　　　　　　　　　　　　　　　　　　　缝匠肌

股直肌　　　　　　　　　　　　　　　　股外侧肌

　　　　　　　　　　　　　　　　　　　髂胫束

　　　　　　　　　　　　　　　　　　　股内侧肌

髌骨

图 6.1　前外侧观　　　　　　　　　　　　图 6.2　后外侧观

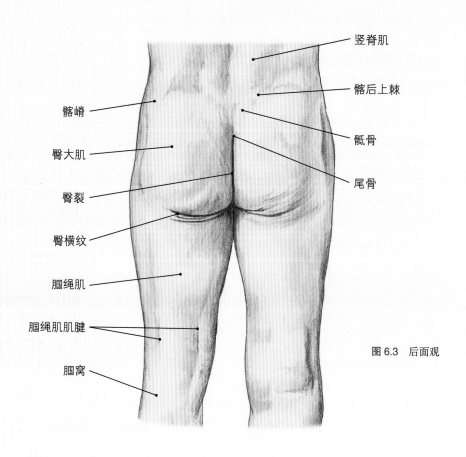

髂嵴　　　　　　　　　　　　　　　　　竖脊肌

　　　　　　　　　　　　　　　　　　　髂后上棘

臀大肌　　　　　　　　　　　　　　　　骶骨

臀裂　　　　　　　　　　　　　　　　　尾骨

臀横纹

腘绳肌

腘绳肌肌腱　　　　　　　　　　　　　　图 6.3　后面观

腘窝

　　　本章中，包含了男性生殖器
在内的插图，演示了骨盆附近的
触诊技术，清晰地展示了触诊部
位的组织结构。更多内容请查看
第 295 页。

# 皮肤和筋膜探查

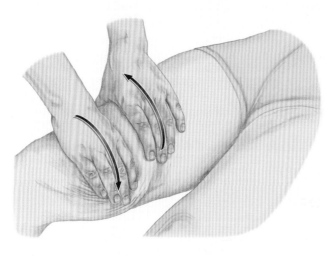

图 6.4　仰卧位，右腿内侧面观

✋ **大腿**

1. 受检者仰卧位，将手放在大腿上，从股部向膝关节触诊，感受组织的温度。请勿遗漏大腿内、外侧。

2. 将双手置于大腿处，向相反的方向轻轻揉捏（图 6.4），特别要留意组织的厚度和弹性。例如，膝关节近端的皮肤和筋膜较盆部薄。

✋ **膝后部**

1. 受检者俯卧位，一手握住其足踝使之屈膝，另一手轻轻拿捏膝关节近端后侧皮肤及筋膜，感受其弹性和质地。

2. 比较大腿肥厚的内侧肌和致密的外侧肌有何不同。

3. 继续抓捏皮肤和筋膜，被动屈膝、伸膝（图 6.5）。体会组织随着膝关节伸直被延展的感觉。如果被动屈伸膝关节，大腿内、外侧组织较难拿捏时，可将手平放于大腿上感受组织的变化。

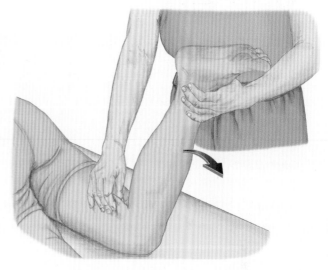

图 6.5　俯卧位，右腿后 / 内侧面观

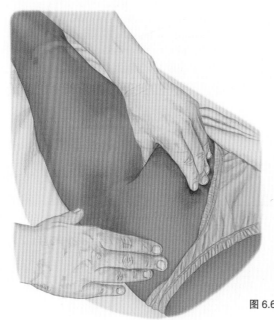

图 6.6　俯卧位，上 / 外侧面观

✋ **臀部**

1. 受检者俯卧位，用手背探查臀部后侧和外侧的温度。此处组织的温度低于大腿后部和下背部的情况并不少见。

2. 由于臀部含有大量肌肉和脂肪，故易于发现组织间的差异。将拇指置于臀部皱褶处（见图 6.3），轻柔但牢牢地拿捏臀部组织。

3. 尝试着只拿捏浅层皮肤和筋膜，感知其凝胶状的质地，然后拿捏深层组织，感受丰满、结实的臀肌（图 6.6）。

骨盆和大腿

# 骨盆和大腿的骨

骨盆（骨盆带）由骶骨、尾骨和两块髋骨构成（图6.7）。每块髋骨由髂骨、坐骨和耻骨组成（图6.8）。虽然骨盆位于肌、器官和脂肪组织的深层，但它易于触及。

表浅的骶骨位于两块髋骨之间。尾骨在骶骨下方。骶、尾骨都参与组成脊柱。

股骨是人体最长、最重、最强壮的骨，其近端与髋臼相关节，构成球窝状的髋关节。部分股骨近端可以触诊。股骨体被丰厚的大腿肌包裹，股骨远端较表浅。

股骨远端与胫骨近端构成膝关节。膝关节是一个改良的屈戌关节，可做屈、伸动作，屈膝时可内旋、外旋。

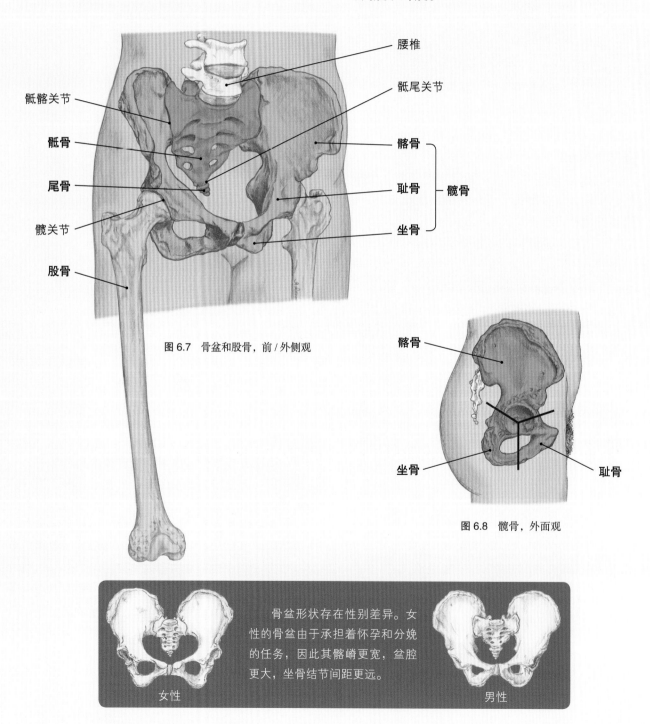

图 6.7　骨盆和股骨，前 / 外侧观

图 6.8　髋骨，外面观

骨盆形状存在性别差异。女性的骨盆由于承担着怀孕和分娩的任务，因此其髂嵴更宽，盆腔更大，坐骨结节间距更远。

女性　　　　　男性

骨盆和大腿

# 骨盆和股骨的骨性标志

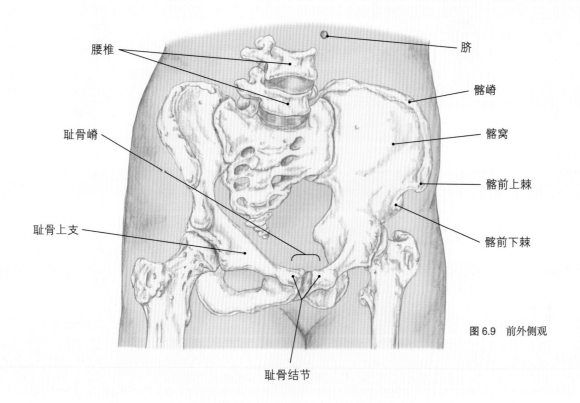

腰椎

脐

耻骨嵴

髂嵴

髂窝

髂前上棘

耻骨上支

髂前下棘

耻骨结节

图 6.9　前外侧观

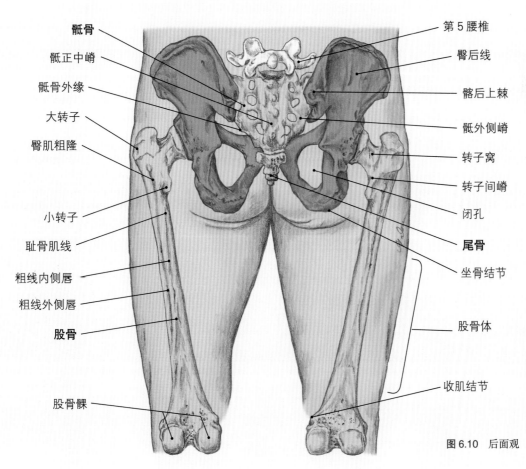

骶骨

第 5 腰椎

骶正中嵴

臀后线

骶骨外缘

髂后上棘

大转子

骶外侧嵴

臀肌粗隆

转子窝

转子间嵴

小转子

闭孔

耻骨肌线

尾骨

粗线内侧唇

坐骨结节

粗线外侧唇

股骨

股骨体

收肌结节

股骨髁

图 6.10　后面观

# 骨盆和股骨的骨性标志（续）

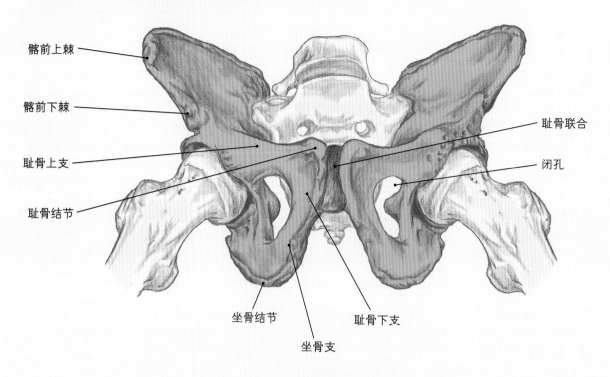

髂前上棘

髂前下棘

耻骨上支

耻骨结节

耻骨联合

闭孔

坐骨结节

耻骨下支

坐骨支

图 6.11　股骨外展外旋，下面观

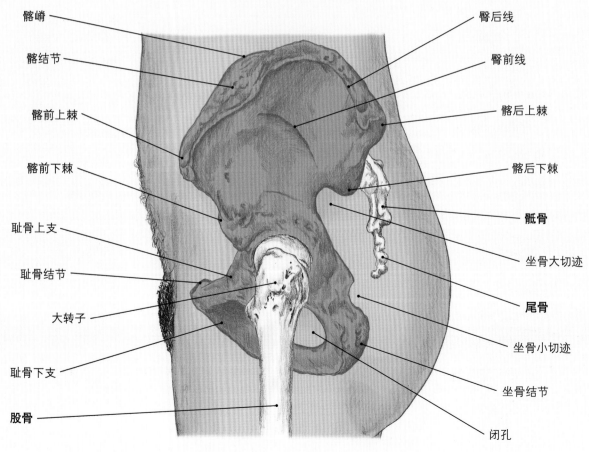

髂嵴

髂结节

髂前上棘

髂前下棘

耻骨上支

耻骨结节

大转子

耻骨下支

**股骨**

臀后线

臀前线

髂后上棘

髂后下棘

**骶骨**

坐骨大切迹

**尾骨**

坐骨小切迹

坐骨结节

闭孔

图 6.12　外面观

骨盆和大腿

# 髋 骨

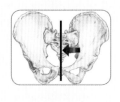

a 髂嵴
b 髂窝
c 髂前上棘
d 髂前下棘
e 耻骨肌线
f 耻骨上支
g 耻骨结节
h 耻骨联合面
i 耻骨下支
j 髂后上棘
k 骶骨耳状面
l 髂后下棘
m 坐骨大切迹
n 坐骨棘
o 坐骨小切迹
p 闭孔
q 坐骨结节
r 坐骨支

前面观

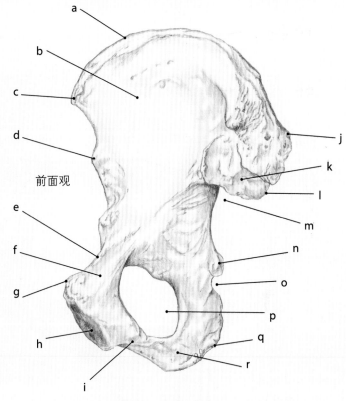

图 6.13　右髋，内面观

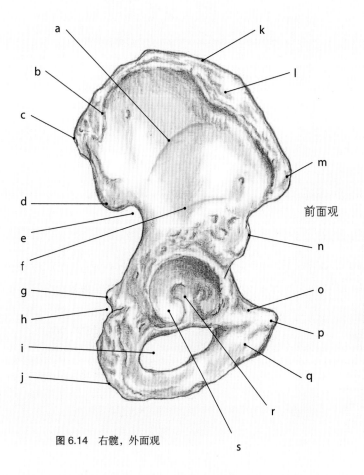

图 6.14　右髋，外面观

前面观

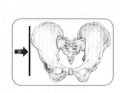

a 臀前线
b 臀后线
c 髂后上棘
d 髂后下棘
e 坐骨大切迹
f 臀下线
g 坐骨棘
h 坐骨小切迹
i 闭孔
j 坐骨结节
k 髂嵴
l 髂结节
m 髂前上棘
n 髂前下棘
o 耻骨上支
p 耻骨结节
q 耻骨下支
r 髋臼
s 髋臼月状面

骨盆和大腿

## 骶骨和尾骨

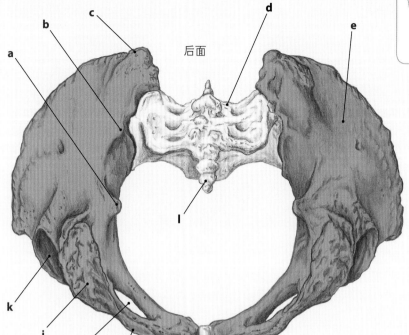

后面

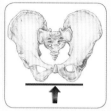

图 6.15　下面观

a 坐骨棘

b 髂后下棘

c 髂后上棘

**d 骶骨**

e 髂前线

f 耻骨联合

g 耻骨下支

h 坐骨支

i 闭孔

j 坐骨结节

k 髋臼

**l 尾骨**

黑字：骨

红字：骨性标志或其他

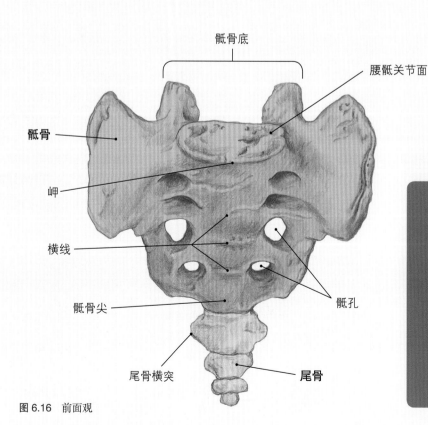

骶骨底

腰骶关节面

**骶骨**

岬

横线

骶骨尖

尾骨横突

**尾骨**

骶孔

图 6.16　前面观

为什么骨盆会有一个大孔？闭孔（图 6.14）位于骨盆下半部分，由耻骨和坐骨围成。在早期爬行动物骨骼残骸中发现闭孔很小。在人类，这个孔是介于负重线上，由于骨较重以及（在某种意义上）维护成本较大，随后逐渐演变成一个覆盖有膜的大孔。

骨盆和大腿

# 股 骨

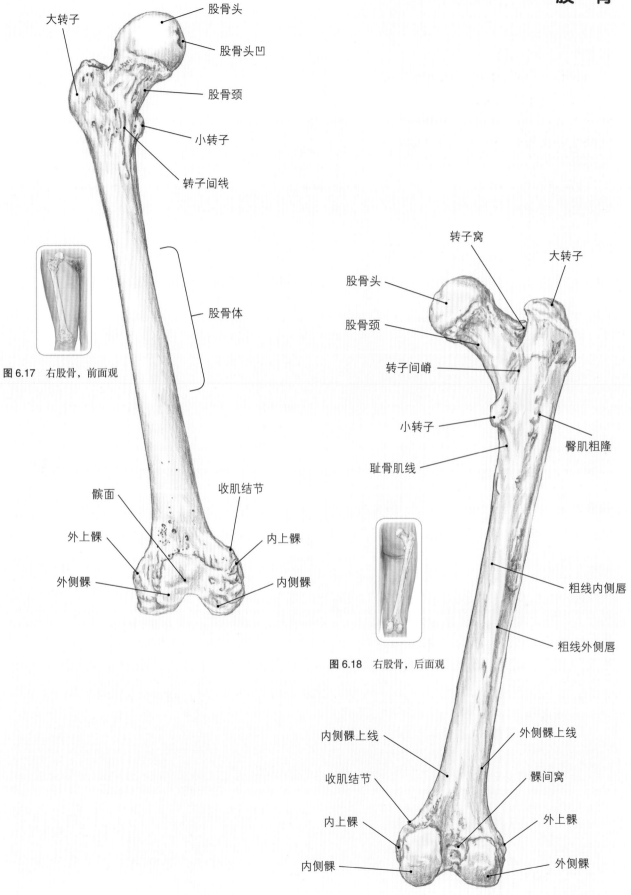

大转子
股骨头
股骨头凹
股骨颈
小转子
转子间线

图 6.17　右股骨，前面观

股骨体

髌面
收肌结节
外上髁
内上髁
外侧髁
内侧髁

转子窝
大转子
股骨头
股骨颈
转子间嵴
小转子
臀肌粗隆
耻骨肌线

图 6.18　右股骨，后面观

粗线内侧唇
粗线外侧唇

内侧髁上线
外侧髁上线
收肌结节
髁间窝
内上髁
外上髁
内侧髁
外侧髁

骨盆和大腿

# 概述：骨性标志探查

**探查1** "自我探查"

　　由于骨盆结构复杂和所处敏感区域，在受检者身上触诊将比以往更难。探查1先了解自己的骨盆。这将有效帮助你在随后的4条探查途径内触诊受检者的骨盆。这6个骨性标志可以看作是"地标"，易于寻找，且有助于寻找骨盆的其他骨性标志。

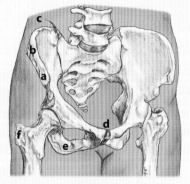

a 髂前上棘
b 髂嵴
c 髂后上棘
d 耻骨嵴
e 坐骨结节
f 股骨大转子

探查1

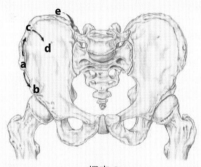

探查2

**探查2** "髂骨大道" 沿着位于髂骨上的骨盆上缘

a 髂前上棘
b 髂前下棘
c 髂嵴
d 髂窝
e 髂后上棘

**探查3** "尾骨定位" 触摸脊柱下方的骨

a 髂后上棘
b 骶骨
c 骶正中嵴
d 骶骨缘
e 尾骨
f 骶髂关节

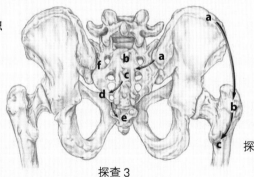

探查3

**探查4** "髋关节旅行" 探寻一侧髋关节和股骨近端骨性标志

a 髂嵴
b 大转子
c 臀肌粗隆

探查4

**探查5** "骨盆支架" 沿着耻骨探寻大腿内侧骨性标志

a 脐
b 耻骨嵴和耻骨结节
c 耻骨上支
d 耻骨下支和坐骨支
e 坐骨结节

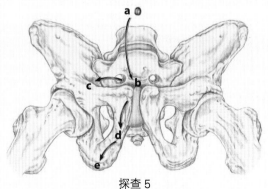

探查5

骨盆和大腿

## 髂前上棘

　　顾名思义，髂前上棘位于髂骨的前上缘。两侧髂前上棘浅表，是缝匠肌和腹股沟韧带的附着点。在 19 世纪 90 年代中期之前，当设计、穿着紧身裤时，通常要与骨盆区域相适应，髂前上棘位于前方裤袋的下方。现在，随着年轻男女腰带的设计，很少暴露臀裂中上部，以往的设计已不再适用了。

✋ 髂前上棘

　　1. 将双手放在髂前上棘上，拇指在前，其余 4 指在后，感受骨盆前面的突起（图 6.19）。

　　2. 探查这些点及髂骨周围结构。试着以坐姿，放松周围组织去触诊。

☑ 髂前上棘是否在脐的水平以下？是否感觉到髂前上棘在皮肤浅层？

## 髂　嵴

　　髂嵴很长，是髂骨的上缘。起于髂前上棘延伸至髂后上棘。除了有助于穿裤子外，髂嵴是腰方肌和腹部肌的附着点（第 207 页）。由于附着在髂骨上的肌并未越过它（图 6.20），故髂骨都很表浅，易于触诊。

✋ 髂嵴

　　1. 找到髂前上棘，将手指慢慢地沿着髂骨一侧滑动，按压髂骨边缘。注意手指是如何自髂前上棘滑向髂骨侧缘的（图 6.21）。

　　2. 沿着髂骨边缘滑动直至髂后上棘。

☑ 你能将手指伸入髂嵴上方的腹部肌吗？

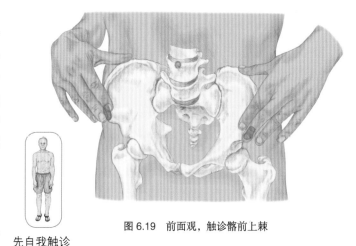

图 6.19　前面观，触诊髂前上棘

先自我触诊

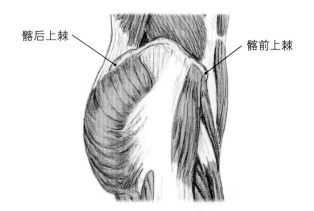

髂后上棘　　　　　　髂前上棘

图 6.20　骨盆侧面观，显示髂嵴周围肌

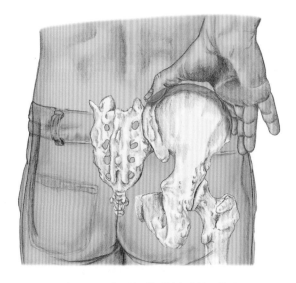

图 6.21　后面观，将手放在髂嵴上滑动

骨盆和大腿

## 髂后上棘

髂后上棘位于髂嵴的后端。在大多数人中，两侧髂后上棘都易于找到（位于腰部的两个浅凹）。不借助镜子，你可能很难看到自己的髂后上棘，但却可以触摸到。

👋 髂后上棘

1. 将拇指放在髂嵴上，沿着臀后部的髂嵴移动。注意感受当你的手缓缓移动时髂嵴是怎样变化的。

2. 髂后上棘触摸起来像被丰厚组织包围的小突起，不及髂前上棘明显（图 6.22）。

☑ 你触摸到髂后上棘了吗？两侧髂后上棘相距是否只有 7~10 cm？

髂后上棘

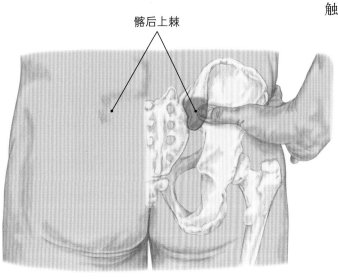

图 6.22　后面观，定位髂后上棘

## 耻骨嵴

耻骨嵴位于脐以下和生殖器以上。由耻骨上缘和内侧缘组成。耻骨嵴约 5 cm 宽，清晰明显。它是腹直肌（第 209 页）和腹直肌鞘的附着点。

👋 耻骨嵴

1. 将手放在脐上。

2. 手指缓慢地沿着身体正中线滑向耻骨区（图 6.23）。耻骨嵴距脐 12~18 cm，距生殖器 2~5 cm。

☑ 耻骨嵴是否在身体正中线上？是否在髂前上棘水平以下？你是否在生殖区以上触摸到一个坚实的、水平的骨？

↪ 找到髂前上棘，沿着腹股沟韧带（第 339 页）内侧与身体正中线成 45° 角方向滑动，直至触到耻骨嵴。

脐

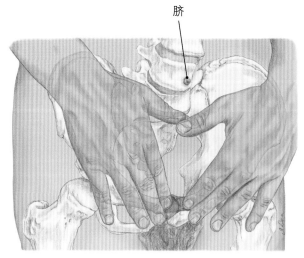

图 6.23　前面观，触诊耻骨联合

骨盆和大腿

## 坐骨结节

如果你曾经坐在一个金属折叠椅上长时间观看音乐会或体育赛事，那么坐骨结节对你来说并不陌生。坐骨位于骨盆最下面，在臀沟水平处（臀部和大腿之间横向折痕）。坐骨结节是大腿后群肌、大收肌和骶结节韧带的附着点。

👋 坐骨结节

1. 坐在一个硬板凳上或其他表面坚硬的物体上左右来回摇晃身体，感受坐骨结节。

2. 站起来触诊你刚刚坐着的坐骨结节（图6.24），从各个方向探查坐骨结节。

☑️ 在一侧臀和大腿之间你触摸到坐骨结节了吗?

## 股骨大转子

大转子很大，表面隆起，位于髂嵴远端，髋关节外侧面，易于触摸，是臀中肌、臀小肌和髋关节旋外肌的附着点。

👋 大转子

1. 找到髂嵴中点。

2. 沿着大腿侧边向下滑动手指 10~15 cm，直到触摸到大转子，探查大转子周围。

☑️ 边触诊大转子边向内、向外旋转髋关节，你是否感受到宽且表面凹凸不平的大转子在来回转动（图6.25）?

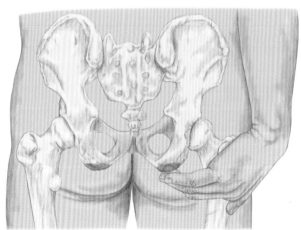

图 6.24　后面观，触诊坐骨结节

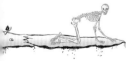

当探查骶骨和髂嵴后部周围时，常发现有小结节似的纤维脂肪组织，嵌在浅筋膜内，大小不一，小至豌豆样，大至大理石块。

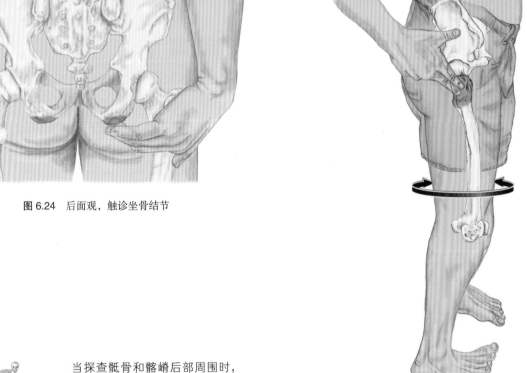

图 6.25　侧面观，旋转髋关节感受大转子的移动

骨盆和大腿

# 探查2 "髂骨大道"

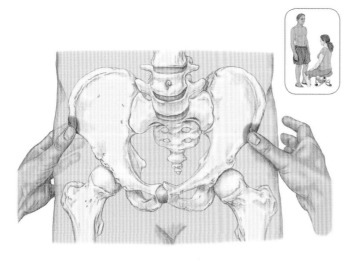

图 6.26 受检者站立，定位双侧髂前上棘

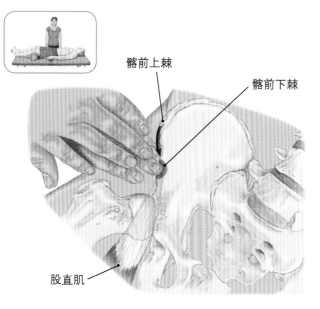

图 6.27 前/内侧面观，仰卧位，触诊髂前下棘

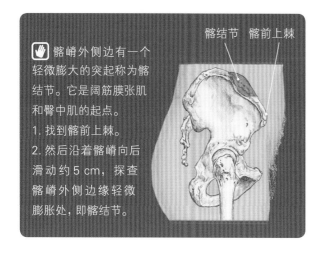

🖐 髂嵴外侧边有一个轻微膨大的突起称为髂结节。它是阔筋膜张肌和臀中肌的起点。

髂结节　髂前上棘

1. 找到髂前上棘。
2. 然后沿着髂嵴向后滑动约 5 cm，探查髂嵴外侧边缘轻微膨胀处，即髂结节。

## 髂前上棘
（更多详情请翻看第 285 页）

🖐 髂前上棘

1. 受检者站立位，定位髂前上棘。
2. 轻轻按压腹部直至触诊到髂前上棘部位的浅层组织（图 6.26）。触摸并观察两侧髂前上棘间的距离以及它们相互间的关系。

☑️ 是否觉得髂前上棘位置很表浅？是否在脐的水平以下，生殖区以上？

## 髂前下棘

髂前下棘位于髂前上棘的内下方，是股直肌（第 306 页）的附着点，比髂前上棘更小更平，在缝匠肌和腹股沟韧带的深层。因为其外形小且位于缝匠肌深层，故很难触诊出来。

🖐 髂前下棘

1. 仰卧，在腘窝垫一物品使其屈髋（放松髋关节周围组织）。
2. 找到髂前下棘，从髂前上棘向内下滑动 2.5 cm。
3. 深度触诊髂前下棘上覆盖的肌腱，探查髂前下棘表面的小突起（图 6.27）。

☑️ 你触诊到的髂前下棘是否在髂前上棘的内下方？当受检者轻轻屈髋时，是否感觉到了手指下的股直肌肌腱变紧张了？屈髋时缝匠肌肌腱亦会变紧张。

# 髂 嵴

（更多详情请翻看第 285 页）

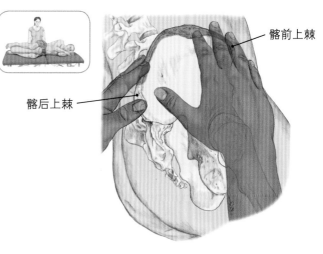

髂前上棘

髂后上棘

## 👋 髂嵴

　　1.受检者侧卧位，找到髂前上棘。

　　2.沿着髂嵴向后滑动，观察它是如何扩大和上升的。

　　3.沿着髂嵴继续向后滑动直至髂后上棘（图6.28）。

## ☑️ 你能用手指沿着髂嵴边缘触诊吗?

图 6.28　侧卧位，触诊髂嵴

# 髂 窝

　　形如碗状的髂窝位于髂骨内面，它是髂肌的附着点。由于腹部内容物和髂肌的存在，使得大多数髂窝难以触诊，不过仍可以将手指慢慢沉入髂嵴进入髂窝触诊它。

## 👋 髂窝

　　1.受检者仰卧位，屈髋屈膝放松髂窝周围组织。

　　2.将手放在一侧的髂嵴上（髂前上棘的后上方）。

　　3.手指弯曲慢慢地耐心地从髂嵴内侧伸入髂窝内（图6.29）。组织放松程度不同，伸入的距离也不同。

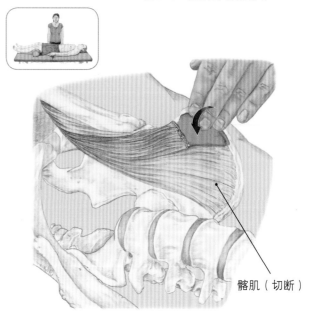

髂肌（切断）

图 6.29　受检者仰卧位，弯曲你的手指伸入髂窝内

# 髂后上棘

## 👋 髂后上棘

　　1.受检者站立位，沿着两侧髂嵴向后滑动。

　　2.沿着髂嵴向骶骨方向滑动直至髂后上棘（图6.30）。髂后上棘触摸起来像是被周围肥厚的组织包围起来的浅丘，不甚明显，但仍可触及。

　　3.如果可能的话，触诊腰部最明显凹陷部位，并探查其周围区域。

## ☑️ 髂后上棘位于髂嵴后方吗? 两侧髂后上棘是否大致相平，相距为 7.5~10 cm 吗?

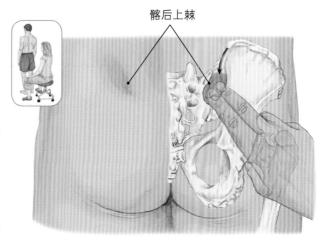

髂后上棘

图 6.30　后面观，定位髂后上棘

# 探查 3    "尾骨定位"

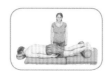

骶正中嵴

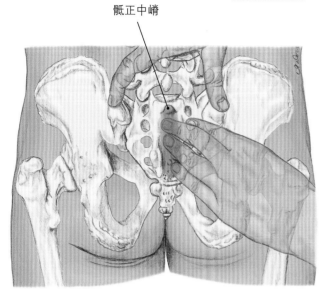

图 6.31  后面观，利用髂后上棘指导定位骶正中嵴

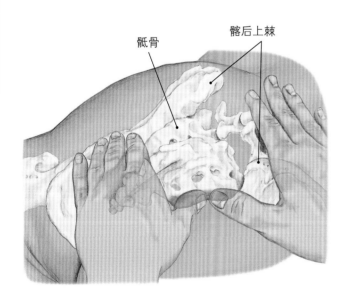

骶骨          髂后上棘

图 6.32  后 / 外侧面观，俯卧位，探寻骶骨缘

## 骶　骨

骶正中嵴
骶骨缘

骶骨由 4~5 块骶椎融合而成，呈三角形，体积较大，构成骨盆后壁。

骶骨中部有 3~4 个突起，称为骶正中嵴。在骶正中嵴的一侧是骶外侧嵴（是一系列小骨突起）。骶骨缘是臀大肌和骶结节韧带的附着点。尽管骶骨表面凹凸不平，且在胸腰筋膜和骶髂韧带的深层，但它易于触诊。

✋骶骨

1.受检者俯卧位，将手放在两侧髂后上棘上探查棘下方骶骨表面的突起。

2.找到骶骨中线，探查骶正中嵴突起（图6.31）。触诊髂后上棘和尾骨间区域的突起。

3.将手指滑向一侧骶骨，指尖按压骶骨边缘（图 6.32）。沿着髂后上棘滑向尾骨。

☑ 沿着骶正中嵴你能触诊到多少小突起？沿着骶骨外侧边缘向下滑动你能触到骶尾融合点吗？从骶骨边缘向外滑动能触到臀大肌（第 315页）吗？

> 爬行动物和大多数鸟类有 2 个骶椎，而哺乳动物有 3~5 个，人类尤其多。由于人类属于直立行走动物，整个上半身的重量需要通过强大的骶骨转移到骨盆和下肢。残留的骶椎棘突日久年深逐渐退化成骶正中嵴。

骨盆和大腿

# 尾　骨

　　尾骨位于臀裂顶部，连于骶骨末端。由3~4个骨块融合而成，呈扇形，表面凹凸不平，约2.5 cm或更长。尾骨尖弯曲可略偏向左或右。

　　因为尾骨靠近臀裂，故触诊可能给双方带来不便，所以在触诊之前先触诊自己的尾骨。

## 🖐 尾骨

　　1. 俯卧位，手指沿着骶正中嵴滑向臀裂。在臀裂顶部会触到表面凹凸不平的尾骨。

　　2. 探寻尾骨表面和侧面，注意其是怎样逐渐缩小的（图6.33）。尾骨尖弯向身体内，故可能触不到。

　　☑ 你触摸到尾骨的最下端了吗？你能触摸出尾骨的边缘和它的形状吗？

# 骶髂关节

　　骶髂关节是骶骨和髂骨的连结点。它位于髂后上棘的内侧，胸腰筋膜和骶髂后韧带深层（第340页）。骶髂关节悬在髂骨内侧，故只可触到关节边缘。

## 🖐 骶髂关节

　　1. 俯卧位，首先找到髂后上棘，然后再向内下方移动找到骶髂关节。

　　2. 通过以下方法扩展骶髂关节。一只手放在骶髂关节上，另一只手则弯曲受检者膝关节约90°，然后内旋髋关节，你会触及骶髂关节有个小洞（图6.34），试着外旋髋关节。

　　☑ 骶髂关节在髂后上棘的远端内侧吗？当骶骨髂骨部分重叠时，你能摸出髂骨边缘吗？

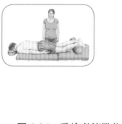

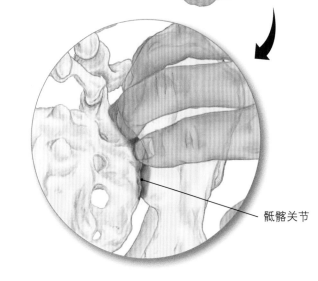

图6.34　受检者俯卧位，髋关节内旋

骶髂关节

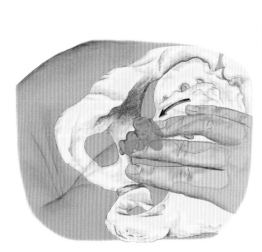

图6.33　后/外侧面观，俯卧位，触诊尾骨

　　希腊哲学家希罗菲卢斯把最后一段脊柱命名为"kokkyx"，因为它像布谷鸟的喙。然而，在文艺复兴时期，法国解剖学家Jean Riolan认为命名为"kokkyx"是因为肛门排气时，听起来像一只布谷鸟叫声。尾骨也被称为尾椎骨（有关人类胎儿的专业术语）。在胎儿发育早期骶骨有一个小的、明显的尾部延伸，但第8周它就消失了，只留下可辨认的尾骨。

骨盆和大腿

# 探查 4　"髋关节旅行"

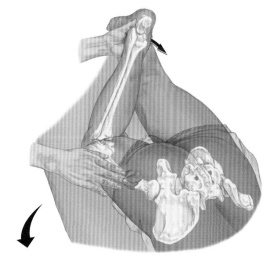

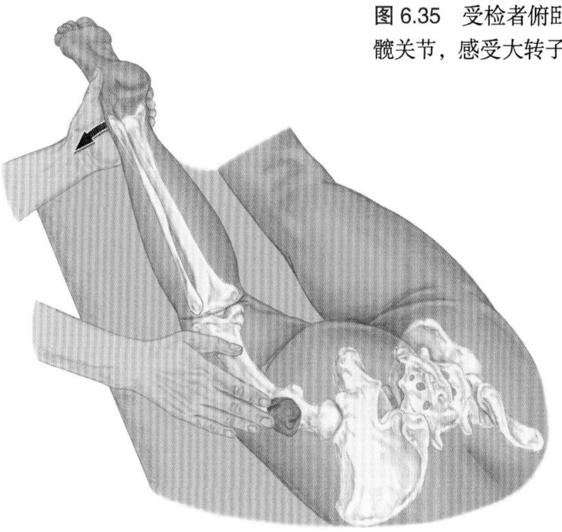

图 6.35　受检者俯卧位，旋转髋关节，感受大转子运动

## 大转子
（更多详情请翻看第 287 页）

✋ 大转子

1. 俯卧位，找到髂嵴中点。

2. 手指向大腿方向移动约 10 cm，你会触到表面隆起的大转子。

3. 触摸并探查大转子周围 5 cm 区域。

☑️ 握住受检者足踝，弯曲膝关节 90°。一手触摸大转子，一手向内向外旋转髋关节（图6.35）。是否感受大转子在你手下来回转动？

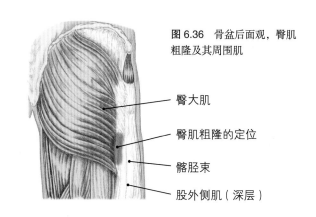

图 6.36　骨盆后面观，臀肌粗隆及其周围肌

臀大肌

臀肌粗隆的定位

髂胫束

股外侧肌（深层）

## 臀肌粗隆

臀肌粗隆位于大转子远端后方，为臀大肌下端肌纤维的附着点。虽然它被臀大肌和股外侧肌上部肌束包裹（图 6.36），但其位置仍较表浅，易于触诊。

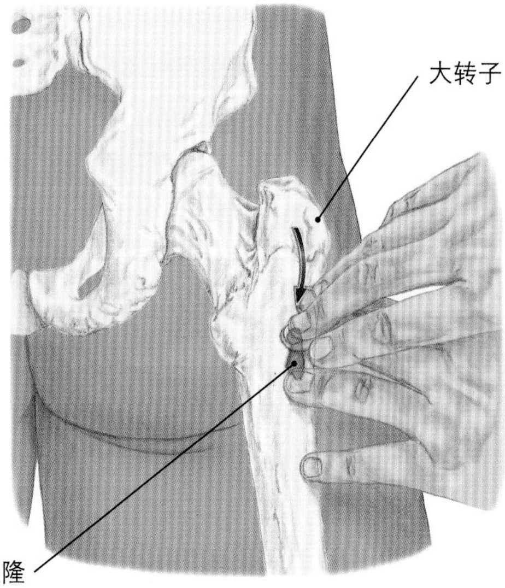

✋ 臀肌粗隆

1. 俯卧位，找到大转子后侧。

2. 沿着股骨后轴移动约 5 cm，直至触到坚硬的臀肌粗隆（图 6.37）。它更像一个扁平的、浅的骨面，而不是嵴。

☑️ 你能触及臀肌粗隆，感受股骨表面吗？你是否在坐骨结节的外侧面（第 287 页）？

大转子

臀肌粗隆

图 6.37　后面观

# 脐

当除去腹部衣物后可观察到脐，隔着衣物时仍可触及脐在身体中线髂前上棘水平以上。

## 耻骨嵴和耻骨结节

（更多详情请见第 286 页）

耻骨结节在耻骨嵴上方，两侧耻骨结节形状像个小喇叭，是长收肌和腹股沟韧带的附着点。两侧耻骨结节相距约 3 cm，有时不易触诊。

✋ 耻骨嵴和耻骨结节

1. 仰卧位，术者面对受检者站立，将手放在其脐上，指尖可触到耻骨嵴。

2. 将手移动到耻骨嵴并探寻其水平嵴（图 6.38）。注意耻骨嵴是这一区域唯一的横形骨。

3. 将手向侧边移动，探查耻骨结节。触诊两侧耻骨结节，注意它们之间的距离。

☑ 在髂前上棘内下方你触到了一个坚硬的骨性突起吗？耻骨结节是耻骨嵴上方最突出的部位吗？它和大转子在同一水平上吗？

↩ 从髂前上棘沿着腹股沟韧带（第 339 页）内下方 45° 方向滑向耻骨结节。

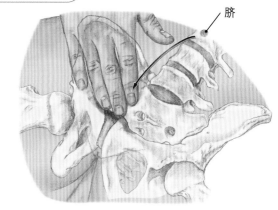

脐

图 6.38 　前外侧观，仰卧位

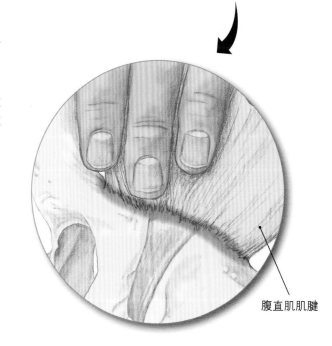

腹直肌肌腱

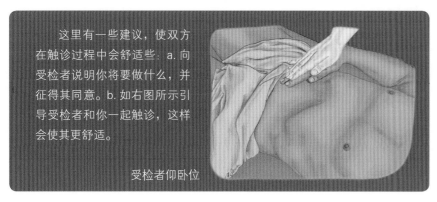

这里有一些建议，使双方在触诊过程中会舒适些：a. 向受检者说明你将要做什么，并征得其同意。b. 如右图所示引导受检者和你一起触诊，这样会使其更舒适。

受检者仰卧位

骨盆和大腿

当触诊耻骨上支时，注意股动脉脉搏（第339页）。

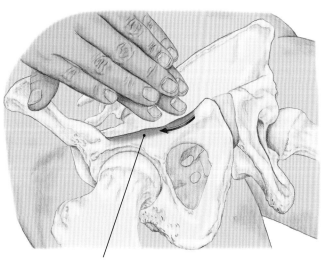

耻骨上支

图 6.39　仰卧位

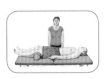

图 6.40　耻骨下支内收肌群附着点

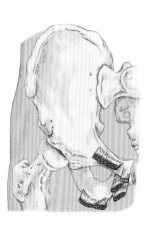

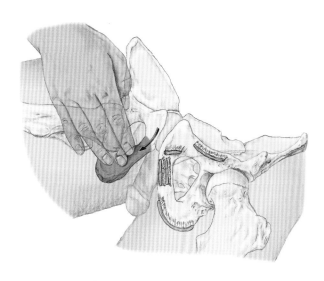

图 6.41　受检者仰卧位，从耻骨下支至坐骨结节触诊

## 耻骨上支

耻骨上支是耻骨结节向上 45° 延伸至髂前下棘的骨块。它形成了一个支架作为耻骨肌的附着点（第 319 页）。因其在腹股沟韧带和血管神经束的深层，故很难触诊。

### 耻骨上支

1. 受检者仰卧位。将你的膝关节屈曲置于受检者膝盖下，该姿势会屈髋并外旋髋关节，这样易于触诊。

2. 找到耻骨嵴，沿着耻骨嵴侧向滑动至髂前下棘。手指沉入组织，感受耻骨上支（图 6.39）。

耻骨上支是否在耻骨结节外侧稍上方？若你不能触及耻骨支的边缘，你能感觉到浅层组织下耻骨支的硬度吗？

## 耻骨下支和坐骨支

耻骨下支和坐骨支都位于骨盆下方，共同构成了耻骨嵴和坐骨结节间的桥梁。耻骨下支为桥梁的前半部分，是股薄肌和内收肌群的附着点，两支都是大收肌的附着点（图 6.40）。触诊时将双手分别放在这两支上，指尖朝向大腿内侧，双手所形成的角度，女性比男性要大。

### 耻骨下支和坐骨支

1. 仰卧位并屈膝。将你的膝盖弯曲置于受检者膝盖下。

2. 找到耻骨嵴，然后移至耻骨嵴外侧边缘，再向大腿内后侧移动（图 6.41）。缓慢但牢牢地按压两支。这个骨性的桥梁是这区域唯一的致密骨，故当你触到硬骨时就找到它了。

3. 继续在大腿滑动，直至触到大的坐骨结节。

触诊耻骨下支和坐骨支时是否感觉到它引导你滑向大腿内后侧？当你移动大腿时是否感觉到这两支向外侧扩大？你能感觉到耻骨下支和坐骨支上附着的内收肌腱（第 319 页）吗？

## 坐骨结节

（更多详情请见第 287 页）

✋ 坐骨结节

1.受检者俯卧位，找到臀沟（位于臀部和大腿交接处的水平皱褶）。将手放在臀沟中点，并在其内上方按压，直至找到坐骨结节（图 6.42）。

2.探查坐骨结节周围，并注意其与大转子的关系。

☑ 你在臀部下方大腿近端触到坐骨结节了吗？你能感受到腘绳肌肌腱附着在坐骨结节上吗？

↹ 左侧卧位，右腿屈髋屈膝。将手放在大腿后部中间处，逐渐向臀沟和坐骨结节滑动（图 6.43）。

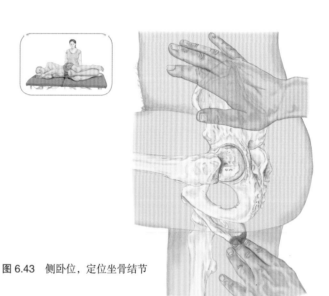

图 6.43　侧卧位，定位坐骨结节

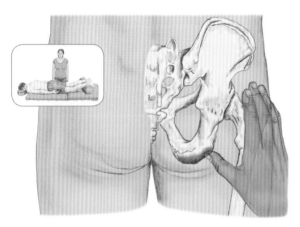

图 6.42　后面观，定位坐骨结节

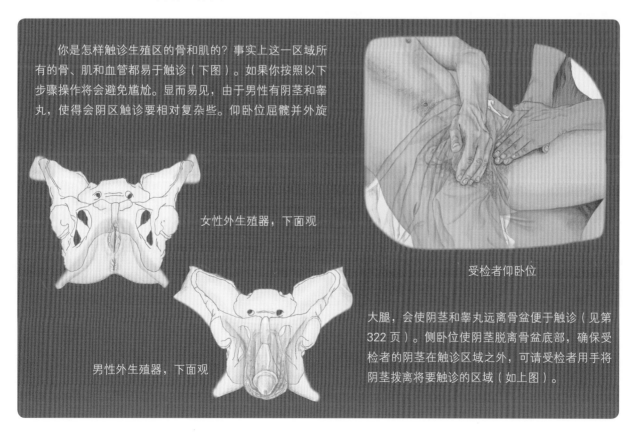

你是怎样触诊生殖区的骨和肌的？事实上这一区域所有的骨、肌和血管都易于触诊（下图）。如果你按照以下步骤操作将会避免尴尬。显而易见，由于男性有阴茎和睾丸，使得会阴区触诊要相对复杂些。仰卧位屈髋并外旋

女性外生殖器，下面观

男性外生殖器，下面观

受检者仰卧位

大腿，会使阴茎和睾丸远离骨盆便于触诊（见第 322 页）。侧卧位使阴茎脱离骨盆底部，确保受检者的阴茎在触诊区域之外，可请受检者用手将阴茎拨离将要触诊的区域（如上图）。

# 概述：骨盆和大腿的肌

骨盆和大腿的肌主要运动髋关节和膝关节。大部分骨盆和大腿的肌可以分成5个群，2个群在臀部，剩下3个群在大腿：

1. 3块臀肌塑造了臀部和髋外侧的外形。
2. 6块小的外旋肌在臀肌深面。
3. 4块股四头肌分布在大腿前面和外侧面。
4. 3块长的腘绳肌分布在大腿后部。
5. 5块内收肌分布在股四头肌和腘绳肌之间的大腿内侧。

骨盆和大腿的肌还包括髂腰肌、缝匠肌和阔筋膜张肌。

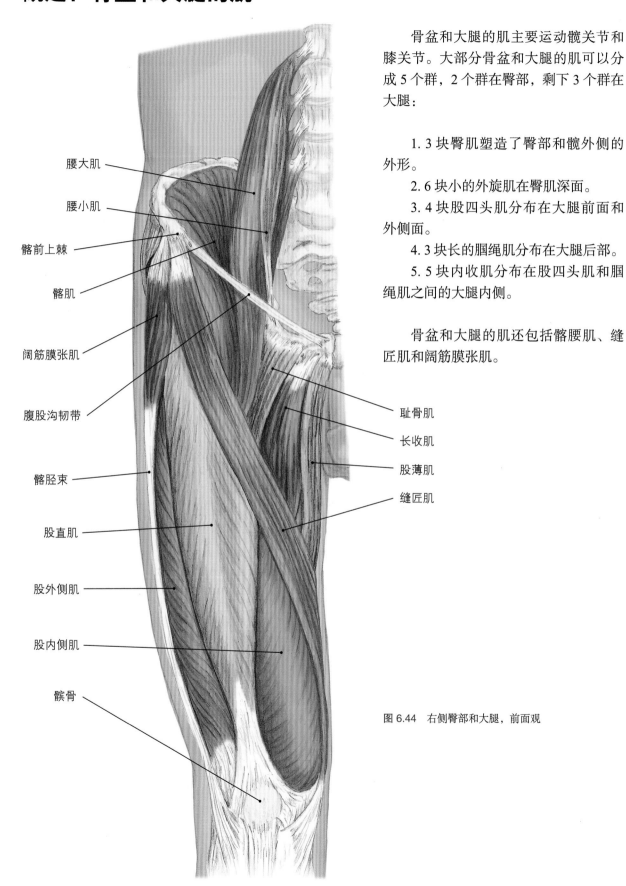

腰大肌
腰小肌
髂前上棘
髂肌
阔筋膜张肌
腹股沟韧带
髂胫束
股直肌
股外侧肌
股内侧肌
髌骨

耻骨肌
长收肌
股薄肌
缝匠肌

图 6.44　右侧臀部和大腿，前面观

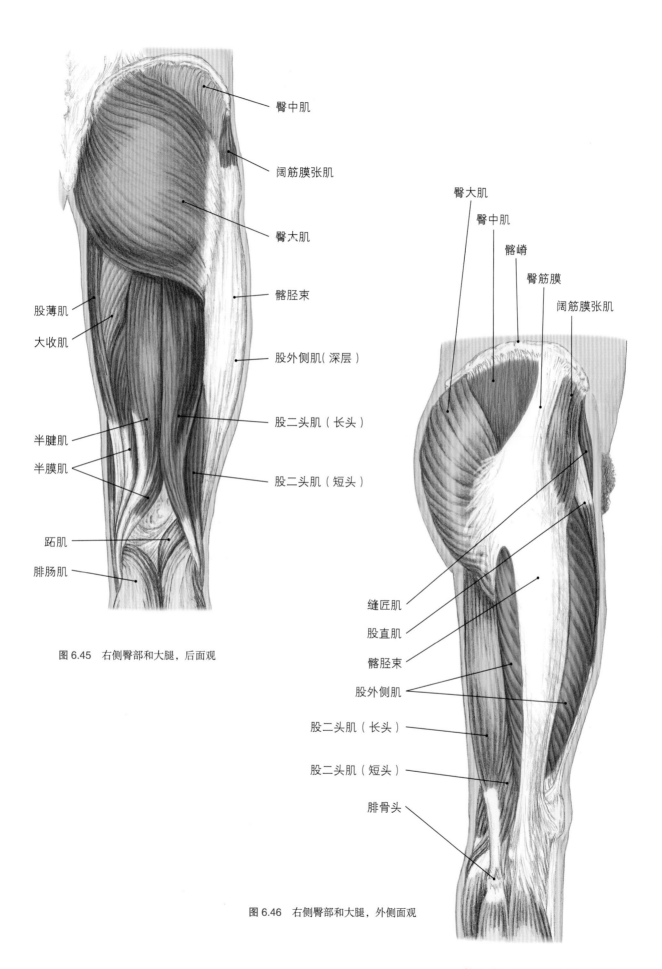

臀中肌

阔筋膜张肌

臀大肌

髂胫束

股外侧肌（深层）

股二头肌（长头）

股二头肌（短头）

股薄肌

大收肌

半腱肌

半膜肌

跖肌

腓肠肌

图 6.45　右侧臀部和大腿，后面观

臀大肌

臀中肌

髂嵴

臀筋膜

阔筋膜张肌

缝匠肌

股直肌

髂胫束

股外侧肌

股二头肌（长头）

股二头肌（短头）

腓骨头

图 6.46　右侧臀部和大腿，外侧面观

# 概述：骨盆和大腿的肌（续）

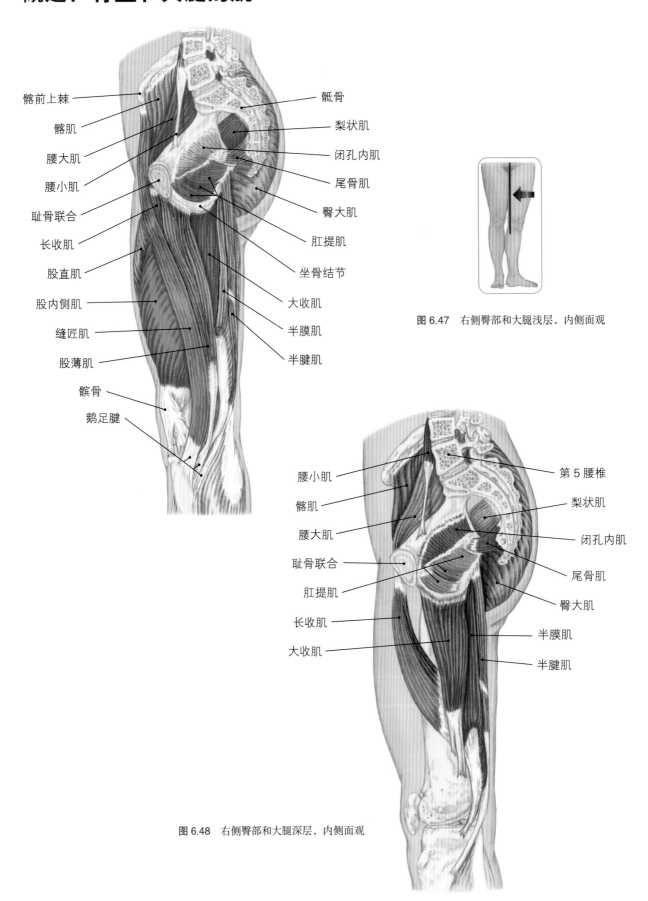

髂前上棘

髂肌

腰大肌

腰小肌

耻骨联合

长收肌

股直肌

股内侧肌

缝匠肌

股薄肌

髌骨

鹅足腱

骶骨

梨状肌

闭孔内肌

尾骨肌

臀大肌

肛提肌

坐骨结节

大收肌

半膜肌

半腱肌

图 6.47　右侧臀部和大腿浅层，内侧面观

腰小肌

髂肌

腰大肌

耻骨联合

肛提肌

长收肌

大收肌

第 5 腰椎

梨状肌

闭孔内肌

尾骨肌

臀大肌

半膜肌

半腱肌

图 6.48　右侧臀部和大腿深层，内侧面观

骨盆和大腿

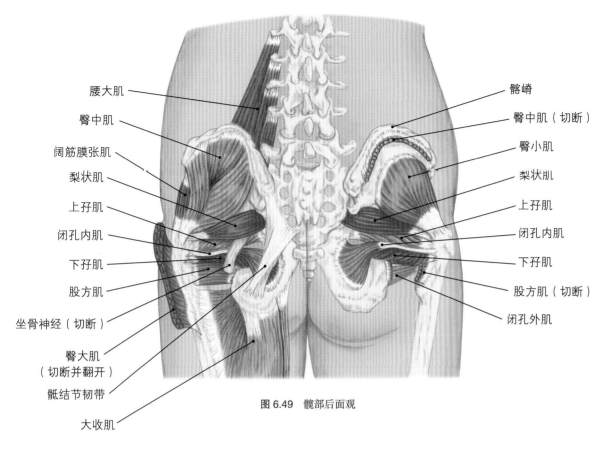

腰大肌
臀中肌
阔筋膜张肌
梨状肌
上孖肌
闭孔内肌
下孖肌
股方肌
坐骨神经（切断）
臀大肌
（切断并翻开）
骶结节韧带
大收肌

髂嵴
臀中肌（切断）
臀小肌
梨状肌
上孖肌
闭孔内肌
下孖肌
股方肌（切断）
闭孔外肌

图 6.49　髋部后面观

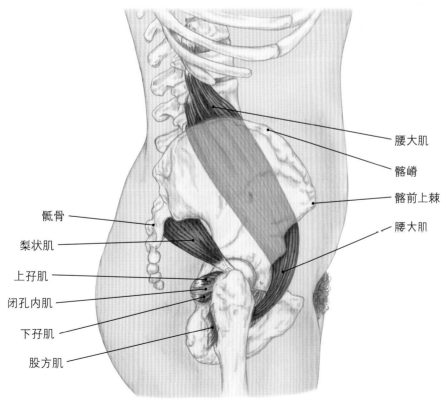

骶骨
梨状肌
上孖肌
闭孔内肌
下孖肌
股方肌

腰大肌
髂嵴
髂前上棘
腰大肌

图 6.50　髋部外侧面观

## 会阴和盆底

会阴是骨盆下面的菱形区域（右图），它由耻骨联合、坐骨结节和尾骨围成。会阴部借左、右坐骨结节的连线分为前、后两个三角，即前方的尿生殖三角和后方的肛三角：a. 尿生殖三角为尿道及外生殖器所在处；b. 肛三角内有肛门。

盆底主要由两侧肛提肌和尾骨肌，以及覆盖其上、下面的盆膈上、下筋膜共同构成。它们分布在骨盆内面形成了漏斗形盆膈。盆底支持腹部和盆腔脏器，如乙状结肠和直肠。

前面

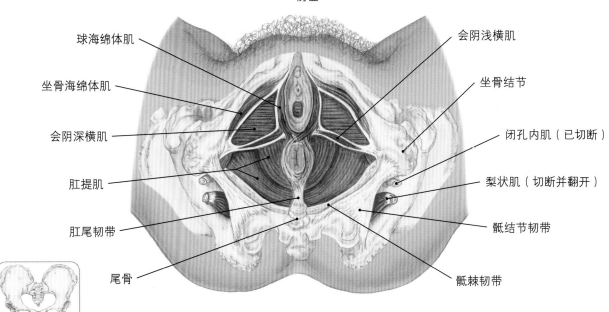

球海绵体肌

坐骨海绵体肌

会阴深横肌

肛提肌

肛尾韧带

尾骨

会阴浅横肌

坐骨结节

闭孔内肌（已切断）

梨状肌（切断并翻开）

骶结节韧带

骶棘韧带

图 6.51 女性盆底浅层结构（髋关节外展），下面观

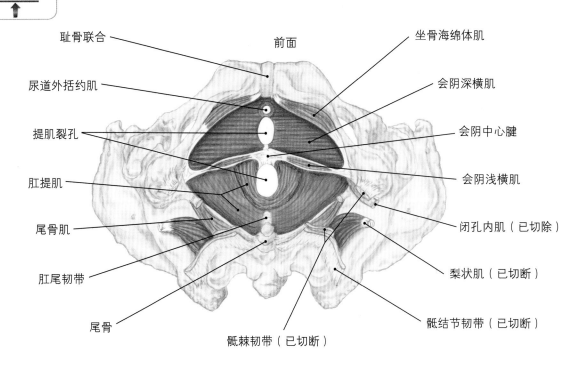

耻骨联合

尿道外括约肌

提肌裂孔

肛提肌

尾骨肌

肛尾韧带

尾骨

前面

坐骨海绵体肌

会阴深横肌

会阴中心腱

会阴浅横肌

闭孔内肌（已切除）

梨状肌（已切断）

骶结节韧带（已切断）

骶棘韧带（已切断）

图 6.52 女性盆底中间层结构，下面观

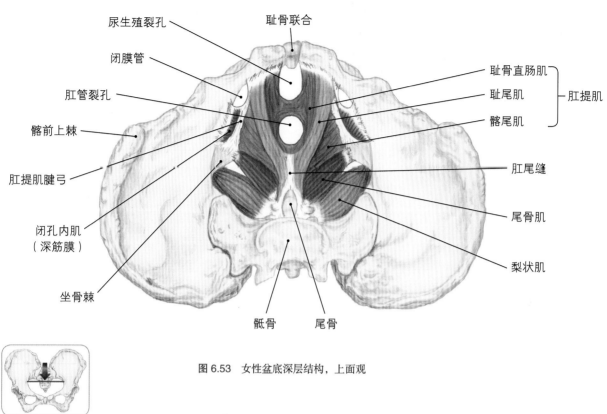

尿生殖裂孔    耻骨联合

闭膜管

肛管裂孔

髂前上棘

肛提肌腱弓

闭孔内肌
（深筋膜）

坐骨棘

骶骨    尾骨

耻骨直肠肌  ⎫
耻尾肌      ⎬ 肛提肌
髂尾肌      ⎭

肛尾缝

尾骨肌

梨状肌

图 6.53   女性盆底深层结构，上面观

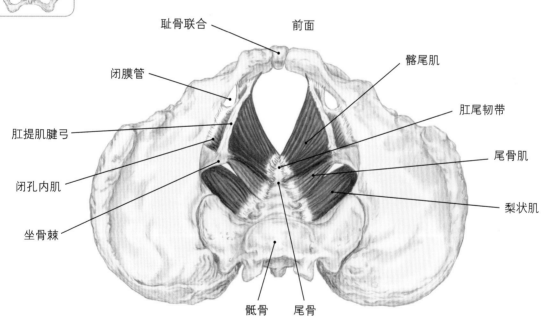

耻骨联合    前面

闭膜管

肛提肌腱弓

闭孔内肌

坐骨棘

骶骨    尾骨

髂尾肌

肛尾韧带

尾骨肌

梨状肌

图 6.54   女性盆底深层结构，上面观

> "为什么会阴区没有触诊指示？" 会阴以及其他具有挑战性的区域的触诊如口、鼻和耳，最好是在一个有经验的教师指导下学习，而不是仅从教材上学习。
>
> 与此同时，探查自己会阴及盆底骨性标志和肌肉。最初你可能会窃笑并被吓到，但这个常常被避开的区域和你的手指、足趾一样，都是你身体的一部分。

# 协同肌

按照运动功能依次列出诸肌。星号代表该肌未在图中显示。

## 髋关节

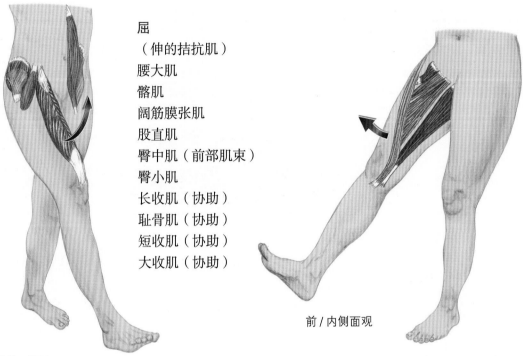

屈

（伸的拮抗肌）

腰大肌

髂肌

阔筋膜张肌

股直肌

臀中肌（前部肌束）

臀小肌

长收肌（协助）

耻骨肌（协助）

短收肌（协助）

大收肌（协助）

前 / 内侧面观

前 / 外侧面观，显示
对侧髂肌和腰大肌

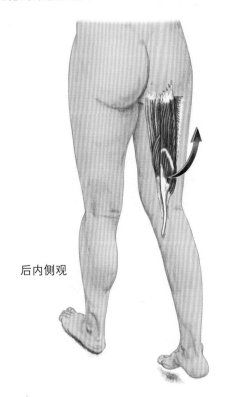

后内侧观

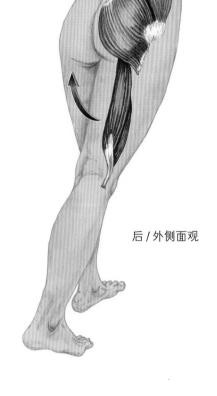

伸

（屈的拮抗肌）

臀大肌（全部肌束）

股二头肌（长头）

半腱肌

半膜肌

大收肌（后部肌束）

臀中肌（后部肌束）

后 / 外侧面观

内旋
（外旋的拮抗肌）

| | |
|---|---|
| 臀中肌（前部肌束） | 短收肌 |
| 臀小肌 | 耻骨肌 |
| 阔筋膜张肌 | 股薄肌 |
| 大收肌 | 半腱肌（协助） |
| 长收肌 | 半膜肌（协助） |

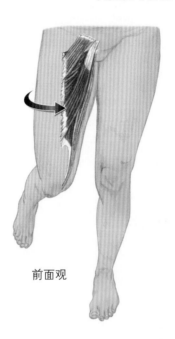

后 / 内侧面观

前面观

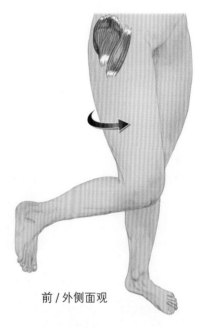

前 / 外侧面观

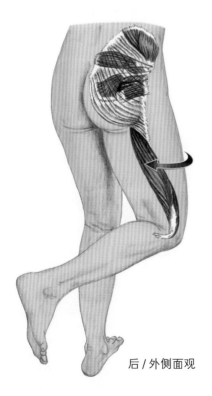

后 / 外侧面观

外旋
（内旋的拮抗肌）

臀大肌（全部肌束）

梨状肌

股方肌

闭孔内肌

闭孔外肌

上孖肌

下孖肌

臀中肌（后部肌束）

腰大肌

髂肌

缝匠肌

股二头肌（长头，协助）

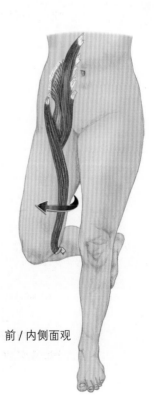

前 / 内侧面观

## 髋关节

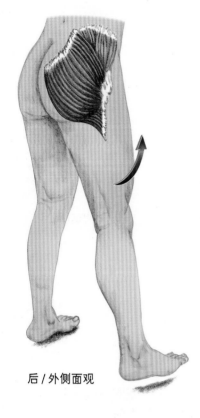

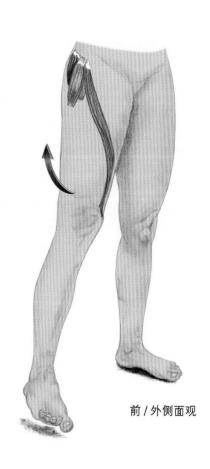

外展

（内收的拮抗肌）

臀大肌（全部肌束）

臀中肌（全部肌束）

臀小肌

阔筋膜张肌

缝匠肌

梨状肌（屈髋时）*

后/外侧面观

前/外侧面观

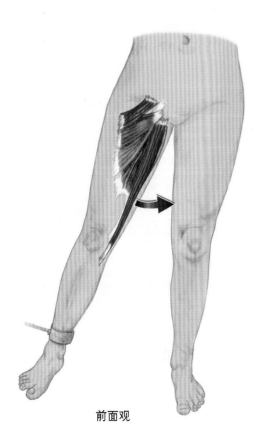

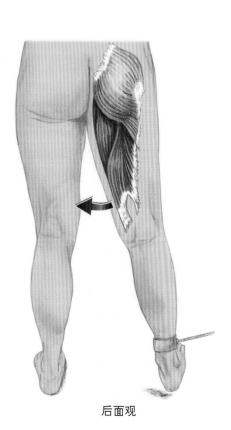

内收

（外展的拮抗肌）

大收肌

长收肌

短收肌

耻骨肌

股薄肌

臀大肌（下部肌束）

前面观

后面观

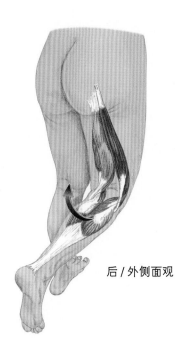

屈
（伸的拮抗肌）
股二头肌
半腱肌
半膜肌
股薄肌
缝匠肌
腓肠肌
腘肌
跖肌（弱）*

后 / 外侧面观

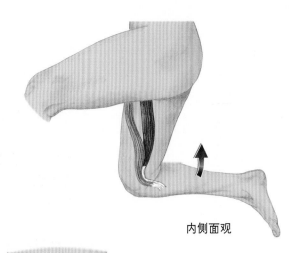

内侧面观

伸
（屈的拮抗肌）
股直肌
股外侧肌
股内侧肌
股中间肌 *

前面观

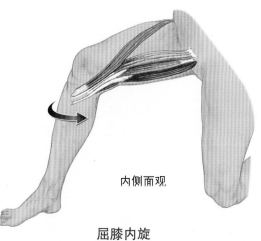

内侧面观

屈膝内旋
（外旋的拮抗肌）
半腱肌
半膜肌
股薄肌
缝匠肌
腘肌 *

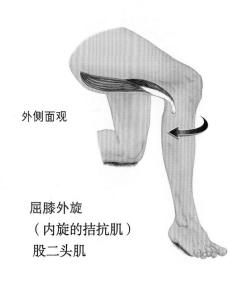

外侧面观

屈膝外旋
（内旋的拮抗肌）
股二头肌

# 骨盆和大腿的肌

## 股四头肌群

股直肌
股内侧肌
股外侧肌
股中间肌

股四头肌的主要作用是伸膝。股直肌呈圆柱形，浅层的股直肌位于大腿前部，是股四头肌唯一跨越两个关节（髋关节和膝关节）的肌（图6.55）。股中间肌位于股直肌的深层，若将股直肌推到一侧就可触到骨中间肌的边缘（图6.56）。

股内侧肌外形独特，呈"泪珠状"，位于大腿内侧远段（图6.57），而股外侧肌是唯一的大腿外侧肌，其后外侧边缘位于股二头肌旁边。尽管股外侧肌位于髂胫束的深层，但其纤维却很容易触及（图6.58）。

股四头肌的4个头向下形成股四头肌肌腱，包绕髌骨的前面和两侧，然后通过髌韧带附于胫骨粗隆。

### 股四头肌群

| | |
|---|---|
| **A** | 股四头肌：伸膝关节（胫股关节） |
| | 股直肌：屈髋关节 |
| **O** | 股直肌：髂前下棘 |
| | 股内侧肌：粗线内侧唇 |
| | 股外侧肌：粗线外侧唇，臀肌粗隆和大转子 |
| | 股中间肌：股骨体前面和外侧 |
| **I** | 胫骨粗隆（通过髌骨及髌韧带） |
| **N** | 股神经 L2，L3，L4 |

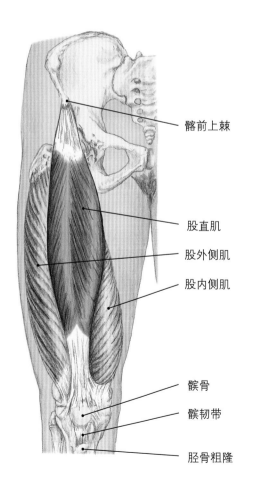

髂前上棘
股直肌
股外侧肌
股内侧肌
髌骨
髌韧带
胫骨粗隆

图 6.55 右髋和大腿，前面观

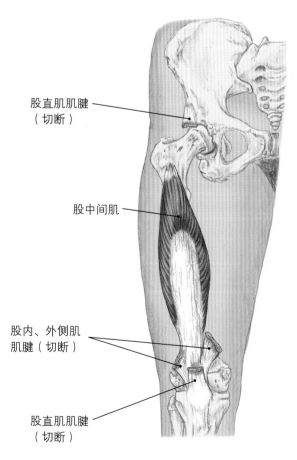

股直肌肌腱（切断）
股中间肌
股内、外侧肌肌腱（切断）
股直肌肌腱（切断）

图 6.56 右髋和大腿，前面观

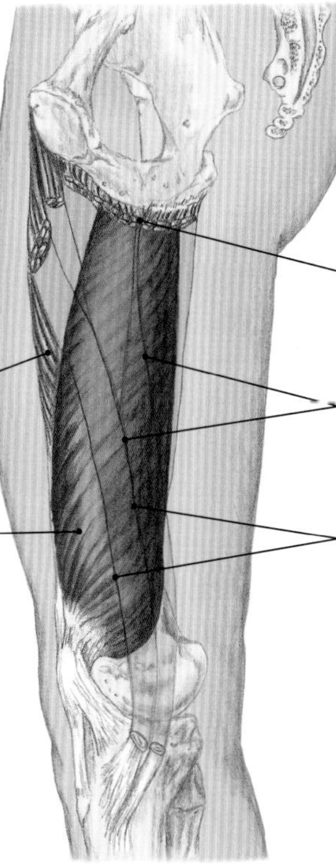

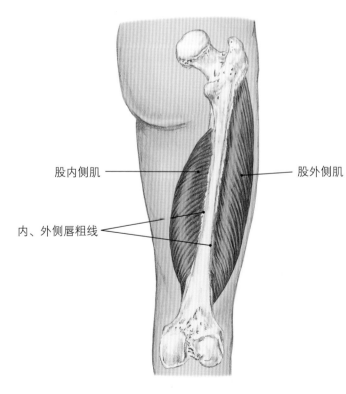

图 6.57 右侧大腿，内面观

内收肌肌腱（切断）

股直肌·

股薄肌轮廓

股内侧肌

缝匠肌轮廓

· 踢足球
· 保持蹲位
· 跷二郎腿（股直肌）

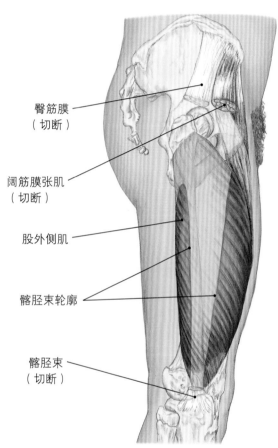

臀筋膜（切断）

阔筋膜张肌（切断）

股外侧肌

髂胫束轮廓

髂胫束（切断）

图 6.58 右侧髋和大腿，外面观

股内侧肌

股外侧肌

内、外侧唇粗线

图 6.59 右侧大腿，后面观

股四头肌远端肌腱与髌韧带为同一结构（图 6.55）。因为肌腱连接两块骨（髌骨和胫骨）而被认为是韧带。

骨盆和大腿

第六章 骨盆和大腿 ◆ **307**

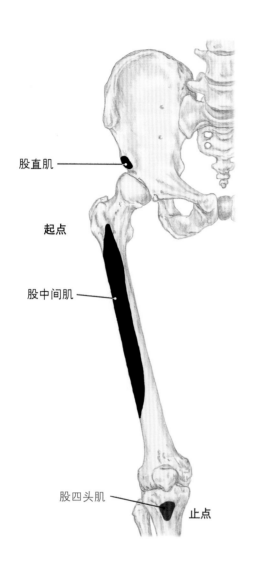

股直肌

起点

股中间肌

股四头肌

止点

图 6.60　右侧髋和股骨，前面观，显示肌的起止点

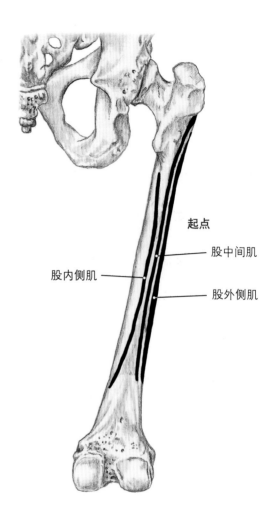

起点

股中间肌

股内侧肌

股外侧肌

图 6.61　右侧髋和股骨，后面观，显示肌的起点

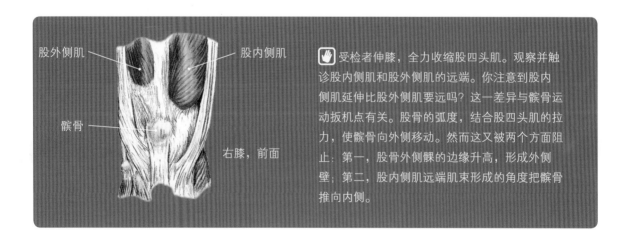

股外侧肌

股内侧肌

髌骨

右膝，前面

✋ 受检者伸膝，全力收缩股四头肌。观察并触诊股内侧肌和股外侧肌的远端。你注意到股内侧肌延伸比股外侧肌要远吗？这一差异与髌骨运动扳机点有关。股骨的弧度，结合股四头肌的拉力，使髌骨向外侧移动。然而这又被两个方面阻止：第一，股骨外侧髁的边缘升高，形成外侧壁；第二，股内侧肌远端肌束形成的角度把髌骨推向内侧。

骨盆和大腿

## 🖐 股四头肌

1. 受检者坐位，你将手平放在大腿前面。

2. 请受检者缓缓地交替伸、屈膝关节，探查大腿内、外侧（图 6.62）。当伸膝时股四头肌变紧张，若想让其变得更紧张，可以在小腿上施加一个小阻力。

## 🖐 股直肌

1. 受检者仰卧屈膝位，找到髂前下棘和髌骨（图 6.62）。

2. 沿髂前下棘和髌骨画一虚拟直线，触诊股直肌（图 6.63）。

3. 触诊这条虚拟直线并弹拨股直肌（滑动约 5 cm）。

4. 请受检者屈髋，并固定足在台面上（图 6.64），这个姿势可收缩股直肌，使其更明显。

☑️ 股直肌位于大腿前面浅层吗？你能沿着股直肌肌腹向髂前下棘触诊吗？你能将其拨到一边，触诊到位于其深面致密的股中间肌吗？

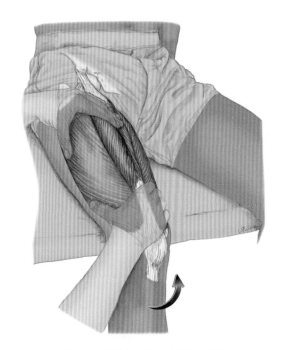

图 6.62　受检者坐位，触诊股四头肌

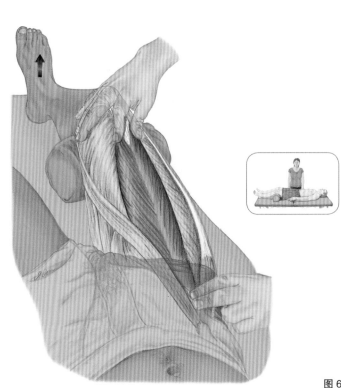

图 6.64　定位股直肌，受检者屈髋，保持足离开桌面的姿势

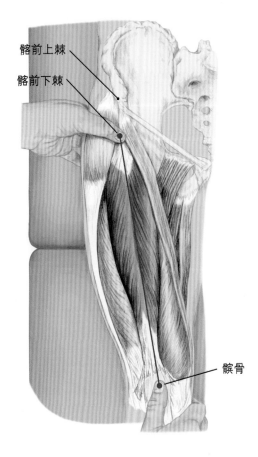

髂前上棘

髂前下棘

髌骨

图 6.63　前面观，沿髂前上棘和髌骨画一直线触诊股直肌

骨盆和大腿

✋ 股内侧肌

1. 受检者仰卧位，伸膝全力收缩股四头肌。触诊呈球状的股内侧肌近端内侧。

2. 找到股直肌和缝匠肌，注意它们是如何包绕股内侧肌形成长的"泪滴状"的（图 6.65）。

☑ 股内侧肌位于股直肌内侧吗？你能沿着股内侧肌肌束触摸出它的形状吗？

✋ 股外侧肌

1. 受检者侧卧位，你将手平放在大腿外侧面，嘱受检者交替伸展、放松膝关节（图 6.66）。注意股外侧肌的舒张。

2. 触诊股二头肌后方和大转子近端的股外侧肌肌腹，请受检者放松大腿，注意区分浅层的髂胫束和深面的股外侧肌的走行和深度。

☑ 你能沿着股外侧肌肌束触诊吗？你能区分出髂胫束纵行的纤维和深层的股外侧肌斜行的纤维（图 6.67）吗？

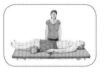

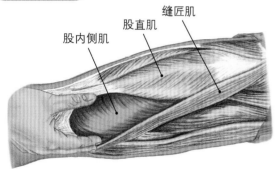

**图 6.65** 仰卧位，右侧大腿前内侧观

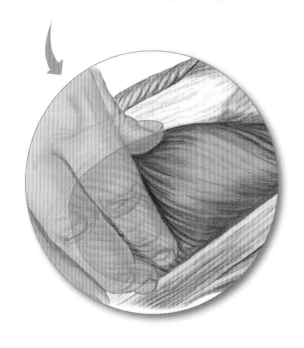

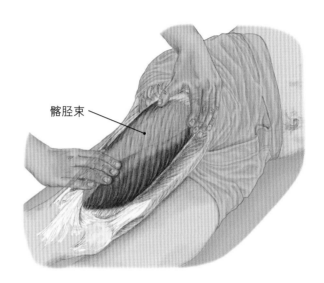

**图 6.66** 受检者侧卧位，触诊髂胫束深面的股外侧肌

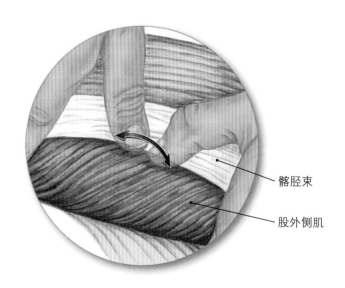

**图 6.67** 受检者侧卧位，外侧面观，手指弹拨股外侧肌

骨盆和大腿

# 腘绳肌

股二头肌
半腱肌
半膜肌

　　腘绳肌位于大腿后侧，股外侧肌与内收肌之间（图 6.68）。相比之下，腘绳肌没有股四头肌大，但仍然是强而有力的伸髋屈膝肌。三块肌共同起自坐骨结节。其肌腹呈梭状分布在浅层，沿着大腿向下汇聚成长而薄的肌腱，穿过膝关节后侧。腘绳肌群和其远端肌腱较容易触诊。

　　股二头肌是外侧的腘绳肌。它有两个头，半浅层的长头和深层的不可触及的短头（图 6.69，6.70）。内侧的腘绳肌有两块：浅层的半腱肌和深层宽大的半膜肌（图 6.71，6.72）。

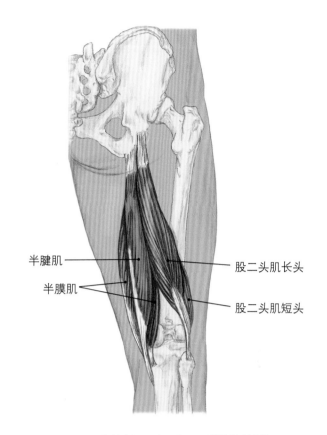

半腱肌　　　　　　　　　　　　股二头肌长头
半膜肌　　　　　　　　　　　　股二头肌短头

图 6.68　右侧大腿，后面观，显示腘绳肌浅层肌

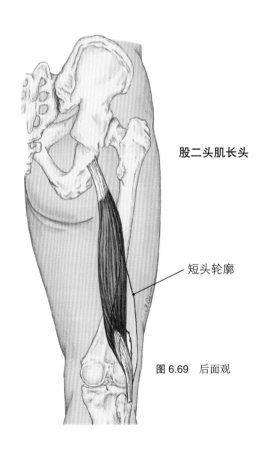

股二头肌长头

短头轮廓

图 6.69　后面观

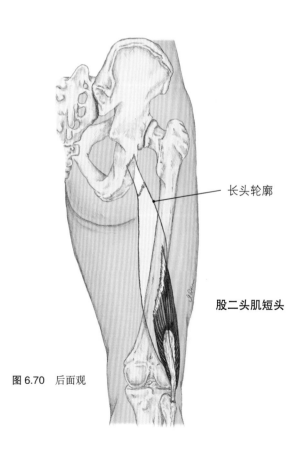

长头轮廓

股二头肌短头

图 6.70　后面观

> "腘绳肌"这个术语起源于 18 世纪的英格兰。当时的屠夫通过钩住猪后腿膝盖后的长肌腱（似腘窝绳索），将其悬挂在橱窗上出售。

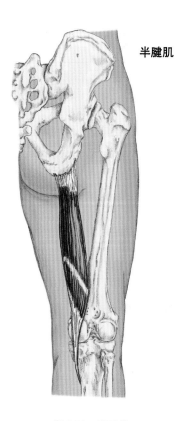

半腱肌

图 6.71　后面观

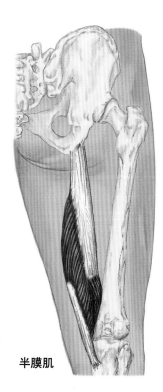

半膜肌

图 6.72　后面观

## 股二头肌

**A**　屈膝关节
　　外旋屈曲的膝关节
　　长头：伸髋关节
　　长头：辅助髋关节外旋
　　骨盆后倾

**O**　长头：坐骨结节
　　短头：外侧唇粗线

**I**　腓骨头

**N**　长头：坐骨神经（胫神经）L5，S1~S3
　　短头：坐骨神经（腓总神经）L5，S1，S2

## 半腱肌

**A**　屈曲膝关节
　　内旋屈曲的膝关节
　　伸髋关节
　　辅助髋关节内旋
　　骨盆后倾

**O**　坐骨结节

**I**　胫骨内侧干近端，鹅足腱

**N**　坐骨神经（胫神经）L4，L5，S1，S2

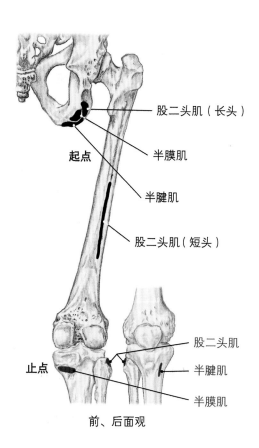

起点

股二头肌（长头）

半膜肌

半腱肌

股二头肌（短头）

止点

股二头肌

半腱肌

半膜肌

前、后面观

图 6.73　肌起止点

## 半膜肌

**A**　屈膝关节
　　内旋屈曲的膝关节
　　伸髋关节
　　辅助髋关节内旋
　　骨盆后倾

**O**　坐骨结节

**I**　胫骨内侧髁后侧

**N**　坐骨神经（胫神经）L4，L5，S1，S2

👋 腘绳肌

1. 受检者俯卧位，医者将手放在大腿后侧臀部与腘窝之间。请受检者屈膝，手握住其足踝。当腘绳肌收缩时探查腘绳肌的质地和宽度（图6.74）。

2. 找到坐骨结节，然后手指向远侧滑动约2.5 cm，触诊整个大而坚实的腘绳肌肌腹（图6.75）。

3. 沿着腘绳肌肌腹向远侧滑动，探查其逐渐分裂为多个肌腹。

☑️ 沿着腘绳肌向近端探查，是否发现其起于坐骨结节？沿着腘绳肌向远端探查，是否发现其纤细的肌腱止于膝后？

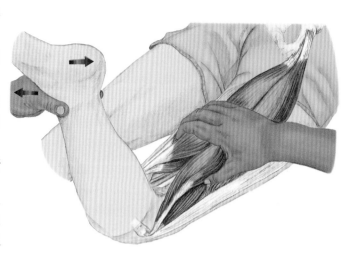

图 6.74　受检者俯卧位，抓握腘绳肌

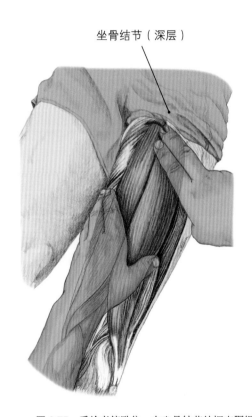

坐骨结节（深层）

图 6.75　受检者俯卧位，在坐骨结节处探查腘绳肌

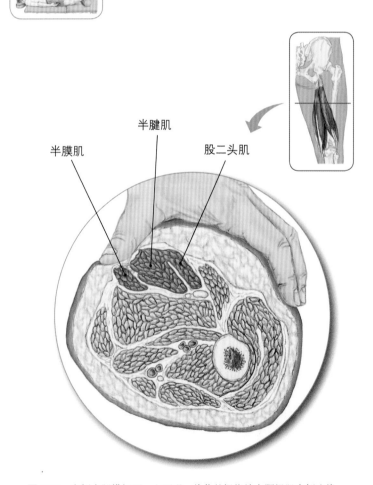

半膜肌　半腱肌　股二头肌

图 6.76　右侧大腿横切面，上面观，将你的拇指放在腘绳肌内侧边缘

**什么时候使用腘绳肌？**

· 跑步、骑自行车、游泳、爬楼梯
· 当你弯腰系鞋带时维持髋关节稳定
· 刮掉靴子上的泥沙（伸髋）

✋ **单个肌腹和远端肌腱**

1.受检者俯卧位，保持屈膝，再次探查腘绳肌肌腹。

2.腘绳肌外侧部是股二头肌，止于腓骨头。触诊膝关节外侧突出的股二头肌肌腱，并沿其触诊腓骨头（图6.77）。

3.腘绳肌内侧部是半腱肌和半膜肌。将手移至膝关节内侧触诊半腱肌和半膜肌的肌腱（图6.78）。

4.腘绳肌最浅层的肌是半腱肌。请受检者仰卧，沿半腱肌向远端移动直至鹅足腱处。半膜肌在半腱肌深层，通常较难单独触诊。

☑️ 腘绳肌肌腱在膝关节背面浅层吗？股二头肌肌腱止于腓骨头吗？你能沿着半腱肌和半膜肌触诊，直至它们止于膝关节内侧吗？

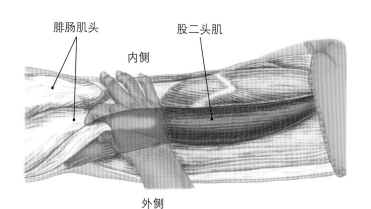

腓肠肌头　　　股二头肌

内侧

外侧

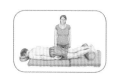

图6.77　受检者俯卧位，右膝后外侧面观

半膜肌　　　　　半腱肌

内侧

图6.78　受检者俯卧位，右膝后外侧面观

外侧

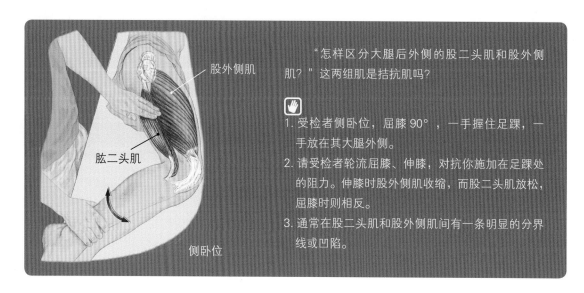

股外侧肌

肱二头肌

侧卧位

"怎样区分大腿后外侧的股二头肌和股外侧肌？"这两组肌是拮抗肌吗？

✋
1.受检者侧卧位，屈膝90°，一手握住足踝，一手放在其大腿外侧。

2.请受检者轮流屈膝、伸膝，对抗你施加在足踝处的阻力。伸膝时股外侧肌收缩，而股二头肌放松，屈膝时则相反。

3.通常在股二头肌和股外侧肌间有一条明显的分界线或凹陷。

骨盆和大腿

# 臀 肌

## 臀大肌、臀中肌、臀小肌

3 块臀肌位于臀区，在脂肪深层。臀大肌位于臀部浅层、大而肥厚，其肌纤维斜跨臀部（图6.79）。

臀中肌位于臀部外侧浅层，后下部位于臀大肌深层（图 6.80）。臀大肌和臀中肌都具有伸髋和外展髋关节的作用，两块肌的肌束向下汇聚，可将股骨拉向不同方向。

臀小肌位于臀中肌的深层，不能触及。但仍可感觉到其位于臀中肌深层丰厚的肌纤维（图6.81）。因其附着在大转子前面，臀小肌的功能与臀大肌相反，它使髋关节屈曲和内旋。

## 臀大肌

**A** 所有肌束：
　　伸髋关节
　　外旋髋关节
　　外展髋关节
　　下部肌束：
　　内收髋关节

**O** 尾骨、骶骨边、髂嵴后部、骶结节韧带和骶髂韧带

**I** 髂胫束（上部肌束）和臀肌粗隆（下部肌束）

**N** 臀下神经 L5，S1，S2

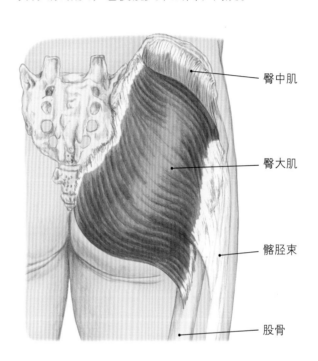

图 6.79　右髋，后面观

臀中肌

臀大肌

髂胫束

股骨

## 臀中肌

**A** 所有肌束：
　　外展髋关节
　　前部肌束：
　　屈髋关节
　　内旋髋关节
　　后部肌束：
　　外展髋关节
　　外旋髋关节

**O** 位于髂嵴下方，臀前、后线之间的髂骨臀面

**I** 大转子外侧

**N** 臀上神经 L4，L5，S1

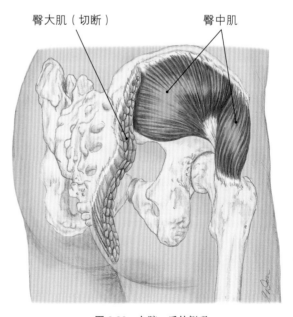

臀大肌（切断）　　臀中肌

图 6.80　右髋，后外侧观

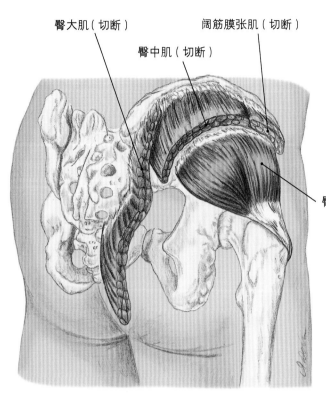

臀大肌（切断）　　　阔筋膜张肌（切断）

臀中肌（切断）

臀小肌

图 6.81　右臀，后外侧面观

## 臀小肌

| | |
|---|---|
| **A** | 外展髋关节<br>内旋髋关节<br>伸髋关节 |
| **O** | 臀前、后臀线之间的髂骨臀面 |
| **I** | 大转子前面 |
| **N** | 臀上神经 L4，L5，S1 |

### 什么时候使用臀肌？

· 上楼梯（尤其是臀大肌）
· 跑步、骑自行车、游泳、溜冰
· 拉丁舞（很多外旋髋关节的动作）

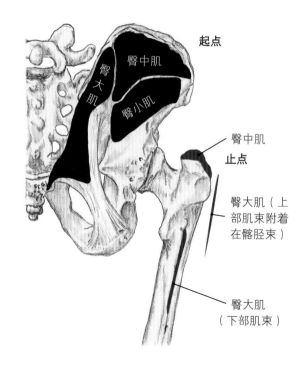

起点

臀中肌

臀大肌

臀小肌

臀中肌
**止点**

臀大肌（上
部肌束附着
在髂胫束）

臀大肌
（下部肌束）

图 6.82　后面观，显示肌的起止点

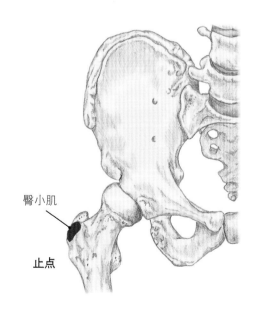

臀小肌

**止点**

图 6.83　前面观，显示肌的止点

👋臀大肌

1. 受检者俯卧位，找到尾骨、骶骨边缘，髂后上棘以及髂嵴后 5 cm。这些骨性标志形成了臀大肌的边界（图 6.84）。

2. 找到臀肌粗隆处臀大肌的止点。

3. 通过提拉肌束找到臀大肌的起止点。然后触诊浅层、肥厚的肌纤维。注意臀大肌与臀部脂肪组织的位置和质地有何差异。脂肪在臀大肌浅层，通常质地柔软，呈凝胶状。

☑ 请受检者伸展髋关节（图 6.85）。触诊臀肌粗隆处隆起的肌纤维。如果俯卧伸膝有困难，请试着在触诊时屈膝或站立。

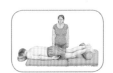

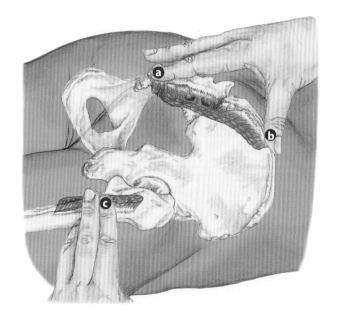

图6.84 受检者俯卧位，分出臀大肌边界。
a.尾骨，b.髂嵴后部，c.臀肌粗隆

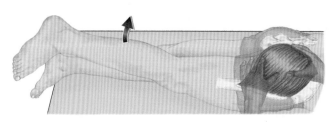

图 6.85 受检者俯卧位，收缩臀大肌使其伸髋

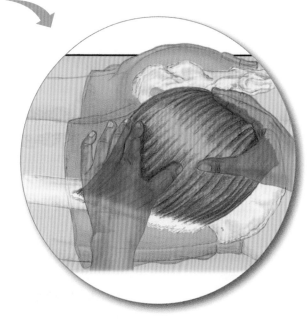

骨盆和大腿

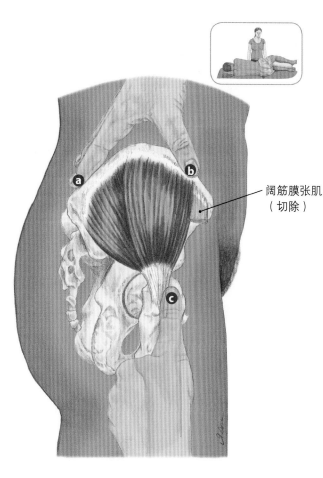

### 臀中肌、臀小肌

1. 受检者侧卧位，一手放在大转子上，一手沿着髂嵴移动（从髂后上棘移至髂前上棘），触诊出臀中肌的形状。

2. 你的手将会触出一个类似馅饼状的图案，这就是臀中肌的轮廓（图6.86）。

3. 触诊髂嵴下方和大转子间致密的臀中肌。

4. 将手向下按压臀中肌深层去探查臀小肌的质地。

请受检者外展髋关节（图6.87），你感觉到臀中肌收缩了吗？

阔筋膜张肌（切除）

图6.86 受检者侧卧位，分离臀中肌边界。
a.髂后上棘，b.髂嵴，c.大转子

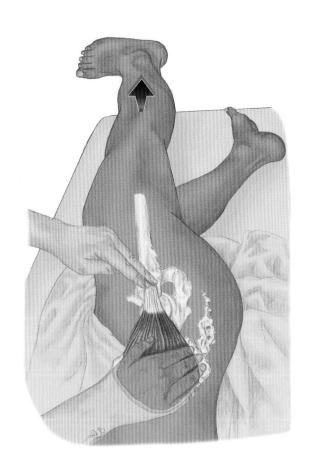

图6.87 受检者侧卧位，外展髋关节，分离出臀中肌

人类是独特的哺乳动物，不仅在于其拥有超强的大脑，也因其拥有"高级装备"的臀部。没有其他哺乳动物的臀部有如此丰厚的脂肪组织，似乎没人知道为何如此。有人认为臀部为我们提供了一个坐处，但是我们真正坐的是坐骨结节。这有一个很好的解释：如果我们没有坐骨结节，臀大肌和臀部筋膜将会被坐扁。因为女性通常比男性有更大的臀部，于是推测臀部在怀孕期间充当着脂肪储存站。

众所周知，臀沟（臀部和大腿之间的褶皱）帮助皮下脂肪储存在大腿顶部。在生物力学上看，脂肪分布在大腿上部比在下部更有利于行走。

# 内收肌群

大收肌
长收肌
短收肌
耻骨肌
股薄肌

这 5 块内收肌位于人腿内侧，腘绳肌和股四头肌之间（图 6.88）。其肌腱近端附于盆底。这些肌腱一起形成结缔组织褶皱从耻骨上支延伸到坐骨结节（图 6.89，6.95）。

在大腿前面观察时，内收肌可分为 3 层。耻骨肌和长收肌位于最前面（图 6.90）；中间层是短收肌（图 6.91）和大部分大收肌（图 6.92）；大收肌较大，位于腘绳肌前面，被称为"内收肌底"（图 6.93）。这 4 块肌向股四头肌后方收拢止于股骨后部。第 5 块内收肌为股薄肌，位于大腿内侧浅层。它是唯一跨过膝部的内收肌（图 6.89）。

虽然整个内收肌群易于触诊，但单个肌很难触诊。当触诊耻骨附近内收肌肌腱时，会有一个从耻骨结节或其周围延伸突出的肌腱。肌腱浅层是股薄肌或长收肌的肌腱，在某些情况下，是二者合并的肌腱。

有时，这个肌腱还可以作为一个重要的定位标志，不仅是寻找股薄肌和长收肌，还是寻找耻骨肌和大收肌的定位标志。耻骨肌位于肌腱的前侧，大收肌位于肌腱的后侧。

## 内收肌群

| | |
|---|---|
| **A** 所有内收肌： | 内收髋关节 |
| | 内旋髋关节 |
| | 所有内收肌（除股薄肌）：辅助屈髋关节 |
| 股薄肌： | 屈膝关节 |
| | 内旋屈曲的膝关节 |
| 大收肌后部肌束： | 伸髋关节 |

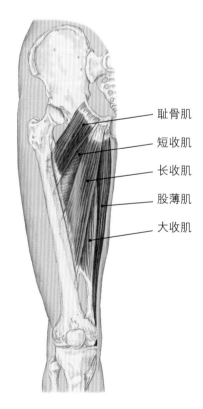

耻骨肌
短收肌
长收肌
股薄肌
大收肌

图 6.88　右髋和大腿，前面观

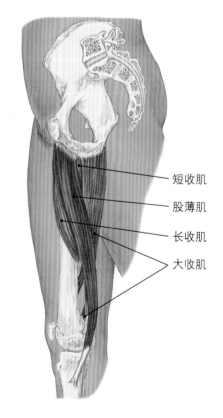

短收肌
股薄肌
长收肌
大收肌

图 6.89　右髋和大腿，内面观

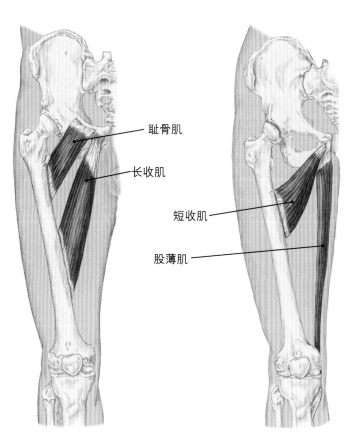

耻骨肌

长收肌

短收肌

股薄肌

图 6.90，6.91 右侧髋和大腿，前面观

## 大收肌

| **O** | 耻骨下支、坐骨支、坐骨结节 |
|---|---|
| **I** | 内侧唇粗线和收肌结节 |
| **N** | 闭孔神经 L2~L4 和坐骨神经 L4，L5，S1 |

## 长收肌

| **O** | 耻骨结节 |
|---|---|
| **I** | 内侧唇粗线 |
| **N** | 闭孔神经 L2~L4 |

## 短收肌

| **O** | 耻骨下支 |
|---|---|
| **I** | 耻骨肌线和内侧唇粗线 |
| **N** | 闭孔神经 L2~L4 |

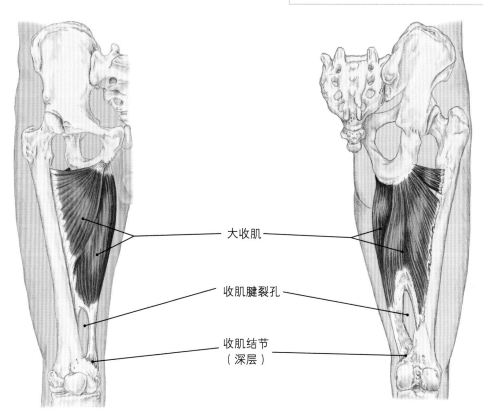

大收肌

收肌腱裂孔

收肌结节
（深层）

图 6.92 右侧髋和大腿，前面观          图 6.93 右侧髋和大腿，后面观

## 耻骨肌

| O | 耻骨上支 |
|---|---|
| I | 股骨耻骨肌线 |
| N | 股神经和闭孔神经 L2~L4 |

## 股薄肌

| O | 耻骨上支 |
|---|---|
| I | 胫骨体近端内侧鹅足腱处 |
| N | 闭孔神经 L2~L4 |

**什么时候使用内收肌?**

· 滑冰（转身时做交叉步）
· 骑马时大腿夹住马身
· 行走时稳定骨盆

起点

大收肌

耻骨肌

短收肌

长收肌

大收肌

大收肌

止点

股薄肌

图 6.94　起止点

前、后面观

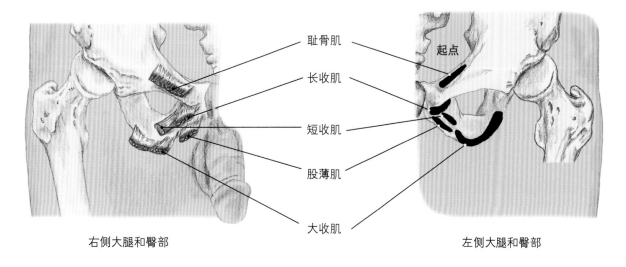

耻骨肌

长收肌

短收肌

股薄肌

大收肌

起点

右侧大腿和臀部

左侧大腿和臀部

图 6.95，6.96　前面观，显示内收肌群的起点

骨盆和大腿

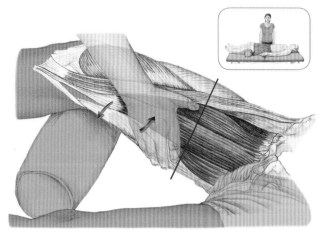

图 6.97　受检者仰卧位，触诊内收肌群，横线示截面

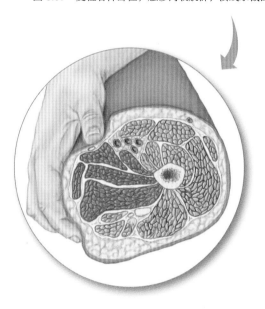

图 6.98　下面观，右侧大腿横切面，突出显示紧握的内收肌

## ✋ 内收肌群

1.受检者仰卧位，轻度屈曲并外旋髋关节。将你的手放在大腿内侧并向外施加力量，请受检者内收髋关节对抗你施加的阻力（图 6.97），你感受到内收肌收紧了吗？

2.当你触诊内收肌近端肌腱时，请受检者交替收缩、放松内收肌，然后逐渐向远侧移动，探查内收肌肌腹前后边缘。

☑ 你的手放在大腿内侧吗？探查内收肌两侧的边缘，确定其是否位于股四头肌和腘绳肌之间（图 6.98）。

## ✋ 股薄肌和长收肌

1.受检者仰卧位，轻度屈曲并外旋髋关节。将手平放在大腿内侧中间，请受检者略微内收髋关节。

2.当受检者肌收缩时，将你的手指沿着肌腹向耻骨滑动，找到从耻骨结节或其附近延伸出的紧绷的、突出的股薄肌腱和长收肌腱。

3.手指触诊该肌腱并沿着它向远侧移动，直至肌腱远侧分为多个肌束（图 6.99）。如果肌腹逐渐斜向大腿内侧，那么你触诊的就是长收肌。如果肌腹纤长且沿着大腿内侧向膝关节走行，触到的就是股薄肌。

☑ 缝匠肌的形状、位置（第 326 页）和股薄肌类似。可通过简单的触诊（沿着肌远端向近端触诊）区分这两块肌。缝匠肌走向髂前上棘，股薄肌走向耻骨。

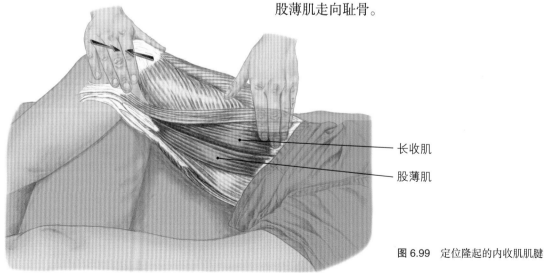

长收肌

股薄肌

图 6.99　定位隆起的内收肌肌腱

骨盆和大腿

## 👋耻骨肌

1. 受检者仰卧位，轻度屈曲并外旋髋关节。将你的手平放在大腿内侧中间，请受检者略微内收髋关节。

2. 找到长收肌或股薄肌突出的肌腱。沿着肌腱向外滑向髂前上棘，慢慢沉入耻骨肌肌腹（图6.100）。你触诊的位置应在耻骨上支的下方（第294页）。

3. 请受检者轮流内收、放松髋关节，感受耻骨肌收缩。

☑️ 你的手位于内收肌肌腹突起的前方吗？当受检者内收髋关节时你触诊到耻骨肌收缩了吗？

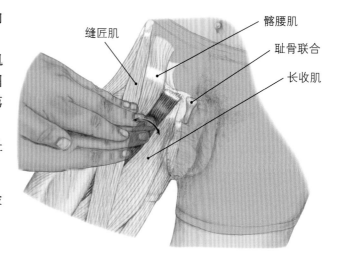

图 6.100　受检者仰卧位，手指弹拨耻骨肌

## 👋大收肌

1. 受检者侧卧屈髋位，首先找到坐骨结节。

2. 请受检者轻度内收髋关节，手移向坐骨结节的前方找到长收肌或股薄肌突起的肌腱。然后向后滑动触诊附着在坐骨结节上（图6.101）的大收肌肌腱。

3. 沿着大收肌向远端滑动，轻轻弹拨大收肌肌腹。很难区分大收肌和半膜肌的肌束。尽管如此，可在收肌结节处触诊到细薄的大收肌远端，以区别于半膜肌（第353页）。

警惕股动脉搏动（第339页）。如果你感觉到它在你的手指下，应解除压力，转移到一侧

> 因为内收肌附着在股骨后部，故你会推测它能够外旋而不是内旋髋关节。然而在解剖学姿势上，内收肌可内旋股骨。这表示如果股骨处于外旋姿势时，部分内收肌将外旋髋关节。
>
> 👋 受检者仰卧，你的手放在内收肌上，一手握住踝关节。请受检者交替内旋、外旋髋关节，并在踝关节上轻轻施力对抗内旋外旋。当受检者内旋髋关节时你能感受到其内收肌收缩吗？当外旋髋关节时内收肌又有什么变化？

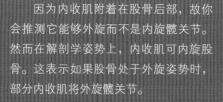

用力屈髋

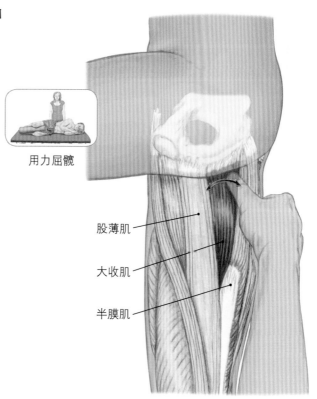

图 6.101　受检者侧卧位，触诊大收肌

## 阔筋膜张肌和髂胫束

　　阔筋膜张肌是大腿上部前外侧浅层较小的一块肌（图 6.102）。大约 3 指宽，其位于股直肌上部肌束和臀中肌之间，易于触诊。它沿着臀大肌向下移行于髂胫束。

　　髂胫束是一层表浅的深筋膜，其纤维沿着大腿外侧纵行。它起自臀筋膜，比股外侧肌更宽更致密，向下呈扁带状行于膝关节止于胫骨外侧髁。阔筋膜张肌和部分臀大肌附着在髂胫束近端。

　　髂胫束结构致密（类似于包装胶带），这使其能够强有力地稳定髋关节和膝关节。

　　髂胫束易于触诊，其远端扁带状部分位于股二头肌肌腱前缘，这是髂胫束最易触诊的部位。

### 阔筋膜张肌和髂胫束

| | |
|---|---|
| **A** | 屈髋关节 |
| | 内旋髋关节 |
| | 外展髋关节 |
| **O** | 髂嵴，髂前上棘后方 |
| **I** | 髂胫束 |
| **N** | 臀上神经 L4，L5，S1 |

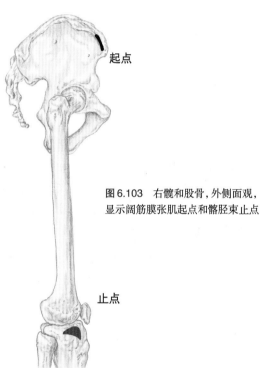

图 6.103　右髋和股骨，外侧面观，显示阔筋膜张肌起点和髂胫束止点

起点

止点

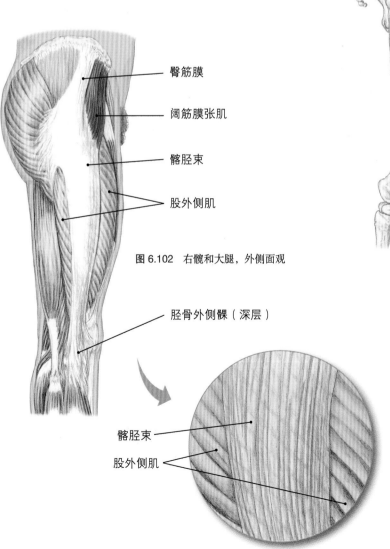

臀筋膜

阔筋膜张肌

髂胫束

股外侧肌

图 6.102　右髋和大腿，外侧面观

胫骨外侧髁（深层）

髂胫束

股外侧肌

### 什么时候使用阔筋膜张肌？

· 跑步，骑自行车，下蹲
· 抬腿进入汽车内（屈曲、内旋和外展髋关节）
· 空手道的连续踢腿动作

骨盆和大腿

✋ 阔筋膜张肌

1. 受检者仰卧位，找到髂前上棘，将手平放在髂前上棘和髂嵴后方远端。

2. 受检者交替内旋、放松髋关节。当受检者内旋髋关节时，你将感觉到手下的阔筋膜张肌变结实呈椭圆状（图 6.104）。

3. 触诊阔筋膜张肌纵行纤维，感受其宽度并沿着它向远端滑动直至其附着到髂胫束。

☑️ 你位于髂前上棘后方吗？如果受检者外旋髋关节，阔筋膜张肌会收缩吗？答案是否定的。

✋ 髂胫束的远端

1. 受检者侧卧位，在膝关节后部近端找到股二头肌肌腱。

2. 将手从股二头肌肌腱前方滑向大腿外侧。手指在髂胫束上水平滚动，探查其坚硬、表浅的纤维束。髂胫束远端形状和大小与股二头肌肌腱类似。

3. 从髂胫束远端胫骨外侧髁处向大腿近端滑动，探查髂胫束近端并注意其在大腿近端是如何变宽变薄的。请受检者交替外展、放松髋关节（图 6.105），感受髂胫束的变化。

☑️ 相比股外侧肌深而肥厚的肌束，你摸到的髂胫束是表浅坚硬的吗？髂胫束肌纤维是沿着大腿垂直向下走行，在胫骨外侧髁处汇成一个薄的、扁带状的肌腱吗？

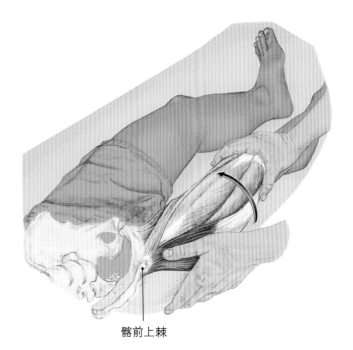

髂前上棘

图 6.104 受检者仰卧位，内旋髋关节，感受阔筋膜张肌的收缩

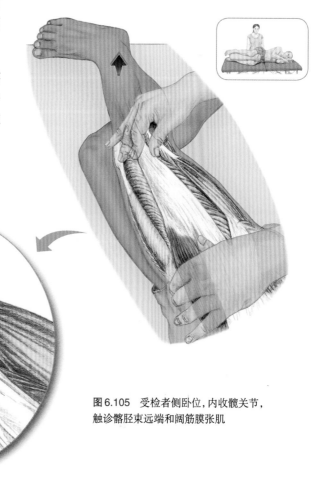

图 6.105 受检者侧卧位，内收髋关节，触诊髂胫束远端和阔筋膜张肌

# 缝匠肌

缝匠肌是全身最长的肌，起自髂前上棘，经大腿前面，止于膝关节内侧（图6.107）。缝匠肌位置表浅，肌束纤细，约为两指宽，故很难触诊。其近端位于股动脉外侧。由于缝匠肌能使大腿和小腿处于一个类似裁缝师工作时的姿势（图6.106），故命名为缝匠肌。

## 缝匠肌

| | |
|---|---|
| **A** | 屈髋关节 |
| | 外旋髋关节 |
| | 外展髋关节 |
| | 屈膝关节 |
| | 内旋屈曲的膝关节 |
| **O** | 髂前上棘 |
| **I** | 胫骨近端内侧的鹅足腱 |
| **N** | 股神经 L2，L3，L4 |

👋 缝匠肌

1. 受检者仰卧位，并将一侧足踝搭放在另一膝上，使髋关节屈曲外旋。

2. 将手放在大腿内侧的中间。请受检者抬高膝盖使之朝向天花板（收缩缝匠肌）。

3. 双手弹拨细长的缝匠肌，一侧由近端向髂前上棘弹拨，一侧从远端向胫骨内侧弹拨（图6.109）。

4. 保持手放的位置，请受检者放松髋关节。继续触诊，注意缝匠肌如何从髂前上棘弯曲走行到大腿内侧。

✅ 你摸到的缝匠肌肌腹约两指宽吗？位置表浅吗？当从缝匠肌远端向髂前上棘触诊时能弹拨它的肌腹吗？其位于股内侧肌内侧吗？缝匠肌和股薄肌都是大腿内侧细长的浅层肌，不同点在于起点：缝匠肌起自髂前上棘，股薄肌起自耻骨结节。

## 什么时候使用缝匠肌？

- 冥想时使用的莲花姿势
- 像裁缝工作时一样盘腿而坐（常见于男士，图6.106）
- 跷二郎腿

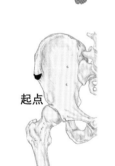

图 6.106

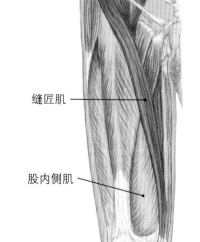

髂前上棘

缝匠肌

股内侧肌

鹅足腱

图 6.107　右侧髋和大腿，前内侧面观

起点

图 6.108　肌的起止点

止点

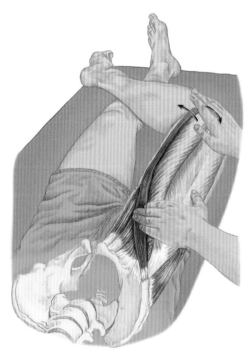

图 6.109　仰卧位

骨盆和大腿

# 膝关节后面肌腱

膝关节后面有 5 条不同的肌腱（图 6.110）。股二头肌和髂胫束位于膝关节后外侧；缝匠肌、股薄肌和半腱肌汇聚在膝关节后内侧。这 3 个肌的肌腱在胫骨近端内侧合并为鹅足腱。

半膜肌肌腱在哪里？其远端肌腱短，位于半腱肌和股薄肌深层。在半腱肌和股薄肌之间可以触诊到半膜肌远端。

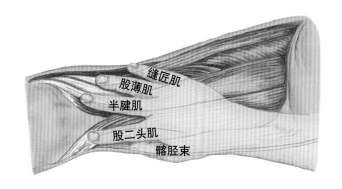

图 6.110　受检者俯卧位，右大腿后面观。手指放在膝关节后面，显示远端肌腱位置

## 🖐 外侧肌腱

1. 侧卧屈膝 45°，肌腱在这个位置会变得紧张。若想更加清晰，可在足踝处给受检者施加些阻力。

2. 最突出的肌腱是股二头肌和半腱肌肌腱。沿着股二头肌细长的肌腱向远端移至腓骨头（图 6.111）。

3. 从股二头肌肌腱向外移动约 2.5 cm，触诊髂胫束。髂胫束肌束宽，位于大腿外侧。

## 🖐 内侧肌腱

1. 受检者仰卧位，将你的手放在膝关节内侧，触诊薄而突出的半腱肌肌腱。

2. 手滑向半腱肌的前面，触诊同样纤细的股薄肌肌腱。

3. 位于股薄肌前方的是缝匠肌。比起长而纤细的半腱肌和股薄肌肌腱，缝匠肌肌腱更宽（图 6.112）。故更难触诊。

4. 3 个肌腱在远端汇聚在一起，成为鹅足腱，止于胫骨近端内侧。

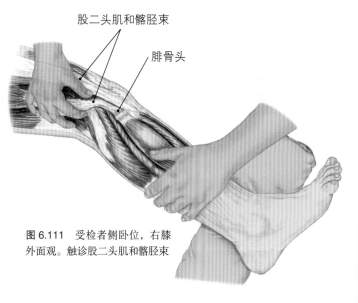

图 6.111　受检者侧卧位，右膝外面观。触诊股二头肌和髂胫束

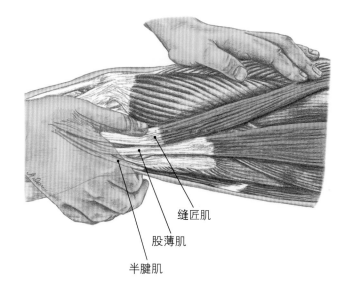

图 6.112　受检者仰卧位，右膝内面观。触诊内侧肌腱

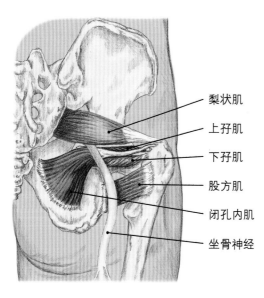

图 6.113 右髋，后面观（臀肌已切除）

梨状肌
上孖肌
下孖肌
股方肌
闭孔内肌
坐骨神经

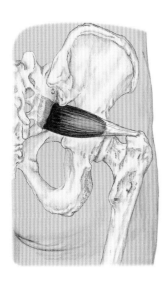

图 6.114 梨状肌

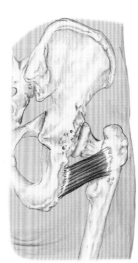

图 6.115 股方肌

闭孔膜是闭孔内肌起点之一，是一种结缔组织纤维壁，覆盖部分闭孔。

# 髋关节外旋肌

梨状肌和股方肌
闭孔内肌和闭孔外肌
上孖肌和下孖肌

这些肌统称为"深层六肌"，这些小肌位于臀大肌深层，使髋关节外旋。其外侧附着在大转子上，内侧呈扇形附着在骶骨和骨盆上（图6.113~6.119）。

所有外旋肌都位于坐骨神经深面，梨状肌除外，其位于坐骨神经浅面。故当梨状肌过度收缩时可压迫坐骨神经。尽管如此，外旋肌群还是可触诊的。梨状肌和股方肌最易触及。

## 梨状肌

| A | 外旋髋关节 外展屈曲的髋关节 |
|---|---|
| O | 骶骨前面 |
| I | 大转子上部 |
| N | 骶丛 L5, S1, S2 |

## 股方肌

| A | 外旋髋关节 |
|---|---|
| O | 坐骨结节外侧 |
| I | 大、小转子间的转子间嵴 |
| N | 骶丛 L4, L5, S1, S2 |

## 闭孔内肌

| A | 外旋髋关节 |
|---|---|
| O | 闭孔膜以及闭孔下面 |
| I | 大转子内侧面 |
| N | 骶丛 L5, S1, S2 |

## 闭孔外肌

**A** 外旋髋关节

**O** 耻骨支、坐骨支、闭孔膜

**I** 股骨转子窝

**N** 闭孔神经 L3，L4

## 上孖肌

**A** 外旋髋关节

**O** 坐骨棘

**I** 大转子内侧面

**N** 骶丛 L5，S1，S2

## 下孖肌

**A** 外旋髋关节

**O** 坐骨结节

**I** 大转子内侧面

**N** 骶丛 L4，L5，S1，S2

**闭孔内肌**

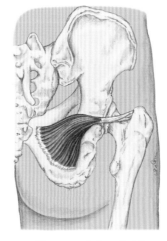

**闭孔外肌**

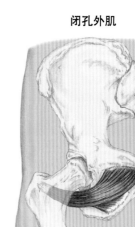

图 6.116　右髋，后面观

图 6.117　右髋，前面观

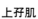

**上孖肌**

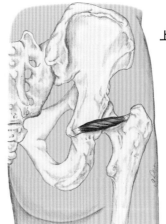

**下孖肌**

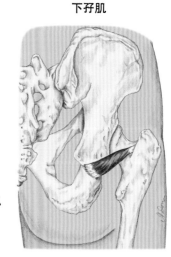

图 6.118，6.119　右髋，后面观

图 6.120，6.121　肌的起止点，后面观（左）和前面观（右）

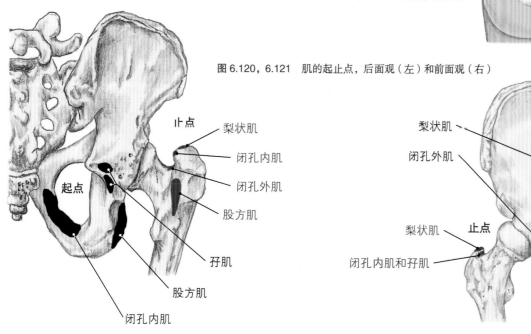

骨盆和大腿

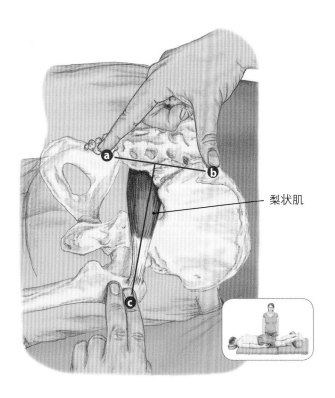

图6.122 后外侧观，俯卧位。通过画虚拟"T"字触诊梨状肌：a.尾骨，b.髂后上棘，c.大转子

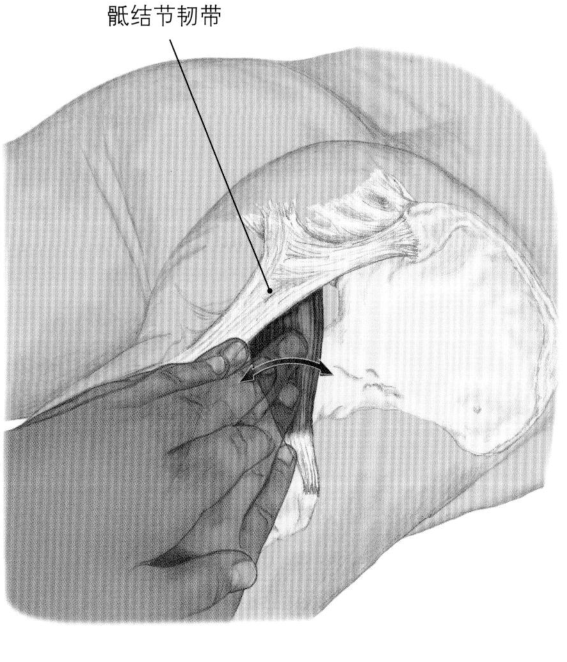

骶结节韧带

图6.123 后外侧观，俯卧位，触诊梨状肌

### 🖐 梨状肌

1.受检者俯卧位，找到尾骨、髂后上棘和大转子。并将这3个骨性标志连接在一起形成一个"T"字，梨状肌位于"T"字下面（图6.122）。

2.将你的手指沿着这条直线，透过肥厚的臀大肌，弹拨梨状肌肌腹。

3.通过弹拨梨状肌肌腹确定其位置，注意其深面的坐骨神经（图6.123）。

☑ 你触诊梨状肌时挤压了肥厚的臀大肌吗？将手指放在梨状肌上，请受检者屈膝90°，并外旋髋关节，同时施加一个轻微阻力（图6.124）。你可能感觉到臀大肌收缩，但能感觉到其深面梨状肌的收缩吗？

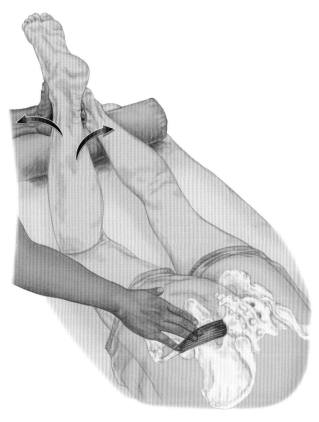

图6.124 俯卧位，外旋髋关节，施加一个轻微阻力以感受梨状肌收缩

## 股方肌

1. 受检者俯卧位，找到大转子后侧远端和坐骨结节，将手指放在这两个骨性标志上。

2. 透过臀大肌垂直地弹拨矩形的股方肌。

股方肌位于坐骨结节和转子远端之间吗？弹拨股方肌肌腹时，你能感受到其横向的肌束吗？请受检者屈膝90°，并内旋、外旋髋关节。你能感觉到股方肌变长或变短时肌张力的变化吗（图6.125）？

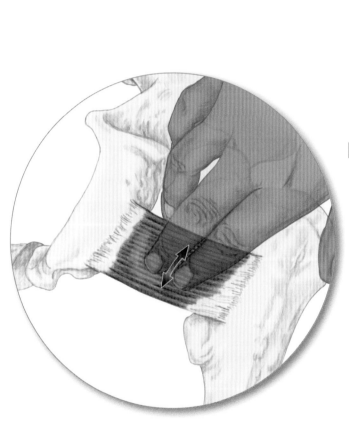

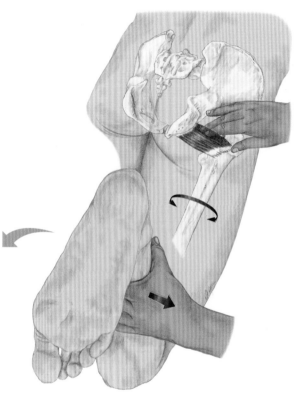

图 6.125　俯卧位，外旋髋关节，施加一个阻力，感受股方肌收缩

与未退化前的梨状肌相比，它只是昔日辉煌的残留物。梨状肌是巨大尾股提肌的后裔，今天仍然可以在爬行动物的股骨和尾巴看到它的踪影。这些大块肌为爬行动物在奔跑时伸腿提供了巨大的推力。

骨盆和大腿

# 髂腰肌

## 腰大肌和髂肌

髂肌和腰大肌合称为髂腰肌，是重要的屈髋肌和腰部稳定肌（图 6.126）。屠夫最为了解的莫过于"牛柳"或"菲力牛排"，其长而纤细的腰大肌位于腹腔内容物深面（图 6.127）。它起于腰椎，经腹股沟韧带深面，止于股骨小转子。

健壮的髂肌位于腹部深层髂窝内（图 6.128）。由于各自的位置不同，这些肌只有部分可被触诊，使触诊极具挑战性。

## 腰大肌

**A** 起点固定：
屈髋关节
外旋髋关节
止点固定：
屈曲躯干向腿
前倾骨盆
单侧腰大肌：
辅助腰椎侧屈

**O** 腰椎体和横突

**I** 股骨小转子

**N** 腰丛 L1~L4

## 髂肌

**A** 起点固定：
屈髋关节
外旋髋关节
止点固定：
屈曲躯干向腿
前倾骨盆

**O** 髂窝

**I** 股骨小转子

**N** 股神经 L1~L4

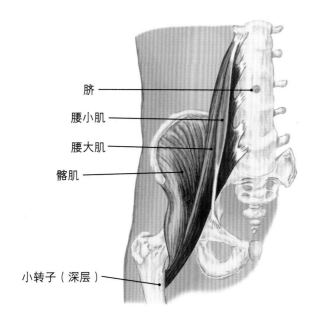

脐
腰小肌
腰大肌
髂肌
小转子（深层）

图 6.126　脊柱和右髋，前面观

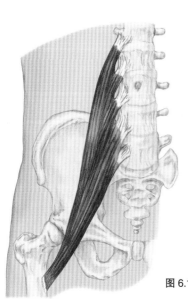

腰大肌

图 6.127　脊柱和右髋，前面观

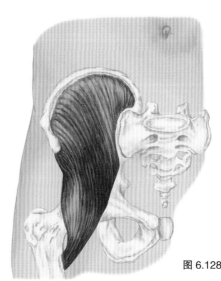

髂肌

图 6.128　右髋前面观

骨盆和大腿

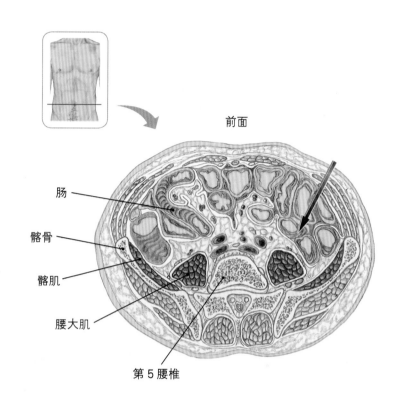

腰大肌

起点

髂肌

止点

图 6.129　脊柱和右髋前面观，显示肌的起止点

· 徒步旅行，爬山或步行下斜坡
· 从稍倾斜的位置起身（一个小仰卧起坐运动）
· 对抗重力屈身，解开足踝上倒吊你的绳索

前面

肠

髂骨

髂肌

腰大肌

第 5 腰椎

图 6.130　第 5 腰椎横切面，箭头所指为触诊腰大肌时手指的方向

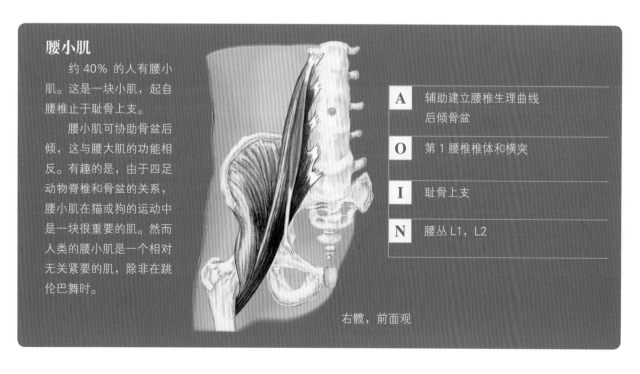

**腰小肌**

　　约 40% 的人有腰小肌。这是一块小肌，起自腰椎止于耻骨上支。

　　腰小肌可协助骨盆后倾，这与腰大肌的功能相反。有趣的是，由于四足动物脊椎和骨盆的关系，腰小肌在猫或狗的运动中是一块很重要的肌。然而人类的腰小肌是一个相对无关紧要的肌，除非在跳伦巴舞时。

| A | 辅助建立腰椎生理曲线<br>后倾骨盆 |
| O | 第 1 腰椎椎体和横突 |
| I | 耻骨上支 |
| N | 腰丛 L1，L2 |

右髋，前面观

骨盆和大腿

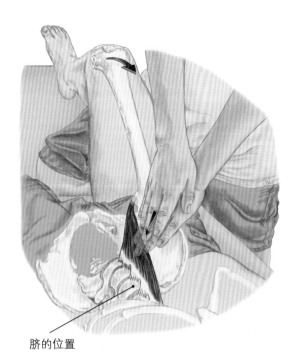

脐的位置

图 6.131　仰卧屈髋位，触诊腰大肌

腰大肌的主要功能是屈髋。但当股骨固定，其联合髂肌可以在腰椎部位增加脊柱前凸的曲度，使骨盆前倾。当然还有一种理论认为，只有表浅的腰大肌肌束才可以增加脊柱前凸曲度，而深层肌束可能会降低脊柱前凸曲度。

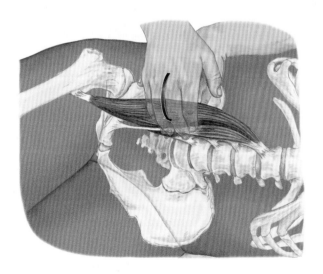

图 6.132　侧卧屈髋位，弯曲手指伸进腹部触诊

## 🖐 腰大肌

当触诊腰大肌和髂肌时，一边缓慢地触诊，一边与受检者交流。任何时候受检者感到不适或不安全时将手慢慢移开。腰大肌位于腹主动脉外侧。当触诊到一个强大的动脉搏动时将手向外移动。

1. 仰卧位，轻微屈髋外旋，将腿放在受检者的膝下作为支撑，找到脐和髂前上棘，将双手叠放在这两点之间。

2. 慢慢将手指沉入腹部，配合其呼吸触诊，呼气时移动手指（图 6.131）。在呼气初期手指呈画圈状移动，这样有助于移向腹部器官周边。当手指触诊到深层时，注意保持手指稳定并朝向桌面方向。

3. 请受检者轻微屈髋，以确保你触诊到的是腰大肌而非其周围组织。当你触诊到腰大肌时，你能感觉到一个明确的、强烈的收缩（图 6.131）。

☑　你的手位于髂前上棘和脐之间吗？触诊时你的手指朝向脊柱了吗？你在缓慢地移动手指，允许其表面组织放松吗？如果你没有感觉到肌肉收缩，请试着把手指重新放到更低的位置。

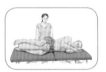

🔄　侧卧位，使腹内容物远离腰大肌，为显露腰大肌提供有利条件。

1. 受检者屈髋，在其双膝之间放置一个支撑物，找到脐与髂前上棘，并将手叠放在这二者之间（图 6.132）。

2. 随着受检者的呼吸，你弯曲的手指沉入其腹部，以触诊腰大肌表面。可请受检者轻微屈髋，感受腰大肌收缩。

✋ 髂肌

1. 受检者仰卧位，轻微屈髋外旋，将你的腿放在受检者腿下方作为支撑。

2. 找到髂嵴前部，将手放在髂嵴内侧约 2.5 cm处。刚开始触诊时动作应缓慢轻柔，这样有助于你通过腹部的肌伸入髂窝。

3. 弯曲手指缓缓伸入髂窝，仅当受检者呼气时移动（图 6.133）。手指移动很短距离后将会陷进周围组织内。这有一个建议：你需要经过腹部浅层肌朝髂骨前面移动。

4. 请受检者轻微屈髋，你的手指将会感觉到髂肌强烈的收缩。

☑ 你触摸到髂窝了吗？是缓缓地下压手指，并允许其表面的组织放松吗？

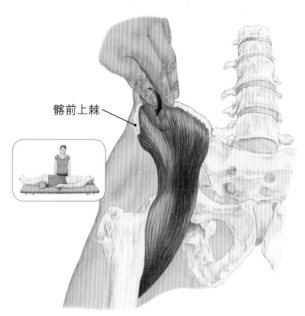

髂前上棘

图 6.133　仰卧位，前下面观。弯曲手指伸入髂窝，触诊髂肌

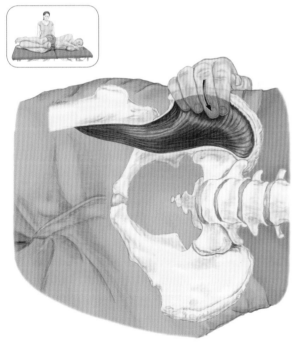

图 6.134　侧卧屈髋位，手指伸入髂窝触诊

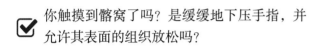

图 6.135　侧卧位，触诊髂肌

↻ 与触诊腰大肌类似，侧卧使腹部内容物远离髂肌，并为受检者提供舒适的触诊姿势。轻微屈髋，在其双膝之间垫一个支撑物，然后按上述指示操作（图 6.134）。

↻ 按照上述步骤，从受检者对面触诊髂肌。试着用拇指伸入髂窝触诊髂肌（图 6.135）。

骨盆和大腿

# 骨盆和大腿的韧带及其他结构

股三角位于大腿前内侧面（图 6.136），由腹股沟韧带、长收肌和缝匠肌围成。内有股动脉、股神经和股静脉从股三角浅层通过。

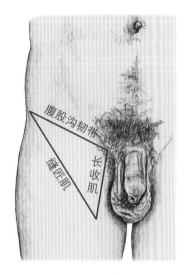

图 6.136　股三角的边界

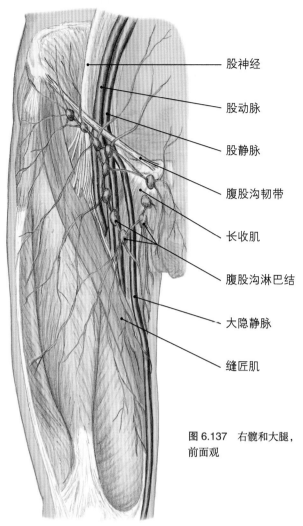

图 6.137　右髋和大腿，前面观

股神经
股动脉
股静脉
腹股沟韧带
长收肌
腹股沟淋巴结
大隐静脉
缝匠肌

图 6.138　骨盆，后面观

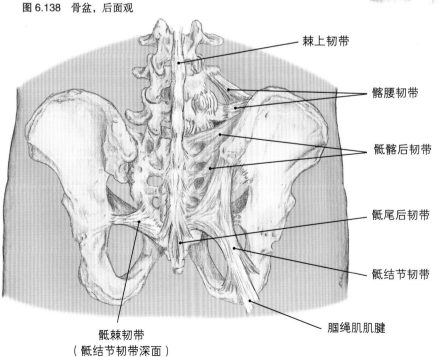

棘上韧带
髂腰韧带
骶髂后韧带
骶尾后韧带
骶结节韧带
腘绳肌肌腱
骶棘韧带
（骶结节韧带深面）

大隐静脉是下肢的浅静脉，常清晰可见，起于足踝附近，沿着小腿内侧上行，随缝匠肌进入股三角，注入股静脉。由于其长且易于得到，故大隐静脉常被移植用于冠状动脉搭桥手术。

骨盆和大腿

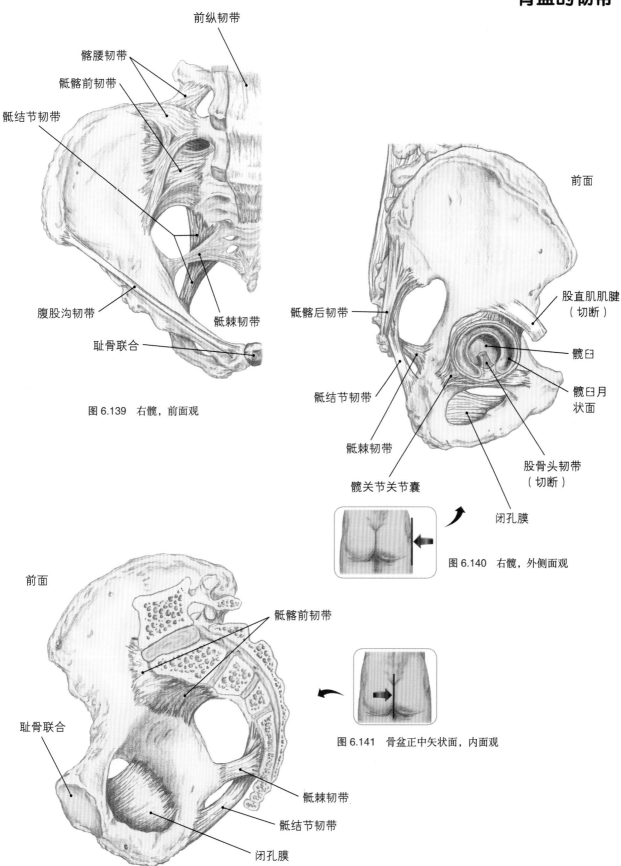

前纵韧带

髂腰韧带

骶髂前韧带

骶结节韧带

腹股沟韧带

耻骨联合

图 6.139　右髋，前面观

前面

股直肌肌腱
（切断）

髋臼

髋臼月
状面

股骨头韧带
（切断）

闭孔膜

骶髂后韧带

骶结节韧带

骶棘韧带

髋关节关节囊

图 6.140　右髋，外侧面观

前面

骶髂前韧带

图 6.141　骨盆正中矢状面，内面观

耻骨联合

骶棘韧带

骶结节韧带

闭孔膜

## 髋关节韧带

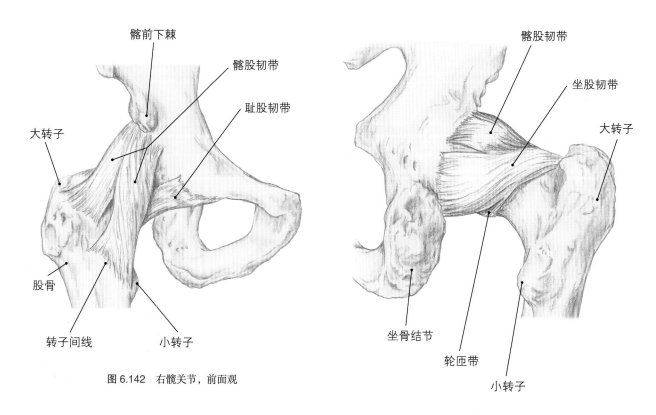

图 6.142　右髋关节，前面观

图 6.143　右髋关节，后面观

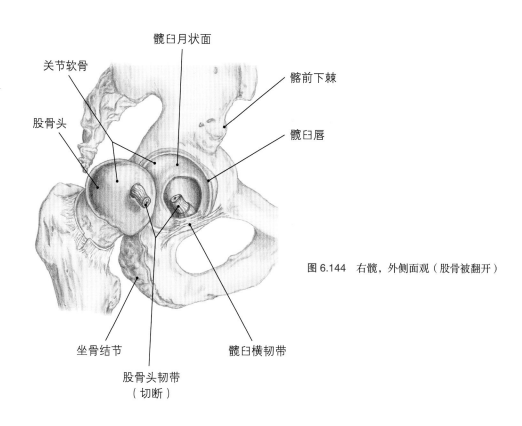

图 6.144　右髋，外侧面观（股骨被翻开）

## 腹股沟韧带

腹股沟韧带是连于髂前上棘与耻骨结节间的浅层韧带，形成股三角的上缘和腹直肌鞘的下缘，它还是腹外斜肌下部肌束的附着点。

✋ 腹股沟韧带

1. 受检者仰卧位，在其膝关节下方放一支撑物，以放松腹股沟韧带周围组织。

2. 找到髂前上棘，然后手指斜行滑向耻骨结节（图 6.145）。

3. 轻轻弹拨纤细的腹股沟韧带，感受其带状质地。

☑ 你感受到皮下薄且表浅的腹股沟韧带了吗？它是从髂前上棘延伸至耻骨结节吗？

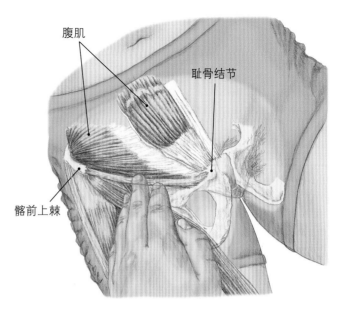

图 6.145 仰卧位，定位腹股沟韧带

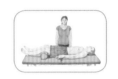

# 股动脉、股神经和股静脉

股动脉、股神经和股静脉形成血管神经束，通过股三角。其位于腹股沟韧带深面向大腿远侧延伸。这个神经血管束非常表浅，可轻易感受到股动脉搏动。

✋ 股动脉搏动

1. 仰卧位，检查者屈曲膝关节，置于受检者膝下滑动。这个姿势使髋关节屈曲外旋，易于触诊。

2. 你将手平放在髂前上棘和耻骨结节连线的中点，腹股沟韧带远端。感受股动脉强烈的搏动（图 6.146）。

☑ 你触到了腹股沟韧带远端吗？你的手位于髂前上棘和耻骨结节之间吗？

阴茎不包含肌组织。在性兴奋时，阴茎动脉扩张和阴茎根部的小肌肉（坐骨海绵体肌）收缩使阴茎勃起。睾丸包裹在提睾肌内。当睾丸温度过高时，提睾肌舒张使睾丸温度降低，当睾丸温度过低时，提睾肌收缩使睾丸温度上升，有利于精子生长发育。

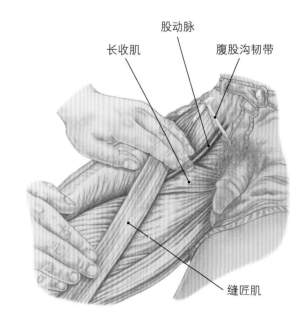

图 6.146 仰卧位，定位股动脉

## 腹股沟淋巴结

腹股沟淋巴结位于腹股沟韧带远端，腹股沟浅淋巴结易于触及。数量为8~10个，小至小扁豆，大至葡萄大小。

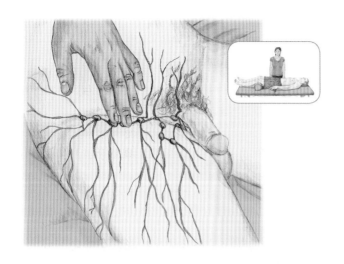

图 6.147　仰卧位，触诊腹股沟淋巴结

(手) 腹股沟淋巴结

1. 仰卧位，膝盖下用一小枕支撑。这个姿势使髋关节屈曲、外旋，易于触诊腹股沟淋巴结。
2. 找到腹股沟韧带，向内滑动探寻浅淋巴结（图 6.147）。

## 骶结节韧带

骶结节韧带宽而坚实，起自骶骨边缘，集中附着于坐骨结节。其虽然位于臀大肌深面，但仍易于触诊，摸起来像一段骨块。

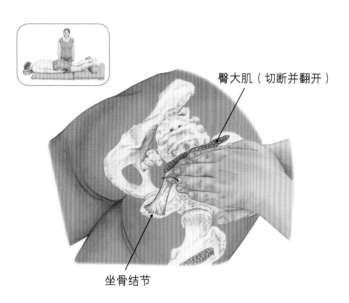

臀大肌（切断并翻开）

坐骨结节

图 6.148　俯卧位，弹拨骶结节韧带

(手) 骶结节韧带

1. 受检者俯卧位，找到坐骨结节和骶骨边缘。
2. 将手指从坐骨结节滑向骶骨边缘。透过臀大肌用力弹拨骶结节韧带（图 6.148）。

☑ 你感受到臀大肌深面了吗？约为 2.5 cm 宽，质地坚硬吗？它起于骶骨，止于坐骨结节吗？

## 骶髂后韧带

骶髂后韧带位于骶髂关节浅面，致密的骶髂韧带使得骶骨和髂骨紧密结合。骶髂韧带部分起自骶骨，止于髂后上棘；部分韧带位于胸腰筋膜深面，其斜行肌纤维很难触及。

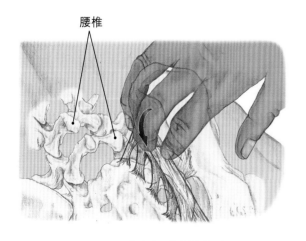

腰椎

图 6.149　俯卧位，定位骶髂韧带

(手) 骶髂后韧带

1. 俯卧位，找到骶骨边缘。
2. 用力弹拨致密的骶髂韧带（图 6.149）。

☑ 骶髂后韧带位于髂后上棘的内侧、骶髂关节上方吗？

## 髂腰韧带

髂腰韧带起自第 4 和第 5 腰椎横突，止于髂嵴后部。其强壮的横向纤维束韧带是第 4、5 腰椎重要的稳定结构。髂腰韧带位于胸腰筋膜和肥厚的多裂肌以及腰方肌的后面，故很难触诊。然而其大致位置和质地可以感觉到。

✋ 髂腰韧带

1. 受检者俯卧位，找到髂后上棘。

2. 将拇指从髂后上棘滑向第 4、5 腰椎。拇指应位于髂嵴和腰椎横突间。

3. 用力按压腰部致密的肌，试着垂直弹拨紧张的髂腰韧带（图 6.150）。

☑ 你能触摸到致密的横向的髂腰韧带吗?

## 坐骨神经

坐骨神经是体内最大的神经，有的直径可达 1.5 cm，由脊神经的 L4~S3 构成。坐骨神经经过坐骨大孔，经坐骨结节和大转子间至股后区。在远端分为胫神经和腓总神经。

因为坐骨神经位于梨状肌下面，故很有可能被梨状肌压迫。一般来说，坐骨神经很难触诊，当然也最好避免触诊。

✋ 坐骨神经

1. 首先找到坐骨神经体表投影。受检者俯卧位，找到骶骨边缘。

2. 在臀部坐骨结节和大转子间画一直线，纵线沿大腿后面中央下行，这就是坐骨神经的体表投影。

3. 坐骨神经触诊。受检者侧卧屈髋，找到坐骨结节和大转子。

4. 在以上标志触诊坐骨神经（图 6.151）。用拇指平按，避免压痛坐骨神经。

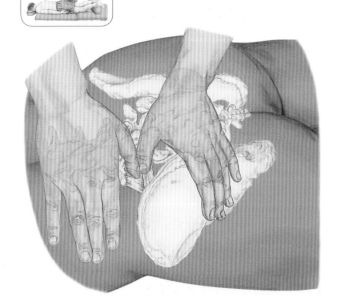

图 6.150　俯卧位，后外侧观，用拇指按压髂腰韧带

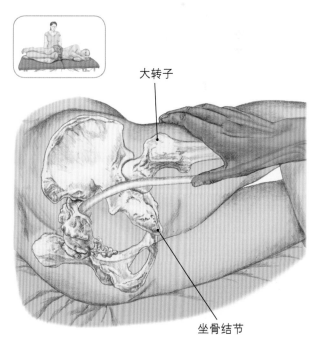

大转子

坐骨结节

图 6.151　侧卧位

骨盆和大腿

## 转子囊

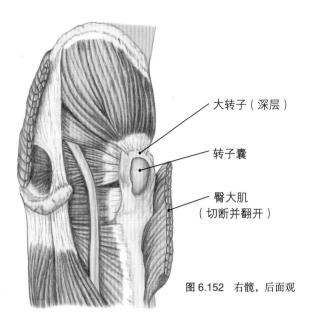

大转子（深层）

转子囊

臀大肌
（切断并翻开）

图 6.152　右髋，后面观

转子囊位于大转子的后外侧，可减少转子和臀大肌（图 6.152）间的摩擦。其他滑膜囊位于转子的前外侧，并将其与臀中肌和臀小肌分开。除非它们发炎或肿胀，否则滑膜囊不可触及。

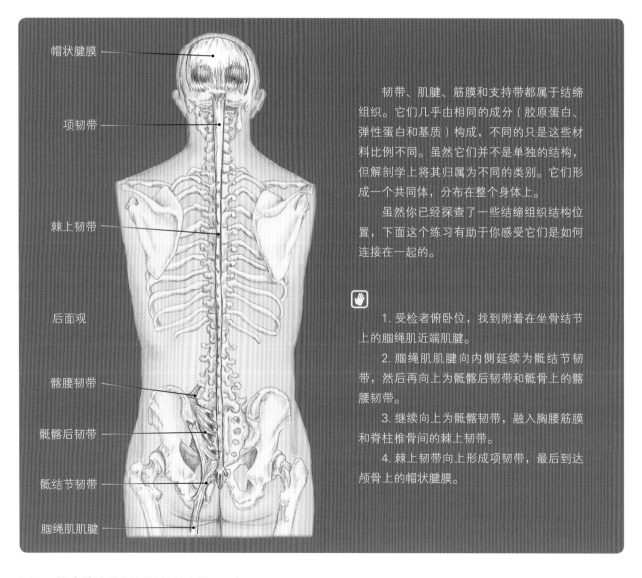

帽状腱膜

项韧带

棘上韧带

后面观

髂腰韧带

骶髂后韧带

骶结节韧带

腘绳肌肌腱

韧带、肌腱、筋膜和支持带都属于结缔组织。它们几乎由相同的成分（胶原蛋白、弹性蛋白和基质）构成，不同的只是这些材料比例不同。虽然它们并不是单独的结构，但解剖学上将其归属为不同的类别。它们形成一个共同体，分布在整个身体上。

虽然你已经探查了一些结缔组织结构位置，下面这个练习有助于你感受它们是如何连接在一起的。

1. 受检者俯卧位，找到附着在坐骨结节上的腘绳肌近端肌腱。

2. 腘绳肌肌腱向内侧延续为骶结节韧带，然后再向上为骶髂后韧带和骶骨上的髂腰韧带。

3. 继续向上为骶髂韧带，融入胸腰筋膜和脊柱椎骨间的棘上韧带。

4. 棘上韧带向上形成项韧带，最后到达颅骨上的帽状腱膜。

骨盆和大腿

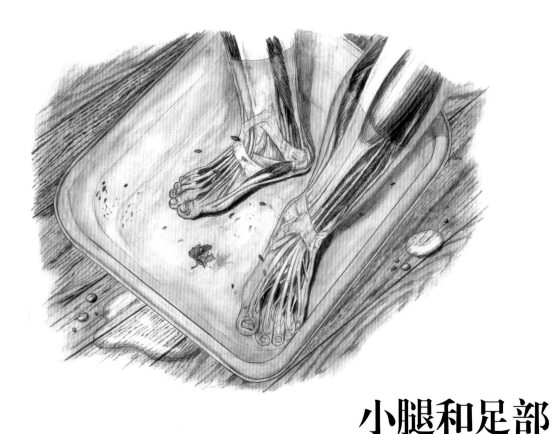

# 小腿和足部 7

本书中提到的许多解剖学结构，既存在于人类，也存在于众多其他的哺乳动物中，当然结构上有一定的差异。当我们学习人体的最后一个组成部位时，不如先来实践一下比较解剖学吧。

◆让你或者你朋友的宠物猫狗尽量放松，然后开始检查它们的背部和肩部，你的"触诊"越像"抚摸"越好。当触及软组织时，你会如何描述肌肉的质地？又如何描述结缔组织呢？（一些猫狗的浅筋膜非常疏松）你能触及竖脊肌、背阔肌或三角肌吗？

◆现在转到小腿。你能分辨出胫骨和腓骨（或它们的对应部位）吗？相比较而言，这些骨的长度与人类的身高成正比吗？你能找到跟骨吗？你能感觉到踝关节周围有多少条肌腱吗？

◆现在将宠物的结构与你自己的进行比较。赤足站立，尽可能活动踝关节和足部。你应该能够看到肌肉缩短，肌腱在牵拉踝关节和足部周围的皮肤。

◆最后，背屈和跖屈踝关节。握住小腿，感受每次运动时都有哪些肌肉在收缩？同样地，内、外翻转足部，又有哪些肌肉在收缩？现在不用纠结肌肉的名称，只需要感受到它们在不同动作时的变化。

# 表面解剖

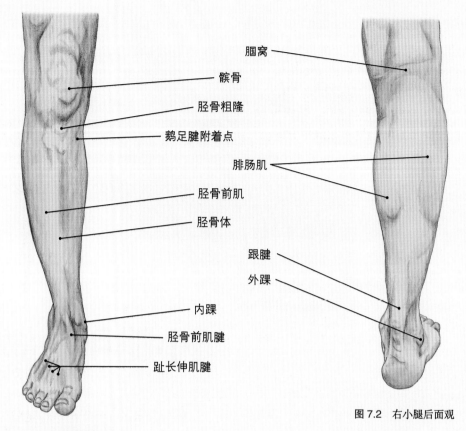

胭窝
髌骨
胫骨粗隆
鹅足腱附着点
腓肠肌
胫骨前肌
胫骨体
跟腱
外踝
内踝
胫骨前肌腱
趾长伸肌腱

图 7.1　右小腿前面观

图 7.2　右小腿后面观

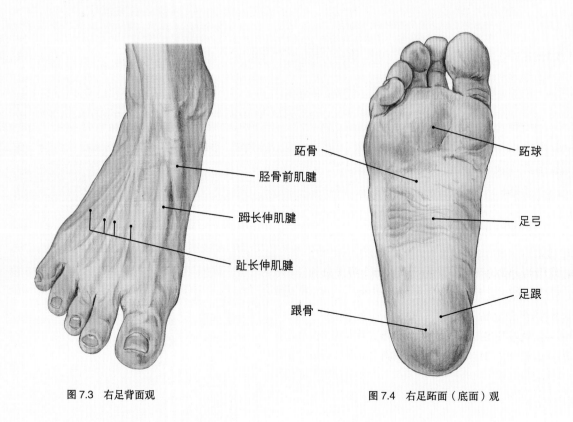

跖骨
胫骨前肌腱
踇长伸肌腱
趾长伸肌腱
跟骨

跖球
足弓
足跟

图 7.3　右足背面观

图 7.4　右足跖面（底面）观

# 皮肤和筋膜探查

## ✋ 小腿

1. 受检者坐位。用一只手固定小腿，另一只手围绕小腿周围轻轻旋扭皮肤和筋膜（图 7.5）。注意组织的移动性或向相反方向旋扭时的抗阻力。

2. 现在尝试上下拉动小腿部皮肤。通常情况下，皮肤在垂直方向上的移动性不如水平方向。

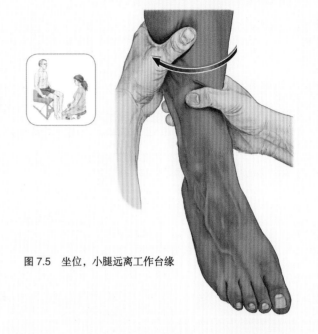

图 7.5 坐位，小腿远离工作台缘

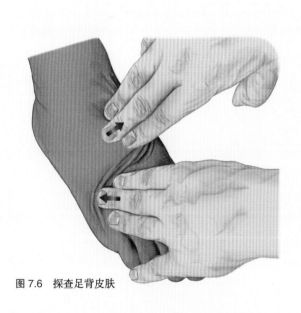

图 7.6 探查足背皮肤

## ✋ 足

1. 受检者坐位。将手置于足的背面和跖面分别感受其温度，是否其中一面比另一面更温暖？

2. 从一侧至另一侧逐步触诊足背部皮肤（图 7.6），感受薄而细腻的足背皮肤和筋膜。现在触诊足底，感受厚而粗韧的跖面组织。

## ✋ 踝

1. 受检者俯卧位。感受皮肤和筋膜在被动运动时的伸展程度。抓捏住踝后部软组织，并使踝关节被动跖屈和背屈（图 7.7）。感受踝关节跖屈时表面组织的柔软程度，而背屈时皮肤可能会从指间溜走。

2. 在触诊小腿其他部位时，继续活动踝关节。在触诊皮肤和筋膜时，可以让受检者主动、缓慢运动其踝关节和足趾，通过具体的分解运动进行对比——以踝关节跖屈和足趾屈曲为例——从而感受软组织在不同运动下的形变情况。

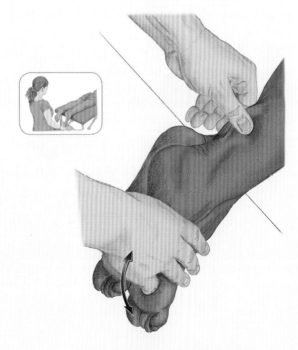

图 7.7 受检者俯卧，双足远离工作台缘

小腿和足部

第七章 小腿和足部 ✦ **345**

# 膝、小腿与足部的骨

膝关节是由股骨远端和胫骨近端形成的关节（图7.8）。作为人体最大的滑膜关节，股胫关节（膝）关节属于改良的屈戌关节。膝关节能做屈、伸运动；在膝半屈曲状态下，可做旋内和旋外运动。

髌骨和腓骨近端也参与组成膝部。膝部的骨性结构位置均较表浅，易于触及。

胫骨和腓骨均为小腿骨。如同从肘部表面延伸至腕部的尺骨，胫骨亦从膝部表面纵伸至踝部。腓骨与胫骨的关系与尺、桡骨类似：腓骨在胫骨的外侧，大部分被周围诸肌裹于深面。腓骨只承担身体10%的重量，就其长度比例而言，腓骨是人体最细的长骨。

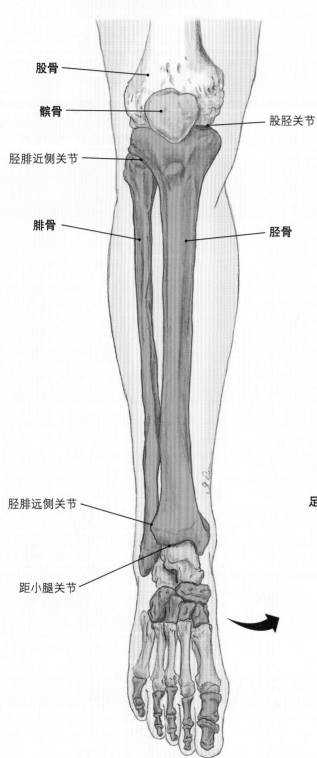

股骨

髌骨

股胫关节

胫腓近侧关节

腓骨

胫骨

胫腓远侧关节

距小腿关节

图7.8 右小腿和足前面观，足跖屈

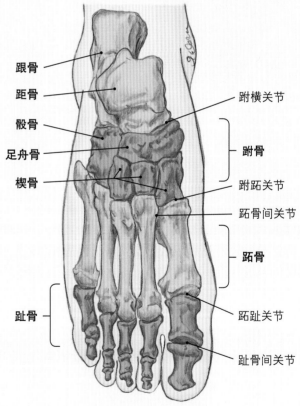

跟骨

距骨

骰骨

足舟骨

楔骨

跗横关节

跗骨

跗跖关节

跖骨间关节

跖骨

跖趾关节

趾骨

趾骨间关节

图7.9 右足背面观

小腿和足部

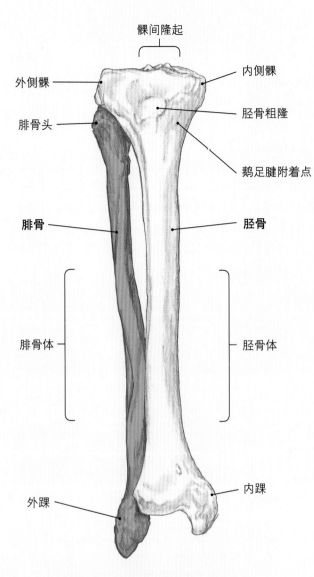

外侧髁

腓骨头

腓骨

腓骨体

外踝

髁间隆起

内侧髁

胫骨粗隆

鹅足腱附着点

胫骨

胫骨体

内踝

图 7.10　右侧胫、腓骨前面观

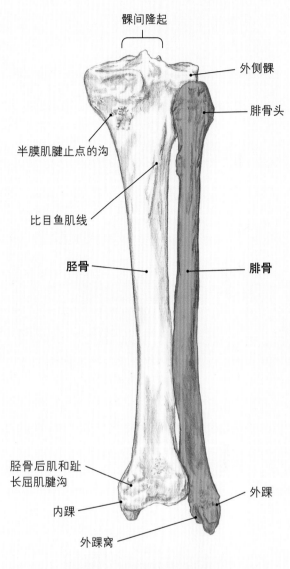

髁间隆起

半膜肌腱止点的沟

比目鱼肌线

胫骨

胫骨后肌和趾
长屈肌腱沟

内踝

外踝窝

外侧髁

腓骨头

腓骨

外踝

图 7.11　右侧胫、腓骨后面观

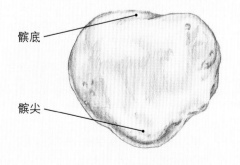

髌底

髌尖

图 7.12　右侧髌骨前面观

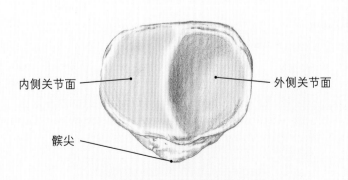

内侧关节面

髌尖

外侧关节面

图 7.13　右侧髌骨后面观

小腿和足部

# 膝和小腿的骨性标志

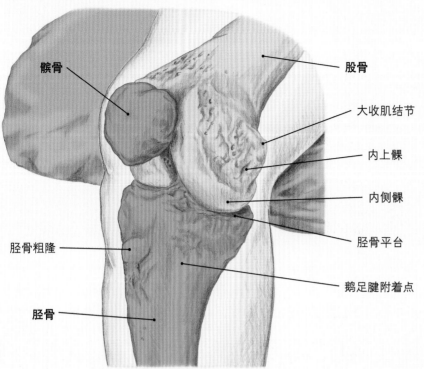

图 7.14　右膝前内侧面观，显露股胫关节

髌骨

股骨

大收肌结节

内上髁

内侧髁

胫骨平台

鹅足腱附着点

胫骨粗隆

胫骨

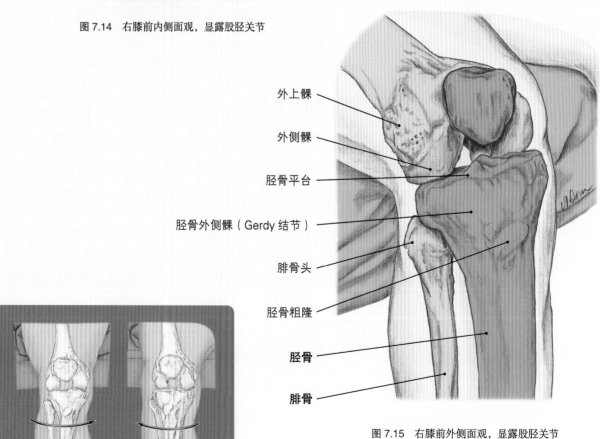

外上髁

外侧髁

胫骨平台

胫骨外侧髁（Gerdy 结节）

腓骨头

胫骨粗隆

胫骨

腓骨

图 7.15　右膝前外侧面观，显露股胫关节

当膝关节处于屈曲状态时，胫骨可以旋内和旋外。

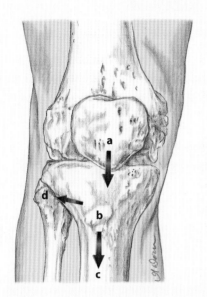

**探查 1** "标志路径"。
将膝部突出的骨性标志
连接起来

**a** 髌骨
**b** 胫骨粗隆
**c** 胫骨体
**d** 腓骨头

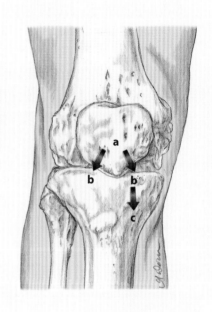

**探查 2** "摇摆步伐"。
有两条路径去探查近端胫
骨的内、外侧关节面，内
侧路径止于鹅足腱附着点

**a** 髌骨
**b** 胫骨平台内、外侧
**c** 鹅足腱附着点

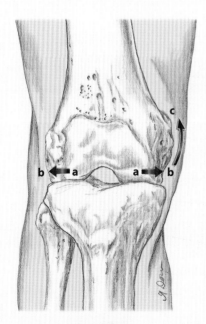

移去髌骨后

**探查 3** "双侧之丘"。
探查股骨远端的凸起

**a** 股骨内、外侧髁边缘
**b** 股骨内、外上髁
**c** 收肌结节

髌骨后表面拥有人体最厚的软骨层，约为 3.2 mm。较厚的软骨层能保护髌骨免受在膝关节屈曲时由股四头肌产生的巨大压力损伤。实际上，简单的上下楼梯就能给髌骨带来重达 272 kg 的压力。

小腿和足部

# 探查1　"标志路径"

## 髌　骨

髌骨位于膝前区，位置表浅，呈圆形，髌骨尖朝向下方。髌骨是人体最大的籽骨，是股四头肌腱和髌韧带的附着点。当膝关节屈曲时，髌骨滑入胫骨近端和股骨髁之间的间隙，在表面看来似乎消失。

✋髌骨

1. 受检者仰卧位，膝关节伸展。在此体位下，股四头肌腱缩短，髌骨移动度更大且更易触及。

2. 在膝前区找到髌骨，触诊其圆形表面和边缘。试着轻轻从一侧至另一侧移动髌骨（图7.16）。注意髌骨边缘的任何凸起或裂隙。

3. 坐位，小腿悬空。使受检者被动屈、伸膝关节，探查髌骨的运动及其与股直肌肌腱的关系（图7.17）。

## 胫骨粗隆和股骨体

胫骨粗隆位于髌骨下方的胫骨体上端，是一表浅的骨性隆起，有的非常明显，直径约1.3 cm，是髌韧带的附着点。胫骨体位于小腿前方，从胫骨粗隆直至内踝，其锐缘和平坦的表面均易触及。

✋胫骨粗隆和股骨体

1. 受检者坐位，膝关节屈曲。找到髌骨，手指向下移动7.5 cm到10 cm，用拇指指腹探查胫骨粗隆（图7.18）。

2. 沿胫骨体继续向下触诊至内踝，可通过触诊胫骨体的边缘确定其宽度。

☑ 用手指触诊胫骨粗隆，请受检者轻度伸膝。这个动作可使髌韧带收紧，从而触及髌韧带在胫骨粗隆的附着处。触诊胫骨体时，你能感觉到其锐缘一直延伸至内踝吗？

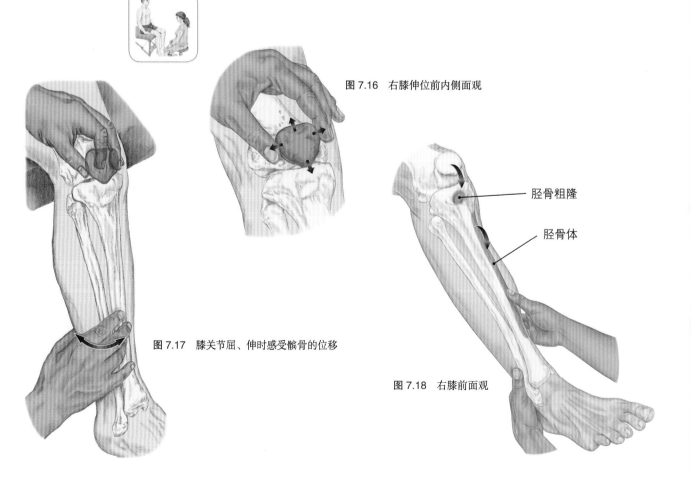

图7.16　右膝伸位前内侧面观

图7.17　膝关节屈、伸时感受髌骨的位移

胫骨粗隆

胫骨体

图7.18　右膝前面观

# 腓骨头

腓骨头位于小腿的外侧，有的突出明显，是股二头肌、部分比目鱼肌和腓侧副韧带的附着点。

✋腓骨头

1.受检者坐位，膝关节屈曲。找到胫骨粗隆。

2.手指向小腿外侧移动 7.5~10 cm，触诊腓骨头（图 7.19），并探查其尖端。

☑ 所触诊的腓骨头是否位于胫骨粗隆的外侧？可否绕其一周并勾勒出它的形状？股二头肌肌腱是否附着于腓骨头？

🔄 受检者俯卧位，膝关节屈曲 90°。追踪股二头肌肌腱并触诊其在腓骨头的止点。

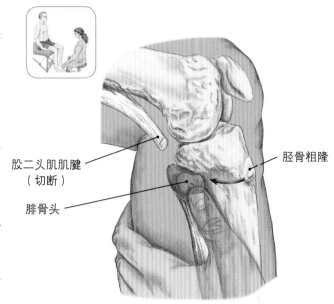

股二头肌肌腱（切断）

胫骨粗隆

腓骨头

图 7.19 右膝屈位外侧面观

# 探查2 "摇摆步伐"

## 胫骨平台

胫骨平台的内、外侧都在胫骨近端。胫骨平台上方的髁间隆起，因位于膝关节内而无法触及，但是位于髌韧带两侧的胫骨平台边缘则较易触及。

✋胫骨平台

1.受检者坐位，膝关节屈。将拇指置于髌骨任一侧。

2.向下滑动并按压组织。当拇指陷入股骨和胫骨之间的关节间隙时，会感到触诊的膝部组织变软。

3.继续向下触诊，直至触及胫骨平台边缘（图7.20）。沿各自方向触诊并追踪胫骨平台边缘。

☑ 你能触诊并追踪胫骨平台边缘直至膝盖两侧吗？你能触及胫骨平台边缘上方柔软的关节间隙吗？如果在触诊胫骨平台边缘的同时使受检者被动伸膝，你能感觉到它向髌骨靠拢吗？

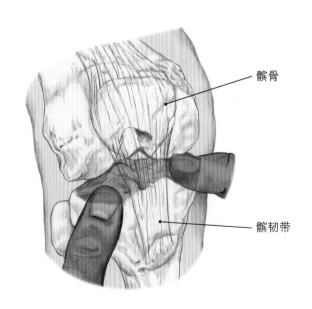

髌骨

髌韧带

图 7.20 右膝屈位前面观，触诊胫骨平台

✋胫骨平台外下方有一骨性隆起，即胫骨外侧髁（图7.15），是髂胫束的止点。自胫骨平台外侧向下，触诊并探查胫骨外侧髁的范围。伸膝时，胫骨外侧髁通常位于髌骨和腓骨头之间。

## 鹅足腱附着点

大腿的 3 条肌腱：缝匠肌、股薄肌和半腱肌，在膝内侧合为较大的鹅足腱，止于胫骨近端内侧（图 7.21）。相较而言，鹅足腱附着点是胫骨粗隆内侧的平坦区域。

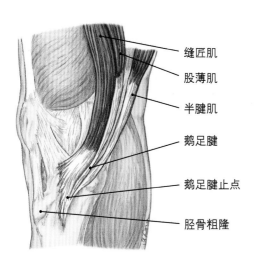

图 7.21　右膝，内侧面观

缝匠肌
股薄肌
半腱肌
鹅足腱
鹅足腱止点
胫骨粗隆

✋ 鹅足腱附着点

1. 受检者坐位，膝关节屈曲。找到胫骨粗隆。
2. 向内侧移动 2.5 cm，触诊平坦的鹅足腱附着点区域和相应肌腱（图 7.22）。

☑ 鹅足腱是否位于胫骨粗隆的内侧？是否在胫骨上端的前内侧？

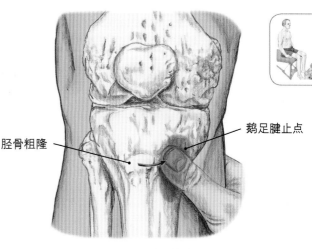

图 7.22　右膝，前面观

胫骨粗隆
鹅足腱止点

---

# 探查3　"双侧之丘"

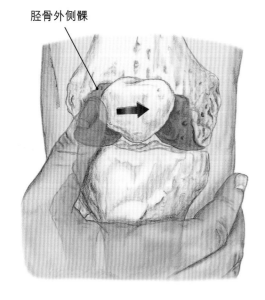

图 7.23　右膝，前面观

胫骨外侧髁

## 股骨髁缘

两个大而圆的股骨髁基本上是无法触及的，而邻近髌骨两侧的股骨髁缘则较易触及。当膝关节屈、伸时，股骨髁缘对追踪髌骨的运动轨迹起着重要作用。

✋ 股骨髁缘

1. 受检者仰卧位，膝关节完全伸直。找到髌骨侧缘。
2. 把髌骨向内推，使其滑出外侧髁，探查股骨外侧髁缘（图 7.23），并沿着它向下方的关节间隙触诊。
3. 以相同的方式触诊内侧髁边缘。比较内、外侧髁缘的大小、高度以及二者与髌骨之间的关系。

☑ 在髌骨下方触诊到股骨髁缘了吗？能继续沿着它们向下方的膝关节间隙触诊吗？

小腿和足部

## 股骨上髁

股骨外上髁是位于膝外侧的骨性结节，位于髂胫束深面、股二头肌腱前方，是腓侧副韧带的附着点。

股骨内上髁位于缝匠肌肌腱深面、股内侧肌下方，是胫侧副韧带的附着点。

✋ 股骨上髁

1. 受检者坐位，膝关节屈曲。找到髌骨。

2. 沿着髌骨向外触诊至膝外侧，探查此区域，注意外上髁位于腓骨头上方（图7.24）。

3. 返回髌骨，向内触诊至膝内侧的内上髁，注意它的圆形表面及质地，以及其位于胫股关节上方。

☑️ 腓骨头是位于外上髁的下方吗？能触到位于内上髁上方的股内侧肌吗？

## 收肌结节

收肌结节位于内上髁上方，在股内侧肌肌腹和腘绳肌肌腱之间。收肌结节通常易于触及，其较小的尖端从内上髁上方伸出，是大收肌肌腱的止点。

✋ 收肌结节

1. 受检者坐位，膝关节屈曲。找到股骨内上髁。

2. 沿着内上髁向上滑动触诊，当股骨内侧缘陷入软组织时，触诊收肌结节上的小突起（图7.25）。

3. 拇指前后弹拨大收肌肌腱。

☑️ 可否直接触及股骨内上髁？用拇指按压收肌结节上方的大收肌肌腱，嘱受检者轻度内收髋关节，可否感受到大收肌肌腱收缩绷紧并能弹压你的手指？

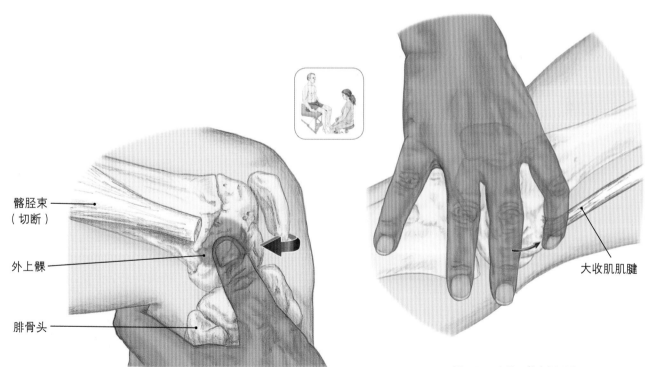

髂胫束（切断）

外上髁

腓骨头

图7.24 右膝，外侧面观

大收肌肌腱

图7.25 右膝，前内侧面观

## 踝与足部的骨

足骨包括 26 块骨（图 7.9，图 7.26~7.30）。

后足由距骨和跟骨组成。距骨与胫、腓骨形成距小腿关节，即踝关节。跟骨大而厚重，位于足跟。

中足由 5 块跗骨组成。跗骨较小、形状独特，

像腕骨一样紧密楔合在一起，在足背易于触及。

前足由长而浅表的跖骨和趾骨组成。与掌骨类似，每块跖骨均包括近端的底、中间的体和远端的头。趾由 2 块较大的趾骨组成，其余 4 趾均由 3 块趾骨组成。趾骨可于任一角度触及。

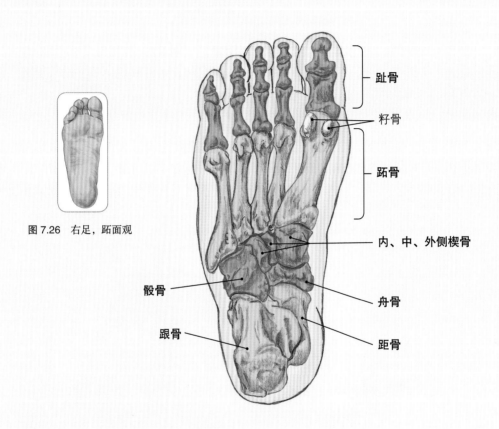

图 7.26　右足，跖面观

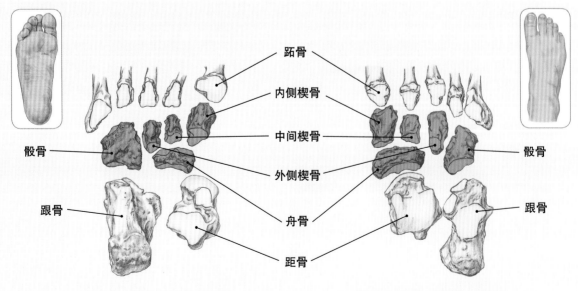

图 7.27　右足，跖面观，骨分离　　　图 7.28　右足，背面观，骨分离

# 踝与足部的骨性标志

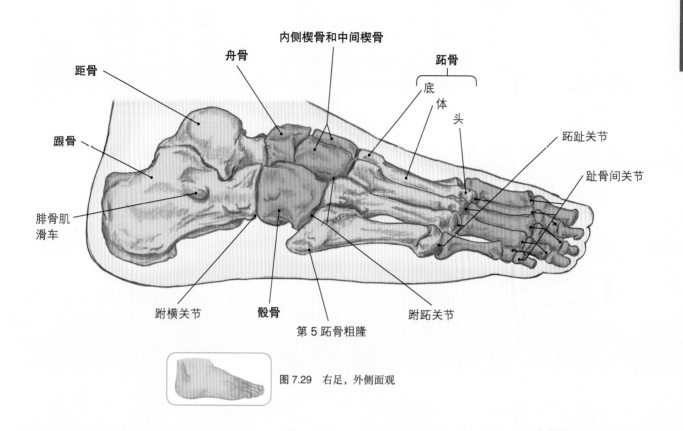

图 7.29　右足，外侧面观

距骨

跟骨

腓骨肌滑车

舟骨

内侧楔骨和中间楔骨

跖骨　底　体　头

跖趾关节

趾骨间关节

跗横关节　骰骨　第 5 跖骨粗隆　跗跖关节

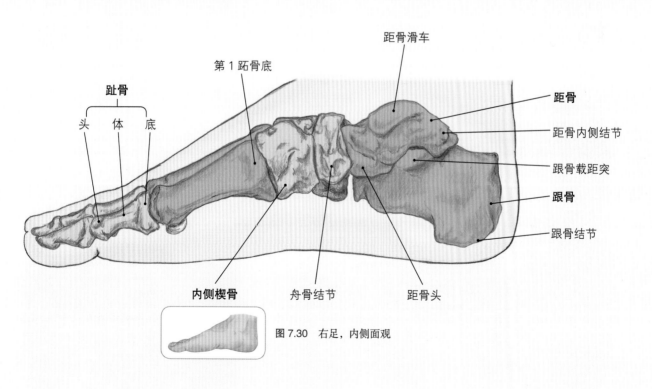

图 7.30　右足，内侧面观

趾骨　头　体　底

第 1 跖骨底

距骨滑车

距骨

距骨内侧结节

跟骨载距突

跟骨

跟骨结节

内侧楔骨　舟骨结节　距骨头

# 概述：骨性标志的探查

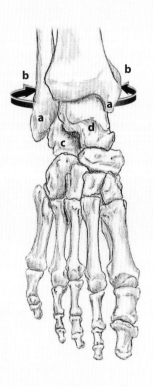

本次骨性标志的探查先是呈现后足和前足部，之后是更复杂的中足部骨性结构。

**探查 1**　"返回之路"——位于后足和踝部的骨和骨性标志

**a** 内踝和外踝
**b** 内、外踝沟
**c** 跟骨
　　跟骨结节
　　跟骨载距突
　　腓骨肌滑车
**d** 距骨
　　头
　　滑车
　　内侧结节

**探查 2**　"一列小猪"——触诊前足和足趾的骨和关节

**a** 趾
**b** 第 1 跖骨
**c** 第 2~5 趾骨
**d** 第 2~5 跖骨
**e** 第 5 跖骨粗隆

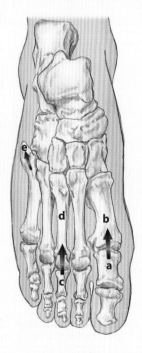

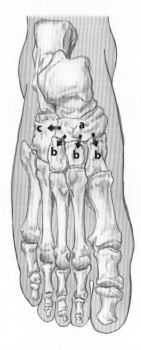

**探查 3**　"足之拱桥"——触诊位于足弓的中足的骨性结构

**a** 足舟骨和舟骨粗隆
**b** 内侧、中间和外侧楔骨
**c** 骰骨

与腕骨命名类似，跗骨的命名也与其形状有关：
　　骰骨　　骰子形
　　楔骨　　楔形
　　舟骨　　船形

## 内踝和外踝

外踝和内踝是踝部两侧的大而明显的骨性结节。较宽大的内踝位于胫骨远端，较细长的外踝则位于腓骨远端。

👋 内踝和外踝

坐位或仰卧位。触诊并比较内、外踝的大小和形状。触诊内、外踝的各面，观察外踝是如何比内踝更向远端突出的（图 7.31）。

☑️ 沿着胫骨向上触诊，可否连续触及内踝、胫骨体和胫骨粗隆？内踝是否比外踝更靠上？

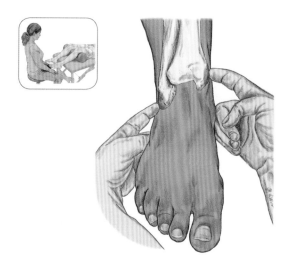

图 7.31　触诊内、外踝的各面

## 踝 沟

内、外踝的后方均有一小垂直沟，即内、外踝沟。踝沟为包绕踝关节周围的肌腱提供了稳定的杠杆支点。但也是因为上述肌腱附着在踝沟内外，故踝沟较难以触及。

👋 踝沟

1. 仰卧位或坐位。找到内踝。

2. 手指向后滑动约 1.3 cm，触诊内踝后方细长且垂直的内踝沟（图 7.32）。

3. 被动内翻受检者足部，缩短内踝周围软组织，探查内踝沟及其表面肌腱的长度。

4. 尝试用相同的方法触诊外踝和外踝沟，被动外翻受检者足部，缩短外踝周围软组织，进而定位外踝沟（图 7.33）。

☑️ 由于内、外踝沟都是垂直走行的，你能用手指追踪触诊每条踝沟，感受其位置和形状吗？

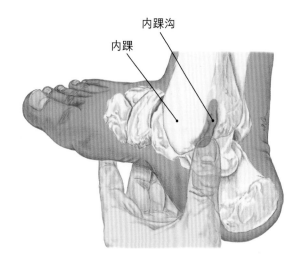

内踝沟

内踝

图 7.32　右足，后内侧面观

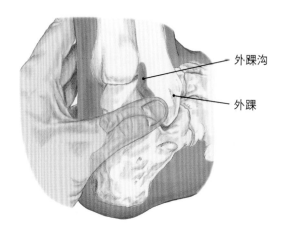

外踝沟

外踝

图 7.33　右足，后外侧面观

小腿和足部

# 跟 骨

## 跟骨结节、载距突和腓骨肌滑车

大而坚固的跟骨形成足跟，其位于距骨下方并向踝后方突出 5 cm。跟骨的内侧和外侧虽有肌腱附着，但均较易触及。跟骨结节为跟骨后方的一圆形凸起区域，跟腱就止于跟骨结节上方。

载距突位于跟骨内侧，距内踝下方约 2.5 cm（图 7.35）。形似平板，支撑着跟骨上方的距骨。载距突是三角韧带的附着点，位于屈肌腱深面，故只有其细小的尖端可被触及。

腓骨肌滑车位于足外侧（图 7.34），距外踝下方约 2.5 cm。该滑车较小、位置表浅，自跟骨表面突出，作用是协助稳定腓骨肌。

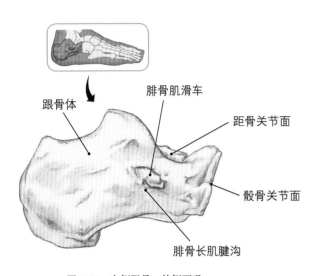

图 7.34　右侧跟骨，外侧面观

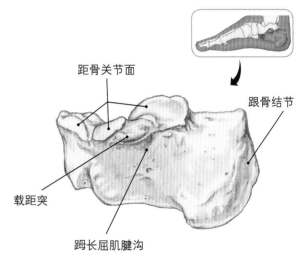

图 7.35　右侧跟骨，内侧面观

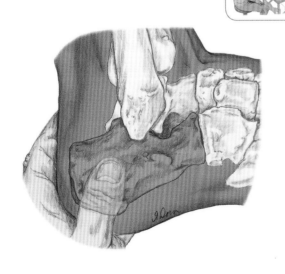

图 7.36　右足，外侧面观，探查跟骨

✋ 跟骨结节

1. 受检者仰卧位或坐位。将手指从内、外踝处向后下方滑动至足跟，触诊探查跟骨后部的形状和周长。

2. 转向跖面，触诊跟骨结节（图 7.36）。与其说是明显隆起，跟骨结节更像一处扁平凸起区域。

☑ 一手置于踝部，另一手置于跟骨结节，观察跟骨可向后延伸的距离。

## 🖐 载距突

1. 受检者仰卧位或坐位。使踝关节处于中立位，找到内踝。

2. 自内踝向下移动约 2.5 cm，触及载距突的细小尖端（图 7.37）。被动内翻被检者足部，使周围组织松解。

3. 触诊载距突及其周围的软组织。

✅ 载距突是位于内踝下方吗？自载距突继续向下触诊时，是否感觉到足底厚厚的组织？

## 🖐 腓骨肌滑车

1. 受检者仰卧位或坐位。踝关节背屈，找到外踝。

2. 自外踝向下移动 2.5 cm，探查小而表浅的腓骨肌滑车，其触诊感觉像是跟骨表面的一个小嵴（图 7.38）。被动外翻受检者足部，使周围组织放松。

3. 触诊腓骨肌滑车边缘及其下方的软组织。

✅ 腓骨肌滑车是位于外踝下方吗？自滑车继续向下触诊时，是否感觉到足底厚厚的组织？嘱受检者交替外翻和放松足部时，是否感觉到滑车两侧的腓骨肌肌腱？

内踝

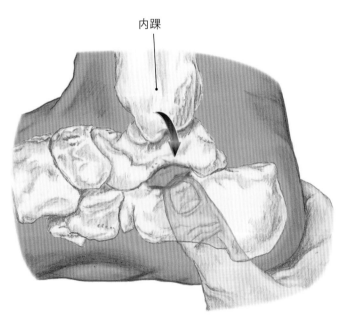

图 7.37　右踝，内侧面观，定位载距突

外踝

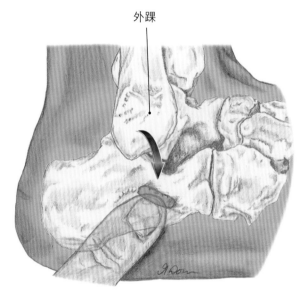

图 7.38　右踝，外侧面观，定位腓骨肌滑车

小腿和足部

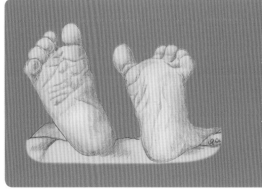

在世界上 200 种灵长类动物中，只有人类的足趾缺乏抓握功能。因为我们已不再爬树，人类的足已失去了很多像手一样的功能，主要作为维持直立行走的平台。

但这并不意味着我们的足趾不够灵活。婴儿足趾的抓握能力是穿鞋成年人的 20 倍。在土著文化社会中，人们在整个成年期依然保持着足趾的抓握能力，甚至可以用足趾穿针引线。在现代社会中，失去双手的人通过艰苦的训练，也可以完成一些书写、绣花等较复杂的操作。

# 距 骨

## 距骨头、距骨滑车和内侧结节

距骨有 3 个易触诊的骨性标志。距骨头呈圆形，其前部与舟骨相关节（图 7.39），其内侧部邻近舟骨结节后方，较易触及。距骨滑车是距骨体上方的大突起，楔入胫、腓骨远端之间（图 7.40）。距骨滑车的前部位于内、外踝之间。距骨内侧结节在内踝后方，为三角韧带的附着点。

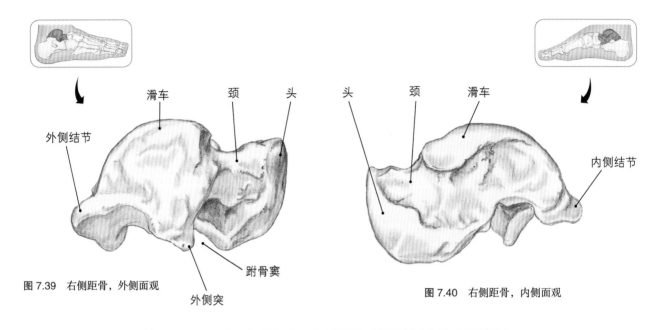

外侧结节　滑车　颈　头　跗骨窦　外侧突

图 7.39　右侧距骨，外侧面观

头　颈　滑车　内侧结节

图 7.40　右侧距骨，内侧面观

> 跟骨、距骨和骰骨都大致呈立方形。古罗马的士兵把这些骨头（可能是马骨）雕刻成骰子来玩。因此，距骨有时被称作 "astragalus"，在拉丁文里是 "死亡"（die）的意思，为骰子（dice）的单数形式。

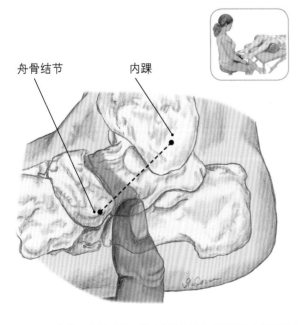

舟骨结节　内踝

图 7.41　右踝，内侧面观，通过舟骨结节和内踝连线定位距骨头

✋距骨头

1. 受检者仰卧位或坐位，踝关节处于中立位。找到舟骨结节。

2. 从舟骨结节向上触诊至距骨头，与舟骨结节相比，距骨头的触感更像是一个凹窝。

3. 通过被动内翻和外翻足部来辨认上述 2 个骨性标志。足内翻时，舟骨结节更突出；而足外翻时，距骨头更突出。

☑ 如果在内踝和舟骨结节之间连线，距骨头就位于这条线上（图 7.41）。

小腿和足部

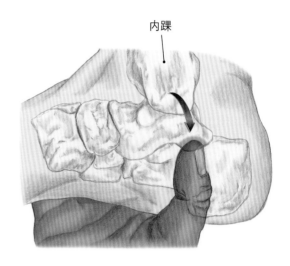

✋ 距骨滑车

1. 受检者仰卧位，被动内翻足部并跖屈。

2. 画一条水平线连接内、外踝，连线中点有一骨性突起，即距骨滑车。距骨滑车被周围肌腱包裹在深面，其靠近外踝处的突起更明显（图7.40）。

☑️ 你正在触诊的组织是硬的像骨一样不能移动，还是像韧带一样坚韧灵活？如果被动地把受检者的足移回中立位，触诊到的骨性突起（距骨滑车）是否好像消失在踝关节内？

✋ 内侧结节

1. 受检者仰卧位。找到内踝，有别于直接向下触诊载距突（图7.37），定位距骨内侧结节则需以 45° 角自内踝向踝后区触诊（图7.43）。

2. 被动背屈和跖屈踝关节，观察内侧结节是怎样在内踝周围滑动的。

内踝

图 7.43  右足，内侧面观，触诊距骨内侧结节

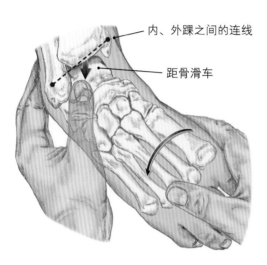

内、外踝之间的连线

距骨滑车

图 7.42  右足，背外侧观，足内翻并跖屈

---

探查 2    "一列小猪"

## 蹞 趾

蹞趾由两块趾骨组成。蹞趾的趾骨间关节是被支持韧带包绕的屈戌关节。第 1 跖趾关节位于足掌跖球处，是一个大球形的椭圆关节。

✋ 蹞指

1. 受检者坐位或仰卧位。触诊蹞趾的各个表面，区分足背和足底组织在厚度和质地上的差别（图7.44）。

2. 在运动范围内被动活动各关节并探查相应关节面。

☑️ 蹞趾近节趾骨是远节趾骨的 2 倍长吗？

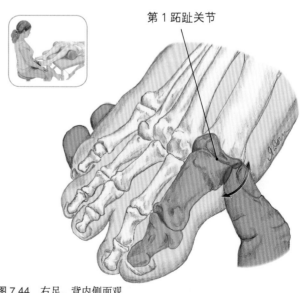

第 1 跖趾关节

图 7.44  右足，背内侧面观

## 第1跖骨

相较于细长的第2~5跖骨，第1跖骨短而粗壮。第1跖骨背侧和内侧面位置表浅，易于触及；其跖面包裹在一些厚实肌肉的深面（图7.45）。第1跖骨的近端向后与内侧楔骨形成关节（第1跗跖关节），该关节常在足背形成隆嵴，穿较紧的鞋时尤为明显。

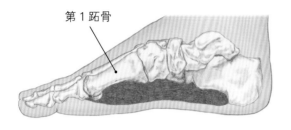

图7.45　右足，内侧面观，阴影区代表行于跖面的足底肌群

## 第2~5趾

与踇趾不同，第2~5趾均由3块趾骨组成。每个足趾均包括2个关节：近侧趾骨间关节和远侧趾骨间关节。

✋足趾

坐位或仰卧位。沿着足趾表面触诊，注意感受足趾间的薄弱组织。一次探查1个足趾，并在其运动范围内移动触诊该趾（图7.47）。

✋第1跖骨

1. 受检者坐位或仰卧位。在足内侧缘找到跖骨体。

2. 沿着跖骨体滑动触诊，探查其大小和长度。触诊跖骨头与内侧楔骨相关节处的隆嵴（图7.46）。

☑ 跖骨头和跖骨底是否比跖骨体更膨大？能感觉到跖骨体呈圆柱状吗？

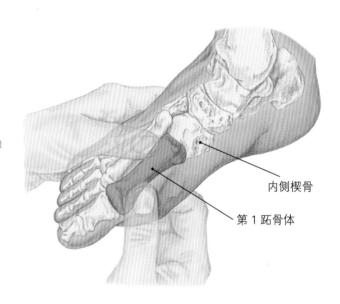

内侧楔骨

第1跖骨体

图7.46　右足，背内侧面观

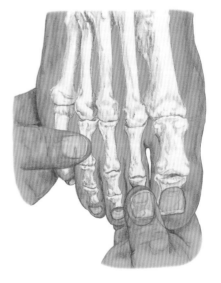

图7.47　探查趾骨

## 第 2~5 跖骨

细长的 2~5 跖骨两端，均有膨大的跖骨底和跖骨头。跖骨底相互靠拢，均与跗骨相关节（第 2~5 跗跖关节）。跖骨间的空隙由小块足固有肌填充，在足背易于触及。第 5 跖骨粗隆是一个表浅的骨性隆突，从第 5 跖骨底向外延伸，为腓骨短肌的止点。

✋ 跖骨

1. 坐位或仰卧位，双手握住受检者足部，在足背触诊第 2~5 跖骨的跖骨头。

2. 用拇指尖探查每块跖骨的长度及跖骨间空隙。触诊第 2~5 跖骨的跖骨体（图 7.48）。注意其是如何膨大形成跖骨底的。

✋ 第5跖骨粗隆

1. 坐位或仰卧位。找到第 5 跖骨体。

2. 沿着跖骨体向上触诊至第 5 跖骨底，向足外侧面突出的隆突即第 5 跖骨粗隆，探索其表面形状和周围的骨性标志（图 7.49）。

☑ 踝关节背屈时，第 5 跖骨粗隆是否位于外踝前方约 5 cm？你触及的第 5 跖骨粗隆与第 5 跖骨相连吗？

尽管穿鞋确实保护了我们的脚，降低踝部扭伤的概率，但也严重削弱了足弓的功能。有了鞋子的外部支持，我们的足弓不再需要适应各种地形，正常的肌肉支撑作用会相对减弱，进而内侧足弓塌陷，导致"扁平足"。

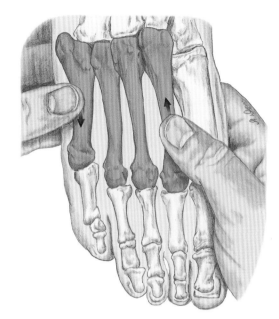

图 7.48　探查第 2~5 跖骨

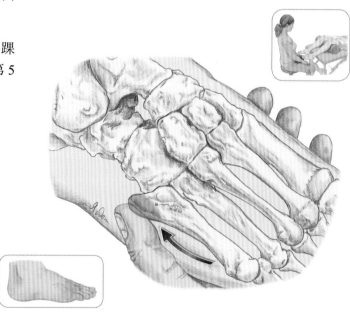

图 7.49　右足，背外侧面观，触诊第 5 跖骨粗隆

# 探查3 "足之拱桥"

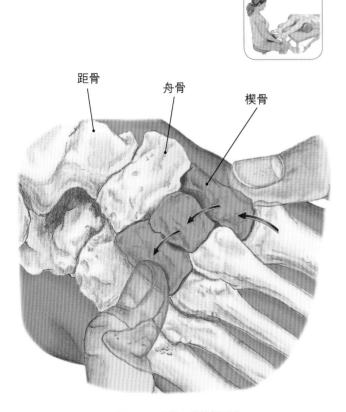

## 内侧、中间和外侧楔骨

3块楔骨在舟骨和距骨之间排成一排。内侧楔骨是胫骨前肌和胫骨后肌的附着点,其背面和内侧面可触及。中间楔骨和外侧楔骨像三明治一样被夹在内侧楔骨和骰骨之间,只能触到背面。

✋楔骨

1. 受检者坐位或仰卧位。找到第1跖骨底。

2. 从第1跖骨底向上滑动触诊至第1跗跖关节间隙,继续向上触诊至内侧楔骨。

3. 从内侧楔骨在足背依次向外滑动触诊,探查中间楔骨和外侧楔骨(图7.50)。

☑ 内侧楔骨是邻近第1跖骨底吗?能触到内侧楔骨和第1跖骨底之间的跗跖关节吗?如果追踪胫骨前肌肌腱的止点,是否也可触及内侧楔骨吗?

↻ 胫骨前肌肌腱从小腿下行至足背,并止于内侧楔骨的内侧面。嘱受检者背屈踝关节,沿着胫骨前肌肌腱向下追踪触诊,直至其止于内侧楔骨。

距骨　舟骨　楔骨

图7.50　右足,背外侧面观

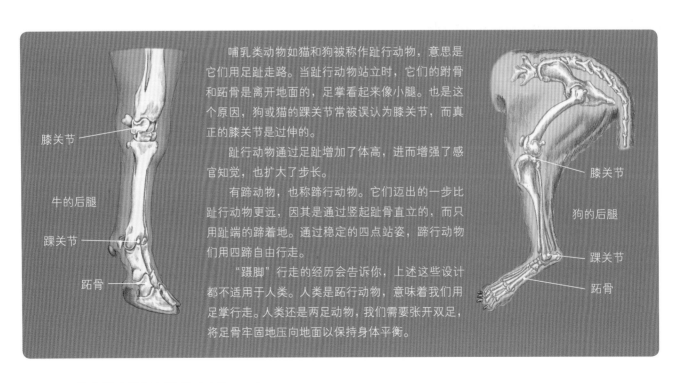

哺乳类动物如猫和狗被称作趾行动物,意思是它们用足趾走路。当趾行动物站立时,它们的跗骨和跖骨是离开地面的,足掌看起来像小腿。也是这个原因,狗或猫的踝关节常被误认为膝关节,而真正的膝关节是过伸的。

趾行动物通过足趾增加了体高,进而增强了感官知觉,也扩大了步长。

有蹄动物,也称蹄行动物。它们迈出的一步比趾行动物更远,因其是通过竖起趾骨直立的,而只用趾端的蹄着地。通过稳定的四点站姿,蹄行动物们用四蹄自由行走。

"蹑脚"行走的经历会告诉你,上述这些设计都不适用于人类。人类是跖行动物,意味着我们用足掌行走。人类还是两足动物,我们需要张开双足,将足骨牢固地压向地面以保持身体平衡。

膝关节　牛的后腿　踝关节　跖骨

膝关节　狗的后腿　踝关节　跖骨

小腿和足部

## 足舟骨

呈扁豆状的足舟骨被内侧、中间楔骨和距骨夹在中间。足舟骨的背面和内侧面表浅，易于触及。表浅的舟骨结节在足内侧缘突出，是胫骨后肌及跟舟足底韧带的附着部位。

✋足舟骨

1. 受检者坐位或仰卧位。找到第 1 跖骨底。

2. 沿着足内侧触诊，向上触及内侧楔骨及其与足舟骨之间的细长关节（舟骨—内侧楔骨关节）。

3. 触及足舟骨表面时，探查舟骨结节的形状和大小（图 7.51）。舟骨结节在内踝前下方 2~5 cm 的位置。

☑ 触诊的足舟骨是最靠足内侧突出的骨吗？如果一指放在第 5 跖骨粗隆，另一指放在舟骨结节处，你能发现第 5 跖骨粗隆在舟骨结节的远端吗？（见右下方框）

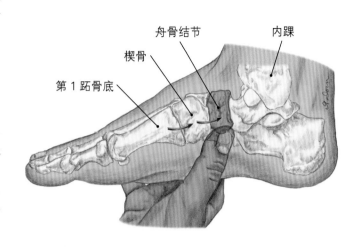

图 7.51 右足内侧面观

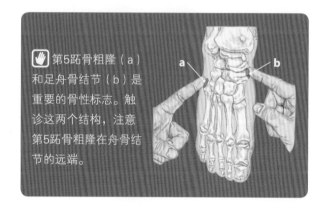

✋第5跖骨粗隆（a）和足舟骨结节（b）是重要的骨性标志。触诊这两个结构，注意第5跖骨粗隆在舟骨结节的远端。

## 骰 骨

顾名思义，骰骨是立方体形的，其 4 个侧面中的 3 个分别与第 4~5 跖骨、外侧楔骨及跟骨相邻。骰骨背面部分被趾短伸肌的肌腹所覆盖，鉴于其位置狭窄和被肌肉覆盖，骰骨仅小部分可被触及。

✋骰骨

1. 受检者坐位或仰卧位。在第 5 跖骨粗隆与外踝之间画一连线。

2. 沿此线触诊，骰骨距离第 5 跖骨粗隆约 1.3 cm（图 7.52）。

☑ 骰骨在第 5 跖骨粗隆的近端吗？当足背屈时，骰骨是否在外踝前下方约 2.5 cm 处？

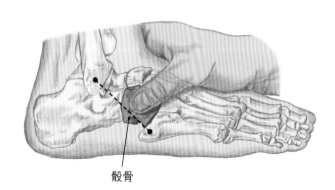

骰骨

图 7.52 右足，外侧面观，在第 5 跖骨粗隆与外踝之间连线以定位骰骨

# 概述：小腿肌和足肌

与前臂和手类似，小腿和足也有较多肌肉。大部分小腿肌和足肌易于触诊，且多以功能进行命名。小腿肌可分为4群：

a. 较大的腓肠肌和比目鱼肌构成后群的小腿三头肌。

b. 细长的腓骨短肌和腓骨长肌位于小腿外侧面。

c. 踝关节和足趾的伸肌（胫骨前肌、趾长伸肌和姆长伸肌）分布在小腿前部和足背。

d. 踝关节和足趾的屈肌包括胫骨后肌、趾长屈肌和姆长屈肌，其位于小腿后区腓肠肌和比目鱼肌的深面。

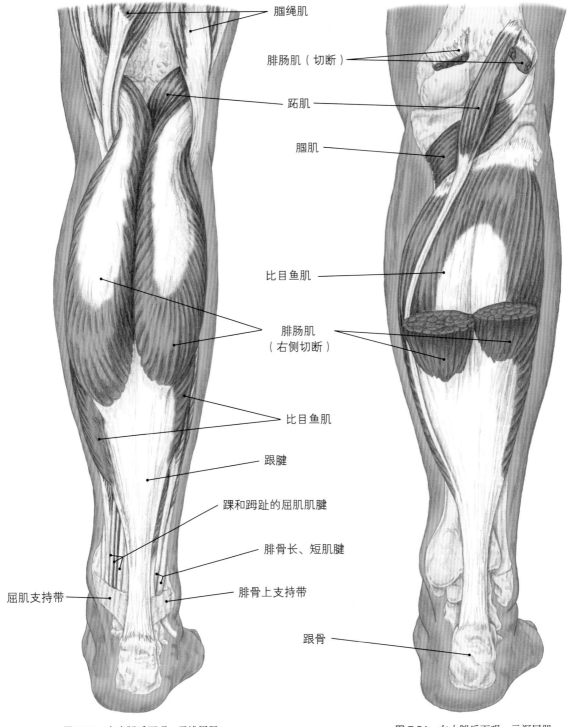

腘绳肌

腓肠肌（切断）

跖肌

腘肌

比目鱼肌

腓肠肌（右侧切断）

比目鱼肌

跟腱

踝和姆趾的屈肌肌腱

腓骨长、短肌腱

屈肌支持带

腓骨上支持带

跟骨

图 7.53　右小腿后面观，示浅层肌　　　　　图 7.54　右小腿后面观，示深层肌

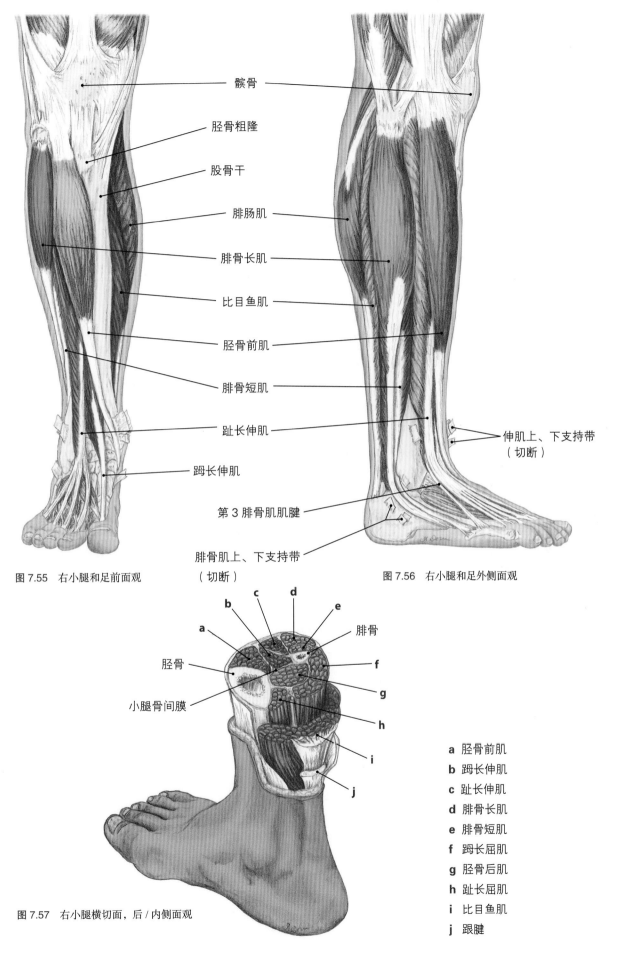

髌骨

胫骨粗隆

股骨干

腓肠肌

腓骨长肌

比目鱼肌

胫骨前肌

腓骨短肌

趾长伸肌

蹬长伸肌

第 3 腓骨肌肌腱

腓骨肌上、下支持带
（切断）

伸肌上、下支持带
（切断）

图 7.55 右小腿和足前面观

图 7.56 右小腿和足外侧面观

腓骨

胫骨

小腿骨间膜

图 7.57 右小腿横切面，后 / 内侧面观

a 胫骨前肌

b 蹬长伸肌

c 趾长伸肌

d 腓骨长肌

e 腓骨短肌

f 蹬长屈肌

g 胫骨后肌

h 趾长屈肌

i 比目鱼肌

j 跟腱

小腿和足部

# 概述：小腿肌和足肌（续）

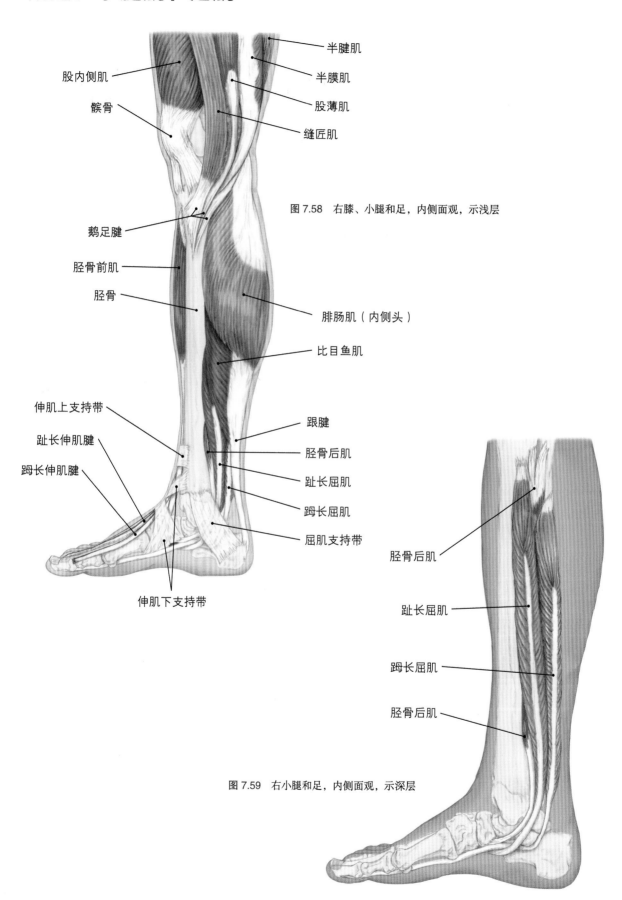

半腱肌

半膜肌

股内侧肌

股薄肌

髌骨

缝匠肌

图 7.58　右膝、小腿和足，内侧面观，示浅层

鹅足腱

胫骨前肌

胫骨

腓肠肌（内侧头）

比目鱼肌

伸肌上支持带

趾长伸肌腱

跟腱

胫骨后肌

拇长伸肌腱

趾长屈肌

拇长屈肌

屈肌支持带

伸肌下支持带

胫骨后肌

趾长屈肌

拇长屈肌

胫骨后肌

图 7.59　右小腿和足，内侧面观，示深层

# 协同肌

按照运动功能依次列出诸肌。星号代表该肌未在图中显示。

## 踝关节

（距小腿关节）

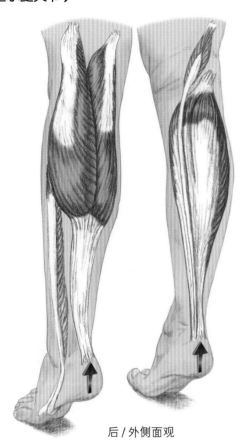

后 / 外侧面观

**跖屈**

（对抗背屈）

腓肠肌

比目鱼肌

胫骨后肌

腓骨长肌（协助）

腓骨短肌（协助）

趾长屈肌（弱）

踇长屈肌（弱）

跖肌（弱）

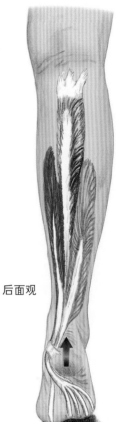

后面观

**背屈**

（对抗跖屈）

胫骨前肌

趾长伸肌

踇长伸肌

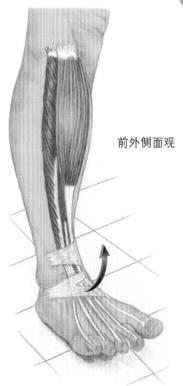

前外侧面观

## 足和趾

（距跗关节、跗骨间关节、跗跖关节、跖趾关节、
近端趾骨间关节和远端趾骨间关节）

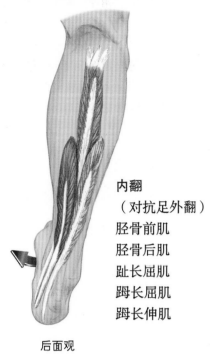

内翻
（对抗足外翻）
胫骨前肌
胫骨后肌
趾长屈肌
蹬长屈肌
蹬长伸肌

后面观

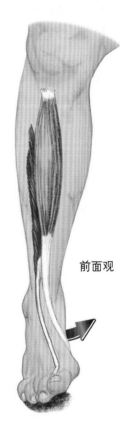

前面观

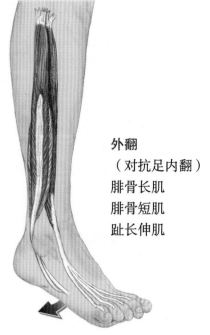

外翻
（对抗足内翻）
腓骨长肌
腓骨短肌
趾长伸肌

前外侧面观

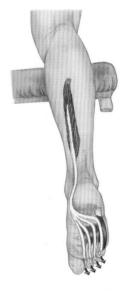

后面 / 跖面观
趾屈

屈第 2~5 趾
（对抗伸趾）
趾长屈肌
趾短屈肌
蚓状肌 *
足底方肌（协助）*
骨间背侧肌（第 2~4 趾）*
骨间足底肌（第 3~5 趾）*
小趾展肌（第 5 趾）
小趾短屈肌（第 5 趾）*

伸第 2~5 趾
（对抗屈趾）
趾长伸肌
趾短伸肌（第 2~4 趾）
蚓状肌 *

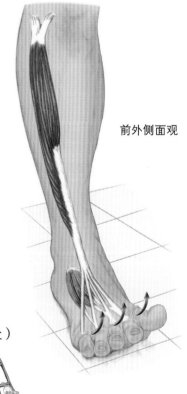

前外侧面观

# 小腿肌和足肌

## 腓肠肌和比目鱼肌

小腿后部的大块肌由腓肠肌和比目鱼肌组成，它们合称"小腿三头肌"，向下形成强大的跟腱。腓肠肌和比目鱼肌均易于触及。

表浅的腓肠肌有两个头，跨过两个关节，即膝关节和踝关节（图 7.60）。较短的腓肠肌两头在腘绳肌腱之间向下，在小腿中段续为跟腱。尽管腓肠肌得名于希腊语的"小腿肚"，表明其膨隆的外形，但与厚实的比目鱼肌相比，腓肠肌相对较薄。

比目鱼肌位于腓肠肌的深面，其内、外侧肌纤维自小腿边缘膨出，肌腹向下延伸的距离超过腓肠肌两头（图 7.62）。比目鱼肌有时被称为"第二心脏"，因其强力收缩能帮助血液从小腿回流至心脏。

### 腓肠肌

| | |
|---|---|
| **A** | 屈膝关节（胫股关节）<br>跖屈踝关节（距小腿关节） |
| **O** | 股骨的内、外侧髁后面 |
| **I** | 以跟腱止于跟骨 |
| **N** | 胫神经 S1，S2 |

### 比目鱼肌

| | |
|---|---|
| **A** | 跖屈踝关节（距小腿关节） |
| **O** | 比目鱼肌线；胫骨上部后面；腓骨头后面 |
| **I** | 以跟腱止于跟骨 |
| **N** | 胫神经 L5，S1，S2 |

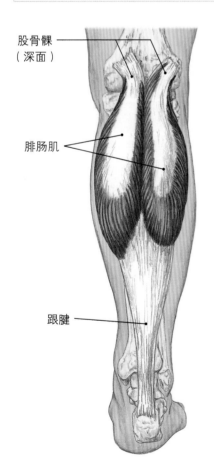

图 7.60　右小腿后面观

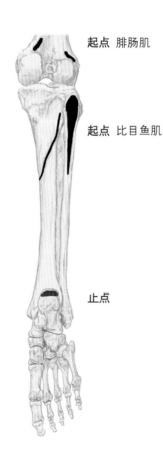

图 7.61　右小腿后面观，足跖屈，示小腿三头肌的起止点

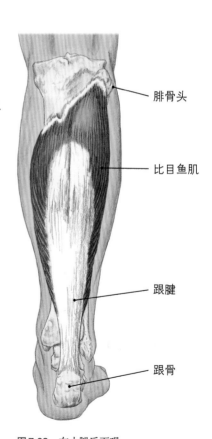

图 7.62　右小腿后面观，移去腓肠肌

为什么跟腱最早被称作阿喀琉斯腱（Achilles tendon）呢？在希腊神话中，英雄阿喀琉斯在刚出生时就被母亲倒提着足踝浸入冥河，使其除了足后跟外刀枪不入。在特洛伊战争中，阿喀琉斯被一支毒箭射穿脚后跟丧命。

因此，阿喀琉斯之踵（Achilles'heel）现用来比喻微小却致命的弱点。

✋ 腓肠肌和比目鱼肌—站立位 #1

1. 让受检者扶着椅子用足趾站立。

2. 触诊小腿后部，追踪腓肠肌椭圆形的两头向下至膝后部。继续向下触诊，腓肠肌内侧头比外侧头延伸得更低（图 7.63）。

3. 移至腓肠肌下份，触诊比目鱼肌下部（图 7.64），探查从腓肠肌两侧膨出的比目鱼肌的内、外侧肌腹。

4. 继续沿两肌向下触诊至会合成的跟腱。

☑ 你能在腘绳肌肌腱之间触及腓肠肌两头吗？腓肠肌内侧头是否比外侧头稍长？能区分坚韧、致密的跟腱和柔软的肌腹在质地上的差异吗？

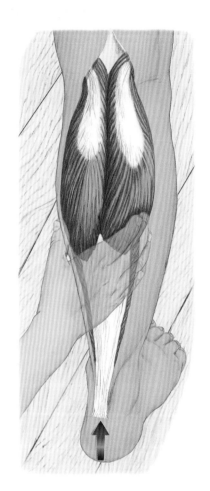

图 7.63 受检者逐渐抬起足跟，踮足尖站立

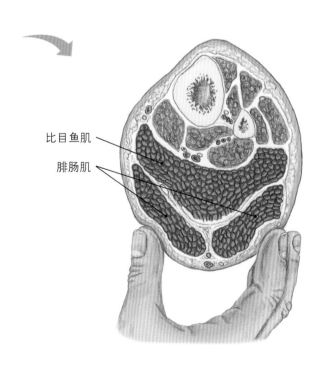

比目鱼肌

腓肠肌

图 7.64 右小腿横断面，上面观

**什么时候使用腓肠肌和比目鱼肌？**

· 踮起足尖从栅栏上窥视

· 步行、奔跑、攀爬——所有形式的行走

· 负重攀爬陡峭的山峰（用力量和平衡保持跖屈）

· 在法国阿尔卑斯山折磨人的急转弯赛段上骑自行车

### 🔄 腓肠肌和比目鱼肌—站立位#2

1. 尽管腓肠肌和比目鱼肌位于小腿后部，但也可于前方触及。嘱受检者踮足站立，将手置于胫骨体处。

2. 沿胫骨体向内触诊，感受从小腿内侧膨出的肌肉团块（图 7.65），即为小腿三头肌。

3. 仰卧位，放松小腿。拇指沿胫骨体内侧缘向深层触诊，准确定位比目鱼肌。

### 🔄 腓肠肌和比目鱼肌—俯卧位

1. 受检者俯卧位。膝关节屈曲 90°，探查小腿三头肌质软、块状的肌腹，以及厚实坚韧的跟腱。

2. 膝关节屈曲时，腓肠肌变短且无法协助足跖屈。嘱受检者被动跖屈，以便分离比目鱼肌，观察此时比目鱼肌收缩变厚，而表浅较薄的腓肠肌肌腹依旧松弛（图 7.66）。

☑️ 你能区分坚韧、致密的跟腱和柔软的肌腹在质地上的差异吗（图 7.67）？

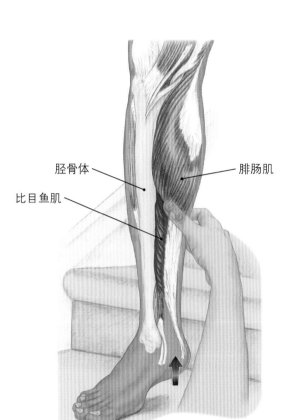

图 7.65　右小腿，前内侧面观，踮脚站立

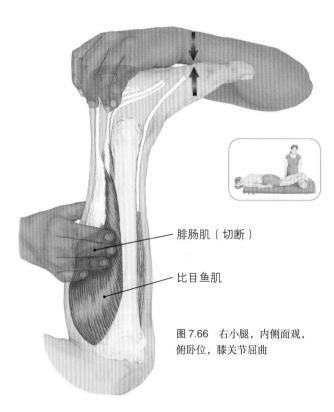

图 7.66　右小腿，内侧面观，俯卧位，膝关节屈曲

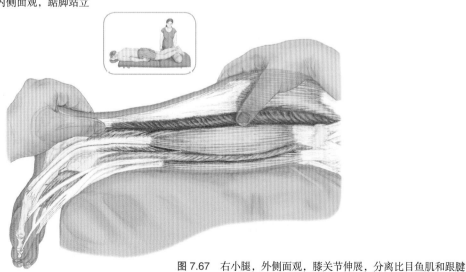

图 7.67　右小腿，外侧面观，膝关节伸展，分离比目鱼肌和跟腱

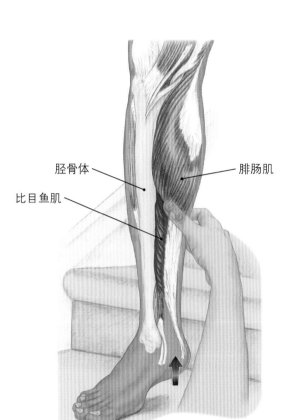标注：胫骨体、比目鱼肌、腓肠肌

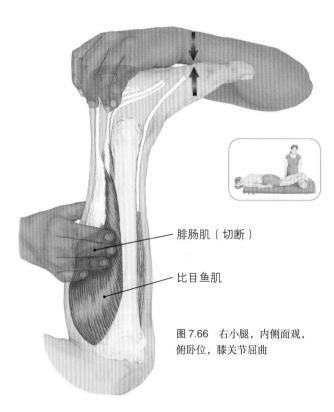标注：腓肠肌（切断）、比目鱼肌

# 跖 肌

跖肌的肌腹短小，但其肌腱是人体最长的。跖肌的肌腹在腘窝内斜行于腓肠肌两头之间，肌腱则沿着小腿下行止于跟骨（图 7.68）。尽管跖肌的肌腹位置较窄小，但较易触及。

从进化的角度而言，跖肌是足部强大的跖屈肌的退化肌肉。爬行动物的跖肌，仍然保留着这一古老而强大的跖屈肌特性，在爬行前进中起重要作用。

## 跖肌

| | |
|---|---|
| **A** | 微弱的踝关节跖屈（距小腿关节）<br>微弱的膝关节屈曲（胫股关节） |
| **O** | 股骨外侧髁上线 |
| **I** | 融入跟腱止于跟骨 |
| **N** | 胫神经 L4，L5，S1，S2 |

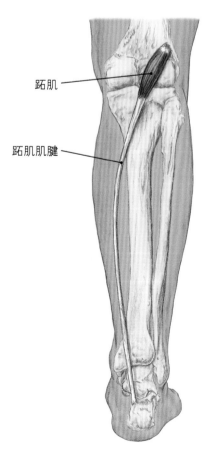

图 7.68 右小腿，后面观

## 🖐 跖肌

1. 受检者俯卧位，膝关节屈曲。找到腓骨头。

2. 移动拇指到腘窝，腓肠肌内、外侧头之间（在腘窝内小幅度上滑拇指，分离腓肠肌两头和跖肌）。

3. 在腓肠肌两头之间，用拇指缓慢深入游离膝后区组织（图 7.69）。探查约 2.5 cm 宽、从外到内斜向下行的跖肌肌腹，定位准确时用拇指画出肌腹的形状。

☑ 找到腓骨头的内上方了吗？是否定位到腓肠肌两头之间？摸到的肌腹是否为 1~2 个手指宽且呈纤维斜形？

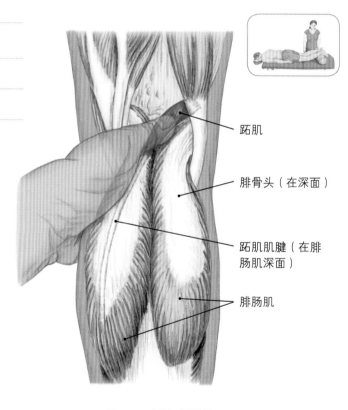

跖肌

腓骨头（在深面）

跖肌肌腱（在腓肠肌深面）

腓肠肌

图 7.69 右膝，后面观

> 小腿的跖肌和前臂的掌长肌有明显相似之处：两块肌都具有短肌腹长肌腱的特征，功能有限，近 10% 的人两块肌缺如。

# 腘 肌

顾名思义，腘肌位于腘窝内，其肌腹短小，肌纤维斜行（图 7.70，7.71）。腘肌位于腓肠肌和跖肌上部肌纤维的深面，为膝后区位置最深的肌，故难以触及。但是，止于胫骨后部的腘肌肌腱可触及。虽然腘肌仅是膝关节较弱的屈肌，但在伸直的膝关节开始屈曲时，腘肌对解锁膝关节有重要作用，也得名"解锁膝关节的钥匙"。

**腘肌**

| | |
|---|---|
| **A** | 内旋屈曲的膝关节（胫股关节）<br>屈膝关节（胫股关节） |
| **O** | 股骨外侧髁 |
| **I** | 胫骨后面上部 |
| **N** | 胫神经 L4, 5, S1 |

👋 **腘肌**

1. 俯卧位，膝关节屈曲。先定位胫骨粗隆，然后沿胫骨体表面向内向后触诊腘肌的一部分。

2. 在胫骨后面把覆盖其上的比目鱼肌和腓肠肌推至一边，进而探查腘肌肌腱（图 7.73）。

3. 尽管腘肌不易触及，但如果触诊胫骨体后面上方，将会找到附着其上的腘肌肌腱。

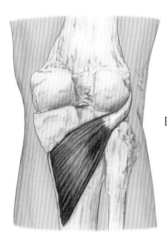

图 7.70 右膝，后面观，示腘肌

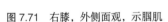

图 7.71 右膝，外侧面观，示腘肌

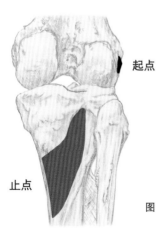

起点

止点

图 7.72 腘肌起止点

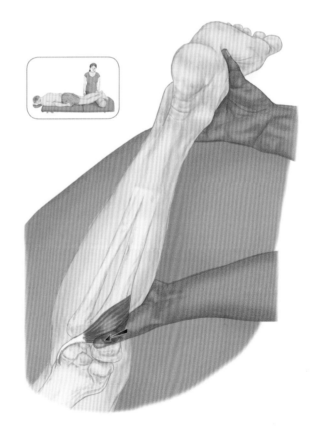

图 7.73 右膝，后面观，腓肠肌和比目鱼肌深面探查腘肌

小腿和足部

## 腓骨长肌和腓骨短肌

腓骨长肌和腓骨短肌均较细长，位于腓骨外侧（图 7.74）。更准确的位置是其位于趾长伸肌和比目鱼肌之间。部分腓骨短肌被腓骨长肌所覆盖，但二者都易于触及。它们的肌腱在外踝后方，沿足外侧缘向远端走行，位置表浅易于触诊（图7.75）。

### 腓骨长肌

| | |
|---|---|
| **A** | 足外翻<br>协助跖屈踝关节（距小腿关节） |
| **O** | 腓骨头和腓骨外侧面上 2/3 部 |
| **I** | 第 1 跖骨底及内侧楔骨 |
| **N** | 腓浅神经 L4，L5，S1 |

### 腓骨短肌

| | |
|---|---|
| **A** | 足外翻<br>协助跖屈踝关节（距小腿关节） |
| **O** | 腓骨外侧面下 1/3 部 |
| **I** | 第 5 跖骨粗隆 |
| **N** | 腓浅神经 L4，L5，S1 |

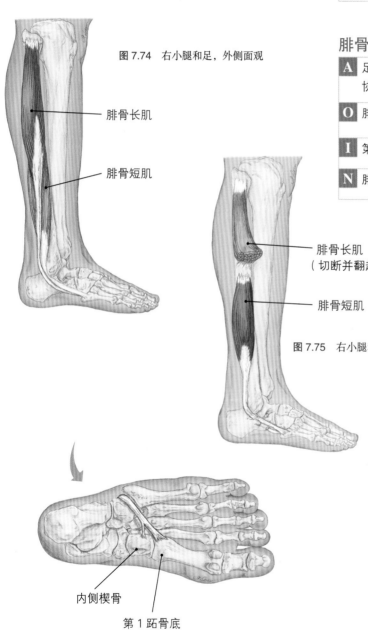

图 7.74　右小腿和足，外侧面观

腓骨长肌

腓骨短肌

腓骨长肌
（切断并翻起）

腓骨短肌

图 7.75　右小腿和足，外侧面观

内侧楔骨

第 1 跖骨底

图 7.76　右足，跖面观，示腓骨长肌腱

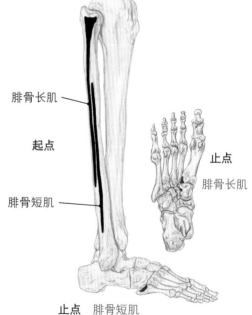

腓骨长肌

起点

腓骨短肌

止点

腓骨长肌

止点　腓骨短肌

图 7.77　腓骨长、短肌起止点

## ✋腓骨长、短肌

1. 受检者侧卧位。双手分置于腓骨头和外踝上，腓骨长、短肌的肌腹就在两个骨性标志之间（图 7.78）。

2. 双手置于两个标志之间，嘱受检者交替外翻和放松足部，体验腓骨肌在足外翻时被拉紧的感觉。做上述检查动作时，有时还可观察到小腿外侧形成的凹陷（图 7.79）。

3. 当受检者持续外翻和放松足部时，沿腓骨长肌向上触及腓骨头。之后追踪腓骨长、短肌向下，探查在外踝后方绕行的肌腱。

4. 追踪腓骨短肌肌腱直至第 5 跖骨底（图 7.80）。

☑ 你的手指在腓骨头和外踝之间的小腿外侧缘吗？能将细长的腓骨肌与大的腓骨肌和比目鱼肌外侧缘区分吗？能感觉到腓骨短肌的肌腱附着在第 5 跖骨的基底部吗？

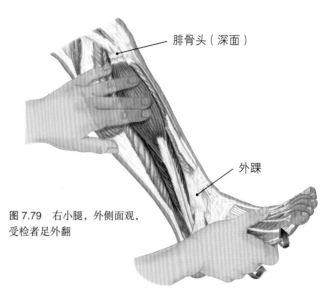

图 7.79　右小腿，外侧面观，受检者足外翻

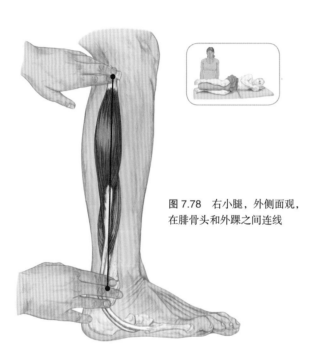

图 7.78　右小腿，外侧面观，在腓骨头和外踝之间连线

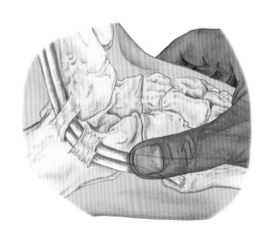

图 7.80　右踝，外侧面观，触诊腓骨肌肌腱

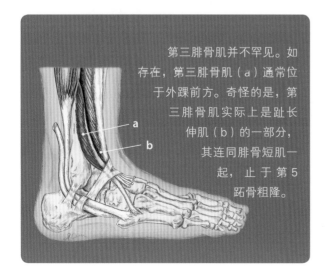

第三腓骨肌并不罕见。如存在，第三腓骨肌（a）通常位于外踝前方。奇怪的是，第三腓骨肌实际上是趾长伸肌（b）的一部分，其连同腓骨短肌一起，止于第 5 跖骨粗隆。

### 什么时候使用腓骨肌群？

· 刮掉靴子外侧的泥浆（足外翻）
· 徒步走在岩石小路时（稳定足部的特定运动）
· 滑冰或滑雪（离地时的足外翻）

# 踝和趾的伸肌

胫骨前肌
趾长伸肌
姆长伸肌

上述足外在肌位于小腿前区，在胫骨体和腓骨肌群之间。在踝部，这3块肌的肌腱均在伸肌支持带的深面穿过。胫骨前肌大而表浅，位于胫骨体外侧，最易从肌群中分离触及（图7.81）。

趾长伸肌位于胫骨前肌和腓骨肌群之间，部分表浅，其4个肌腱在足背清晰可见（图7.82，7.83）。姆长伸肌的肌腹在胫骨前肌和趾长伸肌深面，只能间接触及（图7.84），但与趾长伸肌类似，其连于姆趾的远端肌腱在足背也清晰可见。

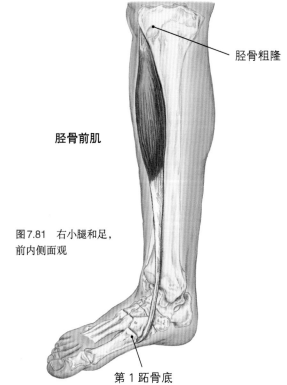

胫骨前肌

胫骨粗隆

图7.81 右小腿和足，
前内侧面观

第1跖骨底

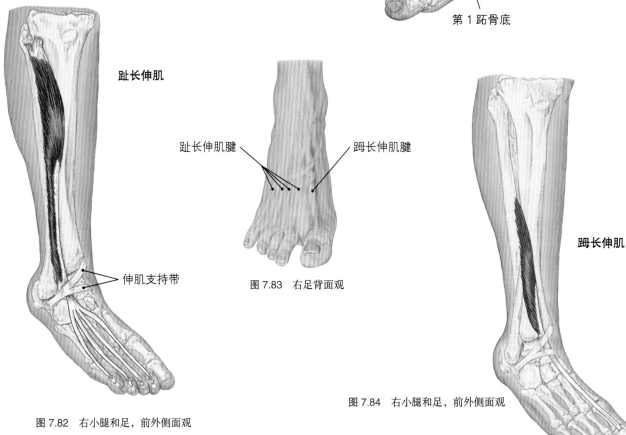

趾长伸肌

趾长伸肌腱

姆长伸肌腱

伸肌支持带

图7.83 右足背面观

姆长伸肌

图7.84 右小腿和足，前外侧面观

图7.82 右小腿和足，前外侧面观

## 什么时候使用伸肌?

· 用一只足保持平衡

· 穿脱鞋袜

· 步态摆动时（用足尖着地后再抬起足，让足离开地面）

## 胫骨前肌

**A** 足内翻，背屈踝关节（距小腿关节）

**O** 胫骨外侧踝；胫骨上外侧面；骨间膜

**I** 内侧楔骨和第 1 跖骨底

**N** 腓深神经 L4，L5，S1

## 趾长伸肌

**A** 伸第 2~5 趾（跖趾关节和趾骨间关节）
背屈踝关节（距小腿关节）
足外翻

**O** 胫骨外侧踝；腓骨体前面；骨间膜

**I** 第 2~5 趾的中、远节趾骨

**N** 胫神经 L4，L5，S1

## 𧿹长伸肌

**A** 伸𧿹趾（跖趾关节和趾骨间关节）
背屈踝关节（距小腿关节）
足内翻

**O** 腓骨前面中份和骨间膜

**I** 𧿹趾远节趾骨

**N** 腓深神经 L4，L5，S1

✋ 胫骨前肌

1. 受检者仰卧位。找到胫骨体，向外触及胫骨前肌。

2. 嘱受检者背屈踝关节，触诊胫骨前肌约两指宽的长肌腹（图 7.86）。

3. 踝背屈时向下触诊，肌腹续为厚实的肌腱，继续沿足内侧缘追踪，直至其在内侧楔骨的止点。

☑ 当受检者交替背屈和放松踝时，你能看到并触及踝部上方的胫骨前肌腱吗？嘱受检者足内翻，注意胫骨前肌是否参与？能分清肌腱在何处穿过伸肌支持带深面吗？

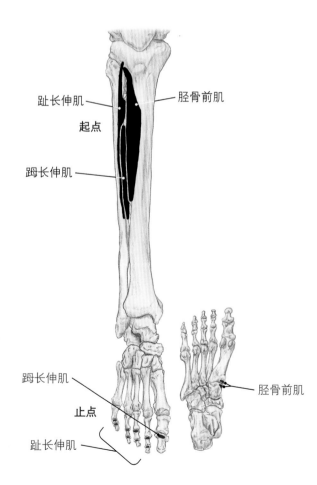

图 7.85　踝和趾伸肌的起止点

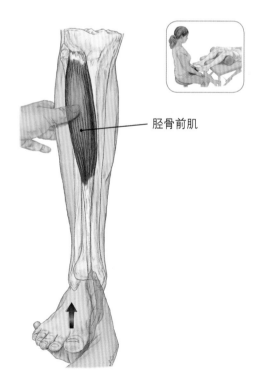

图 7.86　右小腿，前面观

第七章　小腿和足部 ✦ **379**

✋趾长伸肌

1. 受检者仰卧位。最简单的触诊方法是从趾长伸肌远端的肌腱开始。嘱受检者伸趾，在足背轻松辨认并触诊其 4 条肌腱。

2. 继续伸趾，追踪肌腱至踝部，注意 4 条肌腱汇成一个腱束，在伸肌支持带的深面通过（图 7.87）。

3. 沿着肌腱向上触诊，在胫骨前肌和腓骨肌群之间探查趾长伸肌细长的肌腹。

☑ 在足背找到趾长伸肌腱和胫骨前肌腱，嘱受检者在背屈时缓慢地做足内翻和足外翻。你能感觉到胫骨前肌在内翻时收紧而趾长伸肌在外翻时收紧吗？

✋踇长伸肌

1. 受检者仰卧位。嘱受检者伸踇趾，可轻松辨认并触诊沿着足背到踇趾的致密肌腱（图 7.88）。

2. 继续伸踇趾，追踪肌腱至踝部，注意踇长伸肌位于胫骨前肌腱和趾长伸肌腱之间，部分在它们的深面。

☑ 你能从踇趾追踪肌腱到足背吗？你能在足背分辨 3 块伸肌（趾长伸肌，踇长伸肌，胫骨前肌）的肌腱吗？

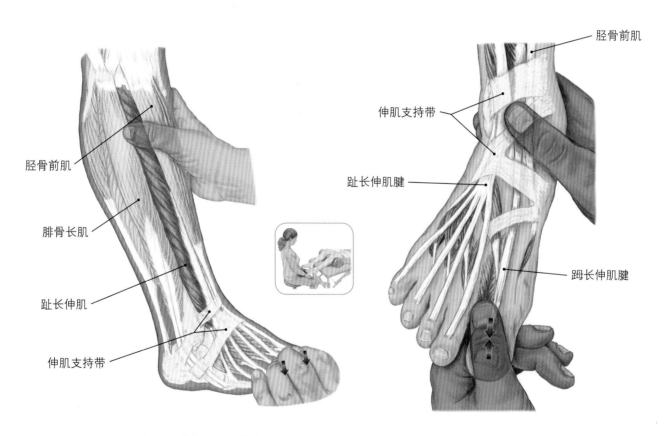

图 7.87 右小腿，外侧面观，对抗伸趾

图 7.88 右足，背面观，对抗伸踇趾

## 踝和趾的屈肌

### 胫骨后肌　趾长屈肌　蹈长屈肌

这3块细长的屈肌位于小腿后部，腓肠肌和比目鱼肌的深面，主要功能是足内翻和屈趾（图7.89）。这3块深层肌仅有一小部分可在小腿内侧触及，具体位置是胫骨体与跟腱内侧缘之间，

在此区域可直接触诊这些屈肌的下部肌束和肌腱（图7.93）。3块屈肌的肌腱绕过内踝并从屈肌支持带深面穿过。胫后动脉和胫神经在踝部内侧的肌腱之间走行。

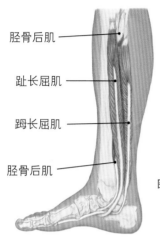

胫骨后肌
趾长屈肌
蹈长屈肌
胫骨后肌

图 7.89　右小腿和足，内侧面观

> **什么时候使用屈肌?**
>
> ・用足尖走路
> ・徒步行于岩石小路时（稳定足和踝部的特定运动）
> ・躺在浴缸里用你的足趾拧开水龙头（足和踝部精细运动时的屈趾）

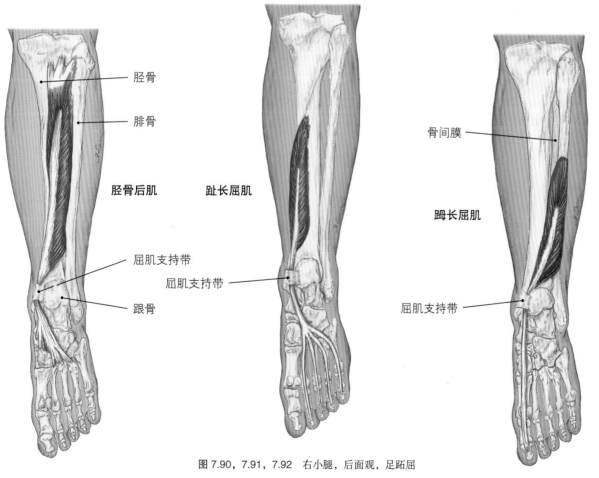

胫骨
腓骨

胫骨后肌　　趾长屈肌

骨间膜

蹈长屈肌

屈肌支持带
屈肌支持带
跟骨

屈肌支持带

图 7.90，7.91，7.92　右小腿，后面观，足跖屈

## 胫骨后肌

**A** 足内翻，跖屈踝关节（距小腿关节）

**O** 胫、腓骨后面上部和骨间膜

**I** 5块跗骨（除去跟骨和距骨）和第2~5跖骨底骨间膜

**N** 胫神经 L4，L5，S1

## 趾长屈肌

**A** 屈第2~5趾（跖趾关节和趾骨间关节）
轻微跖屈踝关节（距小腿关节）
足内翻

**O** 胫骨后面中部

**I** 第2~5趾远节趾骨

**N** 胫神经 L5，S1，S2

## 跨长屈肌

**A** 屈趾（跖趾关节和趾骨间关节）
微弱跖屈踝关节（距小腿关节）
足内翻

**O** 腓骨后面中部

**I** 跨趾远节趾骨

**N** 胫神经 L5，S1，S2

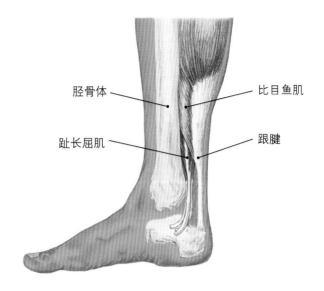

图 7.93  右小腿和足，内侧面观

胫骨体
比目鱼肌
趾长屈肌
跟腱

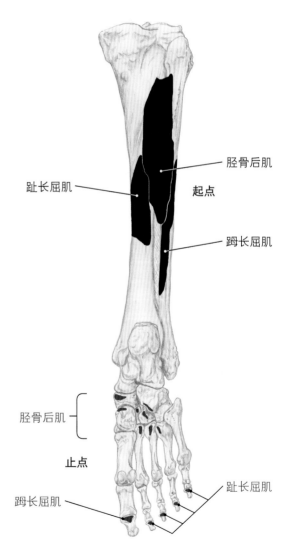

图 7.94  足跖屈，后面观，示屈肌的起止点

趾长屈肌
胫骨后肌
起点
跨长屈肌
胫骨后肌
止点
跨长屈肌
趾长屈肌

小腿和足部

## ✋所有屈肌

1. 受检者仰卧、俯卧或侧卧位。手置于内踝,向后上方滑入胫骨体后部与跟腱之间的区域。

2. 探查该区域内所有屈肌下部的肌束和肌腱(图7.95),追踪肌腱向下至内踝后方。

3. 区分各个肌腱相对困难,但胫骨前肌位于最前方。嘱受检者足内翻,以便从内踝后方追踪肌腱至足底。

☑ 手指置于肌腹下部,嘱受检者缓慢扭动足趾,你能感觉到肌束或肌腱的移位吗?能找到内踝沟并触及沟内和后方的肌腱吗?能摸到胫后动脉的搏动吗?

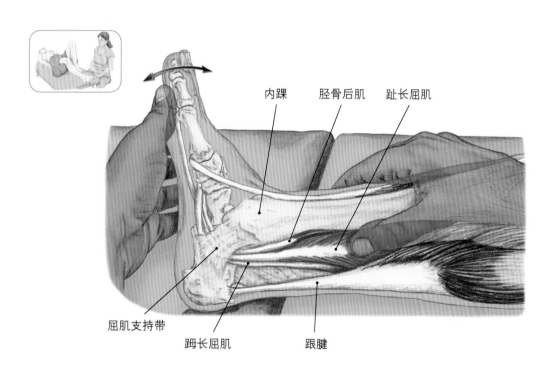

内踝　胫骨后肌　趾长屈肌

屈肌支持带

鉧长屈肌　跟腱

图 7.95　右小腿和足内侧面观,受检者扭动足趾

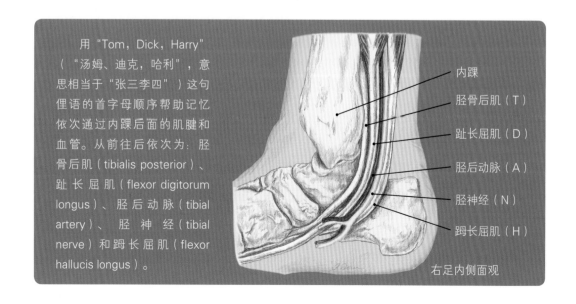

用 "Tom,Dick,Harry"("汤姆、迪克,哈利",意思相当于"张三李四")这句俚语的首字母顺序帮助记忆依次通过内踝后面的肌腱和血管。从前往后依次为:胫骨后肌(tibialis posterior)、趾长屈肌(flexor digitorum longus)、胫后动脉(tibial artery)、胫神经(tibial nerve)和鉧长屈肌(flexor hallucis longus)。

内踝

胫骨后肌(T)

趾长屈肌(D)

胫后动脉(A)

胫神经(N)

鉧长屈肌(H)

右足内侧面观

# 概述：足肌

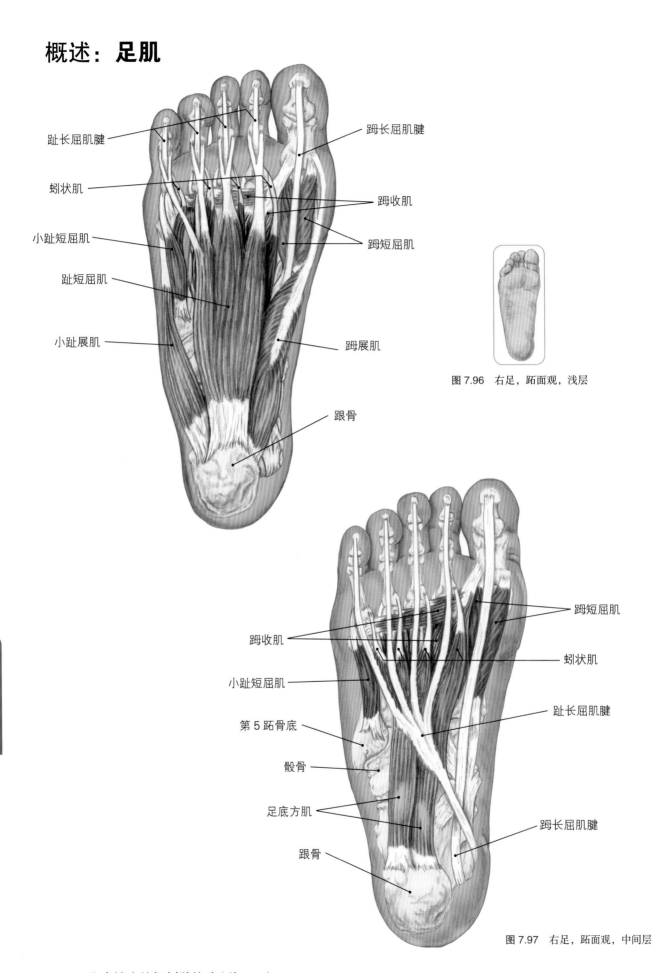

趾长屈肌腱

蚓状肌

小趾短屈肌

趾短屈肌

小趾展肌

𧿹长屈肌腱

𧿹收肌

𧿹短屈肌

𧿹展肌

跟骨

图 7.96　右足，跖面观，浅层

𧿹短屈肌

蚓状肌

趾长屈肌腱

𧿹长屈肌腱

𧿹收肌

小趾短屈肌

第 5 跖骨底

骰骨

足底方肌

跟骨

图 7.97　右足，跖面观，中间层

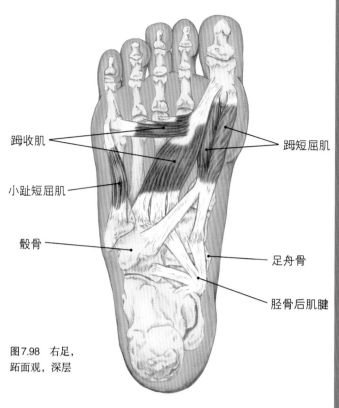

蹈收肌

小趾短屈肌

骰骨

蹈短屈肌

足舟骨

胫骨后肌腱

图7.98 右足，
跖面观，深层

当站立、走路和跑步时，足部承受着整个身体的重量，所以双足有时被称为"小战士"。与站立相比，走路会使足部承受的压力增加2倍，而跑步会使足部承受的压力增加4倍。

上述应力要求使得足部的构造不能只满足平躺或站立，因此足部的骨和韧带构成3个弓形结构——内侧纵弓、外侧纵弓和横弓。这3个足弓连结3个足底触地点——跟骨、第1跖骨头和第5跖骨头。

3个弓形结构一起抬高足部中心，形成拱桥状，以承受和分担体重。足弓还可帮助足底适应不平坦的地面，有助于徒步和攀登。

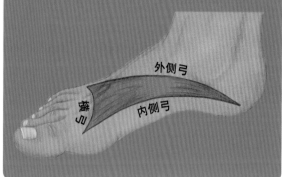

外侧弓

横弓

内侧弓

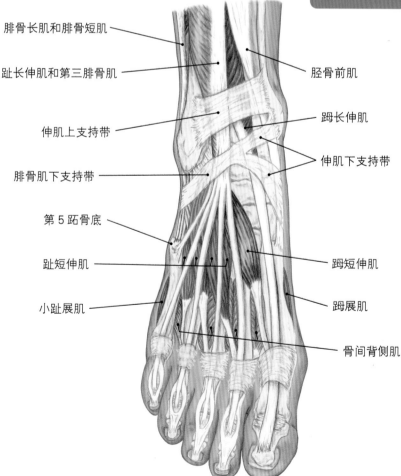

腓骨长肌和腓骨短肌

趾长伸肌和第三腓骨肌

伸肌上支持带

腓骨肌下支持带

第5跖骨底

趾短伸肌

小趾展肌

胫骨前肌

蹈长伸肌

伸肌下支持带

蹈短伸肌

蹈展肌

骨间背侧肌

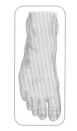

图7.99 右足背面观

小腿和足部

# 概述：足肌（续）

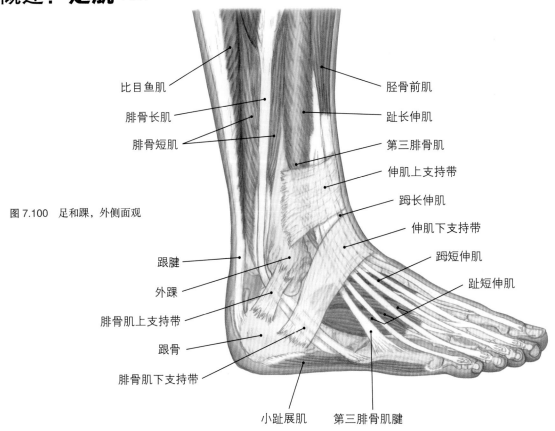

图 7.100 足和踝，外侧面观

比目鱼肌
腓骨长肌
腓骨短肌

胫骨前肌
趾长伸肌
第三腓骨肌
伸肌上支持带
跛长伸肌
伸肌下支持带
跛短伸肌
趾短伸肌

跟腱
外踝
腓骨肌上支持带
跟骨
腓骨肌下支持带

小趾展肌　第三腓骨肌腱

如果穿高跟鞋的不适还未让你警惕，那再看看下列事实吧：一个中等身材的女性穿高跟鞋每走一步，鞋跟处承受的压力接近 140 kg/cm²，该压力会迅速返回足跟，并传至全身。实际上，航空旅行刚兴起时，穿高跟鞋的妇女被禁止登机就是因其鞋跟可能会刺穿薄的金属舱板。

图 7.101 足和踝，内侧面观

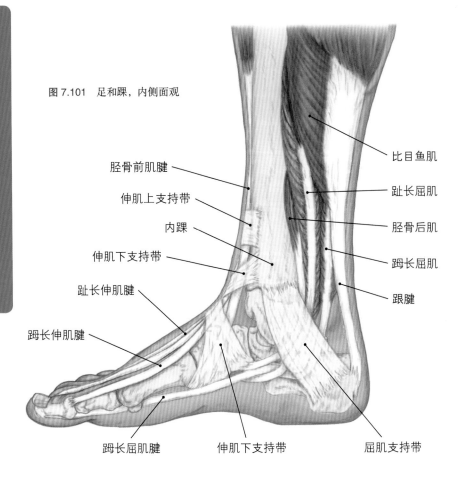

胫骨前肌腱
伸肌上支持带
内踝
伸肌下支持带
趾长伸肌腱
跛长伸肌腱

比目鱼肌
趾长屈肌
胫骨后肌
跛长屈肌
跟腱

跛长屈肌腱　伸肌下支持带　屈肌支持带

小腿和足部

# 足 肌

趾短伸肌
趾短屈肌
跛展肌
小趾展肌

趾短伸肌位于足背（图 7.102），其细小肌腹位于趾长伸肌腱深面，但仍可触及。

与足背的细小肌肉不同，足底肌分为多层。第 1 层位于足底腱膜深面，由 3 块并排的肌组成：中间是趾短屈肌（图 7.104），从跟骨向足底中心延伸到趾骨；趾短屈肌内侧是位置表浅且厚实的跛展肌；趾短屈肌外侧是表浅的小趾展肌（图 7.105）。2 块展肌在足底两侧明显可见，且易于触及。尽管位于足底腱膜深面，这 3 块足底肌均相对表浅，故易于触诊。

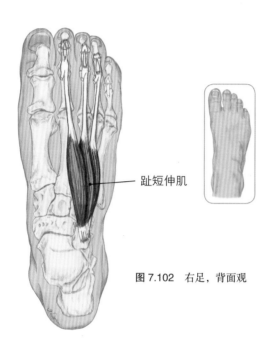

图 7.102　右足，背面观

趾短伸肌

## 趾短伸肌

| | |
|---|---|
| **A** | 伸第 2~4 趾（跖趾关节和趾骨间关节） |
| **O** | 跟骨上面 |
| **I** | 通过趾长伸肌腱止于第 2~4 趾 |
| **N** | 腓深神经 L4，L5，S1 |

## ✋ 趾短伸肌

1. 受检者仰卧位，双足离开工作台缘。摸到外踝，向小趾方向滑动触诊 5 cm，在趾长伸肌腱侧方深面找到趾短伸肌的细小肌腹。

2. 嘱受检者对抗伸趾，感受肌肉收缩（图 7.103）。注意趾短伸肌在收缩时，肌腹在骰骨和外侧楔骨上面形成隆起。

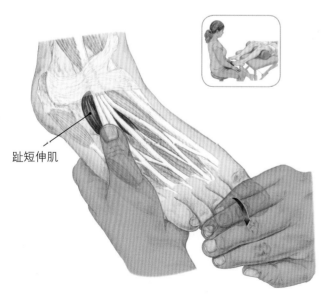

趾短伸肌

图 7.103　右足，背外侧面观，受检者对抗伸趾

## 趾短屈肌

| | |
|---|---|
| **A** | 屈第 2~5 趾中节趾骨（近端趾骨间关节） |
| **O** | 跟骨结节内侧突和足底腱膜 |
| **I** | 第 2~5 趾中节趾骨 |
| **N** | 胫神经 L4, L5, S1 |

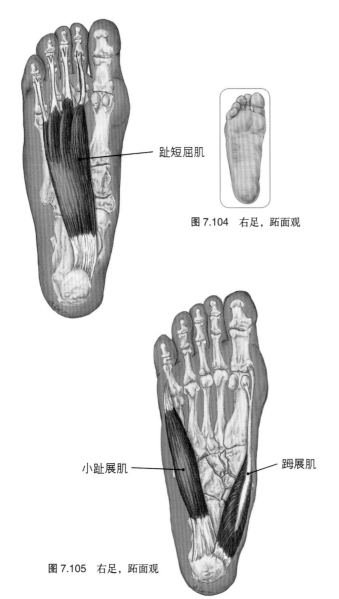

图 7.104　右足，跖面观

## 姆展肌

| | |
|---|---|
| **A** | 外展姆趾（跖趾关节），协助屈姆趾（跖趾关节） |
| **O** | 跟骨结节内侧突和足底腱膜 |
| **I** | 姆趾近节趾骨（内侧面）和内侧籽骨 |
| **N** | 胫神经 L4, L5, S1 |

图 7.105　右足，跖面观

## 小趾展肌

| | |
|---|---|
| **A** | 屈小趾，协助外展小趾（跖趾关节） |
| **O** | 跟骨结节外侧突和足底腱膜 |
| **I** | 小趾近节趾骨（外侧面） |
| **N** | 胫神经 S1, S2 |

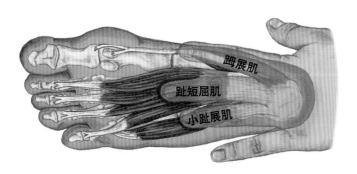

图 7.106　三指置于足跖面，示足底浅层肌的顺序

### 什么时候使用足肌？

· 当单足站立保持平衡时
· 攀岩运动（所有足趾用力收缩）
· 在冰面上行走（注意足趾怎样突然"抓地"）
· 用足趾捡起地上的铅笔

## 趾短屈肌

1. 受检者仰卧位，双足离开工作台缘。两手分别置于足跟底面和第 2~5 趾，在这些结构之间连线即为趾短屈肌所在位置。

2. 沿着足弓，用拇指在连线区下压并滚动触诊趾短屈肌的肌束（图 7.107）。嘱受检者交替屈曲和放松足趾，游离趾短屈肌的肌腹可能有挑战性，但只要定位准确就能做到。

## 蹞展肌

1. 受检者仰卧位，双足离开工作台缘。两手分别置于足跟内侧面和蹞趾内侧面。

2. 在上述结构间触诊，感受足底和足内侧表面的厚实组织（图 7.108）。

3. 嘱受检者对抗屈蹞趾，感受蹞展肌肌腹的密度和强度。

## 小趾展肌

1. 受检者仰卧位，双足离开工作台缘。两手分别置于足跟底面和小趾外侧面。

2. 在上述结构间触诊，感受足底和足外侧表面的厚实组织（图 7.109）。

3. 嘱受检者对抗外展或屈小趾，感受小趾展肌的肌束收缩。

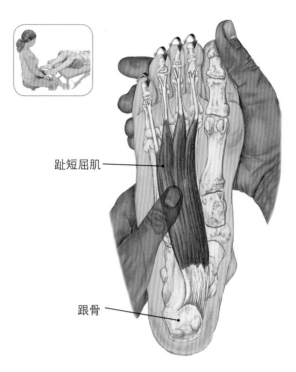

趾短屈肌

跟骨

图 7.107　右足，跖面观，受检者屈趾

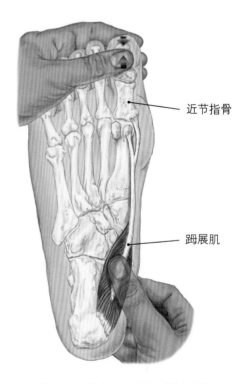

近节指骨

蹞展肌

图 7.108　右足，跖面观，受检者对抗屈蹞趾

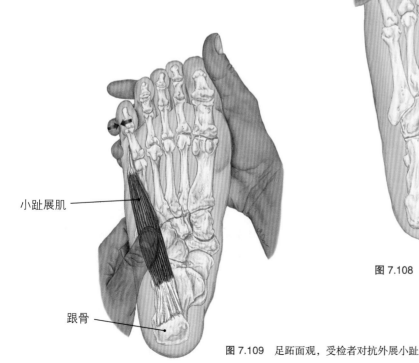

小趾展肌

跟骨

图 7.109　足跖面观，受检者对抗外展小趾

小腿和足部

第七章　小腿和足部 ✦ **389**

# 足部其他肌

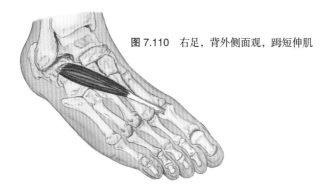

图 7.110　右足，背外侧面观，蹈短伸肌

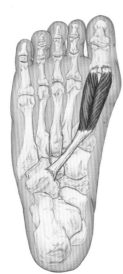

图 7.111　跖面观，蹈短屈肌

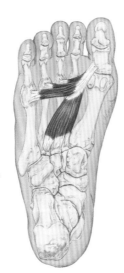

图 7.112　右足，跖面观，蹈展肌

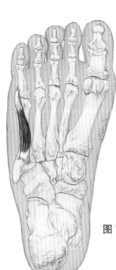

图 7.113　右足，跖面观，小趾短屈肌

## 蹈短伸肌

**A** 伸蹈趾（跖趾关节）

**O** 跟骨上面

**I** 蹈趾近节趾骨

**N** 腓深神经 L4，L5，S1

## 蹈短屈肌

**A** 屈蹈趾（跖趾关节）

**O** 骰骨跖面和外侧楔骨跖面

**I** 蹈趾近节趾骨底的内、外侧面

**N** 胫神经 L4，L5，S1

## 蹈收肌

**A** 内收蹈趾
协助维持横弓，协助屈蹈趾

**O** 斜头：第 2~4 跖骨底
横头：第 3~5 跖趾关节的足底韧带

**I** 蹈趾近节趾骨底的外侧面

**N** 胫神经 S1，S2

## 小趾短屈肌

**A** 屈小趾（跖趾关节）

**O** 第 5 跖骨底

**I** 小趾近节趾骨底

**N** 胫神经 S1，S2

## 足底方肌

**A** 协助趾长屈肌屈第 2~5 趾

**O** 跟骨跖面的内、外侧面

**I** 趾长屈肌腱的后、外侧面

**N** 胫神经 S1，S2

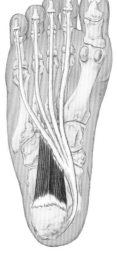

图 7.114　右足，跖面观，足底方肌

## 骨间足底肌

**A** 内收第 3~5 趾（跖趾关节），屈第 3~5 趾（跖趾关节）

**O** 第 3~5 跖骨内侧面

**I** 第 3~5 趾近节趾骨内侧面

**N** 胫神经 S1，S2

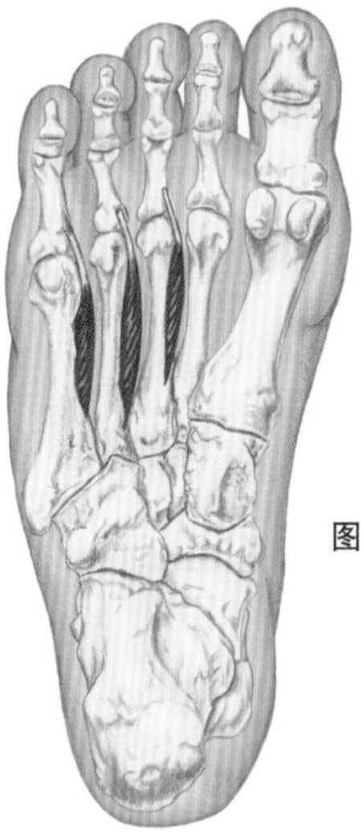

图 7.115　右足，跖面观，骨间足底肌

## 骨间背侧肌

**A** 外展第 2~4 趾（跖趾关节），屈第 2~4 趾（跖趾关节）

**O** 所有跖骨的相对面

**I** 第 1 骨间背侧肌：　第 2 趾近节趾骨的内侧面
第 2~4 骨间背侧肌：第 2~4 趾近节趾骨的外侧面

**N** 胫神经 S1，S2

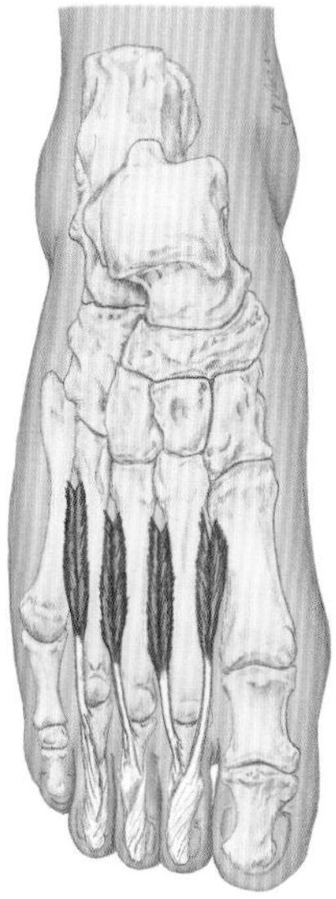

图 7.116　右足，背面观，骨间背侧肌

## 足蚓状肌

**A** 在跖趾关节屈第 2~5 趾近节趾骨
在趾骨间关节伸第 2~5 趾中、远节趾骨

**O** 趾长屈肌腱

**I** 第 2~5 趾近节趾骨底和趾长伸肌腱（趾背面）

**N** 第 1 蚓状肌：胫神经 L4，L5，S1
第 2~4 蚓状肌：胫神经 L4，L5，S1，S2

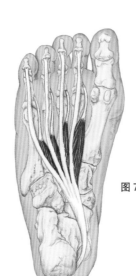

图 7.117　右足，跖面观，蚓状肌

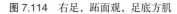
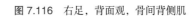
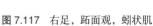

# 膝和小腿的韧带及其他结构
## 膝关节

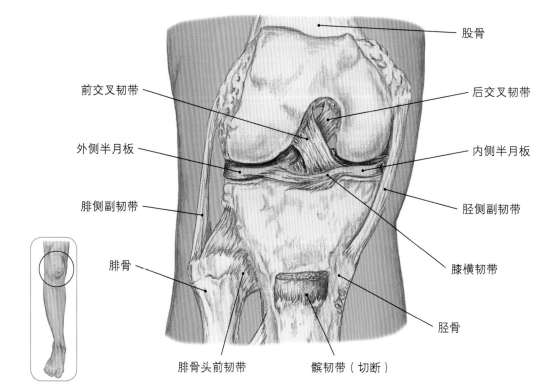

股骨

前交叉韧带

后交叉韧带

外侧半月板

内侧半月板

腓侧副韧带

胫侧副韧带

膝横韧带

腓骨

胫骨

腓骨头前韧带

髌韧带（切断）

图 7.118　右膝，前面观，移除髌骨

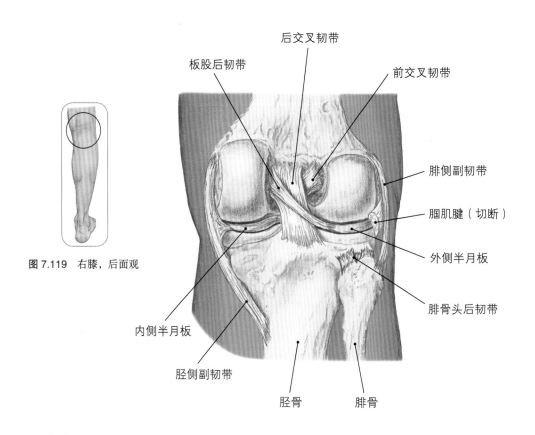

后交叉韧带

板股后韧带

前交叉韧带

腓侧副韧带

腘肌腱（切断）

外侧半月板

腓骨头后韧带

图 7.119　右膝，后面观

内侧半月板

胫侧副韧带

胫骨

腓骨

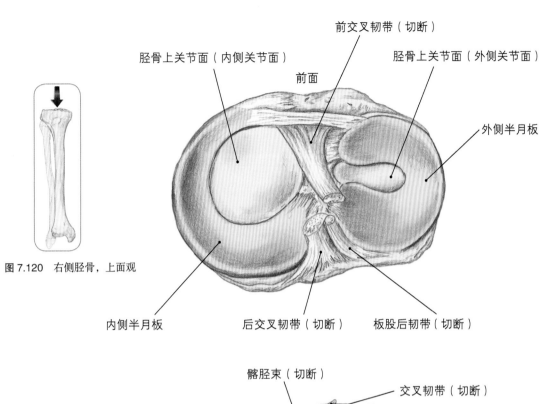

前交叉韧带（切断）

胫骨上关节面（内侧关节面）

前面

胫骨上关节面（外侧关节面）

外侧半月板

内侧半月板

后交叉韧带（切断）

板股后韧带（切断）

图 7.120　右侧胫骨，上面观

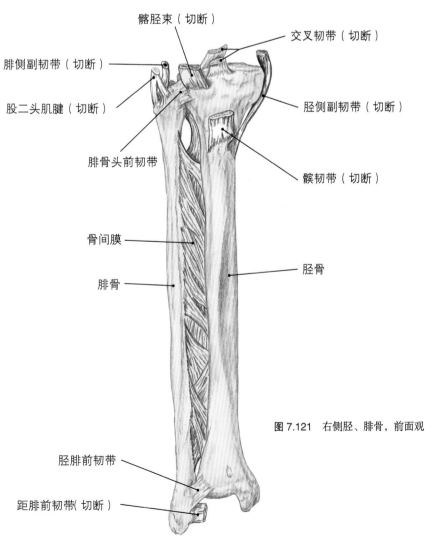

髂胫束（切断）

交叉韧带（切断）

腓侧副韧带（切断）

股二头肌腱（切断）

腓骨头前韧带

胫侧副韧带（切断）

髌韧带（切断）

骨间膜

腓骨

胫骨

图 7.121　右侧胫、腓骨，前面观

胫腓前韧带

距腓前韧带（切断）

小腿和足部

## 腓侧副韧带和胫侧副韧带

腓侧副韧带跨过膝关节外侧，起自股骨外上髁，止于腓骨头，是一条结实的索状韧带（图7.118），其位置表浅，位于股二头肌和髂胫束之间。

较宽的胫侧副韧带在膝关节囊浅面，但较难将它从其他侧韧带中分离出来（图7.118）。胫侧副韧带自膝关节向下延伸近5 cm，止于鹅足腱深面。

两条侧副韧带都可对抗膝关节内旋。腓侧副韧带也可以稳定膝关节对抗膝内翻应力（常见于弓形腿的牛仔）；而胫侧副韧带则保护膝关节应对膝外翻应力，例如对抗橄榄球头盔对膝关节外侧面的撞击。

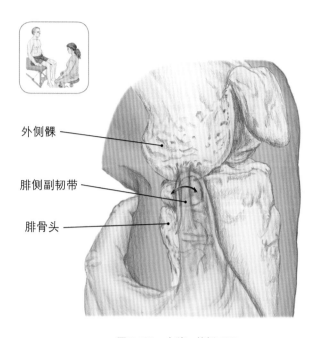

图7.122　右膝，外侧面观

外侧髁

腓侧副韧带

腓骨头

✋ 腓侧副韧带

1. 受检者坐位，屈膝。找到腓骨头和股骨外上髁（图7.122）。

2. 在上述结构间滑动触诊，在水平方向上轻轻拨动这条表浅的韧带。

☑️ 你触诊的这条韧带有铅笔宽吗？它是从外上髁延伸至腓骨头吗？它是在股二头肌肌腱的前面吗？

↪️ 嘱受检者跷二郎腿，让一踝部放在另一腿的膝上，这个体位使腓侧副韧带易于触及。在外上髁和腓骨头之间滑动触诊即可触及该韧带（图7.123）。

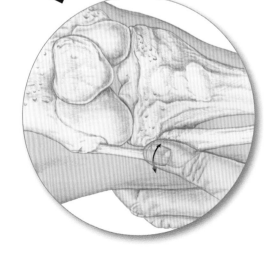

图7.123　触诊腓侧副韧带的另一种方式

**🤚 胫侧副韧带**

1. 受检者坐位，屈膝。找到股骨内上髁，向下滑入关节间隙，也就是胫、股骨之间的细缝。

2. 用指尖在水平方向上弹拨此间隙，探查该韧带的宽阔纤维（图 7.124）。

☑️ 胫侧副韧带是在膝部内侧，股骨内上髁的下方吗？

# 半月板

半月板是附着于胫骨髁突上的纤维软骨盘（图 7.120），其在缓冲重力和减少摩擦中具有重要作用，也可使圆形的股骨髁突与平坦的胫骨平台互相适应。内侧半月板的边缘可以在胫骨平台的内侧缘触及，较小但灵活性更好的外侧半月板则很难触及。

**🤚 内侧半月板**

1. 受检者坐位，屈膝。将拇指置于胫骨内侧平台上方，股骨和胫骨之间的关节间隙。

2. 用另一只手抓住受检者小腿，慢慢地向内侧旋转膝关节（图 7.125）。

3. 随着胫骨内侧向后旋转，内侧半月板的边缘会向前推至拇指。这种感觉十分微妙——有微弱的压力抵到你拇指的指腹。

☑️ 拇指放在膝关节间隙了吗？缓慢地从外向内旋转受检者膝关节，拇指有感觉变化吗？

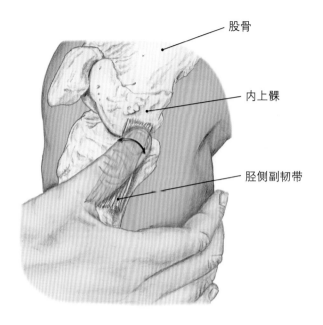

股骨
内上髁
胫侧副韧带

图 7.124　右膝，内侧面观

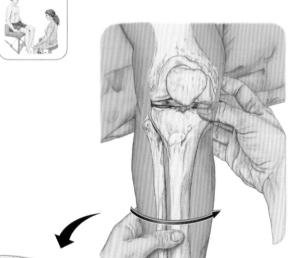

图 7.125　屈曲的右膝前面观

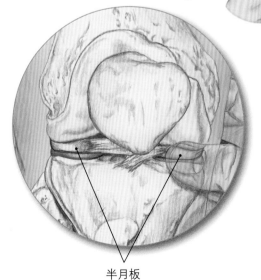

半月板

## 膝关节滑膜囊

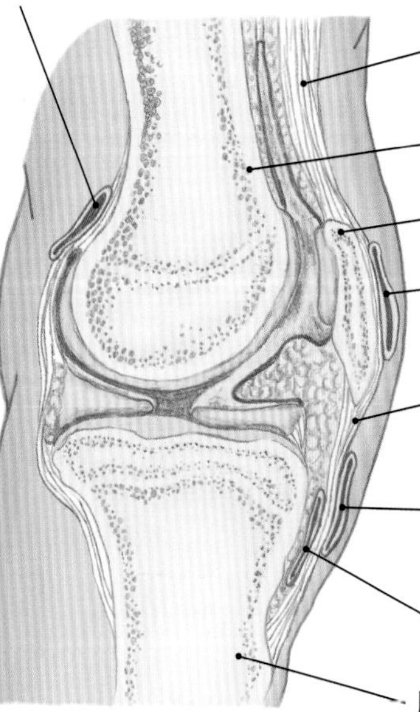

腓肠肌内侧头腱下囊

股四头肌腱

股骨

髌骨

髌前皮下囊

髌韧带

髌下皮下囊

髌下深囊

胫骨

图 7.126　膝关节，矢状切面，鹅足囊未显示

巨大压力、重复动作和摩擦的肌腱持续增加膝关节负担，故周围有十余个滑膜囊帮助保护膝关节及其周围结构。主要的滑膜囊如图 7.126 所示。

髌前皮下囊位于髌骨浅面，有利于髌骨前的皮肤自由移动，即使是屈膝状态下。过度的跪和蹲会使脆弱的滑膜囊发炎，这种情况被称作"女仆膝"（或"木匠膝"，视职业而定）。

髌下皮下囊和髌下深囊位于髌韧带两侧。髌下深囊可减少肌腱与胫骨表面之间的摩擦。如长时间跪地，髌下皮下囊容易发炎，被称作"牧师膝"（或"佛教徒膝"，视宗教而定）。

鹅足囊是胫骨和鹅足腱（股薄肌、缝匠肌和半腱肌的肌腱）间的缓冲垫。

在正常情况下，膝关节表浅的滑膜囊难以触诊，但在发炎时可以触及，有时甚至肉眼可见。

## 腘动脉

腘动脉是股动脉的延续，行经膝后部的腘窝，其位于腘窝的深面，故搏动较难察觉。

**腘动脉**

1. 受检者仰卧位，屈膝以放松膝后部组织，双手指尖握住膝后部中线位置。

2. 向腘窝深面下压指腹，探查腘动脉微弱的搏动（图 7.127）。

如果没有摸到搏动，嘱受检者俯卧，按照上述方法重复检查。

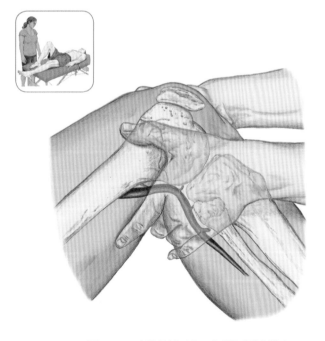

图 7.127　右膝外侧面观，感受腘动脉的搏动

小腿和足部

## 腓总神经

腓总神经为坐骨神经的分支，沿腘窝外侧缘浅行。腓总神经位于股二头肌肌腱内侧和腓肠肌肌腹外侧，其直径与粗意大利面相当。腓总神经在腓骨头后方走行时位置表浅，易于触及，也容易损伤（图 7.128）。

✋ 腓总神经

1. 受检者俯卧位，被动屈膝。找到股二头肌肌腱和腓骨头。

2. 用拇指从股二头肌肌腱向下缓慢滑动触诊，探查至腓骨头后方。

3. 嘱受检者轻度抗阻屈膝，从而区分腓肠肌肌腹与细长、活动的腓总神经。显而易见，屈膝时腓总神经仍然保持柔软和活动性，腓肠肌肌束则被拉紧（图 7.129）。

☑ 通过让受检者对抗压力轻度屈膝，触诊股二头肌肌腱，沿此肌腱找到腓骨头，注意在旁走行的腓总神经。越过腓骨头继续向下追踪神经，它会走行于小腿外侧吗？

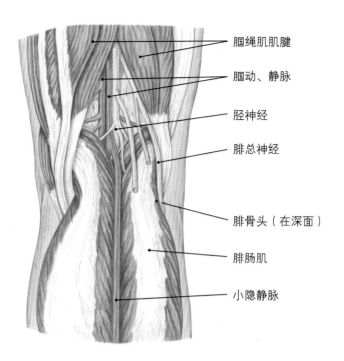

图 7.128　右膝，后面观

标注（从上到下）：
腘绳肌肌腱
腘动、静脉
胫神经
腓总神经
腓骨头（在深面）
腓肠肌
小隐静脉

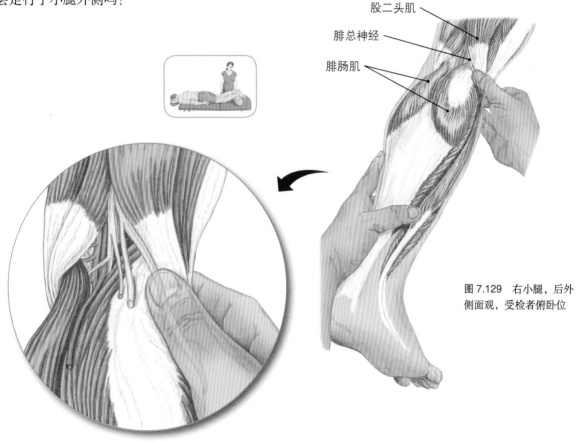

标注：
股二头肌
腓总神经
腓肠肌

图 7.129　右小腿，后外侧面观，受检者俯卧位

# 踝和足的韧带及其他结构

## 踝关节（距小腿关节）

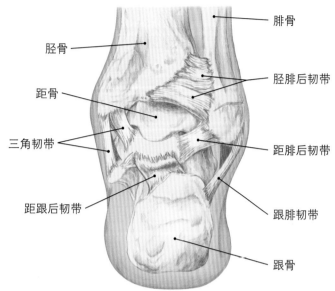

腓骨

胫骨

距骨

三角韧带

距跟后韧带

胫腓后韧带

距腓后韧带

跟腓韧带

跟骨

图 7.130　右踝，后面观，示踝关节韧带

图 7.131　右踝，外侧面观，示踝关节韧带

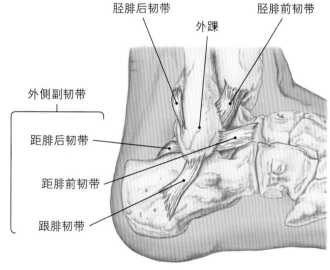

胫腓后韧带

外踝

胫腓前韧带

外侧副韧带

距腓后韧带

距腓前韧带

跟腓韧带

内侧副韧带

胫距后韧带

内踝

胫跟韧带

胫距前韧带

胫舟韧带

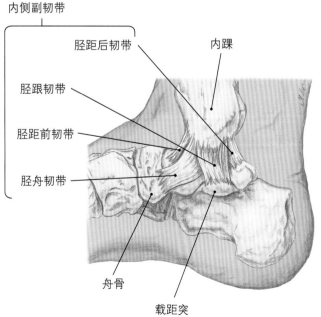

舟骨

载距突

图 7.132　右踝，内侧面观，示踝关节韧带

小腿和足部

# 距跗关节和足部韧带

距舟韧带

距跟内侧韧带

距跟后韧带

跟骨

舟骨　距骨　载距突

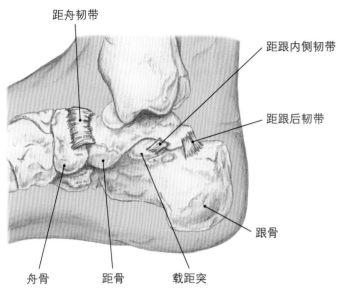

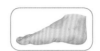

图 7.133　右踝，内侧面观，
示距跗关节韧带

图 7.134　右踝。外侧面观，
示距跗关节韧带

距跟后韧带

距骨

距舟韧带

舟骨

距跟外侧韧带　距跟骨间韧带

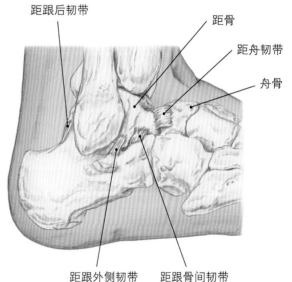

跖骨足底韧带

骰舟足底韧带

舟骨

足底长韧带

跟舟足底韧带

跟骰足底韧带
（足底短韧带）

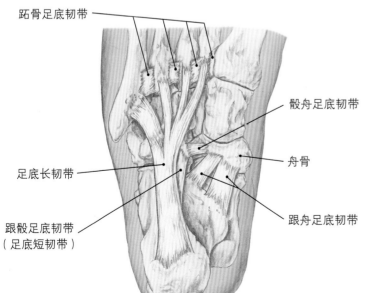

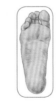

图 7.135　右足，跖面观，
示足部韧带

第七章　小腿和足部 ✦ **399**

小腿和足部

# 足部韧带

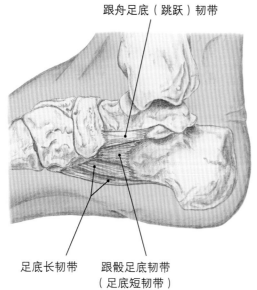

跟舟足底（跳跃）韧带

足底长韧带　　跟骰足底韧带
　　　　　　　（足底短韧带）

图 7.136　右踝，内侧面观，示
距下关节（距跟关节）韧带

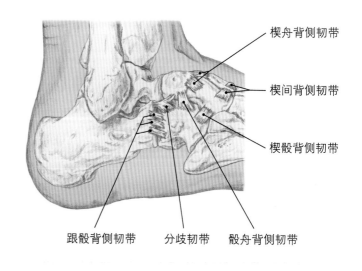

楔舟背侧韧带

楔间背侧韧带

楔骰背侧韧带

跟骰背侧韧带　　分歧韧带　　骰舟背侧韧带

图 7.137　右踝，外侧面观，
示跗骨间关节韧带

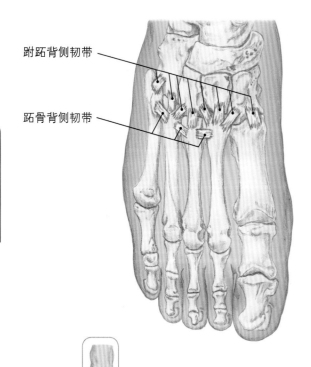

跗跖背侧韧带

跖骨背侧韧带

图 7.138　右足，背面观，示跗
跖关节和跖骨间关节韧带

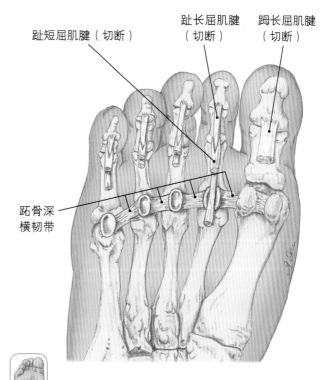

趾短屈肌腱（切断）　　趾长屈肌腱（切断）　　姆长屈肌腱（切断）

跖骨深横韧带

图 7.139　右足，跖面观，示跖趾关节和趾骨间
关节韧带

## 三角韧带

三角韧带由数条起自内踝的韧带组成，呈扇形向下分别止于距骨、载距突和舟骨（图7.140）。三角韧带是稳定踝关节内侧的重要结构，虽位于屈肌支持带和屈肌腱深面，但仍可触及。

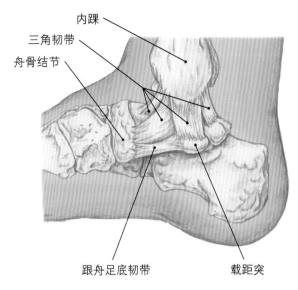

图7.140 右踝，内侧面观

👋 三角韧带

1. 受检者仰卧位或坐位。找到内踝和（跟骨）载距突。

2. 在上述结构间水平滑动触诊，分离韧带的纤维。

3. 自内踝处呈45°向下滑动触诊，触及三角韧带前部和后部斜行的纤维（图7.141）。

☑️ 你正在触诊内踝和载距突之间的空隙吗？你触到的韧带纤维是从内踝呈扇形向下且致密坚韧吗？

## 跟舟足底（跳跃）韧带

跟舟足底韧带是一条短而结实的韧带，帮助维持足底内侧纵弓的稳定（图7.140）。其位于足内侧面、胫骨后肌腱的深面，自载距突延伸至舟骨结节。跟舟足底韧带可能相对敏感，应缓慢触诊，并注意在过程中和受检者沟通。

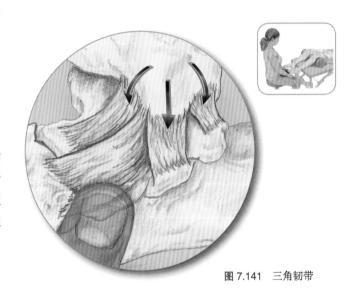

图7.141 三角韧带

👋 跟舟足底韧带

1. 仰卧位或坐位。足被动内翻使周围组织松解，找到载距突和舟骨结节。

2. 在上述结构间触诊，用指尖缓慢探查被拉紧的跟舟足底韧带（图7.142）。

☑️ 定位到载距突和舟骨结节之间了吗？你能缓慢滚动指尖滑过韧带表面吗？

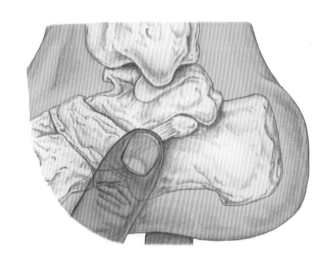

图7.142 足内侧面观，触诊跟舟足底韧带

## 踝外侧的副韧带

为了理解为什么踝关节是全身最容易受伤的关节，可以先从踝外侧韧带开始学习。作为稳定腓骨下端、跟骨和距骨的结构，这3条外侧韧带远不及踝内侧的三角韧带强壮，因此在踝部扭伤时，特别是足跖屈和内翻时，踝关节韧带最易损伤撕裂。

距腓前韧带（图7.143a）从外踝前缘延伸至距骨颈外侧，当足负重并过度内翻时，此韧带常最先撕裂。

距腓后韧带（b）连接外踝后缘和距骨（后突）外侧结节，比伴行的前韧带强壮，只有在踝部严重扭伤时（如关节脱位）才会损伤。

跟腓韧带（c）在腓骨肌腱深面，起自外踝尖，向下止于跟骨外侧面，位于上述两个韧带之间。只有在踝部严重扭伤时，当距腓前韧带撕裂后，此韧带方会撕裂。

图7.143 右踝外侧面观

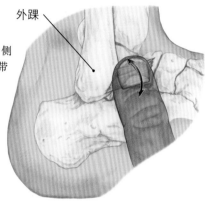

外踝

图7.144 右踝，外侧面观，触诊距腓前韧带

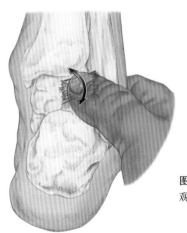

图7.145 右踝，后面观，触诊距腓后韧带

👉 踝外侧的副韧带

1. 仰卧位或坐位。

2. 距腓前韧带（图7.144）：此韧带不易辨认，可先找到外踝前缘对其定位，沿距骨头方向滑动拇指约2.5 cm，此韧带在趾短伸肌腹的内侧走行。

3. 距腓后韧带（图7.145）：把手指放在外踝后缘，沿外踝滑动触诊至距骨（后突）外侧结节（如摸到跟腱则偏离太远）。该韧带就在上述骨性标志之间，此区域相对柔嫩，触诊动作需轻柔一些。

4. 跟腓韧带（图7.146）：找到外踝尖和跟骨外侧面，此韧带以稍斜的角度通过腓骨肌滑车后方。

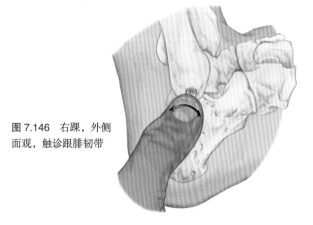

图7.146 右踝，外侧面观，触诊跟腓韧带

## 踝部支持带

踝和趾的伸肌肌腱由伸肌上、下支持带支持。伸肌上支持带位于踝前区，内、外踝连线上方，呈宽带状。伸肌下支持带呈"Y"字形，起自外踝下方的跟骨上表面，向内行至踝前分支，一支附着于内踝，另一支则与舟骨相连（图 7.147）。

腓骨肌群由腓骨肌上、下支持带固定。腓骨肌上支持带从外踝行至跟骨，腓骨肌下支持带将腓骨肌腱固定于腓骨肌滑车上。

屈肌支持带呈宽带状，从跟骨内侧面附着处延伸至内踝，深面有（踝和趾的）屈肌肌腱、胫后动脉和胫神经通过（图 7.148）。

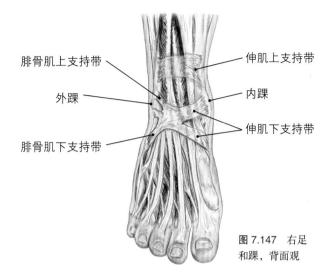

腓骨肌上支持带
外踝
腓骨肌下支持带
伸肌上支持带
内踝
伸肌下支持带

图 7.147　右足和踝，背面观

### 🖐 伸肌支持带

1. 仰卧位，背屈踝关节并伸趾。肌腱绷紧的张力使得伸肌支持带更加明显。

2. 在内踝上 2 指，触诊伸肌上支持带的宽阔纤维。

3. 向下移动到内、外踝连线水平，定位伸肌下支持带（图 7.148）。在粗大胫骨前肌腱的两侧，可以轻松探查到伸肌下支持带。

☑ 触及的纤维是表浅且垂直于伸肌肌腱吗？嘱受检者放松踝关节，注意支持带怎样变软。

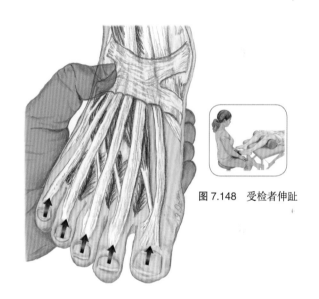

图 7.148　受检者伸趾

### 🖐 腓骨肌支持带

1. 嘱受检者足外翻。腓骨肌肌腱的张力使支持带更加明显。

2. 在外踝和跟骨外侧面之间定位腓骨肌肌腱（图 7.149），沿着肌腱两侧滑动触诊，感受腓骨肌支持带短小的纤维。

☑ 对于上支持带，你触诊的组织是在跟骨外侧及外踝之间且包裹着腓骨肌肌腱吗？对于下支持带，你能感觉到一条短带跨过腓骨肌滑车吗？

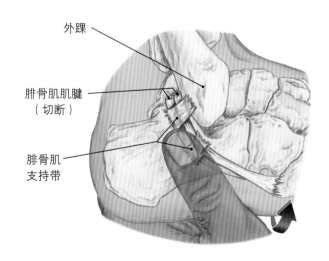

外踝
腓骨肌肌腱（切断）
腓骨肌支持带

图 7.149　右踝，外侧面观，足外翻

小腿和足部

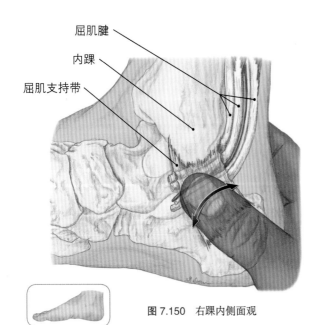

屈肌腱

内踝

屈肌支持带

图 7.150　右踝内侧面观

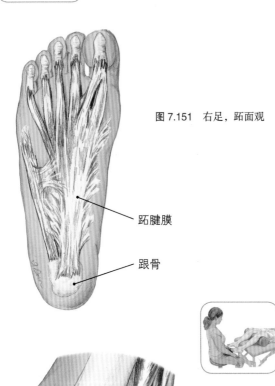

图 7.151　右足，跖面观

跖腱膜

跟骨

屈肌腱（切断）

胫后动脉

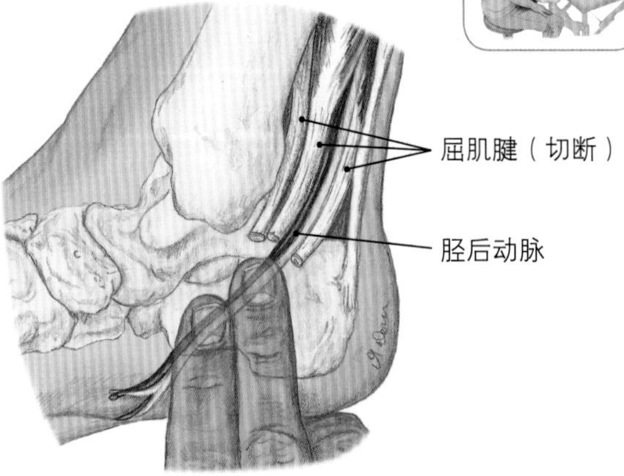

图 7.152　右踝，内侧面观

✋ 腓骨肌支持带

1. 嘱受检者背屈和内翻足部，屈肌腱的张力使支持带贴近体表。

2. 找到内踝和跟骨内侧面。

3. 在上述结构间触诊，弹拨表浅而宽阔的屈肌支持带纤维（图 7.150）。

☑️ 你的手指定位到跟骨内侧面和内踝之间了吗？在足松弛状态下，继续探查该屈肌支持带。

## 跖腱膜

跖腱膜是一条厚而表浅的筋膜束，从足跟覆盖至跖球部（图 7.151）。该腱膜起自跟骨结节，延伸至各跖骨头，是支撑足纵弓的重要结构。跖腱膜介于皮肤和足底肌之间，较难与周围组织区分。

✋ 跖腱膜

1. 坐位或仰卧位。在跖球部向下连线足跟，画一个假想三角形。

2. 沿着足底，在三角形区域内探查浅层组织。被动屈、伸足趾，感受不同运动状态下跖腱膜的张力变化。

## 胫后动脉

胫后动脉是腘动脉的延续，位置表浅，在内踝的后下方可以触及搏动。

✋ 胫后动脉

仰卧位。找到内踝，用两指垫在内踝后下滑动触诊，感受动脉搏动（图 7.152）。

## 足背动脉

足背动脉位于足背表面并浅行至第 1 和第 2
跖骨间。

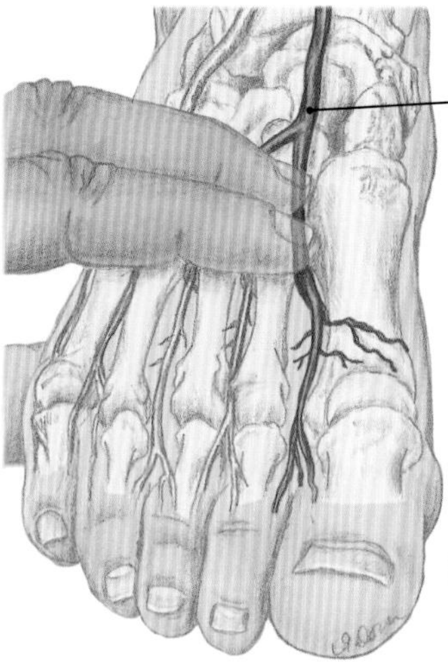

### 🖐 足背动脉

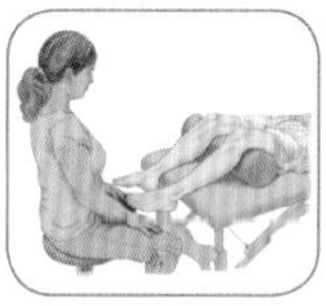

仰卧位。找到第 1 和第 2 跖骨，用两指垫置
于两骨之间，轻度加压，探查足背动脉的搏动（图
7.153）。

☑ 你的手指在蹚长伸肌腱外侧吗？如果没有摸
到搏动，缓慢向外侧移动手指。

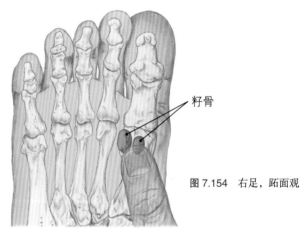

足背动脉

图 7.153　右足，背面观

## 第 1 跖骨的籽骨

第 1 跖骨的籽骨位于跖骨头深面，通常有 2
个，有的更多。籽骨呈球形，嵌入蹚短屈肌腱中，
因此只能触及其位置和硬度，但无法探查清楚其
外形。

### 🖐 第 1 跖骨的籽骨

1. 坐位或仰卧位。在跖球处找到第 1 跖骨头，
围绕其滑动触诊。

2. 被动屈、伸足趾，使周围的组织松解，用
拇指垫探查籽骨的表面（图 7.154）。

籽骨

图 7.154　右足，跖面观

## 跟骨滑膜囊

跟腱囊（图 7.155，a）位于皮肤和跟腱的附
着处之间；跟后囊（b）则位于跟腱另一侧（深面），
可以减少跟腱与跟骨间的摩擦。

两个滑膜囊均无法触及，但穿着较紧的鞋特
别是高跟鞋时，它们可能会发炎肿胀。

### 🖐 跟骨滑膜囊

1. 坐位或仰卧位。踝关节中立位，找到跟腱。

2. 追踪跟腱向下直至跟骨，轻轻将皮肤向跟
腱方向挤压，此处即为跟腱囊的位置（图 7.155）。

3. 在跟腱和跟骨之间滑动触诊，健康的跟后
囊是无法触及的。

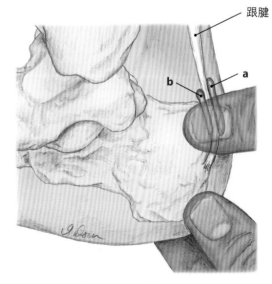

跟腱

b　　a

图 7.155　右足，内侧面观

# 读书笔记

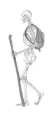

千里之行，始于足下；
书读百遍，其义自见。

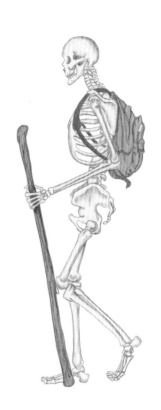

# 附　录

# 面部表情肌的作用和起止点

面部表情肌受面神经（脑神经Ⅶ）支配

| | 肌（面部） | 作用 | 起点 | 止点 |
|---|---|---|---|---|
| 口 | 颊肌 | 压缩面颊 | 上颌骨和下颌骨 | 口角处筋膜 |
| | 降口角肌 | 牵口角向下和侧面 | 下颌骨 | 口角处筋膜 |
| | 降下唇肌 | 降口角；降低、突出和向侧方牵拉下唇 | 下颌骨 | 下唇的筋膜 |
| | 提口角肌 | 上提口角 | 上颌骨 | 口角 |
| | 提上唇肌 | 上提和突出上唇 | 上颌骨 | 上唇筋膜 |
| | 颏肌 | 上提和突出下唇；皱缩下颌的皮肤 | 下颌骨 | 下颌的皮肤 |
| | 口轮匝肌 | 闭合口裂；构成和凸出嘴唇 | 口裂周围的环形肌 | 口角处皮肤 |
| | 颈阔肌 | 降下颌骨；缩紧颈部的筋膜 | 覆盖于胸大肌上的筋膜 | 下颌角下缘 |
| | 笑肌 | 横向回缩嘴角 | 咬肌浅层筋膜 | 口角处筋膜 |
| | 颧大肌 | 上提和横向牵拉口角 | 颧骨 | 口角处筋膜 |
| | 颧小肌 | 上提和前凸上唇；加深鼻唇沟 | 颧骨 | 上唇的筋膜和肌肉组织 |
| 鼻 | 提上唇鼻翼肌 | 张开鼻孔；上提和前凸上唇 | 上颌骨 | 上唇和鼻处的筋膜 |
| | 鼻肌，鼻翼部 | 张开鼻孔 | 上颌骨 | 鼻翼 |
| | 降眉间肌 | 向下牵拉眉间；向上牵拉鼻处的皮肤 | 鼻骨上的筋膜 | 双眼间的筋膜和皮肤 |
| 眼 | 皱眉肌 | 向下内侧牵拉眉弓 | 额骨下部的筋膜 | 眉弓中间部皮肤 |
| | 眼轮匝肌 | 下拉上眼睑；上提下眼睑 | 眼裂周围的肌纤维 | 眼角处皮肤 |
| 头皮 | 额肌 | 提眉；皱前额 | 帽状腱膜 | 眉部皮肤 |
| | 枕肌 | 向后固定和牵拉帽状腱膜 | 帽状腱膜 | 枕骨上项线 |

# 协同肌

## 肩
（盂肱关节）

### 屈
（伸的拮抗肌）
三角肌（前部肌束）
胸大肌（上部肌束）
肱二头肌
喙肱肌

### 伸
（屈的拮抗肌）
三角肌（后部肌束）
背阔肌
大圆肌
胸大肌（下部肌束）
肱三头肌（长头）

### 水平外展
（水平内收的拮抗肌）
三角肌（后部肌束）

### 水平内收
（水平外展的拮抗肌）
三角肌（前部肌束）
胸大肌（上部肌束）

### 外展
（内收的拮抗肌）
三角肌（全部肌束）
冈上肌

### 内收
（外展的拮抗肌）
背阔肌
大圆肌
冈下肌
小圆肌

胸大肌（全部肌束）
肱三头肌（长头）
喙肱肌

### 外旋
（内旋的拮抗肌）
三角肌（后部肌束）
冈下肌
小圆肌

### 内旋
（外旋的拮抗肌）
三角肌（前部肌束）
背阔肌
大圆肌
肩胛下肌
胸大肌（全部肌束）

## 肩胛骨
（肩胛胸关节）

### 上提
（下降的拮抗肌）
斜方肌（上部肌束，单侧）
大菱形肌
小菱形肌
肩胛提肌（单侧）

### 下降
（上提的拮抗肌）
斜方肌（下部肌束）
前锯肌（起点固定）
胸小肌

### 收
（展的拮抗肌）
斜方肌（中间肌束）
大菱形肌

小菱形肌

### 展
（收的拮抗肌）
前锯肌（起点固定）
胸小肌

### 上旋
（下旋的拮抗肌）
斜方肌（上部和下部肌束，单侧）
前锯肌（起点固定）

### 下旋
（上旋的拮抗肌）
大菱形肌
小菱形肌
肩胛提肌（单侧）
胸小肌

## 肘
（肱尺关节，肱桡关节）

### 屈
（伸的拮抗肌）
肱二头肌
肱肌
肱桡肌
桡侧腕屈肌（辅助）
尺侧腕屈肌（辅助）
掌长肌（辅助）
旋前圆肌（辅助）
桡侧腕长伸肌（辅助）
桡侧腕短伸肌（辅助）

### 伸
（屈的拮抗肌）
肱三头肌（所有头）
肘肌

## 前臂
（近端和远端桡尺关节）

### 旋后
（旋前的拮抗肌）
肱二头肌
旋后肌
肱桡肌（辅助）

### 旋前
（旋后的拮抗肌）
旋前圆肌
旋前方肌
肱桡肌（辅助）

## 腕
（桡腕关节）

### 伸
（屈的拮抗肌）
桡侧腕长伸肌
桡侧腕短伸肌
尺侧腕伸肌
指伸肌（辅助）
示指伸肌（辅助）

### 屈
（伸的拮抗肌）
桡侧腕屈肌
尺侧腕屈肌
掌长肌
指浅屈肌
指深屈肌（辅助）
拇长屈肌（辅助）

### 外展（桡偏）
（内收的拮抗肌）
桡侧腕长伸肌
桡侧腕短伸肌
拇长伸肌
拇短伸肌
桡侧腕屈肌
拇长展肌

### 内收（尺偏）
（外展的拮抗肌）
尺侧腕伸肌
尺侧腕屈肌

## 手和手指
（掌指关节，近端和远端指间关节）

### 示指到小指的屈
（手指伸的拮抗肌）
指浅屈肌
指深屈肌
小指短屈肌
蚓状肌
骨间背侧肌（第2~4，辅助）
骨间掌侧肌（第2、4、5，辅助）

### 示指到小指的伸
（手指屈的拮抗肌）
指伸肌
蚓状肌
骨间背侧肌（第2~4，辅助）
骨间掌侧肌（第2、4、5，辅助）
示指伸肌

### 示指到小指的外展
（手指内收的拮抗肌）
骨间背侧肌（第2~4）
小指展肌

### 示指到小指的内收
（手指外展的拮抗肌）
骨间掌侧肌（第2、4、5）
示指伸肌

### 小指的对抗肌
小指对掌肌
小指展肌（辅助）
小指短屈肌（辅助）

## 拇指
（第1腕掌和掌指关节）

### 屈
（伸的拮抗肌）
拇长屈肌
拇短屈肌
拇收肌（辅助）
骨间掌侧肌（辅助）

### 伸
（屈的拮抗肌）
拇长伸肌
拇短伸肌
拇长展肌
骨间掌侧肌（第1，辅助）

### 展
（收的拮抗肌）
拇长展肌
拇短展肌

### 收
（展的拮抗肌）
拇收肌
骨间掌侧肌（第1）

### 掌
拇对掌肌
拇短屈肌（辅助）
拇短展肌（辅助）

## 脊柱

### 屈
（伸的拮抗肌）
腹直肌
腹外斜肌（双侧）
腹内斜肌（双侧）
腰大肌（起点固定）
髂肌（起点固定）

### 伸
（屈的拮抗肌）

最长肌（双侧）

髂肋肌（双侧）

多裂肌（双侧）

回旋肌（双侧）

头半棘肌

棘肌（双侧）

腰方肌（辅助）

棘突间肌

横突间肌（双侧）

背阔肌（辅助）

## 旋转

（所有各方面）

腹外斜肌（向相反侧）

腹内斜肌（向相同侧）

多裂肌（向相反侧）

回旋肌（向相反侧）

## 侧屈

（单侧向同侧）

髂肋肌

腹外斜肌

腹内斜肌

最长肌

腰方肌

腰大肌（辅助）

横突间肌

棘肌

背阔肌

# 肋骨/胸部

## 上提/扩大（与吸气有关）

（下降的拮抗肌）

前斜角肌（双侧）

中斜角肌（双侧）

后斜角肌（双侧）

胸锁乳突肌（辅助）

肋间外肌（辅助）

上后锯肌

胸大肌（所有纤维，固定臂部）

胸小肌（固定肩胛骨）

前锯肌（固定肩胛骨）

锁骨下肌（第1肋）

## 下降/收缩（与呼气有关）

（上提的拮抗肌）

肋间内肌（辅助）

下后锯肌

## 吸气肌

膈肌

前斜角肌（双侧）

中斜角肌（双侧）

后斜角肌（双侧）

胸锁乳突肌（辅助）

肋间外肌（辅助）

上后锯肌

腰方肌

胸大肌（固定臂部）

胸小肌（固定肩胛骨）

前锯肌（固定肩胛骨）

锁骨下肌（第1肋）

## 呼气肌

肋间内肌（辅助）

下后锯肌

腹外斜肌（通过压缩腹腔内容物）

腹内斜肌（通过压缩腹腔内容物）

腹横肌（通过压缩腹腔内容物）

腰方肌

# 颈椎

## 屈

（伸的拮抗肌）

胸锁乳突肌（双侧）

前斜角肌（双侧）

头长肌（双侧）

颈长肌（双侧）

## 伸

（屈的拮抗肌）

斜方肌（上部肌束，双侧）

肩胛提肌（双侧）

头夹肌（双侧）

颈夹肌（双侧）

头后大直肌

头后小直肌

上头斜肌

头半棘肌

头最长肌（辅助）

颈最长肌（辅助）

颈髂肋肌（辅助）

多裂肌（双侧）

回旋肌（双侧）

横突间肌（双侧）

棘突间肌

## 旋转

（单侧向同侧）

肩胛提肌

头夹肌

颈夹肌

头后大直肌

上头斜肌

颈长肌

头长肌

头最长肌（辅助）

颈最长肌（辅助）

颈髂肋肌（辅助）

## 旋转

（单侧向反侧）

斜方肌（上部肌束）

胸锁乳突肌

前斜角肌

中斜角肌

后斜角肌

多裂肌

回旋肌

## 侧屈

（单侧向同侧）

斜方肌（上部肌束）

肩胛提肌

胸锁乳突肌

前斜角肌（固定肋骨）
中斜角肌（固定肋骨）
后斜角肌（固定肋骨）
头夹肌
颈夹肌
头长肌
颈长肌
头最长肌（辅助）
颈最长肌（辅助）
颈髂肋肌（辅助）
上头斜肌

## 下颌骨
（颞下颌关节）

### 上提
（下降的拮抗肌）
咬肌
颞肌
翼内肌

### 下降
（上提的拮抗肌）
颏舌骨肌
下颌舌骨肌
茎突舌骨肌
二腹肌（固定舌骨）
颈阔肌（辅助）

### 前移
（后退的拮抗肌）
翼外肌（双侧）
翼内肌（双侧）
咬肌（辅助）

### 后退
（前移的拮抗肌）
颞肌
二腹肌

### 侧向
（单侧）

翼外肌（向反侧）
翼内肌（向反侧）

## 骨盆

### 前倾（向下旋转）
（后倾的拮抗肌）
腰大肌
髂肌
背阔肌（辅助）

### 后倾（向上旋转）
（前倾的拮抗肌）
股二头肌
半腱肌
半膜肌
腹直肌
腰小肌

### 横向倾斜（上提）
腰方肌（单侧）
背阔肌（辅助）

## 髋
（髋关节）

### 屈
（伸的拮抗肌）
腰大肌
髂肌
阔筋膜张肌
缝匠肌
股直肌
臀中肌（前部肌束）
臀小肌
长收肌（辅助）
耻骨肌（辅助）
短收肌（辅助）
大收肌（辅助）

### 伸
（屈的拮抗肌）
臀大肌（所有肌束）

股二头肌（长头）
半腱肌
半膜肌
大收肌（后部肌束）
臀中肌（后部肌束）

### 旋内（内旋转）
（旋外的拮抗肌）
臀中肌（前部肌束）
臀小肌
阔筋膜张肌
大收肌
长收肌
短收肌
耻骨肌
股薄肌
半腱肌（辅助）
半膜肌（辅助）

### 旋外（外旋转）
（旋内的拮抗肌）
臀大肌（所有肌束）
梨状肌
股方肌
闭孔内肌
闭孔外肌
上孖肌
下孖肌
臀中肌（后部肌束）
腰大肌
髂肌
缝匠肌
股二头肌（辅助，长头）

### 展
（收的拮抗肌）
臀大肌（所有肌束）
臀中肌（所有肌束）
臀小肌
阔筋膜张肌
缝匠肌
梨状肌（当臀部固定时）

**收**

（展的拮抗肌）

大收肌

长收肌

短收肌

耻骨肌

股薄肌

臀大肌（下部肌束）

**膝**

（股胫关节）

**屈**

（伸的拮抗肌）

股二头肌

半腱肌

半膜肌

股薄肌

缝匠肌

腓肠肌

腘肌

跖肌（薄弱）

**伸**

（屈的拮抗肌）

股直肌

股外侧肌

股内侧肌

股中间肌

**屈膝旋内**

（旋外的拮抗肌）

半腱肌

半膜肌

股薄肌

缝匠肌

腘肌

**屈膝旋外**

（旋内的拮抗肌）

股二头肌

**踝**

（距小腿关节）

**跖屈**

（背屈的拮抗肌）

腓肠肌

比目鱼肌

胫骨后肌

腓骨长肌（辅助）

腓骨短肌（辅助）

趾长屈肌（薄弱）

姆长屈肌（薄弱）

跖肌（薄弱）

**背屈**

（跖屈的拮抗肌）

胫骨前肌

趾长伸肌

姆长伸肌

**足和趾**

（距跗关节，跗骨间关节，跗跖关节，跖趾关节，近端和远端趾间关节）

**内翻**

（外翻的拮抗肌）

胫骨前肌

胫骨后肌

趾长屈肌

姆长屈肌

姆长伸肌

**外翻**

（内翻的拮抗肌）

腓骨长肌

腓骨短肌

趾长伸肌

**第 2~5 趾的屈**

（趾伸的拮抗肌）

趾长屈肌

趾短屈肌

蚓状肌

足底方肌（辅助）

骨间背侧肌

骨间足底肌

小趾展肌

小指短屈肌

**第 2~5 趾的伸**

（趾屈的拮抗肌）

趾长伸肌

趾短伸肌

蚓状肌

**第 2~5 趾的内收**

（趾外展的拮抗肌）

骨间足底肌

**第 2~5 趾的外展**

（趾内收的拮抗肌）

骨间背侧肌

小趾展肌（辅助）

**姆趾的屈**

（伸的拮抗肌）

姆长屈肌

姆短屈肌

姆展肌（辅助）

姆收肌（辅助）

**姆趾的伸**

（屈曲的拮抗肌）

姆长伸肌

姆短伸肌

**姆趾的内收**

（外展的拮抗肌）

姆收肌

**姆趾的外展**

（内收的拮抗肌）

姆收肌

喵

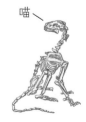

# 术语表

**腹部**：膈与骨盆之间的区域。

**髋臼**：在髋骨外面的圆形腔；股骨头连接髋臼形成髋关节。

**解剖学姿势**：身体直立，面向前方，双手放于两侧，前臂向前转动（使掌心向前），手指伸直。

**拮抗肌**：执行与协同肌相反动作的肌肉。

**肘前**：肘关节的前方。

**前**：向前或腹侧面。

**骨盆前倾**：通过髂前上棘的垂直平面在通过耻骨联合的垂直平面的前方。

**附肢**：附着在躯干上的结构，如上肢和下肢。

**臂**：肩关节和肘关节之间的上肢部分。

**关节学**：对于关节的研究。

**关节面**：骨的小关节面，尤其是指脊椎。

**关节突**：出现于椎弓两侧表面小的突起，连接关节面。

**关节**：骨的连结。

**寰椎**：第1颈椎，连接枕骨并环绕在枢椎的齿状突上。

**枢椎**：第2颈椎。

**双侧**：属于两边。

**黏液囊**：充满液体的囊，可以减少两结构间的摩擦。

**软骨连结**：两骨之间借软骨相连结，软骨连结可分为透明软骨结合和纤维软骨联合两型。

**尾侧**：向下，远离头部（朝向尾侧）。

**头侧**：向头部。

**胶原蛋白**：结缔组织纤维蛋白。

**向心收缩**：收缩期肌肉的缩短；一种等张运动。

**髁**：位于骨端的圆形膨大。

**结缔组织**：起支持连接作用的组织，由大量细胞外基质和纤维组织组成，有多种形式。

**收缩**：肌肉张力的增加，带或不带总长度的变化。

**冠状面**：垂直于矢状面的垂直面，划分身体成前部和后部。

**冠状轴**：从一侧到另一侧延伸的水平线，屈伸运动围绕其发生。

**颅侧**：向上，朝向头部。

**粘连**：制动过程中胶原纤维异常附着在轴位结构上，是创伤或手术后的并发症，影响相关正常

结构的弹性。

**深**：远离身体的表面；表面的相反面。

**远端**：远离中心或中线或胸部。

**背侧**：靠近后背；后面。

**离心性收缩**：肌肉完全伸长时进行收缩或抵抗负荷。

**水肿**：局部或全身状态中，身体组织中含有过多的液体。

**面**：小平面或凹面。

**筋膜**：为疏松或致密的纤维结缔组织层的总称。

**纤维连接**：结构之间以纤维结缔组织相连构成的连结。

**灵活性**：很容易适应位置或线形变化的能力；可以表示为正常的，有限的或过度。

**前臂**：上肢肘关节和腕关节之间的部分。

**额面**：垂直于矢状面的平面，将身体分为前部和后部，也称冠状面。

**膝外翻**："X形腿"，定义为在关节远端骨的远端侧向位移。

**膝内翻**："罗圈腿"，定义为在关节远端骨的远端内侧位移。

**冲击**：侵犯软组织所占据的空间，如神经或肌肉。

**下**：远离头部。

**止点**：肌肉运动幅度大的一端在骨上的附着点；另一端为起点。

**间隙**：器官或组织内的空间。

**组织（间）液**：细胞周围的体液。

**等长**：肌张力增加的同时长度不变。

**等张**：肌张力增加时肌肉长度也变化（在肌肉缩短的方向）；向心收缩。

**等张收缩（动态）**：同心或偏心的肌肉收缩；运动时进行的肌肉收缩。

**运动学**：运动的研究。

**脊柱后凸**：从侧面观察脊柱，胸椎凸向后，曲度异常增加。

**外侧**：远离中线。

**侧向倾斜**：骨盆倾斜，一侧髂嵴高于另一侧。

**小腿**：膝关节和踝关节之间的下肢部分。

**韧带**：一种连接骨和骨之间的纤维结缔组织。

**纵轴**：一条颅/尾方向的垂直线，与旋转运动的

发生有关。

**脊柱前凸**：从侧面观察脊柱，腰椎凸向前，曲度异常增加。

**淋巴结**：沿淋巴管分布的小椭圆形结构。

**淋巴管**：体液引流（淋巴）的管道系统。

**内侧**：朝向中线。

**肌肉**：由三种类型的肌组织（骨骼、心脏或内脏）组成的器官，专门用于收缩。

**肌肉挛缩**：一种由于肌肉收缩机制的激活而引起的肌肉紧张度的增加。

**肌筋膜**：由纤维结缔组织嵌入骨骼肌。

**枕（骨）髁**：枕骨侧部下方的椭圆形关节面，与寰椎相关节。

**齿状突（窝）**：寰椎旋转时，由枢椎向上突出。

**起点**：肌肉在骨上相对固定的附着点；另一端是止点。

**掌侧**：朝向手掌。

**触诊**：通过触摸（器官或身体的区域）来检查或探索，通常作为一种辅助诊断手段。

**椎旁**：靠近或接近脊椎。

**骨盆带**：左、右两块髋骨。

**骨盆倾斜**：骨盆从中间位置前（向前）、后（向后）或侧面（垂直）倾斜。

**骨盆**：由左右两块髋骨，骶骨和尾骨组成。

**骨膜**：包围骨表面的纤维结缔组织。

**后**：朝向后面或背侧面。

**骨盆后倾**：通过髂前上棘的垂直平面向前倾斜，通过耻骨联合的垂直平面向后倾斜。

**原动肌**：发起原动力的肌肉。

**近侧**：靠近身体的中心或内侧。

**关节活动度**：关节活动时可达到的最大范围，通常用度来描述。

**关节活动度，主动**：作用于关节的肌肉随意收缩使关节运动时所通过的运动弧。

**关节活动度，被动**：由外力使关节或运动杠杆运动时所通过的运动弧。

**支持带**：一种连接结构，通常为纤维结缔组织。

**矢状轴**：外展和内收运动发生时，从前向后的水平线。

**矢状面**：将身体分为左、右两部分的平面。

**籽骨**：在肌腱里的骨或纤维软骨。

**软组织**：通常指肌筋膜组织，或不含矿物质（如骨）的其他组织。

**浅**：靠近皮肤；深的反义词。

**上**：靠近颅。

**腓**：描述小腿。

**表面解剖学**：关于身体外部结构的研究。

**纤维软骨结合**：由纤维软骨连接的两块骨。

**软骨结合**：两块骨间由透明软骨或纤维软骨连接。

**协同肌**：支持原动肌的肌肉。

**滑膜关节**：包含润滑物质（滑膜液）和内有滑液膜或滑膜囊的关节。

**腱**：一种连接骨骼肌和骨的纤维组织。

**大腿**：臀部和膝关节之间的下肢部分。

**胸腔**：颈部和腹部间的区域。

**紧张**：缩短；肌肉长度轻微到中度降低；在运动方向上肌肉的延长受限。

**横截面**：将身体分为上、下部分（或近端和远端）的截面。

**躯干**：连接上肢和下肢的身体中轴部分。

**单侧**：描述一侧。

**腹侧**：前侧的同义词，常用于描述躯干。

# 参考文献

1. ALEXANDER, MCNEILL R. *The Human Machine* [M]. New York: Columbia University Press, 1992.

2. ANSON, BARRY J. *An Atlas of Human Anatomy* [M]. Philadelphia: W. Saunders, 1963.

3. ASIMOV, ISAAC. *The Human Body: Its Structure and Operation* [M]. Boston: Houghton Mifflin, 1963.

4. BACKHOUSE, KENNETH M., and RALPH T. H. *Color Atlas of Surface Anatomy* [M]. Baltimore: Williams & Wilkins, 1986.

5. BATES, BARBARA. *A Guide to Physical Examination and History Taking* [M]. 4th ed. Philadelphia: J. B. Lippincott, 1987.

6. BERGMAN, RONALD A., SUE A T et al. *Catalog of Human Variation* [M]. Baltimore: Urban & Schwarzenberg, 1984.

7. BODANIS, DAVID. *The Body Book: A Fantastic Voyage to the World Within* [M]. Boston: Little, Brown, 1984.

8. CALAIS-GERMAIN, BLANDINE. *Anatomy of Movement* [M]. Seattle: Eastland Press, 2007.

9. CARTMILL, MATT, WILLIAM L. H, et al. *Human Structure* [M]. Cambridge, MA: Harvard University Press, 1987.

10. CHAITOW, LEON. *Palpatory Literacy* [M]. London: Thorsons, 1991.

11. CHAITOW, LEON. *Palpatory Skills* [M]. New York: Churchill Livingstone, 1987.

12. CLAY, JAMES H., DAVID M.P. *Basic Clinical Massage Therapy: Integrating Anatomy and Treatment* [M]. 2nd ed. Baltimore: Lippincott Williams & Wilkins, 2008.

13. CLEMENTE, CARMINE D. *Anatomy: A Regional Atlas of the Human Body* [M]. 3rd ed. Baltimore: Urban & Schwarzenberg, 1987.

14. CLEMENTE, CARMINE D. *Gray's Anatomy* [M]. 30th ed. Philadelphia: Lea & Febiger, 1985.

15. CRAIG, MARJORIE. *Miss Craig's Face-Saving Exercises* [M]. New York: Random House, 1970.

16. CYRIAX, J. H., P. J. Cyriax. *Cyriax's Illustrated Manual of Orthopaedic Medicine* [M]. 2nd ed. Oxford: Butterworth-Heinemann, 1992.

17. *Dorland's Illustrated Medical Dictionary* [M]. 24th ed. Philadelphia: W. B. Saunders, 1965.

18. DUIN, NANCY, and Jenny Sutcliffe. *A History of Medicine: From Prehistory to the Year 2020* [M]. New York: Barnes & Noble, 1992.

19. EATON, THEODORE, JR. *Comparative Anatomy of the Vertebrates* [M]. 2nd ed. New York: Harper & Bros., 1960.

20. EKMAN, PAUL. *Darwin and Facial Expression: A Century of Research in Review* [M]. Cambridge, MA: Malor Books, 2006.

21. EKMAN, PAUL. *Emotions Revealed: Recognizing Faces and Feelings to Improve Communication and Emotional Life* [M]. 2nd ed. New York: Henry Holt, 2007.

22. FAIGIN, GARY. *The Artist's Complete Guide to Facial Expression* [M]. New York: Watson-Guptill, 1990.

23. Federative Committee on Anatomical Terminology. *Terminologia Anatomica* [M]. Stuttgart: Thieme, 1998.

24. Feher, Gyorgy, and Andras Szunyoghy. *Cyclopedia Anatomicae* [M]. New York: Black Dog & Leventhal, 1996.

25. FIELD, E. J., HARRISON R. J. *Anatomical Terms: Their Origin and Derivation* [M]. Cambridge, UK: W. Heffer & Sons, 1947.

26. GEBO, D. L. "Plantigrady and Foot Adaptation in African Apes: Implications for Hominid Origins." *American Journal of Physical Anthropology* 89, no. 1 (September 1992): 29–58.

27. GEHIN, ALAIN. *Atlas of Manipulative Techniques for the Cranium and Face* [M]. Seattle: Eastland Press, 1985.

28. GREENE, LAURIANN. *Save Your Hands! Injury Prevention for Massage Therapists* [M]. Seattle: Infinity Press, 1995.

29. GROSS, JEFFREY, JOSEPH F, et al. *Musculoskeletal Examination* [M]. Malden, MA: Blackwell Sciences, 1996.

30. GUILLEN, MICHAEL. *Five Equations That Changed the World: The Power and Poetry of Mathematics* [M]. New York: Hyperion, 1995.

31. HAMRICK, M. W., INOUYE S. E. "Thumbs, Tools, and Early Humans." *Science* 268, no. 5210 (April 1995): 586–87.

32. HANDY, CHESTER L. "A History of Cranial Osteopathy." *Journal of the American Osteopathic Association* 47, no. 5 (January 1948): 269–72.

33. HERTLING, DARLENE, RANDOPH M. K. *Management of Common Musculoskeletal Disorders: Physical Therapy Principles and Methods* [M]. 3rd ed. Philadelphia: Lippincott Williams & Wilkins, 1996.

34. HILDEBRAND, MILTON. *Analysis of Vertebrate Structure* [M]. 4th ed. New York: John Wiley & Sons, 1995.

35. HOLE, JOHN W. *Essentials of Human Anatomy and Physiology* [M]. 4th ed. Dubuque, IA: Wm. C. Brown, 1992.

36. HOPPENFELD, STANLEY. *Physical Examination of the Spine and Extremities* [M]. East Norwalk, CT: Appleton-Century-Crofts, 1976.

37. JAMIESON, E. B. *Illustrations of Regional Anatomy, Sections I–VII* [M]. Edinburgh: E. & S. Livingstone, 1946.

38. JENKINS, DAVID B. *Hollinshead's Functional Anatomy of the Limbs and Back* [M]. 6th ed. Philadelphia: W. B. Saunders, 1991.

39. JUHAN, DEANE. *Job's Body: A Handbook for Bodywork* [M]. Barrytown, NY: Barrytown/Station Hill, 1987.

40. KAPANDJI, I. A. *The Physiology of the Joints, Volumes 1, 2, & 3*. 5th ed. Edinburgh: Churchill Livingstone, 1982.

41. KAPIT, WYNN, LAWRENCE M. E. *The Anatomy Coloring Book* [M]. 2nd ed. New York: HarperCollins, 1993.

42. KENDALL, FLORENCE P, ELIZABETH K M, et al. *Muscles: Testing and Function with Posture and Pain* [M]. 5th ed. Baltimore: Lippincott Williams & Wilkins, 2005.

43. KENT, G. *Comparative Anatomy of the Vertebrates* [M]. 6th ed. St. Louis, MO: Mosby, 1987.

44. KOCH, T. *Anatomy of the Chicken and Domestic Birds* ［M］. Ames: Iowa State University Press, 1973.

45. LUMLEY, JOHN S. P. *Surface Anatomy: The Anatomical Basis of Clinical Examination* ［M］. Edinburgh: Churchill Livingstone, 1990.

46. LUTTGENS, KATHRYN, KATHARINE W. *Kinesiology: Scientific Basis of Human Motion* ［M］. Philadelphia: Saunders, 1982.

47. MACCLINTOCK, DORCAS. *A Natural History of Giraffes* ［M］. New York: Charles Scribner's Sons, 1973.

48. MAGEE, DAVID J. *Orthopedic Physical Assessment* ［M］. 2nd ed. Philadelphia: W. B. Saunders, 1992.

49. MARZKE, M. W. "Evolutionary Development of the Human Thumb." *Hand Clinics* 8, no. 1 (February 1992): 1–8.

50. MCALEER, NEIL. *The Body Almanac: Mind-Boggling Facts About Today's Human Body and High-Tech Medicine* ［M］. New York: Doubleday, 1985.

51. MCMINN, R. M. H., HUTCHINGS R. T. *Color Atlas of Human Anatomy* ［M］. Chicago: Year Book Medical Publishers, 1985.

52. MELLONI, JOHN. *Melloni's Illustrated Dictionary of the Musculoskeletal System* ［M］. New York: Parthenon, 1998.

53. MONTAGNA, WILLIAM. *Comparative Anatomy* ［M］. New York: John Wiley & Sons, 1970.

54. MOORE, KEITH L. *Clinically Oriented Anatomy* ［M］. 3rd ed. Baltimore: Williams & Wilkins, 1992.

55. MUSCOLINO, JOSEPH E. *The Muscle and Bone Palpation Manual* ［M］. St. Louis, MO: Mosby Elsevier, 2009.

56. MYERS, THOMAS W. *Anatomy Trains: Myofascial Meridians for Manual and Movement Therapists* ［M］. 2nd ed. Edinburgh: Churchill Livingstone Elsevier, 2009.

57. NAPIER, JOHN. *Hands* ［M］. Princeton, NJ: Princeton University Press, 1993.

58. NETTER, FRANK. *Atlas of Human Anatomy* ［M］. Summit, NJ: CIBA-GEIGY, 1989.

59. NEUMANN, DONALD A. *Kinesiology of the Musculoskeletal System: Foundations for Physical Rehabilitation* ［M］. St. Louis, MO: Mosby, 2002.

60. NORKIN, CYNTHIA C., PAMELA K. L. *Joint Structure and Function: A Comprehensive Analysis* ［M］. 2nd ed. Philadelphia: F. A. Davis, 1992.

61. OLIVER, MARCELO V. *Rapid Review: Anatomy Reference Guide* ［M］. Skokie, IL: Anatomical Chart Company, 1996.

62. OLSEN, ANDREA. *Bodystories: A Guide to Experiential Anatomy* ［M］. Barrytown, NY: Station Hill, 1991.

63. OLSEN, TODD. *A.D.A.M: Student Atlas of Anatomy* ［M］. Baltimore: Williams & Wilkins, 1996.

64. PARKER, STEVE. *Natural World* ［M］. London: Dorling Kindersley, 1994.

65. PECK, STEPHEN R. *Atlas of Human Anatomy for the Artist* ［M］. Oxford: Oxford University Press, 1982.

66. PLATZER, WERNER. *Color Atlas of Human Anatomy, Volume 1: Locomotor System* ［M］. 5th ed. Stuttgart: Thieme, 2004.

67. ROHEN, JOHANNES, CHIHIRO Y. *Color Atlas of Anatomy* ［M］. 3rd ed. New York: Igaku-Shoin Medical Publishers, 1993.

68. ROLF, IDA. *Rolfing and Physical Reality* ［M］. Rochester, VT: Healing Arts Press, 1990.

69. ROLF, IDA P. *Rolfing: The Integration of Human Structures* ［M］. New York: Harper & Row, 1977.

70. SCHIDER, FRITZ. *An Atlas of Anatomy for Artists* ［M］. 3rd ed. New York: Dover Publications, 1957.

71. SCHULTZ, LOUIS R., ROSEMARY F. *The Endless Web: Fascial Anatomy and Physical Reality* ［M］. Berkeley, CA: North Atlantic Books, 1996.

72. SEARFOSS, GLENN. *Skulls and Bones: A Guide to Skeletal Structures and Behavior of North American Mammals* ［M］. Mechanicsburg, PA: Stackpole Books, 1995.

73. SEIG, KAY W., SANDRA P. *Illustrated Essentials of Musculoskeletal Anatomy* ［M］. 2nd ed. Gainesville, FL: Megabooks, 1993.

74. SIMONS, DAVID G., JANET G. T, LOIS S. S. *Myofascial Pain and Dysfunction: The Trigger Point Manual, Volume 1* ［M］. 2nd ed. Baltimore: Lippincott Williams & Wilkins, 1999.

75. STERN, JACK T. *Core Concepts in Anatomy* ［M］. Boston: Little, Brown, 1997.

76. STERN, JACK T. *Essentials of Gross Anatomy* ［M］. Philadelphia: F. A. Davis, 1988.

77. STONE, ROBERT J., JUDITH A. S. *Atlas of Skeletal Muscles* ［M］. Dubuque, IA: Wm. C. Brown, 1990.

78. *Taber's Cyclopedic Medical Dictionary* ［M］. 17th ed. Philadelphia: F. A. Davis, 1993.

79. THOMPSON, CLEM W. *Manual of Structural Kinesiology* ［M］. 11th ed. St. Louis, MO: Times Mirror/Mosby College, 1989.

80. TODD, MABEL E. *The Thinking Body* ［M］. Brooklyn, NY: Dance Horizons, 1979.

81. TORTORA, GERARD J., BRYAN D. *Principles of Anatomy and Physiology* ［M］. 11th ed. Hoboken, NJ: John Wiley & Sons, 2006.

82. TRAUPMAN, JOHN. *The New College Latin and English Dictionary* ［M］. New York: Bantam Books, 1995.

83. TRAVELL, JANET G., DAVID G. S. *Myofascial Pain and Dysfunction: The Trigger Point Manual, Volume 1* ［M］. Baltimore: Williams & Wilkins, 1999.

84. TRAVELL, JANET G., DAVID G. S. *Myofascial Pain and Dysfunction: The Trigger Point Manual, Volume 2* ［M］. Baltimore: Williams & Wilkins, 1992.

85. UPLEDGER, JOHN E., JON D. V. *Craniosacral Therapy* ［M］. Seattle: Eastland Press, 1983.

86. WALKER, JUDITH. *NeuroMuscular Therapy I–IV*. St. Petersburg, FL: International Academy of NMT, 1994.

87. WALKER, WARREN F. *Functional Anatomy of the Vertebrates: An Evolutionary Perspective* ［M］. Fort Worth, TX: Saunders, 1987.

88. WALKER, WARREN F., DOMINIQUE G. H. *A Study of the Cat with Reference to Human Beings* ［M］. 5th ed. Fort Worth, TX: Saunders, 1993.

89. WAY, ROBERT F. *Dog Anatomy—Illustrated* ［M］. New York: Dreenan Press, 1974.

90. ZIHLMAN, ADRIENNE. *The Human Evolution Coloring Book* ［M］. New York: Harper & Row, 1982.